The Psychic Roots of Disease : Five Biological Laws of Nature

7th Revised and Extended Edition
1st Russian Translation Color Edition
Translated into Russian by Olga Belyakova
Cover design by Kristen Albert
ISBN-13: 978-1-948909-32-7
Library of Congress Number: 2018900187
Published by Thirty-Three & 1/3 Publishing

Психические корни болезней:
Пять биологических законов природы

7-й пересмотренный и расширенный выпуск
1-й русский перевод Черно-белое издание
Перевод на русский язык Olga Belyakova
Дизайн обложки Kristen Albert

ISBN-13: 978-1-948909-32-7
Номер Библиотеки Конгрсеса: 2018900187

Опубликовано Thirty-Three & 1/3 Publishing

Психические корни болезней:

Пять биологических законов природы

Björn Eybl

Оглавление

Список сокращений

ТМ . . . Традиционная медицина
НС . . . Нервная система
ОП . . . Особая Программа
ОРБП . . . Особая Рациональная Биологическая Программа
ОХ . . . Очаг Хамера
Синдром . . . Активная ОРБП почечных трубочек в сочетании с другой ОРБП в фазе ремонта
ТБЗ . . . Туберкулез
ЦКТ . . . Церебральная компьютерная томография
❁ . . . Пример из практики - реальная ситуация
➜ . . . Пример из практики - часто встречающаяся или типичная ситуация

Слова благодарности

Прежде всего благодарю д-ра Хамера за подарок в виде Новой Медицины. Это открытие будет занимать еще многие поколения медиков и менять многое к лучшему. Благодарю друзей и учителей, поделившихся со мной знаниями.

Благодарю мою супругу за терпение и моральную поддержку в течение более трех лет работы над книгой.

Благодарю всех, кто доверил мне свои «примеры», без них эта книга не вышла бы такой интересной.

Выражаю признательность д-ру Вольфдитеру Диршу за отеческое отношение и юридическую помощь, без него эта книга, скорее всего, не увидела бы свет.

Спасибо д-ру Рупрехту Фольцу за тщательную редакторскую работу с лингвистической и медицинской точек зрения.

Благодарю Вольфганга Кальхмайра за графическое оформление и за верстку книги. Спасибо Даниэлю Стоица, Манассе Шахтнеру и многим другим за поддержку во время подготовки этого, 7-го издания.

Я также благодарен за предоставленные мне результаты работы экспертов Новой Медицины Куэзи Анана Одума, Райнера Кернера (биологическое учение об исцелении), Марко Пфистера, Николя Барро, Урсулы Штолль, Давида Мюнниха (5 Биологических Законов Природы), Антье Шеррет и Тома Бертла, когорые частично вошли в эту книгу. Особенная благодарность Ангеле Фрауэнкрон-Хоффман, которая в своих книгах познакомила немецкоговорящего читателя с «биологическим декодированием» (продолжение Новой Медицины), известным до этого, прежде всего, во Франции.

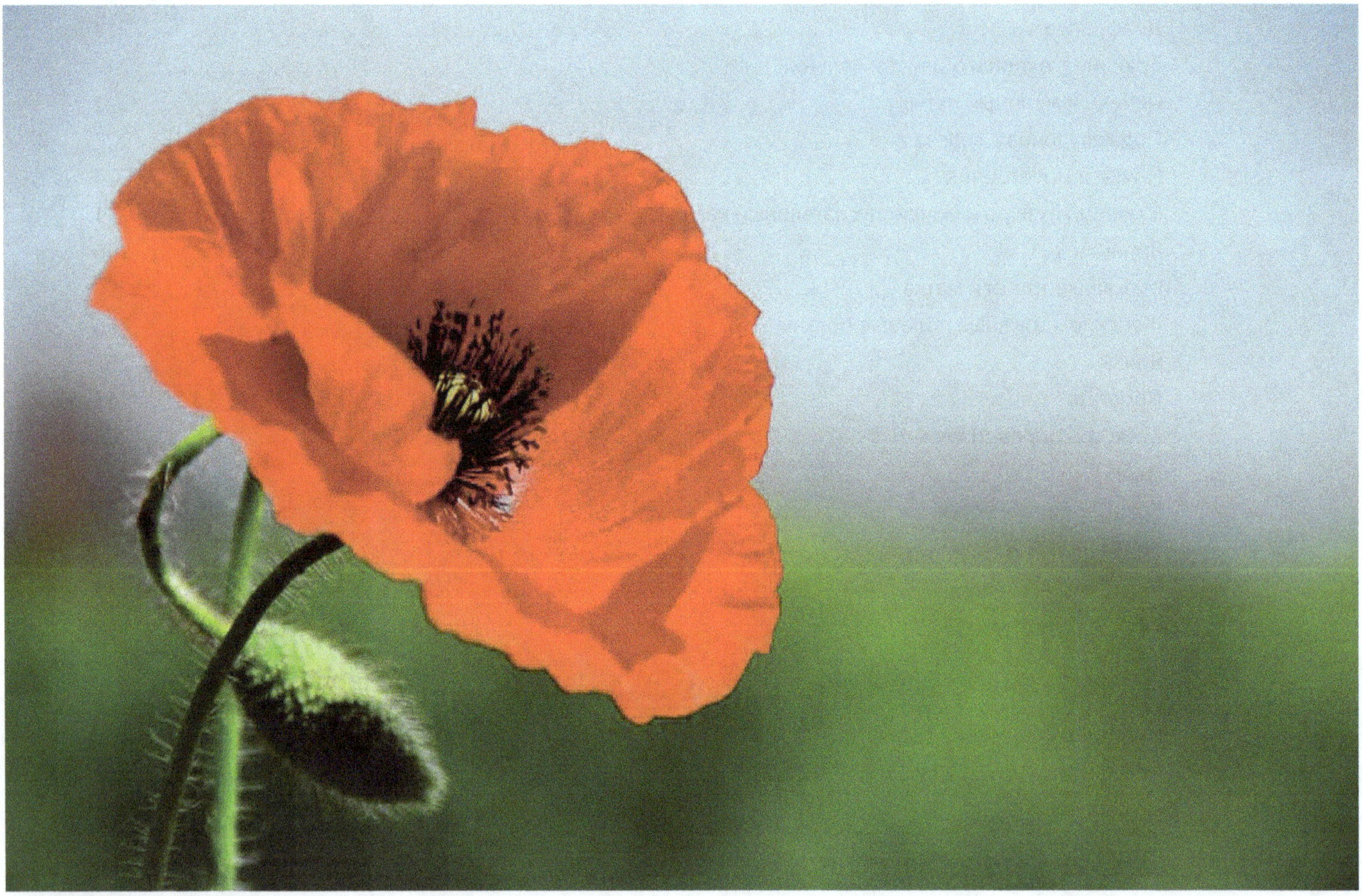

О создании этой книги

Цель этой книги - познакомить заинтересованного читателя со сделанными мной на практике выводами о взаимодействии психических процессов и состояния организма.

С момента публикации этой книги семь лет назад мой горизонт знаний значительно расширился. Вначале я строго придерживался анализа развития конфликтов д-ра Хамера.

Это, седьмое, издание книги также основано на его открытиях. Следует, однако, признать, что «строгие рамки Хамера» становятся для меня, с течением лет, все более тесными. Не только для меня, но и для многих других.

Мы хотим продолжать думать, хотим переосмысливать.

В последние годы я размышлял над тем, почему вообще происходят конфликты, какие индивидуальные предпосылки необходимы для их возникновения. Которые из них приводят к тем или иным конфликтам? На чем основываются наследственные заболевания?

Ответы на эти и многие другие вопросы вы найдете в этом, полностью переработанном, седьмом издании этой книги. Я надеюсь, что чтение этой книги доставит вам удовольствие.

На этом месте я хочу поблагодарить издательство Ибера за честный подход к цене книги. Доступность цены была очень важна для меня, потому что я хотел не дорогой справочник, а «книгу для всех», когорая стоит потраченных денег.

Этот справочник введет нас в новую эру. Эру, полную неопределенности, наступления которой, однако, мы ждем с нетерпением.

Эта книга отражает мои собственные убеждения на сегодняшний день. Некоторые детали, возможно, окажутся неточными. Я прошу прощения за это у читателя, ведь изучение всегда включает момент ошибочности.

Моим девизом при написании этой книги было: «Писать как можно проще, но с необходимой точностью». Я надеюсь, что книга будет интересна не только для непрофессионалов, но и для врачей.

Часто я был вынужден прятать свой энтузиазм за краткой и фактической формулировкой. - Тем не менее, читатель, возможно, почувствует этот энтузиазм между строк.

Из старой медицины

Поколениями нас приучали,что от каждой «болезни» дают лекарство, способствующее выздоровлению. Приходя раньше к врачу, выходили от него обычно с рецептом. Пациенту было приятно, ведь было что-то конкретное в руках. Кусочек надежды на устранение недуга. Рецепт подкреплял нашу веру в то, что причина заболевания находится *«вне нас»*. Иначе как возможно было бы исцеление *«извне»?*

Это был удобный, но очень инфантильный подход к болезни, - передача ответственности, как сломанного автомобиля на станцию техобслуживания. *«Специалисты» наладят, для этого они и учились своему ремеслу*!

Переложить ответственность на постороннего хотелось еще и потому, что сами мы пребывали в полном неведении относительно причин нашей болезни или нашего здоровья. Даже если врач тоже не знал их, существовали, как минимум, определенная стабильная система и некая терапия, иногда приносящая облегчение.

Успехи медицины при несчастных случаях и обострениях настолько впечатляли, что и к медицине в целом мы относились с полным доверием.

Несомненно и то, что европейская гильдия медиков на протяжении столетий научилась в совершенстве приписывать себе случайные терапевтические успехи.

Помню, с каким трепетом, будучи ребенком, я читал об искоренении оспы и других инфекционных заболеваний Дженнером, Кохом или Пастером.

Тогда я еще не знал, что при чтении любой истории нужно учитывать, написана ли она победителем или побежденным. Я не знал, что публикация, вследствие столкновения чьих-либо интересов, может искажать реальность.

Я не знал, что истина практически всегда приносится в жертву. Христианство[1] и медицина проделали долгий совместный путь, идя рука об руку, движимые одним намерением – помочь страждущим. Ради людского блага? Ради собственного – точно.

Как известно, слепые беспрекословно позволяют себя вести. До христианизации европейские народы верили в реинкарнацию. Но «огнем и мечом» церковники искоренили эти древние знания, заменив их на *«рай и ад»*.

Страх вечного проклятия стал уздой, позволившей столетиями держать людей в повиновении. Для церкви – как и для врачей – оказалось жизненно важным держать массы в неведении, имитируя собственную компетентность. Этому способствовала и латынь, элитарный язык, непонятный простому народу, и поэтому идеальная защита от критики.

Было бы, конечно, честнее назвать *«ювенильный идиопатический артрит»* попросту *«воспалением сустава»*. Но что тогда ответить пациенту, если он захочет узнать о

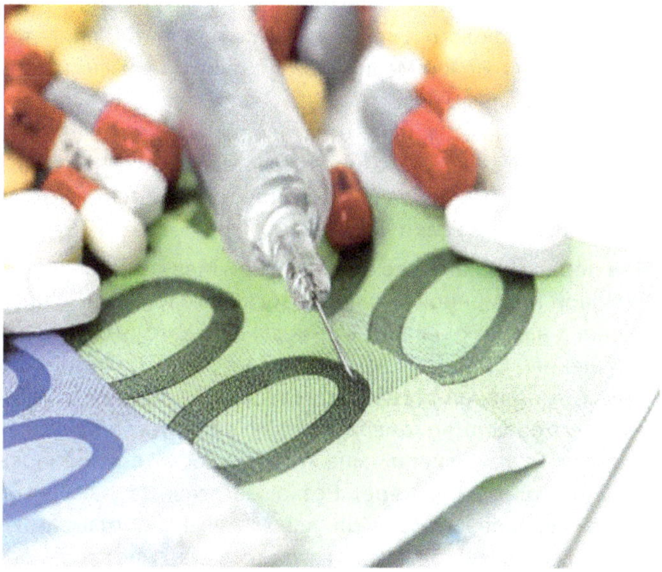

причине этого «воспаления»? Сознаться, что она неизвестна? И как тогда оправдать выписку рецепта на химикалии? Не спросит ли пациент, зачем ему их глотать? - Если не известна даже причина воспаления сустава.

А *«ювенильный идиопатический артрит»* существенно облегчает положение. В случае возникновения вопросов можно сказать, что это *«аутоимунное заболевание»*. Если и дальше пациент не успокоится, объяснить ему действие *«иммунных комплексов в ретикулоэндотелиальной системе»*.

С обретением понимания истинных биологических взаимосвязей для врача отпадает необходимость прятаться за непонятные термины, а для пациента – довольствоваться ими.

Эти фиговые листки больше не нужны, они даже вредны, потому что каждый пациент должен быть подробно информирован о течении «болезни».

С другой стороны, нужно быть готовыми к тому, что ответственность за свои здоровье и нездоровье, со всеми вытекающими отсюда последствиями, придется снова брать на себя

1 Я имею ввиду церковь, а не послание Иисуса, которое я высоко ценю.

В Новую Медицину

Основы пяти Биологических Законов Природы были открыты д-ром Хамером в 1981 году.

Довольно давно, если представить себе, сколько миллионов людей напрасно ушли из жизни вследствие химиотерапии и облучения, но это слишком короткий период для становления целой науки.

Мы находимся у истоков новой эры в медицине.

В ближайшие годы медицина преобразуется кардинальным образом. Ключ 5 Биологических Законов Природы откроет ворота к изменению парадигмы и потоку новой информации.

На сегодняшний день Германская Медицина® и традиционная медицина (ТМ) пребывают в конфликте, кажущемся неразрешимым.

Натуропатия тоже не объясняет фактов 5 Биологических Законов Природы.

Примирить всех будет задачей не из легких, но иного выхода нет: во благо пациента, ТМ и натуропатии придется объединится с Новой Медициной и в один прекрасный день стать с нею единым целым.

Эта книга является попыткой ввести наиболее ценные достижения ТМ и натуропатии в Новую Медицину. Интеграция в обратном направлении не представляется мне ни теоретически, ни практически возможной.

Мое первое знакомство с Германской Медициной®

С «Новой Медициной» – так она тогда именовалась и так я ее снова называю – я познакомился в 1995 году благодаря сообщениям СМИ о т. н. "деле Оливии». Как и большинство людей, я подумал тогда: *«Боже, бедный ребенок! То, что родители и этот д-р Хамер вытворяют с ним, недопустимо!»*

И после «дела Оливии» мне периодически приходилось слышать о д-ре Хамере. Резко негативные заголовки иногда чередовались с очень положительными отзывами в альтернативных источниках. В какой-то момент мне захотелось разобраться во всем самому, и я купил его докторскую диссертацию. И хотя я в ней мало что понял, все равно почувствовал, что д-р Хамер – честный и добросовестный исследователь. А вот по-настоящему во мне что-то «щелкнуло» во время второго прочтения диссертации. И тема эта меня больше не покидала. Я начал посещать курсы, лекции и семинары, ходил на демонстрации в Вене и Тюбингене.

Я был известен тем, что больше всех задавал вопросы. Этой привычке не изменяю до сих пор.

Особенно замечательным было то, что на свои вопросы я получал ответы, во многом совпадающие с моим опытом массажиста и натуропата. Я ценю Новую Медицину именно за подтверждение теории практикой и объяснение моих собственных болезней.

Сегодня, 20 лет спустя, мне очень стыдно за скоропалительное мнение о *«деле Оливии»*.

Мое доверие к СМИ улетучилось. Я осознал, что *«средства массовой информации»* далеко не всегда ставят целью информировать эти массы, а часто манипулируют фактами в интересах отдельных лиц.

Открыватель

Врач и теолог Рик Герд Хамер, 1935 года рождения, изучал медицину, физику и теологию, а в 1972 г. стал терапевтом.

Он работал в университетских клиниках Тюбингена и Хайдельберга, где ему постоянно приходилось иметь дело с онкологическими пациентами.

Он очень рано проявил талант первооткрывателя и изобретателя, создав скальпель, с помощью которого стали возможны бескровные пластические операции, т. н. «скальпель Хамера», а также специальную костную пилу и мн. др. Благодаря гонорарам от патентов д-р Хамер надеялся обрести финансовую независимость и вместе с женой, тоже врачом, и четырьмя детьми перебраться в Неаполь. Там он мечтал открыть бесплатную лечебницу для бедных. Но в 1978 году удар судьбы перечеркнул семейные планы: во время морского круиза на Корсику подвыпивший принц Савойский смертельно ранил старшего сына Хамеров.

В мучениях ребенок скончался на руках отца. Три месяца спустя у д-ра Хамера обнаружился рак яичек. До этого момента он был совершенно здоров.

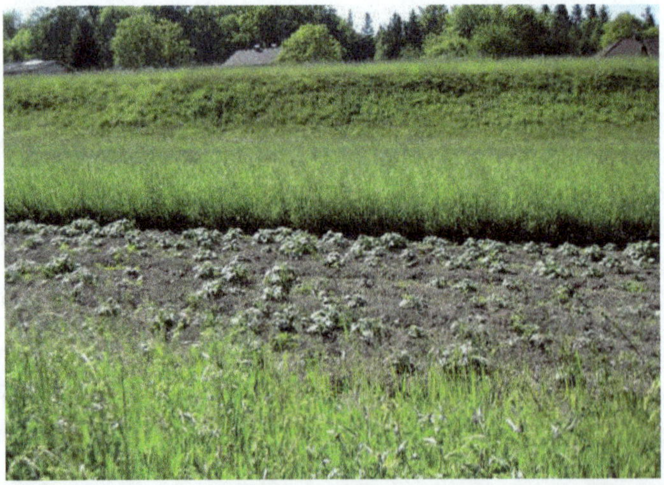

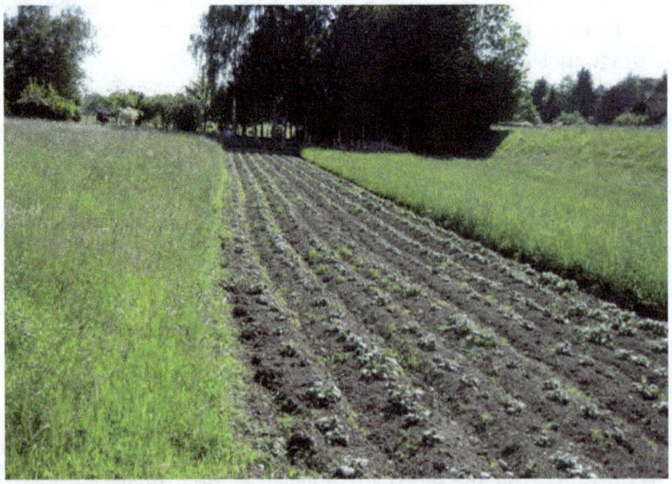

Порядок - иногда вопрос перспективы. На обоих фото видно одно и то же картофельное поле. Д-р Хамер обнаружил порядок применительно к здоровью и болезни: выбранное им направление взгляда «психика-мозг-орган» оказалось верным.

Зародилась мысль о том, что заболевание могло быть связано с потерей сына. После выздоровления д-р Хамер решил это расследовать. Начал с опроса пациентов в мюнхенской онкологической клинике, выясняя, не было ли и в их жизни некоего тяжелого переживания, предшествовавшего заболеванию. Предположение подтвердилось: все без исключения пациенты рассказали ему о таком ошеломляюще-шокирующем событии. Это и стало началом открытий д-ра Хамера. В надежде организовать научную дискуссию он рассказал о замеченной им поразительной связи своим коллегам.

Дискуссия состоялась, но весьма короткая, т.к. руководство без лишних слов поставило его перед выбором: или он отказывается от своей теории, или покидает клинику. Но малодушие никогда не было свойственно натуре д-ра Хамера. После ухода из клиники он продолжил исследования и сформулировал первый Закон Природы – «железное правило рака».

До этого момента карьера д-ра Хамера шла как по нотам: самый молодой из известных врачей Германии, обладатель патентов на изобретения. Но с открытием взаимосвязи заболеваний и психики все моментально переменилось: в 1986 году он лишается врачебной лицензии из-за (дословно): *«...отказа отречься от „железного правила рака" и признания традиционной медицины»*[2]; два тюремных срока, три покушения на убийство и многое другое.

Когда д-р Хамер в очередной раз сдал результаты своих исследований в рамках докторской диссертации на проверку в университет Тюбингена, и она вновь была отклонена, юстициар шепнул ему:

«Они уже сто раз проверили работу при закрытых дверях! И каждый раз убеждались в том, что все сходится. Если бы хоть что-то не подтвердилось, они бы незамедлительно пригласили Вас на публичную проверку результатов[3]

Доктор Хамер скончался 2 июля 2017 года в ссылке в Норвегии. По своему желанию, похоронен он был в Германии, в городе Эрланген, где он познакомился с женой и провел самые счастливые годы своей жизни.

Почему «Германская»?

До 2004 года д-р Хамер публиковал свои открытия под названием «Новая Медицина». Переименование он прокомментировал так: *«То, что я переименовал Новую Медицину в Новую Германскую Медицину, имеет единственную причину: около 15 направлений альтернативной медицины именовали себя точно так же, поэтому это название не могло быть защищено законодательно.*

Тогда мне пришлось подыскать другое. А поскольку эта медицина появилась в Германии, земле поэтов и мыслителей, музыкантов, изобретателей и первооткрывателей, земле, давшей начало практически всем европейским языкам, то я назвал ее Германской Новой Медициной®

С тех пор, кроме сектантства, мне приписывают еще и антисемитизм»[4].

Мое представление о будущем

Мы, сторонники Новой, или Германской, Медицины, с уважением и признательностью относимся не только к единомышленникам, но и к коллегам традиционной и других школ.

Мы давно распрощались с фанатизмом и догматизмом и с благодарностью и любовью учимся друг у друга.

К каждому человеку (пациенту) мы относимся как к духовной личности, преодолевающей собственный путь развития. Мы считаем, что способы исцеления так же индивидуальны, как неповторим и каждый из нас. Лучшие достижения ТМ вписываются в Новую Медицину, которая признает, что не является панацеей, и расширяет свои горизонты в направлении семейных систем, тонких материй и духовности.

ТМ преодолеет свой грубый материализм, а Новая Медицина преодолеет узость биомеханического мышления; в поисках духовности люди шагнут из царства книг в реальность для применения своих теоретических знаний в повседневной жизни.

ПЯТЬ Биологических Законов Природы

объясняют причины и этапы практически всех недугов, но они не применимы к травмам (напр., авариям), отравлениям (напр., фтором, ртутью) и заболеваниям, вызванным нехваткой питательных веществ (напр., Кока-кола, питание в Макдоналдсе...).

1-й Биологический Закон Природы [5]

Конфликт

Первый Закон природы заключается в том, что причина болезней в непереработанных конфликтных переживаниях.

1-й критерий: каждая Особая Рациональная Биологическая Программа (ОРБП) приводится в действие биологическим конфликтом, т.е. остро-драматичным, изолирующим[6] шокирующим переживанием одновременно на трех уровнях: в психике, в головном мозге и в органе тела. («Изолирующий» означает, что в этот момент мы оказываемся предоставленными самим себе).

2-й критерий: Биологический конфликт определяет как расположение ОРБП в головном мозге, образуя т. н. Очаг Хамера (ОХ), так и расположение в органе тела.

3-й критерий: ОРБП на всех трех уровнях (психика–мозг–орган) с начала возникновения конфликта до момента его разрешения через кризис исцеления, кульминации фазы

2 Dr. Hamer, Einer gegen Alle («Один против всех»).

3 Dr. Hamer, Germanische Neue Medizin® – Kurzinformation («Германская Новая Медицина - Краткая информация») Стр. 38. В дальнейшем: Д-р Хамер, «ГНМ - Краткая информация».

4 Dr. Hamer, Präsentation der Neuen Medizin («Представление Новой Медицины»), стр. 2.

5 Д-р Хамер, ГНМ, Краткая информация, стр. 9.

ремонта и возвращения к норме (нормотония) срабатывает синхронно. Опыт показывает, что «особые программы» могут включаться не только в момент остро-драматических конфликтов. Длительные перегрузки, беспокойства, неустроенный быт со временем тоже могут спровоцировать биологический конфликт. О таких случаях говорят «последняя капля переполнила чашу терпения», «давит страх», «нет больше сил», «это непосильная ноша» и т.п.

Проще говоря, «заболевания» возникает как следствие некоего события или ситуации, которым мы не в силах противостоять, и отражается сразу на трех уровнях: психики–мозга–органа. Маленькие конфликты вызывают «маленькие болезни», большие потрясения – «большие болезни».

Пример небольшого волнения: оса забралась под рубашку. Жертву охватывает ужас. Небольшой шок, соответствующий всем критериям биологического конфликта: неожиданное, остро-драматическое, изолирующее переживание. Спустя несколько секунд, насекомое улетает. Так как стресс (активная фаза конфликта) длился недолго, видимые признаки «болезни» не проявляются. Хотя ОРБП и включается, для ощутимых последствий такого времени недостаточно (на профессиональном языке – конфликтная масса слишком мала). Маленький биологический шок обычен в реальной жизни, в отличие от тяжелых переживаний. Именно о таких, сильных, формах шока, вызывающих «болезни», и пойдет речь в этой книге.

Примеры тяжелых конфликтов: кого-то избили, изнасиловали, мать теряет ребенка, человека увольняют с работы, которая ему очень нужна.

Биологические конфликты возникают самопроизвольно, а это значит, что интеллект и логика не способны нам помочь. Срабатывает лишь чувственное восприятие. В этот момент и включается одна или несколько ОРБП, чтобы справиться с «катастрофой» наиболее рациональным, с биологической точки зрения, образом.

Шок заставляет мозг и тело перейти из «нормального» состояния в «особый режим».

Психология называет это явление диссоциацией: невыносимые события (травмы) вызывают частичное отслоение сознания, что ведет к потере воспоминаний (о конфликте), нарушенному

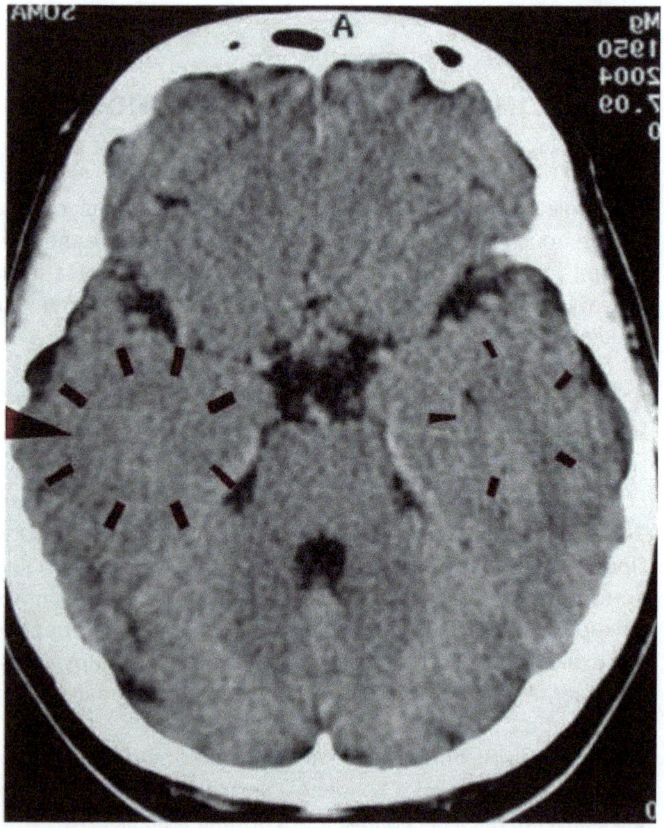

Два резко очерченных (= активных) Очага Хамера в области, отвечающей за внутреннее ухо. Они указывают на то, что пациент пережил слуховой конфликт и все еще с ним не справился. «Что я слышу? Этого просто не может быть!»
Очаги Хамера можно назвать «дактилоскопией души». Они являются живым свидетельством того, что психика через мозг управляет всеми органами

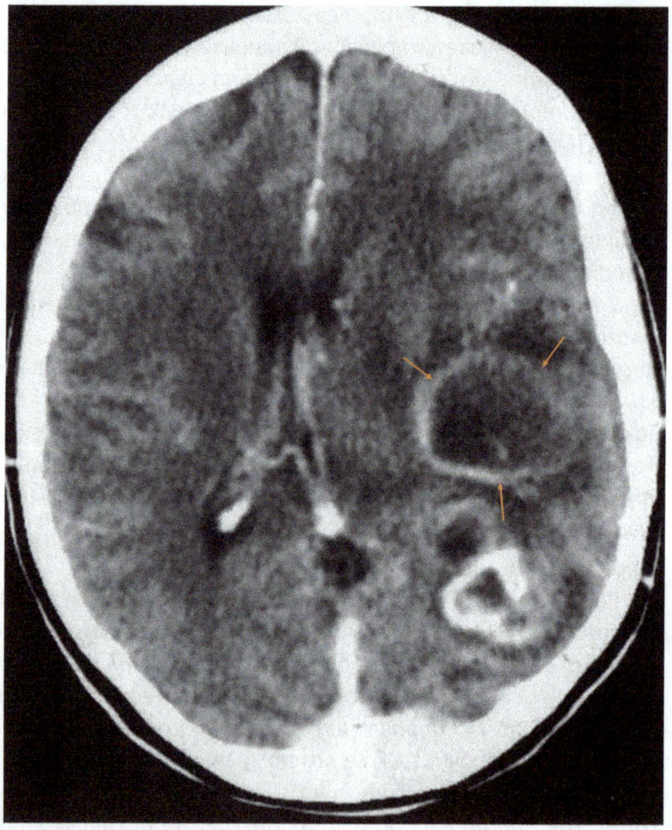

Очаг Хамера во время интенсивной фазы ремонта. Четко очерченных кругов больше нет, вместо них на томограмме большие области затемнения со скоплением мозговой жид- кости (отек) и светлым рубцом из соединительной ткани. У пациента затронут участок, отвечающий за коронарные артерии, что соответствует разрешенному конфликту утраты личного ареала (пространства). В классической медицине такие ОХ в стадии исцеления часто диагностируются как «неоплазии головного мозга». Этому пациенту врачи поставили диагноз «глиобластома» («очень злокачественная!»)

чувственному восприятию и, в конце концов, к болезням.

Механизм можно представить себе так: часть сознания отделяется и «застывает» в данном месте и времени, как бы дожидаясь «исхода». Человек стремится вернуть эту «застывшую» часть, т.е. реинтегрировать ее (разрешение конфликта). При этом он снова становится единым целым.

Момент

Чем раньше случаются конфликты, тем они влиятельнее. Они определяют наш характер, нашу личность и увиливают от разрешения. Чем более зрелыми мы становимся, тем лучше справляемся с ними, быстрее находя решения. Большинство конфликтов происходит в течении первых трех лет.

Понятие Особой Рациональной Биологической Программы (ОРБП)

В дальнейшем мы будем говорить не о «заболеваниях», а об Особой Рациональной Биологической Программе. Почему? Слово «болезнь» предполагает, что в организме что-то *«не так»*, *«не работает»*, *«износилось»* или *«испортилось»* = способ мышления старой медицины.

Понимание пяти Биологических Законов Природы помогает осознать, что все в нашем теле имеет свой порядок и смысл. То, что мы раньше называли «болезнью», в действительности является (часто сдвинутым по времени) следствием возникновения некоей биологической чрезвычайной ситуации и элементом стратегии самосохранения природы. И если раньше мы полагали, что тот или иной орган тела «отказал», то это происходило от незнания принципов его действий и взаимосвязей между системами организма. Каждая ткань, каждый орган имеет «нормальную программу» для стандартного функционирования в «упорядоченной повседневности» и специальной (ОРБП) для чрезвычайных ситуаций, для «биологических катастроф».

Сравнение из области техники

Автомобили с полным приводом на все 4 колеса (= ОРБП) могут преодолевать даже обледеневшие горные склоны (= чрезвычайная ситуация). Вне сомнения, изобретение нужное. Было бы глупо жаловаться на увеличение расхода горючего после преодоления склона (= последующее заболевание). Полный привод – это «особая рациональная автомобильная программа» для преодоления чрезвычайных ситуаций. Но если мы не понимаем, зачем он нужен, то будем пытаться при случае его демонтировать.

С точки зрения времени проявления, между ОРБП и «заболеванием» существует разница: ОРБП включается в момент шока и действует до завершения фазы ремонта, а большинство симптомов «заболевания» появляются только во время фазы ремонта (см. «Второй закон природы»).

Понятие биологического конфликта

Убийство сына Дирка было для д-ра Хамера самым жутким событием всей его жизни и, одновременно, моментом открытия пяти Биологических Законов Природы:

Всякая ОРБП запускается шокирующим событием (биологическим конфликтом, в дальнейшем просто «конфликт»). Психика, мозг и орган сразу же претерпевают изменения.

<u>Психика:</u>

навязчивые мысли, непрерывно возвращающие к конфликту. Ни о чем другом думать не получается. И даже ночью от них нет покоя.

<u>Мозг:</u>

возникновение Очага Хамера (ОХ) в соответствующей части мозга (левый рисунок).

<u>Орган:</u>

усиленный рост клеток (опухоль) или атрофия (язва, некроз), повышение или ограничение функций (см. «Третий закон природы»).

Понятие Очага Хамера (ОХ)

В момент конфликта, в зависимости от его содержания, в соответствующей области мозга возникает кольцевая структура, похожая на мишень – Очаг Хамера (ОХ). Эти очаги представляют собой шарообразные уплотнения мозговых тканей.

На снимках церебральной компьютерной томографии (ЦКТ) они проявляются в виде круглых дисков. Коллеги д-ра Хамера в шутку назвали их «странными хамеровскими очагами». Название «Очаг Хамера» так и закрепилось за этими образованиями. Их локализация достоверно указывает на тип конфликта и на пострадавший от него орган. Кроме того, по виду ОХ можно сделать заключение о стадии «заболевания»: четко очерченный ОХ свидетельствует о том, что пациент еще не справился с шоком (= активный ОХ). Размытые границы указывают на разрешенные конфликты, то есть пациент справился с шоком и исцеляется.

Поговорки

В поговорках никогда не было сомнений по поводу связи души (психики) и тела:

«Ужас горло перехватил» – конфликт внезапного страха – гортань.

«Встал, как вкопанный» – моторный конфликт – мышцы.

«Он плевался ядом» – конфликт столкновения ареалов – желчные протоки.

«Такое я проглотить не мог» – конфликт желаний обладания/избавления – глотка.

«Не перевариваю это» – конфликт желаний обладания/избавления – желудок.

«У меня связаны руки» – конфликт бессилия – щитовидная железа.

«Все кончено» – конфликт расставания – эпидерма.

«Не могу этого вынести» – конфликт самооценки – бедро, шейка бедра.

«Он стоит у меня над душой» – конфликт страха за спиной – сетчатка, стекловидное тело.

Восприятие

Решающим является не то, что объективно произошло, а то, как это событие было воспринято. То, что выглядит для постороннего глаза вполне безобидно, может глубоко уязвить человека, угодив в «больное место». И наоборот –

тяжелые удары судьбы часто переносятся легко, несмотря на то, что со стороны они кажутся несомненным биологическим конфликтом.

Важнейшую роль здесь играют индивидуальные особенности душевного склада личности, ее «слабые» стороны и отпечатки.
> Осторожно с заочными диагнозами!

Пример различий в восприятии

Муж узнает, что жена погибла в автомобильной аварии.

- «Нормальной» реакцией было бы возникновение «конфликта утраты» с включением ОРБП, действующей на яички. Но бывает иначе, например:
- Конфликт сопротивления, когда муж внутреннее сопротивляется и не хочет поверить в смерть – *«Не может быть, чтобы моя жена погибла!»* ОРБП отдельных бета-клеток в поджелудочной железе (= сахарный диабет).
- В центре внимания может оказаться «конфликт самооценки», если вся его уверенность в собственных силах была связана с женой. *«Без нее я ничто!»* (= боли в области крестца в фазе ремонта).
- «Конфликт потери ареала», если он рассматривал жену как неотъемлемую часть своего жизненного пространства (олень и его важенка). ОРБП коронарных артерий (= коронарная недостаточность).
- «Конфликт непосредственного страха», если он видит перед собой несущийся на жену грузовик. ОРБП жаберных дуг (= неходжкинская лимфома или киста жаберной щели в фазе ремонта).
- Небольшой конфликт и короткая ОРБП в случае, если он, к примеру, больше не любил жену.

Биологические правши и левши

Уже при первом делении клетки зародыша определяется, кто перед нами: правша или левша. В случаях с однояйцевыми близнецами один из них всегда правша, а другой – левша.

Точное определение этого для нас очень важно по следующей причине, в равной степени касающейся как мужчин, так и женщин: для правши левая половина тела отвечает за связь мать-дитя (отношение к матери, собственным детям, к людям или животным, которых он воспринимает как «детей»). Правая сторона для правши – это сторона партнерства (брак, бизнес, друзья, враги, домашние животные, воспринимаемые как «друзья», коллеги по работе, соседи, родственники и все другие люди).

У левши все в точности наоборот.

Причиной появления болей в правом бедре у правши всегда являются конфликты, связанные с партнерством. (Речь пойдет о типе конфликта, когда человек что-то не в состоянии перенести).

Если у женщины-левши возникли проблемы с правым коленом, то следует искать у нее конфликт неполноценности в области «мать-дитя» (колено отвечает за конфликт «неспортивности», в данном случае ее или ребенка).

Сыпь на левой стороне тела правши имеет отношение к теме «мать-дитя». (Эпидерма – конфликт расставания применительно к матери или ребенку).

Но конфликт может также включать Особую Программу одновременно на обеих сторонах тела, например, если затронутыми оказываются оба коленных сустава или сыпь распространена по всему телу. В этом случае речь может идти о конфликтах, связанных с партнером и с матерью/ребенком, или же с лицом, которое воспринимается отчасти в системе отношений «мать-дитя», а отчасти в качестве партнера. (Напр., беспомощный отец дочерью воспринимается отчасти как ребенок).

В случае особых программ, связанных с ареалом (напр., коронарные артерии, бронхи, слизистая желудка) принадлежность к правшам или левшам особенно важна, т. к. определяет, по какому именно участку коры головного мозга нанесет удар конфликт и какие органы при этом отреагируют.

Только в случае особых программ мозгового ствола – конфликты, связанные с желаниями обладания/избавления («желтая группа» – среднее ухо, кишечник, паренхимная ткань печени) – принадлежность к право- или леворуким не играет роли. (см. стр. 15, 16)

«Похлопаем в ладошки»

Чтобы определить принадлежность к лево- или праворуким, достаточно попросить пациента похлопать в ладоши, не прижимая руки к туловищу. > Ведущая рука послужит индикатором. В случае сомнений можно попросить его

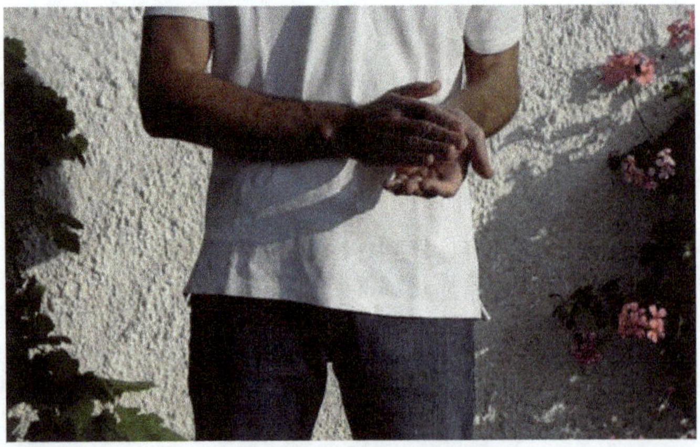

Правая рука сверху: биологический правша

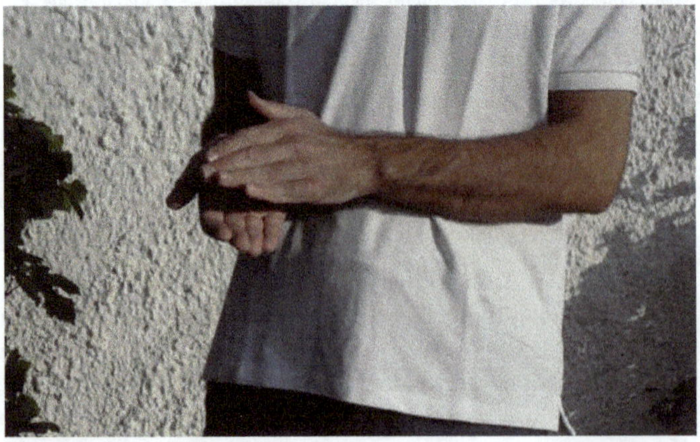

Левая рука сверху: биологический левша

менять скорость хлопков. Если правая рука пациента движется в направлении зафиксированной левой, то перед нами праворукий. Как правило, ведущая рука оказывается сверху. Правда, некоторые люди аплодируют «снизу вверх». Важно поэтому следить за ведущей рукой.

Если этот тест не дал однозначного результата, можно применить еще два:

«Младенец»: Для его проведения потребуется младенец. Но подойдет и свернутое полотенце или подушка. Вы просите стоящего напротив пациента приложить младенца (подушку) к груди. При этом передаете младенца (подушку)

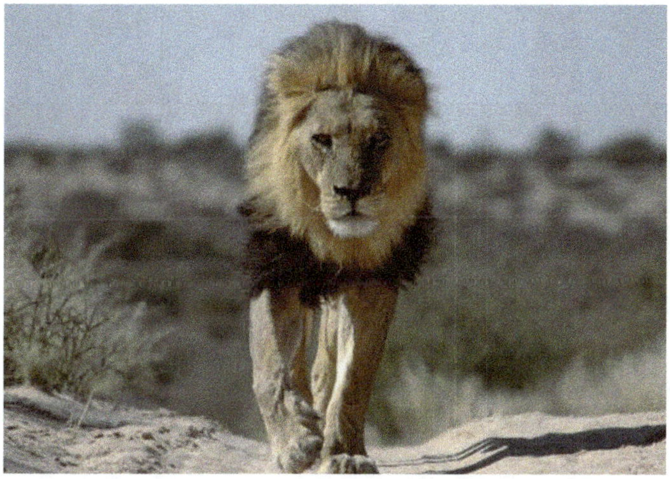

Представьте себе, что среди дикой природы прямо на Вас несется лев. Вы в состоянии симпатикотонии.

в нейтральном положении (вертикально) и наблюдаете, в какой руке окажется голова младенца. Если голова будет у левой стороны груди, то пациент правша, а если у правой – левша.

«Бутылка»

Дайте пациенту бутылку с завинчивающейся пробкой и попросите ее открыть. Обычно он будет стараться выполнить эту просьбу, используя ведущую руку, то есть правша бутылку будет держать в левой руке, а откручивать крышку – правой.

Внимание: барабанщики или люди, страдающие парезом или перенесшие травмы верхних конечностей могут при тестировании показать неверный результат.

Локальный конфликт

Не всегда симптомы указывают на проблему в отношениях «мать-дитя» или в партнерстве. *Пример: правша получает пощечину по правой щеке. На щеке появляется припухлость.* Но этот признак не имеет ничего общего с родительскими или партнерскими отношениями, это всего лишь нежелательный контакт с кожей.

= Локальный конфликт – безразлично, правша или левша. Такие конфликты могут возникнуть везде: эпидерма, дерма, соединительные ткани, суставы, мышцы, кровеносные и лимфо-сосуды, плевра, диафрагма.

2-й Биологический Закон Природы[7]
Двухфазность

Согласно этому закону, каждая ОРБП в случае разрешения конфликта проходит две фазы: Активный конфликт и фазу ремонта.

Вегетативная нервная система состоит из двух противоположных по функциям частей: симпатической («нерв активности») и парасимпатической («нерв покоя»).

Первая регулирует рефлекторные функции тела во время бодрствования (активность, работа, спорт). Вторая управляет

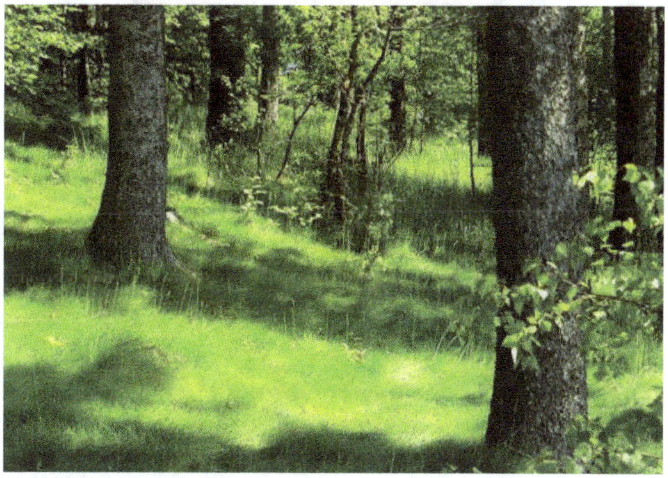

Гармония и покой леса способствуют релаксации = парасимпатикотония или ваготония.

функциями организма в период покоя (сон, расслабление). В нормальном состоянии, т. е. когда мы здоровы и хорошо себя чувствуем, функции обеих частей ритмически чередуются (= нормотония, стабильный ритм дня и ночи).

Но д-р Хамер обнаружил, что после конфликта психика, мозг и тело автоматически переключаются в режим «непрерывного стресса» (= длительной симпатикотонии), где доминирует симпатическая часть НС.

Фаза активного конфликта

Этот период стресса мы называем «активным конфликтом» или просто «активной фазой». Признаки: напряженность, навязчивые мысли о случившемся (насильственный мыслительный процесс), ОХ с четко очерченными краями в соответствующем отделе мозга, холодные руки, повышенное из-за сужения сосудов кровяное давление, учащенные сердцебиение и дыхание, бессонница; «накрутка», не прекращающаяся даже ночью; потеря аппетита > веса, «холодные заболевания» вроде гастрита или стенокардии.

Фаза ремонта

Если индивидуум оказывается в состоянии разрешить конфликт, то его активная фаза на этом заканчивается. Наступает фаза ремонта, в которой происходящее определяет уже парасимпатическая часть НС. > Маятник

7 Д-р Хамер, ГНМ, Краткая информация, стр. 14, 15

Схема протекания «заболевания» при условии разрешения конфликта. – Важнейшая иллюстрация[8]

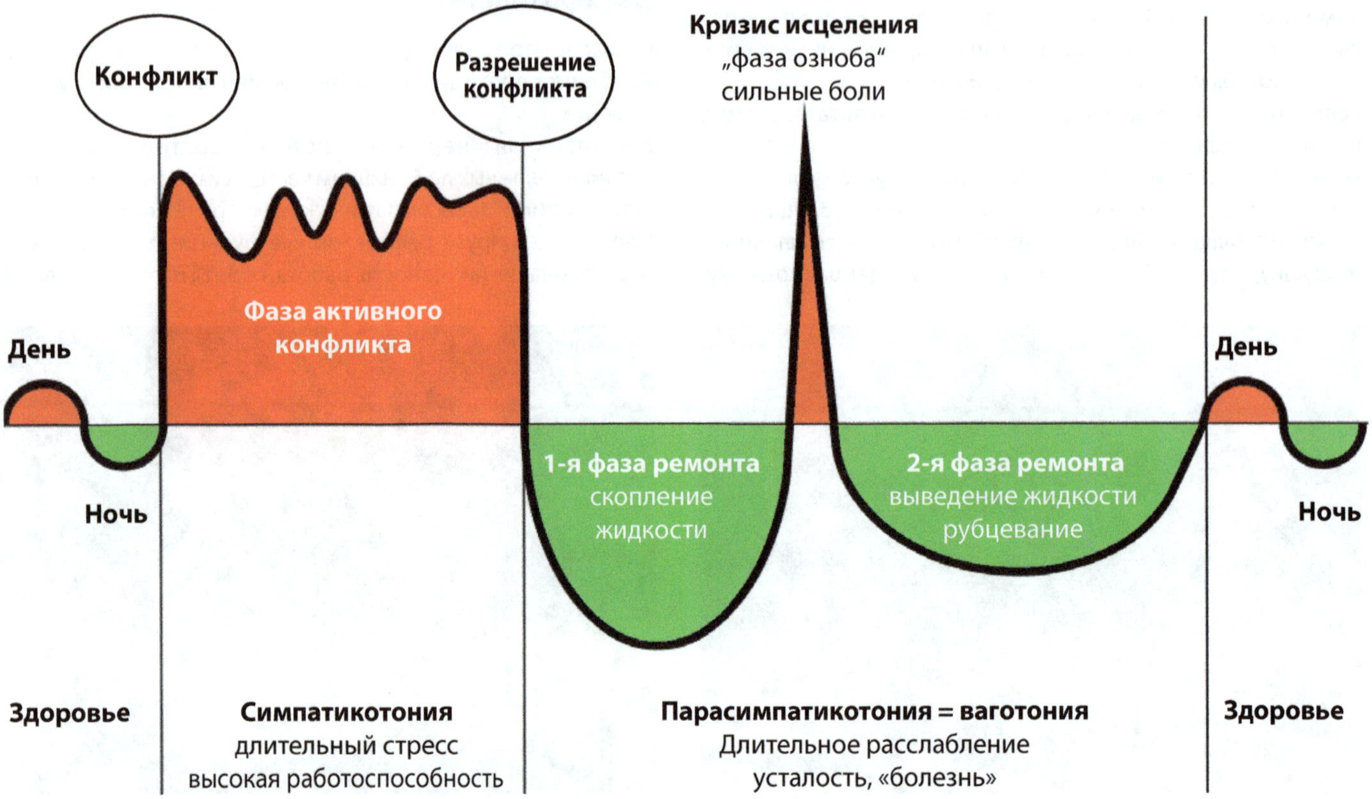

8 Д-р Хамер, ГНМ, Краткая информация, стр. 14, 15

качнулся в противоположную сторону.

Перманентный стресс сменяется длительным состоянием усталости (= ваготония).

Признаки: расслабление, исчезновение навязчивых мыслей, душевное облегчение, потепление рук, ослабление кровообращения, снижение работоспособности, сонливость; усталость, особо ощутимая днем; улучшение аппетита > прибавка в весе; головная боль, озноб. Контуры ОХ в мозге становятся более размытыми за счет накопления жидкости. В фазе ремонта и случаются в основном все «болезни» традиционной медицины, в т. ч. инфекционные и другие «горячие заболевания». В 1-й части фазы ремонта в соответствующей области мозга и в органе происходит задержка жидкости (отек), что для пациента может оказаться довольно болезненным.

Если он не в состоянии справиться с конфликтом, то теряет силы, вплоть до гибели от истощения (кахексии). Как правило, до этого не доходит, поскольку мы инстинктивно вытесняем неразрешимые для себя конфликты из нашего сознания или «договариваемся» с ним (= трансформированный конфликт, стр. 23).

Примечание: фаза ремонта длится максимум 6 месяцев. Если симптомы ремонта не исчезают через полгода, присутствует рецидивирующий конфликт.

Кризис исцеления (фаза озноба, «холодные дни»)

Примерно в середине периода ваготонии наступает кризис исцеления, а вместе с ним пробивает и час истины. Острый «симпатикотонический зубец» на схеме иллюстрирует временной отрезок (колеблется от нескольких минут до ок. 3-х дней), в который решается исход тяжелых заболеваний – выкарабкиваемся мы или нет. Кризис исцеления – самая критическая фаза ОРБП. Наиболее показательными кризисами исцеления являются сердечный инфаркт (ОРБП сердца) или эпилептический припадок (ОРБП скелетных мышц). Иногда в такие «холодные дни» кризис с интервалами повторяется. Благодаря нему организм берет курс на нормализацию. Жидкость, задержавшаяся в мозге и органе в первой половине фазы ремонта, начинает выводиться (= период обильного мочеиспускания). За этим следует быстрое исчезновение симптомов.

Каждая ОРБП имеет свою специфику кризиса исцеления, даже при безобидных насморках (чихание) или ларингитах (кашель). Знание о существовании двух фаз действия ОРБП упорядочивает наши представления о «болезнях» традиционной медицины. Первая, активная фаза конфликта раньше в большинстве случаев игнорировалась, т. к. лишь некоторые программы вызывают в этой фазе жалобы. Во второй фазе диагностировались и подвергались лечению «заболевания», которые, в действительности, были симптомами фазы ремонта.

Мозговой ствол* и средний мозг** – внутренний зародышевый листок = энтодерма – сторона не учитывается!

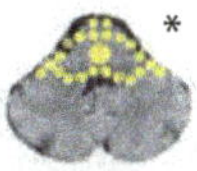

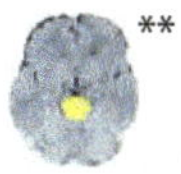

Ткань/орган	Тип конфликта	Активная фаза	Фаза ремонта
органы пищеварения, собирательные трубочки почек, легочные альвеолы, слизистая матки, простата и др.	конфликт желаний обладания/избавления (не получить некий «кусок» или не мочь избавиться от него)	рост функции, деление клеток/ рост опухоли (аденокарцинома) ⊕	нормализация, уничтожение опухоли грибками/бактериями; потливость по ночам, боли ⊖
**Гладкие мышцы	Моторные конфликты куска	Возрастающее напряжение	Нормализация

Мозжечок – средний зародышевый листок = старая мезодерма – учитывать сторону!

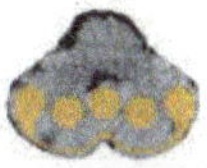

Ткань/орган	Тип конфликта	Активная фаза	Фаза ремонта
внешние и внутренние кожные покровы: дерма, перикард, брюшина, плевра, оболочки нервов молочные железы	нарушения целостности: обезображивание, нападение, осквернение, уродование, волнение или спор	рост функции, деление клеток/ рост опухоли (аденокарцинома или аденоидная опухоль) ⊕	нормализация, уничтожение опухоли бактериями/грибками; потливость по ночам, боли ⊖

Белое вещество – средний зародышевый листок = новая мезодерма – учитывать сторону!

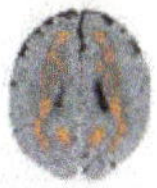

Ткань/орган	Тип конфликта	Активная фаза	Фаза ремонта
соединяющая и соединительная ткань: кости, хрящи, сухожилия, связки. Питание поперечнополосатых мышц, к.п. в сочетании с эктодермой – иннервация; кровеносные и лимфатические сосуды, яичник, яички и др.	Конфликт самооценки, напр., в связи с работой, партнерством, семьей, спортом, внешностью). Человека упрекали или унизили. Что-то не вышло или вышло не как задумывалось.	ограничение функции, разрушение клеток (некроз) ⊖	рост функции, наращивание клеток (мезенхимальные опухоли, саркомы) с помощью бактерий + боли ⊕

Кора больших полушарий – внешний зародышевый листок = эктодерма – учитывать сторону!

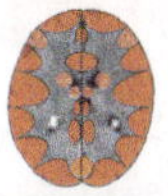

Ткань/орган	Тип конфликта	Активная фаза	Фаза ремонта
органы чувств, эпидермис, гладкий эпителий слизистых, напр., коронарных артерий и вен, бронхов и гортани, зубная эмаль	социальные конфликты, напр., развод, утрата жизненного пространства, „куска“	разрушение клеток или ограничение функции ⊖	восстановление функции или наращивание клеток ⊕
иннервация поперечнополосатых мышц, к.п. в сочетании с мезодермой – питание	Моторные конфликты	ограничение функции (слабость, паралич)	восстановление + кризис исцеления (судороги, тик)

Мозговой ствол (вкл. средний мозг) управляет тканью внутреннего зародышевого листка = энтодермой. Нервная проводимость к органам неперекрестная. Право- или леворукость не играет роли. Желудочно-кишечный тракт в мозговом стволе топографически представляет собой кольцевую структуру, что, согласно д-ру Хамеру, обосновывается эволюцией (по моему мнению, это природный пра-элемент): древние виды животных, напр., актинии, обладают единственным отверстием, служащим одновременно для поглощения пищи и выведения непереваренных остатков; в правой части ротовой щели пища входит, а в левой – выходит. У более развитых в биологическом отношении видов, напр., у людей, тоже присутствует эта система. Но для того, чтобы обеспечить телу вытянутую форму, круг был «разомкнут». Рот и анус являют собой соответственно начальный и конечный пункты бывшего пищеварительного «круга».

Тип конфликта – архаический конфликт куска: правая сторона стремится что-то принять, левая – от чего-то избавиться.

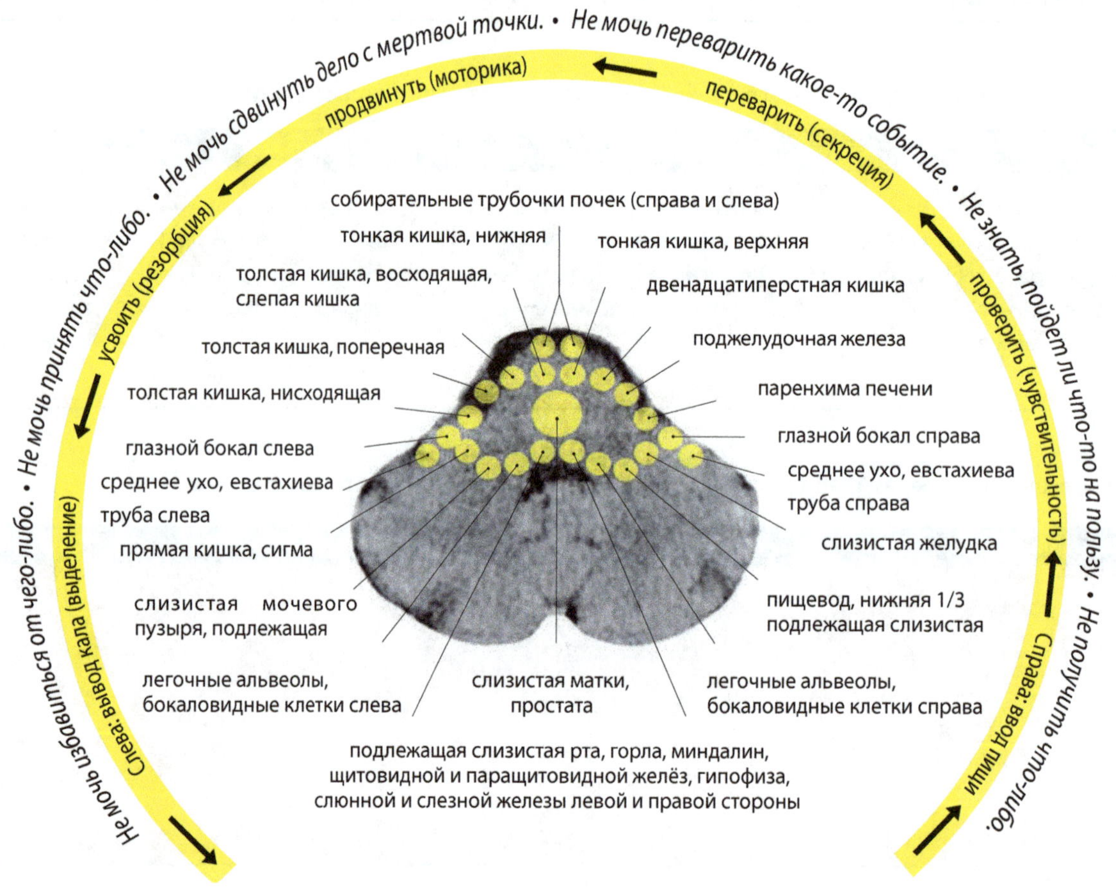

Мозжечок управляет одной частью ткани среднего зародышевого листка = старой мезодермой. Нервная проводимость перекрестная. Учитывается право- и леворукость (если не локальный конфликт). Конфликты, связанные с самооценкой: бессилие, озабоченность, ссора.

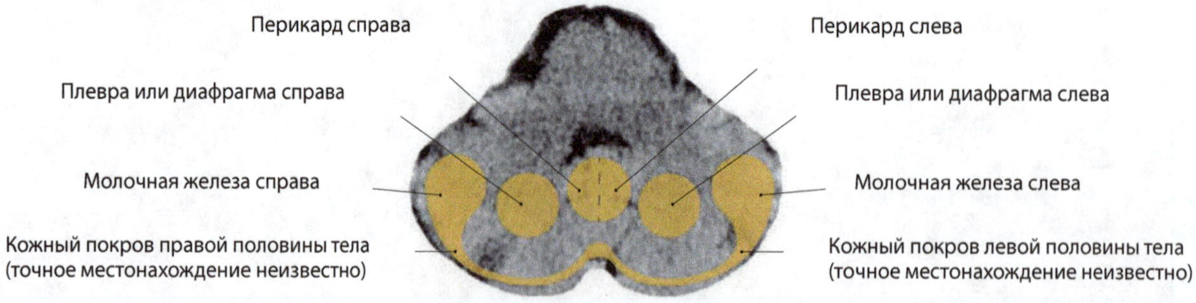

Белое вещество контролирует другую часть ткани среднего зародышевого листка = новой мезодермы. Нервная проводимость перекрестная (кроме мышц желудочка). Учитывается право– и леворукость (если не локальный конфликт). Конфликты самооценки: неуверенность в собственных силах. Что–то пошло не так, как хотелось бы.

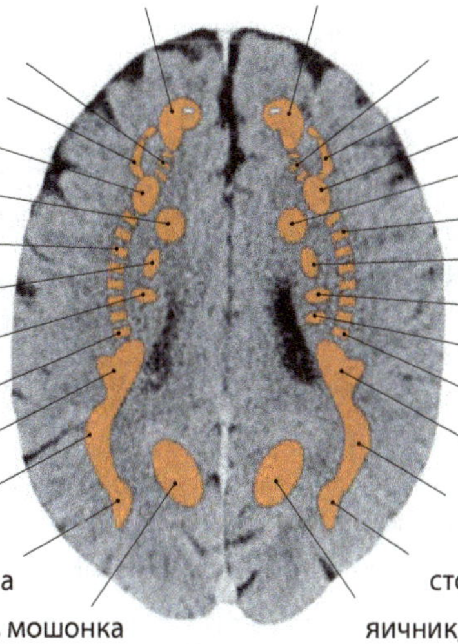

Кора больших полушарий управляет ткани внешнего зародышевого листка = эктодермы. Нервная проводимость перекрестная. Учитывать право- или леворукость! Социальные конфликты, связанные с потерей жизненного пространства (ареала), разлукой или моторные конфликты, страх опасности сзади или спереди.

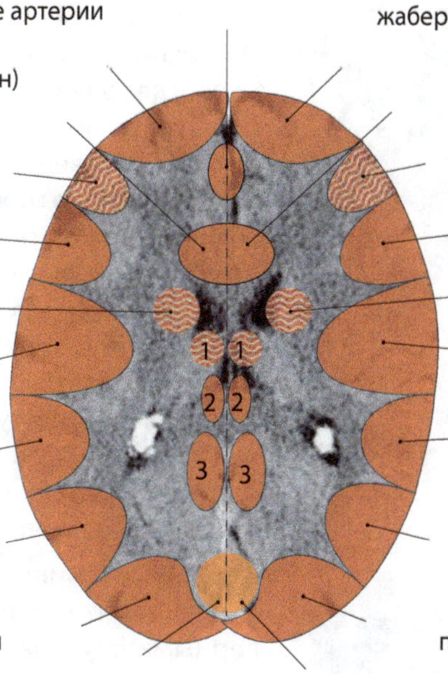

1 поперечнополосатые мышцы (моторика) правой и левой ноги
2 эпидерма, волосяной покров (восприятие) правой и левой ноги
3 надкостница (остаточное восприятие) правой и левой ноги

3-й Биологический Закон Природы[8]
Порядок зародышевых листков

Данный закон утверждает, что все процессы, происходящие в организме, могут быть поняты и объяснены с эволюционно-эмбриональной (онтогенетической) точки зрения.

Из эмбриологии известно, что любая ткань, каждая клетка человека и животного соответствует одному из трех зародышевых листков. (Зародышевые листки являются типами ткани и ничего общего не имеют с «листьями»).

Д-р Хамер пронаблюдал следующее: с одной стороны, существуют опухоли, растущие в фазе активного конфликта, а в фазе ремонта уменьшающиеся; с другой, – при некоторых видах рака в фазе активного конфликта образуются «провалы» (разрушение ткани – язва, некроз), а после вступления в фазу ремонта ткань восстанавливается. – Поведение достаточно противоречивое.

С помощью сравнительного анализа данных примерно 10 тыс. пациентов д-р Хамер разгадал эту загадку, и открыл поразительную зависимость между зародышевым листком, разновидностью конфликта и областью мозга, - эволюционно-обусловленную систему зародышевых листков.

Сравнивая четыре таблицы на стр. 15, можно заметить, что ткани энтодермы и старой части мезодермы ведут себя похоже. Эта пара функционирует согласно модели «старого мозга». Вторая пара, новая мезодерма и эктодерма, следует «модели большого мозга», где процессы протекают наоборот.

Обобщая, можно сказать, что 3-й Биологический Закон Природы объясняет разрастание ткани (опухоль), разрушение ткани (язва), снижение или повышение функций (сахарный диабет или гиперфункция щитовидной железы). Мы знаем, какой конфликт затрагивает какой орган и какая часть мозга управляет этим процессом.

Итак, представление о раке как о болезни, *«бесконтрольно пожирающей»* организм вплоть до полного уничтожения, осталось в прошлом. Необходимо осознать, что рак является не бессмысленным буйством ополоумевших клеток, а совершенным процессом, организованным самой матерью-природой.

8 Д-р Хамер, ГНМ, Краткая информация, стр. 19.

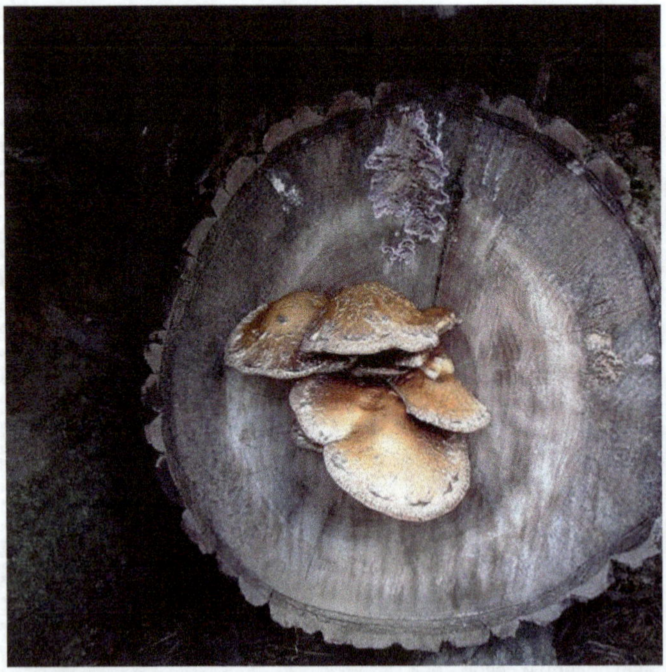

В природе все осмыслено. Это касается и микроорганизмов. На картинке: грибок уничтожает мертвую древесину

4-й Биологический Закон Природы[10]
Система микроорганизмов

Этот закон утверждает, что грибки и бактерии являются нашими помощниками и выполняют в организме конкретные задачи.

Традиционная медицина делит микроорганизмы на «хорошие» = симбионты (кишечные палочки, флора ротовой полости) и «плохие» = антибионты (туберкулезная палочка, стрептококки, вирусы).

На «плохие» микроорганизмы свалили вину за всякие «болезни», назвав их «инфекционными». Эта ошибка произошла потому, что при многих «заболеваниях» в организме действительно обнаруживались грибковые культуры, бактерии и вирусы (нуклеопротеиды). Но традиционная медицина закрывает глаза на тот факт, что и у здорового человека можно обнаружить сколько угодно микробов. Найденные у больного, они однозначно трактуются как «патогенные»: «Вот они! Это инфекция!» А почему тогда тот же самый микроб в одном случае приводит к болезни, а в другом нет? Стандартное объяснение – «сильная или слабая иммунная система».

Исследования «инфекций» – сколько бы их ни проводили – всегда давали однозначный результат: частично передается микрофлора, но никак не отождествленные с нею «заболевания».

Микробы – это пожарная команда

Если понаблюдать за несколькими пожарами, то можно сделать абсурдный вывод:

«Так как на каждом из них замечены пожарные машины, значит, именно они и являются причиной возгорания!»

Понятно, что это глупость, поскольку пожарные машины приезжают пожар тушить. Так же и с грибками, бактериями и вирусами (нуклеопротеидами). Они «тушат возгорание» и оптимизируют процесс исцеления. Они вовсе не виновны в появлении недуга.

Верные спутники

С незапамятных времен микробы являются нашими верными спутниками. До последней клетки наше тело «пропитано» ими (напр., митохондрии). В природе вообще не существует стерильности. Напротив, все живое кишит микробами (вспомним гумус). Сколько существуем мы,

10 Д-р Хамер, ГНМ, Краткая информация, стр. 25.

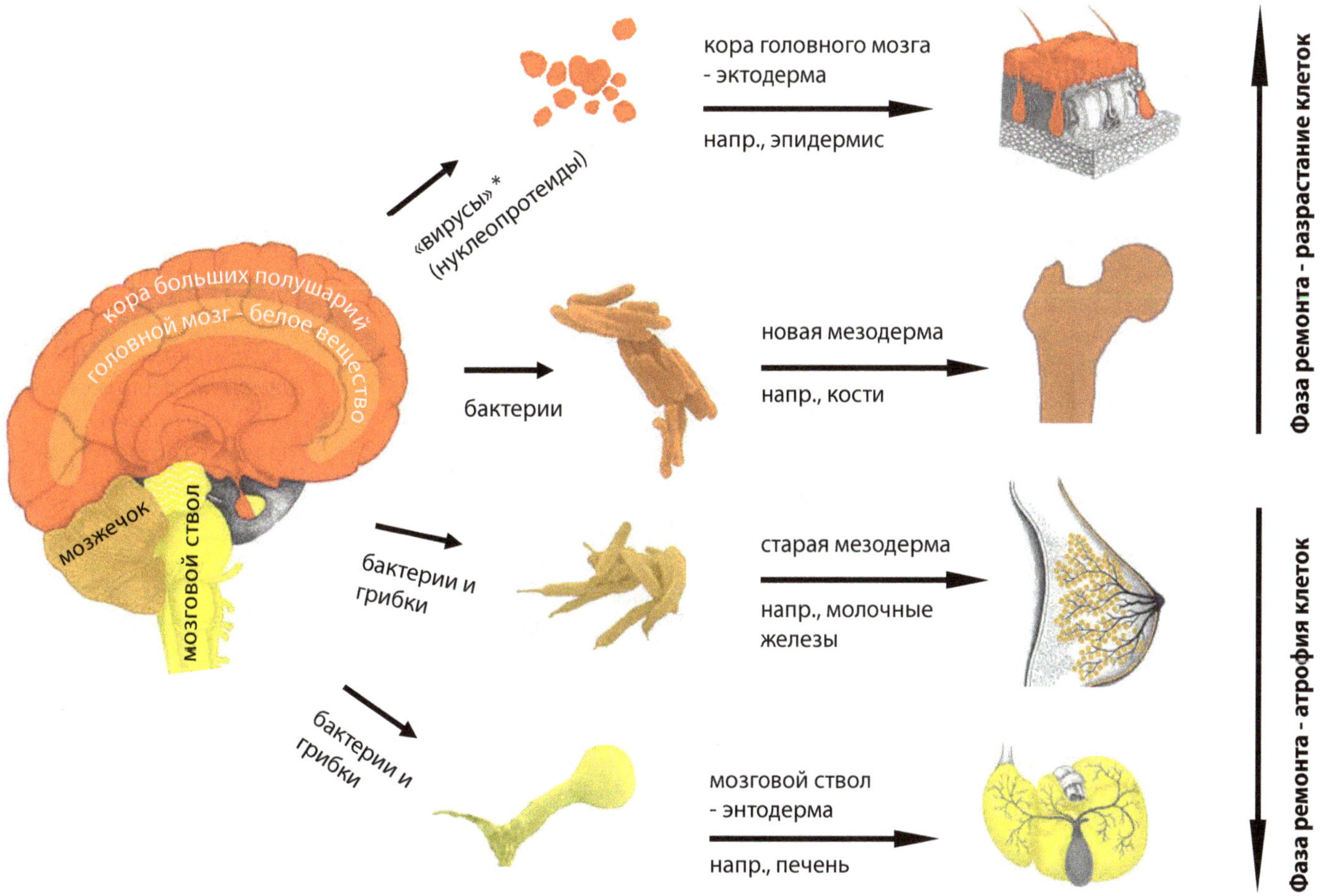

столько и превосходный симбиоз с ними. Без них нам не жить (клеточное дыхание, пищеварение). Д-р Хамер обнаружил, что три разновидности микробов (грибки, бактерии, «вирусы») управляются различными отделами головного мозга. Оттуда они получают приказы на выполнение конкретных «операций».

Важно: наши маленькие «хирурги» вступают в дело исключительно в фазе ремонта!

Грибки и палочковидные бактерии

По команде ствола головного мозга они удаляют избыточную ткань энтодермы (напр., грибок кандида в кишечнике или во рту). Ночное потоотделение означает, что действуют именно они. Сигнал к размножению они получают от мозгового ствола еще в активной фазе конфликта (производство «про запас»). Если их обнаруживают в этой бессимптомной фазе, то в традиционной медицине принято говорить о «непатогенных грибках».

Бактерии

Существует множество видов бактерий, и каждый из них имеет свою «специализацию», как гонококки в мочеполовых путях или палочковидные бактерии в глотке. Часть из них управляется мозжечком и занята уменьшением тканей («принцип старого мозга»); другая часть по команде белого вещества больших полушарий наращивает ткань, способствуя ее увеличению («принцип нового мозга»).

Вирусы *

На сегодняшний день не найдено непосредственных доказательств того, что вирусы вызывают болезни. «Доказательства» традиционной медицины (ТМ) - это только косвенные тесты, которые опираются на соединения или несоединения одних белков с другими. Эти исследования непроверенны, т.к. для этого был бы необходим изолированный вирус. Бесспорно, в крови, как и во всех других жидкостях организма, присутствует большое количество мельчайших нуклеопротеидов. Они тождественных «вирусам».

Возможно, что головной мозг пользуется этими белками при восстановлении недостающих эктодермальных тканей в фазе ремонта (это еще не до конца ясно).

Чем объясняются эпидемии?

- Массово переживаемыми конфликтами в семье (например, внезапный выход матери на работу), в школе (например, сложная контрольная по математике, экзаменационный период) или в целых регионах (например, стихийные бедствия, войны). В этом случае образуется коллективное поле переживаний. Подобный стресс или негативные переживания приводят к подобным заболеваниям в фазе ремонта.

Подробнее об этом в главах о прививках (стр. 64) и о кори (стр. 282).

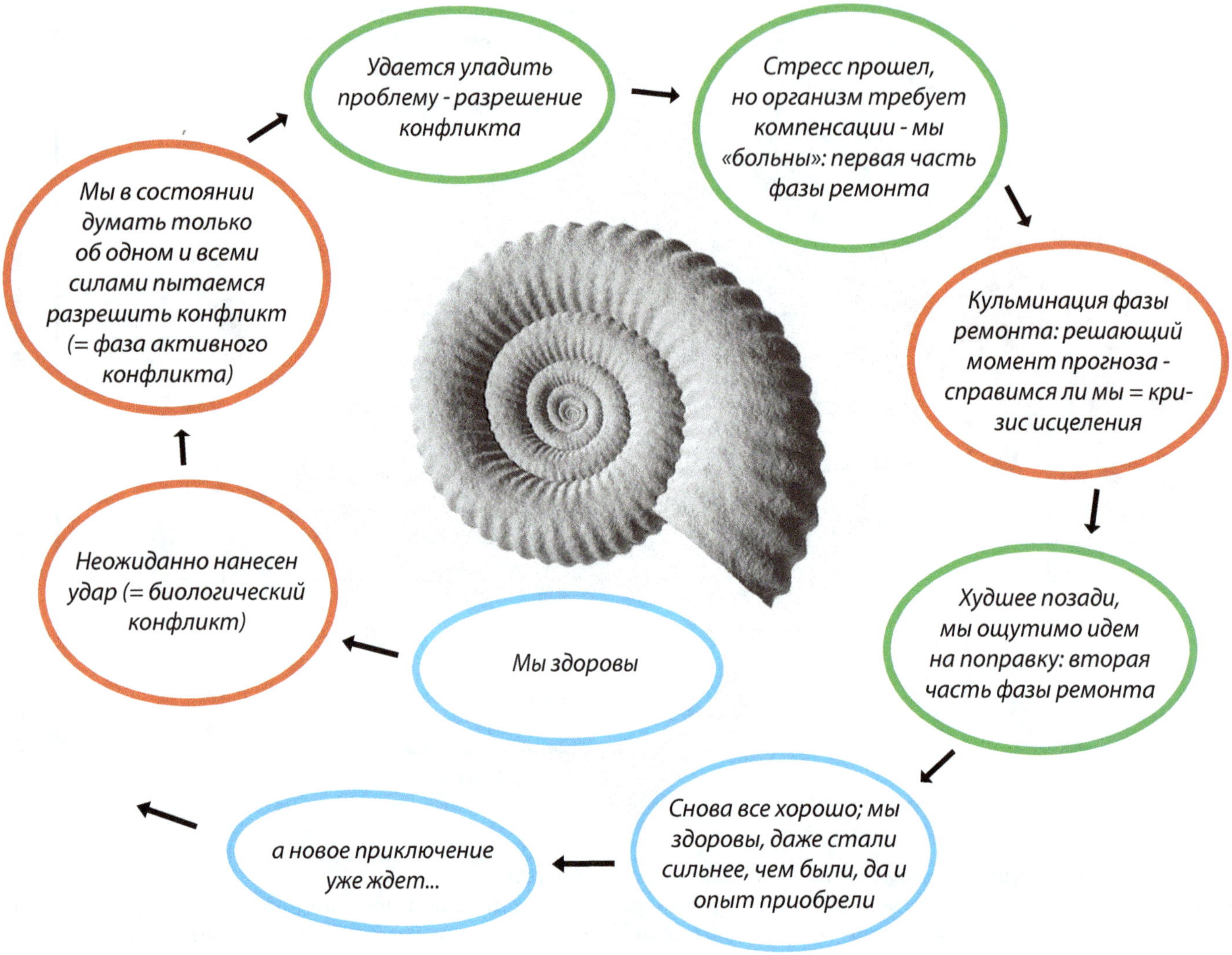

Ограничения / открытые вопросы

Микробы могут стать проблемой, если они не входят в нашу «телесную флору». Контакт с неизвестными бактериальными штаммами происходит, например, при поездках за границу. Мы ставим тело перед трудной задачей, интегрировать ранее неизвестные бактерии и грибки в собственный микробный резервуар тела.

Я также считаю, что больная, отравленная окружающая среда может привести к возникновению болезнетворных микроорганизмов. Следует упомянуть, что целитель-медиум Энтони Уильям (на немецком Mediale Medizin, Arkana Verlag 2016) датирует возникновение вируса Эпштейна-Барра началом индустриальной революции (около 1900 г.). Он считает этот вирус причиной различных заболеваний, таких как синдром хронической усталости, гепатит, фибромиалгия.

Мы знаем пока слишком мало о том, как функционируют микроорганизмы, ведь вот уже более ста лет исследования ведутся только в направлении «инфекции».

5-й Биологический Закон Природы[11]
Биологический смысл «болезней»

Д-р Хамер неслучайно именует «болезни» «Особыми Рациональными Биологическими Программами» (ОРБП). Это название отражает самую суть: каждое «заболевание» имеет свой смысл.

Для ТМ вопрос о смысле никогда не стоял, т. к. человек рассматривается как случайный продукт эволюции. В соответствии с традиционными представлениями, заболевание происходит либо случайно, либо оттого, что «машину» заправили не тем горючим или ей не обеспечили надлежащий технический уход. Преимущество же Новой Медицины в том и состоит, что она докапывается до смысла «болезней», позволяя проследить действия природных механизмов и понять, что все там происходит упорядоченно и разумно. Каждая ОРБП в процессе эволюции прошла

11 Д-р Хамер, ГНМ, Краткая информация, стр. 29.

миллион испытаний. Она автоматически включается в сложной ситуации, заставшей нас врасплох.

В чем смысл рака кишки?

«До сегодняшнего дня не могу переварить это!» Конфликтом при раке кишечника является «неперевариваемое огорчение». Например, служащий уже радуется предстоящему повышению, как вдруг повышают не его, а коллегу. В толстой кишке начинается деление клеток. Дополнительные клетки нужны организму, чтобы вырабатывать больше пищеварительного сока и лучше переварить этот «кусок разочарования». Точно такая же ОРБП запускается у волка, если в его кишечнике застряла кость («кусок»). С помощью дополнительных клеток природа пытается преодолеть препятствие. Мы, люди, чаще всего при этом имеем в виду не реальный застрявший кусок пищи, а «кусок»-работу, «кусок»-дом, «кусок»-автомобиль (конфликт желаний обладания/избавления).

В чем смысл рака яичек?

Деление клеток яичек начинается в результате «конфликта утраты», в случаях, когда внезапно умирает кто-то из близких, любимая кошка гибнет под колесами автомобиля, сын навсегда переезжает в другой город и т.п. Новообразующиеся клетки яичек производят дополнительный тестостерон (мужской половой гормон) и больше спермы. Гормональное усиление действует как сексуальный стимулятор, усиливая стремление к продолжению рода, что предполагает более быстрое восполнение потери. Природа не делает различий между смертью любимого человека и кошки. В обоих случаях запускается одна и та же ОРБП, способствующая воспроизводству потомства.

Женщины реагируют на «конфликт утраты» раком яичников. Клеточный рост яичников вызывает приток эстрогена, а его высокий уровень делает женщин любвеобильными. Природа заботится о скорейшей «замене». В данном случае – через беременность.

Боли в опорно-двигательном аппарате

Их смысл - успокоить организм, чтобы укрепить его элементы, оказавшиеся слабыми в данной ситуации. Только в состоянии покоя возможна регенерация или восстановление костей, хрящей, жил и мышц. (Автомобиль тоже ремонтируется выключенным). После завершения фазы ремонта (воспаления), боли прекращаются и костную ткань можно снова подвергать полной нагрузке; более того, она становится даже прочнее, чем была до этого. Тип конфликта – заниженная самооценка.

В чем биосмысл гиперфункции щитовидной железы?

Если некто переживает конфликт, связанный с его замедленной реакцией, то начинается клеточный рост щитовидной железы. Напр., у продавца в силу его нерасторопности конкуренты «перехватывают» клиентов. В этом случае природа заботится о приросте тканей щитовидной железы ради получения более высокого уровня тироксина, повышающего жизненную активность. > Теперь продавец более расторопен. В случае разрешения конфликта опухоль щитовидной железы ликвидируется с помощью грибковых бактерий (= воспаление щитовидной железы).

Ограничения 5-го Закона Природы

По опыту, цель симптомов/болезни часто выходит за рамки биологии. Она часто и в том, чтобы отразить душевные процессы в теле, чтобы тем самым привлечь к ним внимание = закон соответствия/отражения. Например, гипермобильность суставаов указывает на внутреннюю лабильность.

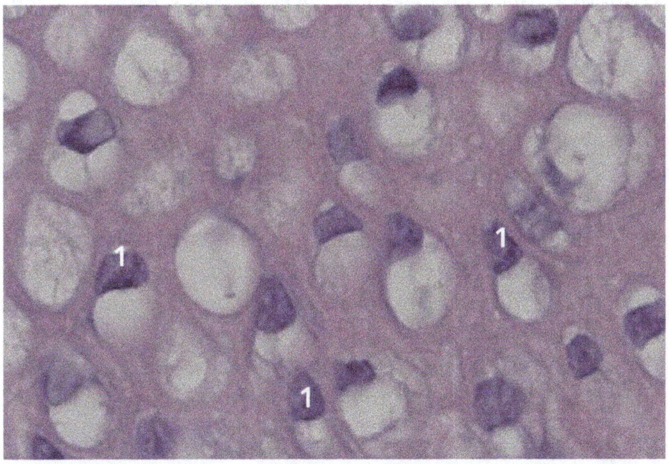

На обеих картинках – изображение мазков из шейки матки двух разных женщин (увеличение в 400 раз).
На первой наблюдаются примерно равного размера клетки с нормально-малыми ядрами (1). Лишь отдельные клетки находятся в стадии деления = нерастущие ткани.
Заключение ТМ: «доброкачественность или норма».

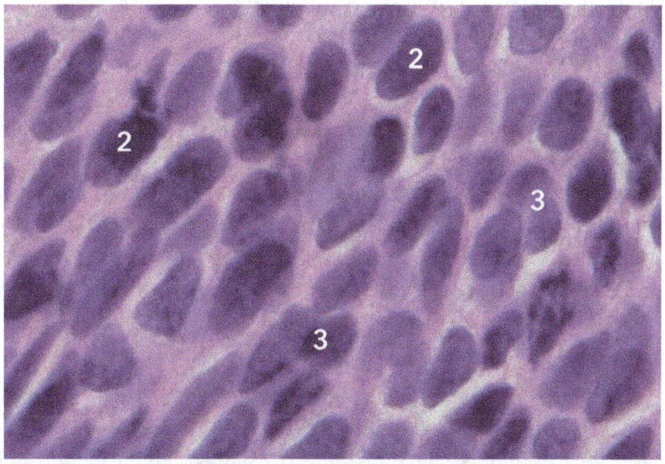

На второй картинке – клетки с сильно увеличенными ядрами (2). Более темный цвет показывает повышенный рост ткани (клеточный метаболизм). Некоторые клетки делятся (3). Все признаки указывают на разрастание ткани. Диагноз ТМ: злокачественная опухоль. Заключение Новой Медицины: фаза ремонта после кризиса утраты женского жизненного пространства. (Оба снимка предоставлены патологическим отделением одной из больниц).

Важные терминологические пояснения

«Добро- или злокачественность»

В ТМ эта классификация имеет большое значение, в отличии от 5 законов природы. «Доброкачественные опухоли» ТМ считает безвредными, мирными, в то время, как «злокачественные» объявляются ею агрессивными и опасными для жизни. А как на самом деле выглядит биологическая реальность? Что дает основание считать «злокачественную опухоль» столь «злой»?

Согласно ТМ, – величина опухоли, ее внешний вид, тенденция роста, а прежде всего, результаты биопсии: если при микроскопическом исследовании обнаруживается большое количество увеличенных клеток и ядер, то диагноз – «злокачественная». Если клеточные структуры единообразны, то диагноз – «доброкачественная».

Как происходит рост клеток?

Вначале клетка почти в два раза увеличивается по сравнению со своим обычным размером. Ядро и другие клеточные структуры становятся вдвое больше. Затем в середине клетки образуется перетяжка, и клетка делится – из одной образуются две. По сравнению с остальными, у «новеньких» ядра крупнее. ТМ называет это явление *«злокачественной тканью»*. Правильнее было бы говорить просто о *«растущей ткани»*. Особенно абсурдно выглядит это определение, если учесть, что границы понятий «злокачественность и доброкачественность» весьма размыты. Результаты пробы одной и той же ткани даже разными лабораториями оценивается по-разному. В случаях, когда неоплазия только началась или рост клеток почти завершился, специалисты в своих выводах часто противоречат друг другу.

Раньше рост тканей мы считали ошибкой природы и называли *«злом»*.

Теперь мы знаем, что ткань не начинает расти «просто так». ОРБП включается только при биологической необходимости.

Если поместить под микроскоп ткань эмбриона или ткань заживающей раны, то, по логике ТМ, увиденное пришлось бы отнести к разряду *«злокачественного»*, поскольку наблюдался бы интенсивный рост.

Подобный диагноз был бы поставлен и при биопсии костной ткани из участка заживающего перелома. Она ничем не отличается от ткани остеосаркомы – рака кости. Такой же результат получился бы и при биопсии клеток молочной железы у беременной. В этот период наблюдается их ускоренный рост.

Вывод: деление на *«добро– и злокачественность»* нужно как можно скорее забыть, как не имеющее ничего общего с наукой.

Метастазы

«Метастазами называют вторичные опухолевые узлы, распространяющиеся в близлежащие и отдаленные органы или инфекционные воспаления. (...) Современная онкология опирается именно на эту теорию». Так говорится в Википедии. Совершенно справедливо, речь идет о теории. К сожалению, автору не доводилось встречать больных раком, которым бы объяснили, что речь идет о теории. Скорее, наоборот – ТМ оперирует понятием метастаза как медицинским фактом. Фактом признается и то, что еще ни разу не было выявлено ни одной раковой клетки в артериальной крови.

<u>Переливания крови</u>: почему донорская кровь не проверяется на *«метастазы»*? Разве это не было бы само собой разумеющимся при учете статистики, что в среднем каждый четвертый в течение жизни заболевает раком, а в крови донора может содержаться угроза?

<u>Загадочное превращение</u>: как могут клетки первичной опухоли кишки «переселяться», напр., в костную ткань, превращаясь в клетки этой ткани? Как могут кишечные клетки вдруг стать костными? А ведь выходит, что так.

Что же такое тогда эти *«метастазы»*, если их не существует? Это просто вновь возникшие раки – вторичные, третичные, – вызванные шоком от смертельных диагнозов и смертельных прогнозов ТМ.

«У Вас рак простаты!» или: *«Рак печени у Вас очень агрессивен. Если быть реалистами, у Вас осталось не больше года. Проведите это время красиво и отдайте все нужные распоряжения!»*

Получив такое известие и не зная пяти Биологических Законов Природы, пациент становится жертвой мощнейшего конфликта. Если он в этот момент испытывает страх смерти, включается новая ОРБП, стимулирующая каверны – разрушения тканей легких (страх смерти тождественен состоянию «не хватает воздуха»). Пару недель спустя, в ходе планового обследования «с пристрастием» у пациента обнаруживаются солитарные легочные узлы.

Также возможно, что услышанный диагноз рака простаты спровоцирует конфликт потери самооценки: *«Скорее всего после операции я стану импотентом!»* В этом случае начинают образовываться «дыры» (остеолиз) в костях таза или пояснично-крестцовом отделе позвоночника – эти симптомы ТМ именует раком костей.

Почему у животных почти никогда не обнаруживаются *«метастазы»*?

К счастью, пес, кот и попугай не понимают того, что доктор говорит о *«злокачественном раке»*, якобы имеющем место. Животное радуется, что обследование позади и можно снова оказаться дома. Вторая причина – их реже обследуют.

Иммунная система

Мы не оперируем термином «иммунная система», поскольку ее не существует. Борьбы с вражескими оккупантами (антигенами ТМ) не существует, так же как и борьбы с раковыми клетками.

Есть нечто похожее на «систему вывоза мусора из организма»: т. н. клетки-пожиратели (макрофаги), уничтожающие отмершие клетки и клеточные отходы. Они выводятся из организма через лимфатическую и кровеносную системы.

Понятия *«иммуноглобулины»*, *«антитела»* и *«антигены»* излишни. Правильнее было бы говорить о белках или глобулинах.

Повторяющиеся конфликты (рецидивы) – процесс полифазный (верхняя картинка)

После завершения ОРБП в идеальном случае индивидуум выздоравливает (нормотония). Это было бы иллюстрацией двухфазного процесса. Однако на практике чаще всего случаются полифазные процессы. После некоторой краткой или более длительной паузы человек вновь сталкивается с тем же или подобным конфликтом. Происходит это либо по

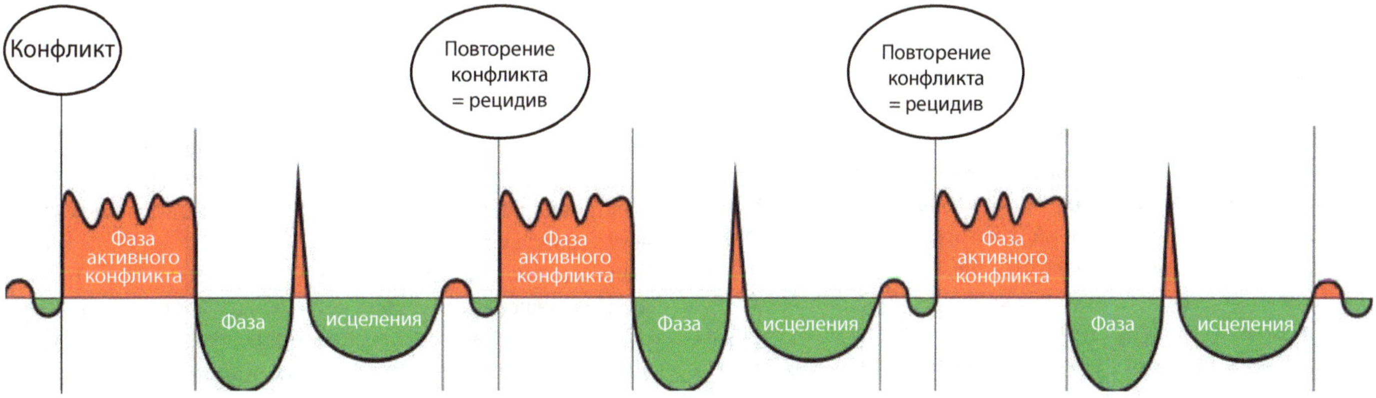

Полициклический процесс (повторяющиеся конфликты) = сменяющиеся симпатикотония и парасимпатикотония

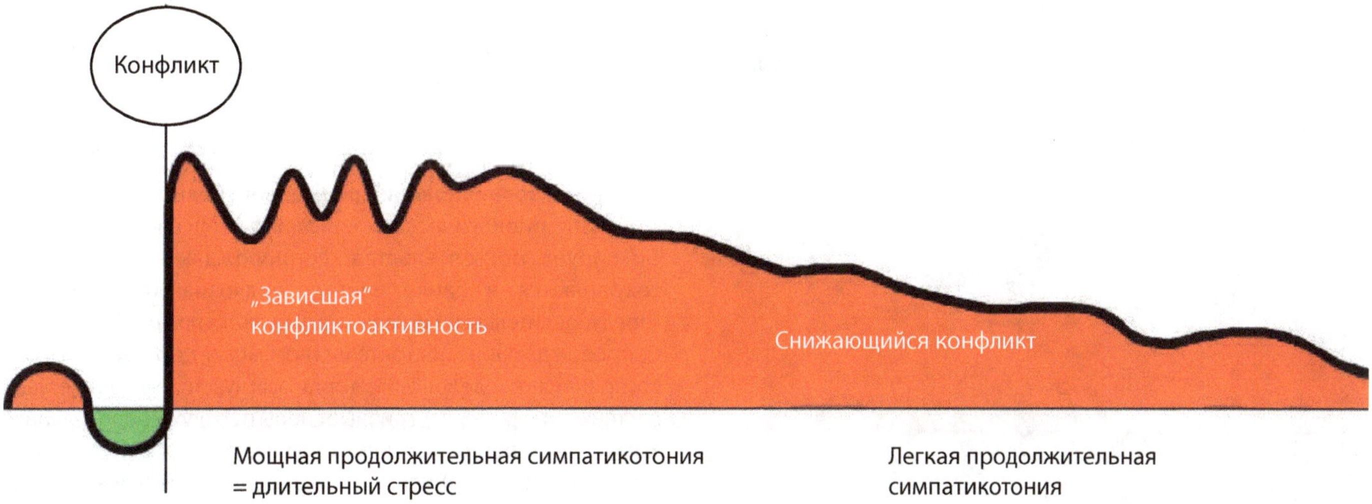

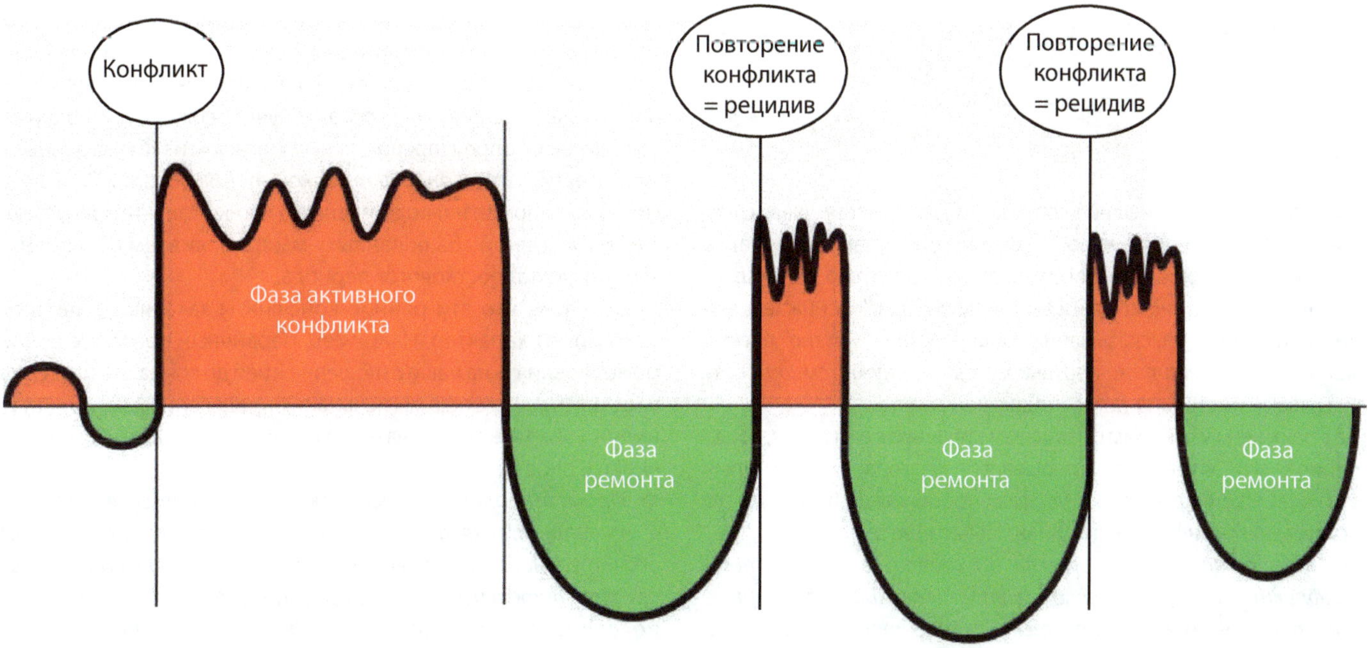

Графика д-ра Хамера. Кадр 016 на компакт-диске „Новая Медицина“

„Зависшая“ фаза ремонта = продолжительная парасимпатикотония с короткими периодами активности

23

причине повторения конфликтной ситуации, либо в результате дальнейшего «скольжения по накатанным рельсам». Острота восприятия конфликта в случае рецидива снижается, поскольку с ним «уже знакомы», но приходится каждый раз заново проходить ОРБП с ее фазой активного конфликта, фазой ремонта и кризисом исцеления, как на заевшей пластинке.

Анализ рецидивов имеет на практике важное значение, т.к. причиной многих недомоганий, с которыми мы сталкиваемся в повседневной жизни, являются не новые конфликты, а рецидивы. Это жалобы, которые снова и снова повторяются, но которым не предшествует конфликт (напр., вечные жалобы на проблемы на работе или постоянные ссоры со спутником жизни). Иногда причиной рецидива могут стать воспоминания или сны.

Зависшая конфликтоактивность (центральная картинка)

Если человек не в состоянии разрешить конфликт, он застревает в фазе стресса, не доходя до исцеления. Мы называем

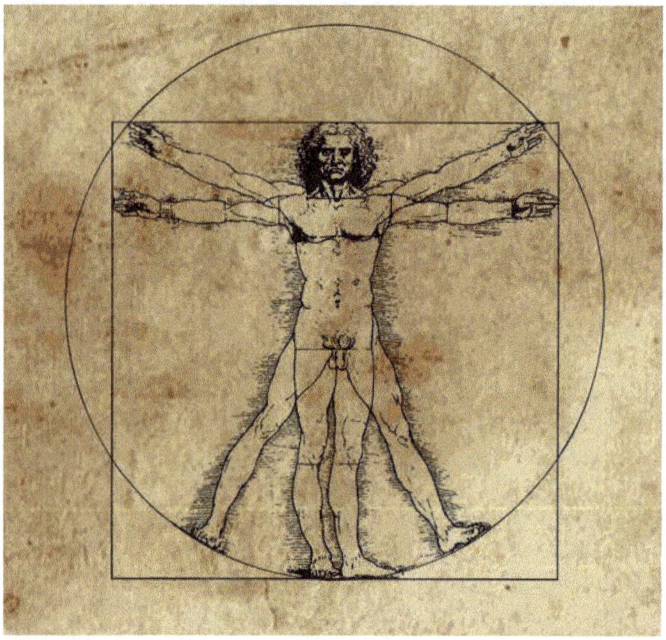

это явление «зависшей активностью». Чистая зависшая конфликтоактивность, строго говоря, однофазна и ведет к истощению и гибели организма. Чтобы до этого не дошло, мы инстинктивно «смиряемся» с конфликтом (= снижаем его интенсивность). Высказывания типа *«с этим можно как-то жить»* или *«изменить ничего не могу, значит, нужно смириться»* указывают именно на такую стадию конфликта.

На практике мы говорим о зависшем конфликте и в случае, когда период его активности прерывается благодаря частичному его разрешению, но активная фаза преобладает (имеет место полифазный конфликт с доминантой активности).

❁ *Пример: начальника отдела понижают в должности – конфликт потери ареала, затрагивающий коронарные артерии. Человек пытается сконцентрироваться на позитивной стороне, теперь у него больше времени, чтобы наслаждаться жизнью. Но легкий осадок все же остается. С* этого времени начинают периодически возникать приступы стенокардии (= признак воздействия на коронарные артерии).

Зависший ремонт (верхняя картинка)

При зависшем ремонте все наоборот. Здесь преобладают полициклические фазы ремонта. Короткие периоды активности чередуются с более длительными фазами ремонта. > Процесс выздоровления каждый раз начинается заново, не доходя до своего завершения.

Преимущество зависшего ремонта заключается в том, что здесь после разрешения конфликта нет необходимости преодолевать трудности, связанные с исцелением, т.е. симптомы сразу улучшаются (напр., отпадают бородавки, прекращается энтерит).

Напр., «сенной насморк»: Перед самыми каникулами ученику угрожает «неуд». Несмотря на интенсивную зубрежку, он его все же получает. Ученик расстраивается, «вешает нос», потому что лето будет посвящено учебе. Затронутый орган: слизистая носа. «рельсы»: пыльца июньских цветов. С этого момента каждый сезон ученик страдает аллергическим насморком = зависшее исцеление (насморк = фаза ремонта конфликта «повесил нос»).

Примечание: чистая фаза ремонта длится макс. 6 месяцев.

Механизм возникновения рецидивов (рельсы)

В момент биологического конфликта подсознание обычно фиксирует обстоятельства, сопровождающие шок. Они сохраняются в банке данных подзознания в рубрике «предупредительные сигналы» и вызываются при необходимости. Сопровождающим обстоятельством могут стать все сигналы, воспринятые в ходе конфликта органами чувств: пыльца цветущих растений (напр., берез), грибные споры в воздухе, определенные запахи (духи), ветер, сквозняк, холод, жара или пыль, конкретная музыка (напр., джаз) или музыка вообще, определенный звук (автомобильная сирена) или любой другой шум, голоса (напр., громкий мужской), какие-нибудь цвета.

Пища, принимаемая в момент конфликта, имеет все шансы стать впоследствии его возбудителем, равно как и чувство голода, жажда, насыщенность, холодные ноги или мокрые волосы.

Как только в дальнейшем органы чувств фиксируют явление, совпадающее с предупредительным сигналом из «банка данных», мозг реагирует: *«Конфликт такой-то! Включить ОРБП!»* > «Рельсы» напоминают подсознанию о про-конфликте и запускают ОРПБ. Основной «банк данных» мы накапливаем от момента зачатия до подростковогог периода.

Плюс в том, что эти ранние конфликты закаляют личность, формируют характер. Например, первичный контакт с водой может повлиять на наше отношение к ней до конца жизни. Если в воде или в связи с нею мы испытали определенный конфликт, то именно она может включать механизм запуска этого конфликта вновь и вновь.

❁ *Пример: маленький ребенок захлебывается в бассейне – конфликт, связанный с водой. В дальнейшем (но не обязательно) вода может остаться в его «банке данных» как предупредительный сигнал и провоцировать рецидивы.*

Со временем человек забывает о случае в бассейне, но обнаруживает, что после купания у него всегда повышается давление (см. стр. 238 и далее).

Примечание: «рельсы» всегда вызывают рецидив и заново включают ОРБП. Если удается разрешить конфликт, «рельсы» теряют смысл. «рельсы» или рецидивы лежат в основе всех без исключения видов аллергии.

❁ *Аллергия на плесень: Студент на год поселяется в маленьком плохо отапливаемом домике со следами плесени на стенах. Однажды в этом домике у парня происходит бурная ссора с лучшим другом. = «Меня тошнит от него!» = зловоние. Запускающий механизм четко определился: плесневые споры во влажных помещениях. С этого времени у пациента наблюдается аллергия на плесень и влажные помещения.(архив автора)*

❁ *У 40-летней матери двоих детей с 23 лет проблемы с пищеварением. Особенно негативно она реагирует на фрукты. Оказывается следующее: в 23 года она, против воли родителей, бросила учебу на факультете экономики. За обедом часто были дискуссии по этому поводу. На столе всегда присутствовала большая ваза с фруктами. = Неперевариваемый конфликт ссоры в отношении кишечника. „рельсы" - фрукты (архив автора).*

Семейный отпечаток

5 Биологических Законов Природы верны вне всякого сомнения. Они действуют на уровне отдельных живых существ. Но было бы упрощением утверждать, что здоровье человека зависит исключительно от его индивидуальных конфликтов и управления их развитием.

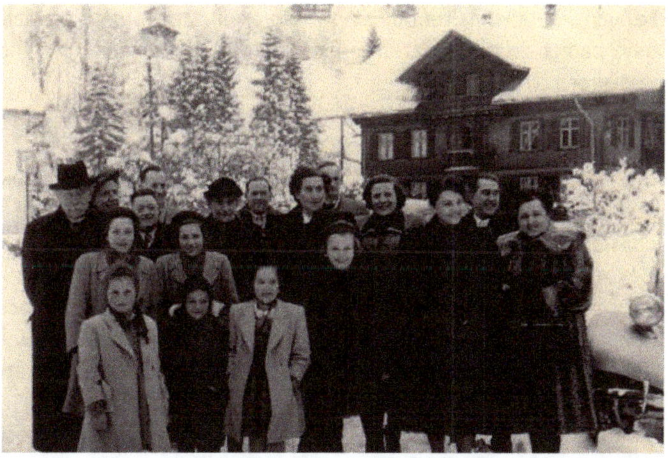

Ранее, в строгом соответствии с Новой Медициной, я пытался найти исключительно личные переживания, которые не могли быть переработаны. Но ежедневная практика показывает, что часто не удается найти ничего решающего. Такая «близорукость» становится еще более заметной, когда симптомы пациента не уменьшаются, поскольку причина все еще не найдена.

Поэтому мы хотим сосредоточиться на этом месте на важном вопросе о том, что скрывается за конфликтами, как они вообще происходят. Какие душевные предпосылки необходимы для переживания того или иного конфликта? Почему мы чувствительны в отношении одного вопроса и спокойны в отношении другого? Почему мы такие, какие мы есть?

❁ *22-летняя студентка страдает вот уже 10 недель воспалением мочевого пузыря (= хронический рецидивирующий конфликт территориальной маркировки).*

Ее история: В течение первых двух лет учебы в университете она живет в отдельной квартире в Вене. По экономическим причинам 11 недель назад она перебирается в квартиру, которую она будет делить с другими студентами. После переезда она едет домой. Когда она возвращается через несколько дней, она видит, что ее вещи передвинули. = Конфликт территориальной маркировки («мои границы не соблюдаются»). Несмотря на то, что она обсудила проблему с соседями и помирилась с ними, конфликт завис. Почему? Выясняется следующее: когда ее мать была беременна ею, семья жила с родителями мужа на ферме. Свекровь постоянно вторгалась на территорию женщины, что спустя несколько лет привело к разводу.

Уже само осознание связей имеет целительный эффект. Дополнительно мы внутренне возвращаемся к тогда еще не родившемуся ребенку и к матери. Симптомы исчезают навсегда (архив автора).

❁ *38-летний офисный работник женат и имеет двоих детей, 7 и 10 лет. Он атлетически сложен, хотя едва ли посвящает время физическим упражнениям.*

Он обращается ко мне, потому что после физической работы у него всегда возникают сильные боли в пояснице. Например, летом он один день помогал соседям со строительством гаража. Результатом были три дня непрерывных сильнейших болей в пояснице. Диагноз традиционной медицины – выпячивание межпозвоночного диска между четвертым и пятым позвонком. Вскоре после этого он меняет колеса своего автомобиля. Боль в спине на следующий день! Работа в офисе не вызывает у него никаких жалоб – за исключением легких перекосов.

Согласно Новой Медицине, проблема ясна: конфликт самооценки во время физической работы, - он знает, что он не самый умелый мастер – фаза ремонта в течение следующих нескольких дней.

В качестве «терапии» я советую пациенту уяснить для себя, что этот тип работы не так уж и важен и т.д. Тем не менее, жалобы не исчезают. Почему? Потому что причина лежит глубже.

На одном из следующих сеансов я вдруг спрашиваю: «Кем были по профессии ваш отец и дед?»

Ответ: «Мой дед был фермером и вернулся с войны из России без ноги. Он должен был отказаться от сельского хозяйства, потому что он не мог выполнять физическую работу. Из жалости его взяли на работу в местную администрацию. Мой отец был вынужден рано перенять ферму из-за недееспособности моего деда. Одновременно он учился на электрика. Но через несколько лет из-за проблем с поясницей он не мог больше работать физически, и ему пришлось перейти на офисную работу „.

Теперь все ясно! Пациент переживает конфликт, который не смогли разрешить его предки. Вот почему он так чувствителен к физической работе! Руководящий принцип деда и отца: «Я больше не могу физически работать". Это понимание является ключевым для протагониста. Оно открывает новые терапевтические возможности, а именно изучить травмы предков, признать их и просветить их любовью. (Работа над сознанием пациента - подробнее об этом ниже). Взаимодействия между семьей и индивидуумом становятся ясны по мере изучения семейной истории.

Благодарим за предоставление результатов исследований в этой области, в частности, Фриду Фромм-Райхман (неофрейдизм), Натана Аккермана (семейная терапия), Якоба Леви Морено (психодрама), Мару Сельвини Палаццоли («Миланская модель»), Айвана Босзормении Нейджи (многопоколенная перспектива), Анне Анселин Шютценбергер (психотерапия, генеалогическое дерево как геносоциограмма), Берта Хеллингера (семейные расстановки), д-ра Клода Сабба и его ученицу Ангелу Фрауэнкрон-Хоффман (биологическое декодирование).

Ниже приведены основные принципы:

Каждый связан с каждым

Это касается, особенным образом, членов семьи. В семьях связь настолько сильна, что мы можем рассматривать семьи практически как отдельные живые существа. Мы, или наши дети, являются последними в длинном ряду предков. Поэтому все мы несем опыт наших предков - хороший и плохой - в нас. Наиболее весомым, как правило, для нас является опыт родителей, затем, по порядку, бабушек и дедушек, прадедов и т.д. Все события сохраняются, плохие/негативные должны быть вызволены.

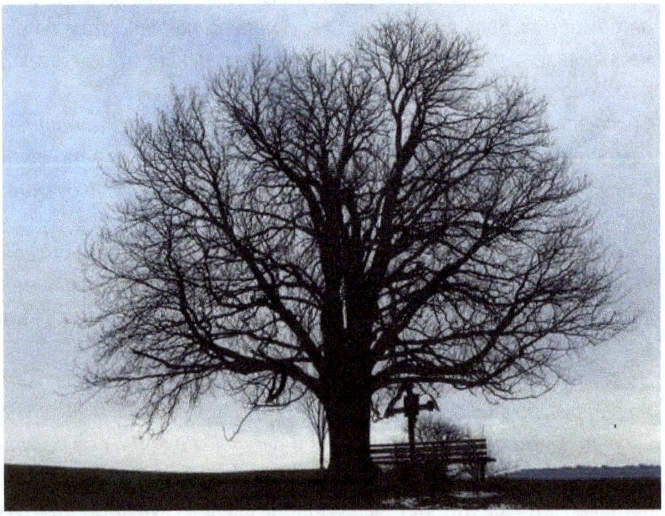

Ничто не приходит из ничего

Все протекает согласно духовным и биологическим закономерностям. На каждое несоответствие, каждый симптом, каждое заболевание человека есть причина.

Ее следует искать либо в жизни данного лица либо его предков.

Как у дерева, листья (дети) питаются от стебля и корней (родители, предки). Дерево (семья в целом) зависит от листьев (детей), потому что в них протекает реальная жизнь в форме фотосинтеза. Листья и кора (живущие) позволяют дереву (семье) расти. Древесина (предки) представляет собой опорную конструкцию и основание.

Например, ребенок может иметь трудности с изучением иностранного языка, потому что предок был на «тропе войны» с этим языком (по причине трудностей во время обучения или же высылки, эмиграции, ненависти к этнической группе и т.д.).

❁ 5-летняя Лаура не может расстаться с матерью (например, когда ей нужно в детский сад).

Причину удается найти в разговоре с матерью. Бабушка Лауры была приемным ребенком. Когда ей был год, родная мать отказалась от нее. Лаура сохранила опыт прабабушки, хотя она ее никогда не видела, - и живет в постоянном страхе, что она может потерять свою мать. В качестве «терапии» Лауре рассказывают эту историю. Мать объясняет, что то, что случилось с прабабушкой, не может произойти с Лаурой. Страх исчезает, и девочка вдруг начинает любить ходить в детский сад. (См. Фрауэнкрон-Хоффман, „Как освободить ребенка" (на нем., Frauenkron-Hoffmann, So befreien Sie Ihr Kind, стр. 38).

Подобные судьбы в семьях

указывают, что проблема еще не погашена/излечена. Поэтому она вновь выступает.

• Пациентка - парикмахер в третьем поколении – является на сеанс Шютценбергер в ортопедическом воротнике по причине автомобильной аварии и рассказывает ей историю своей семьи:

Бабушка пережила геноцид против армян. Она видела головы двух своих сестер и матери, насаженные на копья. «Там было так много голов!»

Связь с профессией парикмахера в трех поколениях: Дочери и внучки ухаживают за головами и украшают их.

Шютценбергер замечает, «...как если бы они каким-то образом должны загладить геноцид и одновременно помнить о нем и о его несправедливости...».

Некоторые детали: 1. Пациентка носит ортопедический воротник. 2. Ее дочь была почти задушена пуповиной, родилась инвалидом и рано умерла (опять шея). После этого она больше не хотела детей. 3. Сестра пациентки, также парикмахер, родила ребенка с искаженным черепом, «мозг вышел из головы». (См. Анне Анселин Шютценбергер, „О, предки!" (нем. Oh meine Ahnen!), стр. 147 и далее).

Невысказанное и вытесненное

Когда неприятная вещь в семье не высказывается и вытесняется, то она, с большой долей вероятности, «выйдет на свет» в следующем поколении, иногда весьма своеобразным способом:

❁ 3-летняя девочка подавляет естественное побуждение к дефекации, часто в течение нескольких дней. Больше всего она мучается, когда она постоянно находится с родителями, например, в отпуске. В детском саду она чувствует себя лучше. Мать уже испробовала все возможное, чтобы связать процесс с чем-то позитивным, например, с игрой «в какашки», но ничего не помогает. Девочка даже пугается, когда кто-то другой идет в туалет "по-большому".

Во время нашего сеанса мать не может припомнить никакого

конфликта у ее дочери. Поэтому я перевожу акцент на родителей и спрашиваю, нет ли у них чего-то, что они не могут или не хотят выпускать.
«Да, есть такое, - отвечает мать. - Мой муж страдает от так называемого синдрома Туретта. Это сильно напрягает наши отношения. Он непроизвольно производит звуки, подобные звериным. Ему приходится сдерживаться в повседневной жизни, на работе. Но когда он расслаблен, он их выпускает". Вот в чем дело! Он не может выпустить рык. Его дочь не выпускает зловонные фекалии. Она отражает отца. Семья вынуждена заняться проблемой. Терапия: Родители должны

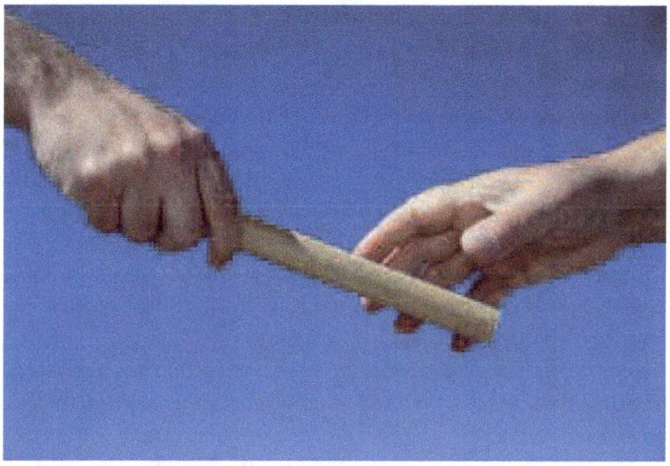

открыто поговорить о ней и подумать, почему отец не должен выпускать это "некрасивое". (В семье отца привыкли не говорить о некрасивом). Несколько месяцев спустя я узнаю, что девочка нормально ходит в туалет (архив автора).

Нереализованное

Иногда дети воплощают в жизнь то, что не сделали их родители или предки, но о чем они искренне мечтали. Таким образом дети помогают исцелению семьи.

• Мать беспокоится о сыне-подростке: он входит в ультраправую группировку. Он ненавидит иностранцев и испытывает потребность защищать Австрию и свою семью.

Оказывается, что сын «связан» с покойным дедом. Когда тот был на фронте во время Второй мировой войны, его семья была изгнана с родины в Чехословакии. Все смогли убежать, кроме старой, больной матери деда, которую пришлось оставить. Она вскоре была убита в чешском лагере.

Дед всю жизнь ненавидел чехов и никогда не мог простить себе, что он не мог в свое время помочь своей матери. Теперь самое интересное: Подросток едва ли знает что-то о судьбе дедушки. Поскольку он связан с дедом, он чувствует сегодня то, что его дед чувствовал тогда. Он ненавидит иностранцев (и не знает, почему). Поскольку его дед тогда не мог защитить свою семью, мальчика тянет сегодня на защиту своей семьи. - Практически, ему приходится расхлебывать то, что заварил его дед своей ненавистью.

В рамках семейной расстановки терапевт заставляет подростка произнести следующую целительную фразу:

«Дедушка, я вижу твою беспомощность и скорбь по матери". Затем терапевт просит деда и сына преклониться перед судьбой прабабушки и судьбой чехов. (См. Ахляйтнер-Майрхофер, По следам судьбы (на нем, Dem Schicksal auf der Spur).

Концентрируясь только на 5 биологических законах, мы бы диагностировали у подростка биоагрессивную констелляцию (см. стр. 329).

Неясно, однако, почему пациент - иногда даже по ничтожной причине - реагировал именно так, почему он был восприимчив именно к этому конфликту.

Для терапии «знание семьи» имеет очень важное значение: В случае этого мальчика мы можем разрешить причину его уязвимости к нарушению ареала, а именно его связь с дедом.

Семейный вальс

Подобно тому, как в природе все пульсирует в музыкальном ритме, это случается и в семьях. Легко понять двойной такт: Здесь выражается связь ребенка с бабушкой/дедушкой. Мы видим здесь сходство характера, здоровья и жизненного пути. Важно обратить особое внимание на тройной такт у детей, рожденных инвалидами. При этом следует искать драмматические ситуации в жизни прадедов ребенка. Возможно, в них скрывается ключ к пониманию инвалидности ребенка.

Nomen est omen

Родственники с одинаковым именем связаны между собой. Они могут иметь похожую судьбу, похожие роли/цели/ожидания. Так, маленький Йохан несет в себе подобие старому Йохану. Хоть и с самыми лучшими намерениями, но, давая ребенку имя предка, пользы вы ему не приносите.

Синдром даты

Одинаковые даты важных событий (например, рождение, смерть, свадьба, авария) указывают на то, что эти события/люди связаны между собой и что проблема, стоящая за ними, ждет, чтобы ее заметили, оценили и решили. Кроме того, если рождение члена семьи и смерть другого совпадают, может быть, что тот берет на себя обязанность/бремя другого.

❁ 39-летний француз страдает от рака яичка и отказывается после операции от дальнейшего лечения. Оказывается, что его дед умер в возрасте 39 лет, потому что его лягнул в яичко верблюд. «Терапия» Шютценбергер: «Можно любить своего деда, не умирая в том же возрасте!» (См. Шютценбергер, стр. 138 и далее).

• Мать приходит на сеанс, потому что она обеспокоена тем, что ее маленькая дочь, первенец, может умереть от астмы. Она рассказывает, что в ее семье в течение нескольких поколений старший ребенок всегда рано умирает. Родословная семьи восходит к временам Французской революции. В то время семья предоставила убежище преследуемому священнику. Когда волнения успокоились, священник вышел из укрытия и благословил семью со словами: «В знак благодарности, старший каждого поколения будет заботиться о вас». Вот уже двести лет, старший ребенок каждого поколения становится «маленьким ангелом на небесах» и заботился о семье. Было ли это благословением? Или проклятием? Изменила ли «переориентировочная беседа» с Шютценбергер ситуацию? Как бы то ни было, девочка выздоровела и 10 лет спустя еще была жива. (Шютценбергер, стр. 175 и далее).

Примечание: Ученая Шютценбергер не верит в реинкарнацию и тому подобное. Она документирует случаи, задается вопросом о причине, но не дает ответов из духовной области.

Синхронное рождение и смерть

Когда рождение ребенка примерно совпадает со смертью другого члена семьи, может быть, что тот непосредственно примет задачи/бремя родственника, подобно бегуну, принимающему эстафету (семейную проблему) от предыдущего. Для одного соревнование (жизнь) закончилось, для другого начинается.

Отпечаток предыдущих жизней

Хотя нам и не дано помнить предыдущие воплощения, кроме исключительных случаев, я уверен, что предыдущие инкарнации сильно влияют на нас.

Я понимаю, что не все читатели разделяют мою веру в реинкарнацию. Я также понимаю, что кто-то скажет, что неправильно ставить науку (5 Биологических Законов) и веру на один уровень. Но я думаю, что они – единое целое.

Шопенгауэр называл сон «маленьким братом смерти". Вечером человек умирает, утром он рождается. В конце жизни человек умирает - чтобы родиться заново, если это необходимо. Этому есть бесчисленное множество доказательств. Но каждый из нас может принять доказательства, даже самые серьезные, только в пределах своих собственных убеждений.

Так и следующий пример - не доказательство, а повод к размышлению: как можно понять день из жизни человека, не зная ничего о предыдущих днях, месяцах и годах? Как понять нынешние жизненные обстоятельства и особенности человека, если мы не знаем его историю?

Связь клятвой: у 55-летней матери-одиночки есть 30-летний сын. У него примечательная особенность: он чувствует себя крайне ответственным за нее. Например, она запланировала поездку в Азию. Сын, не долго думая, вызывается сопровождать ее (хотя само путешествие его не интереснует). Вот уже 10 лет, как у него есть девушка, которая хотела бы жить с ним, но он верно живет с мамой. Вскоре мать идет по делу к ясновидящей. Та говорит, что она пришла не по этому делу, а из-за своего сына. Она видит их с сыном и говорит, что они провели много жизней вместе. Последний раз он был ее мужем. На смертном одре он поклялся ей, что, даже если они не будут вместе, он всегда будет заботиться о ней. Он не помнит об этой клятве, но поступает в соответствии с ней. Ясновидящая проводит ритуал, в котором она аннулирует клятву.

Мать не посвящает в это сына, но замечает через несколько дней, как он начинает меняться, становится менее внимательным и услужливым. Через несколько дней он говорит ей, что съезжается со своей девушкой и собирается строить дом (архив автора).

По опыту, отпечаток прошлой жизни в практической работе эквивалентен отпечатку предков. С этой точки зрения все становится проще и выходит на то же:

«Узнай себя, как любящее существо. Развивай свой характер. Разберись со всем, что было. Это поможет не только тебе, а всем".

Самостоятельно сформулированными, произнесенными от всего сердца молитвами можно добиться многого. Например, снятие заклятий:

«Я прошу Бога помочь мне. Здесь и сейчас я освобождаюсь от всех клятв и обещаний, которые я дал в этой или в предыдущих жизнях. Я прощаю себе и всем остальным страдания, которые я причинил из-за этих клятв. Теперь я свободен. Спасибо".

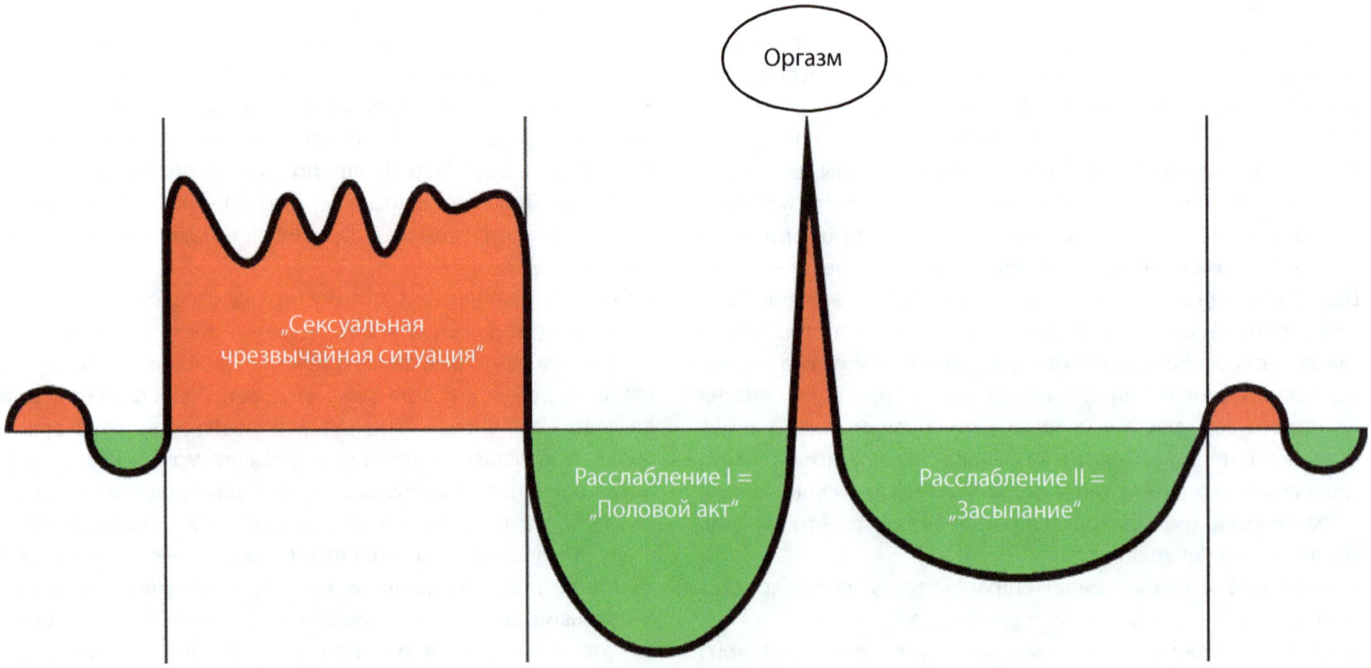

Отрыв от негативных мыслей: «Я отпускаю всю ненависть, зависть, гнев и ревность, которые я посеял в этой или в предыдущей жизни. Мне жаль, что этим я причинил боль или вред другим людям. Пусть эти чувства исчезнут навсегда". (Антон Штюгер)

Зачатие с биологической точки зрения

Цикл сексуальной реакции у человека и у животных является прекрасной иллюстрацией того, как Мать-природа чередует, по мере необходимости, модули симпатикотонии, парасимпатикотонии (ваготонии) и эпилептического кризиса. Далее описываются процессы, протекающие у мужчин:

Нормальное состояние - не возбужден: Стандартный ритм дня-ночи, нормотония, посведневная жизнь (первый столбец).

Сексуальнае чрезвычайная ситуация: «Вот она, я ее хочу. Как ее добыть? Что из этого выйдет?" = Стресс, напряжение, обсессивные мысли, как в фазе активного конфликта.

Расслабление, коитус: «Я ее получил". = Разрешение «чрезвычайной ситуации»> расслабление, ваготония. Теперь мышцы пениса, луковично-губчатая и седалищно-пещеристая, напрягаются вокруг его корня, и начинается эрекция.

(Даже в ночное время во время глубокого сна сильная ваготония вызывает у мужчин длительные фазы эрекции).

Оргазм: С его непроизвольными конвульсиями всего тела, оргазм (наивысшая симпатикотония) представляет собой эпилептический кризис, один из модулей матери-природы. Путь для спермы свободен. В ОРБП в фазе исцеления образуется отек, здесь выделяется сперма.

Расслабление, сон: После оргазма следует «засыпание» второй этап парасимпатикотонии.

У женщин процесс аналогичен. Во время женского оргазма зев матки открывается и шейка матки и шейка матки делает перистальтически-выталкивающие движения для дальнейшей транспортировки спермы. Сразу после этого зев матки закрывается.

Это объясняет, что секс/воспроизведение возможно только в расслабленном состоянии.

Беременность с биологической точки зрения

При беременности знание двухфазной природы имеет важные практические последствия.

Орбитальный период Луны составляет 27,3 суток. Беременность длится примерно 273 дней.

Первая часть беременности - около 3 месяцев проходит в симпатикотонии. Это вызывает рост органов, контролируемых стволом головного мозга и мозжечком (см. стр. 16), (= симпатикотонический попутный ветер. Женщина, как правило, нервозна, или, по крайней мере, не совсем спокойна. Зев матки приоткрыт. Природа оставляет за собой в эти первые три месяца возможность прервать беременность посредством выделения. В это время происходит 80% выкидышей. Наиболее распространенные их причины: стресс, беспокойный образ жизни («сильная женщина»), активные конфликты, шум, и/или необходимости судьбы (семейная энергия, карма).

Вторая часть беременности длится около шести месяцев и проходит под знаком парасимпатикотонии (ваготонии). В этот период в основном растут органы, контролируемые большим мозгом (см. стр. 17). Если первые три месяца прошли хорошо, значит, условия достаточно хороши, чтобы природа довела беременность до конца. Шейка матки закрывается, женщина расслаблена и ее не так просто вывести из терпения. Счастливое время! Только очень сильные конфликты могут настолько разволновать мать, что беременность прервется.

Рождение можно назвать кризисом исцеления. Первые схватки относятся к рождению. Они прерывают ваготонию, маятник движется в другом направлении, к сильной симпатикотонии. Принятое у нас лежачее положение роженицы затрудняет процесс. Можно было бы порекомендовать изменение позы, включая приседания и положение на четвереньках.

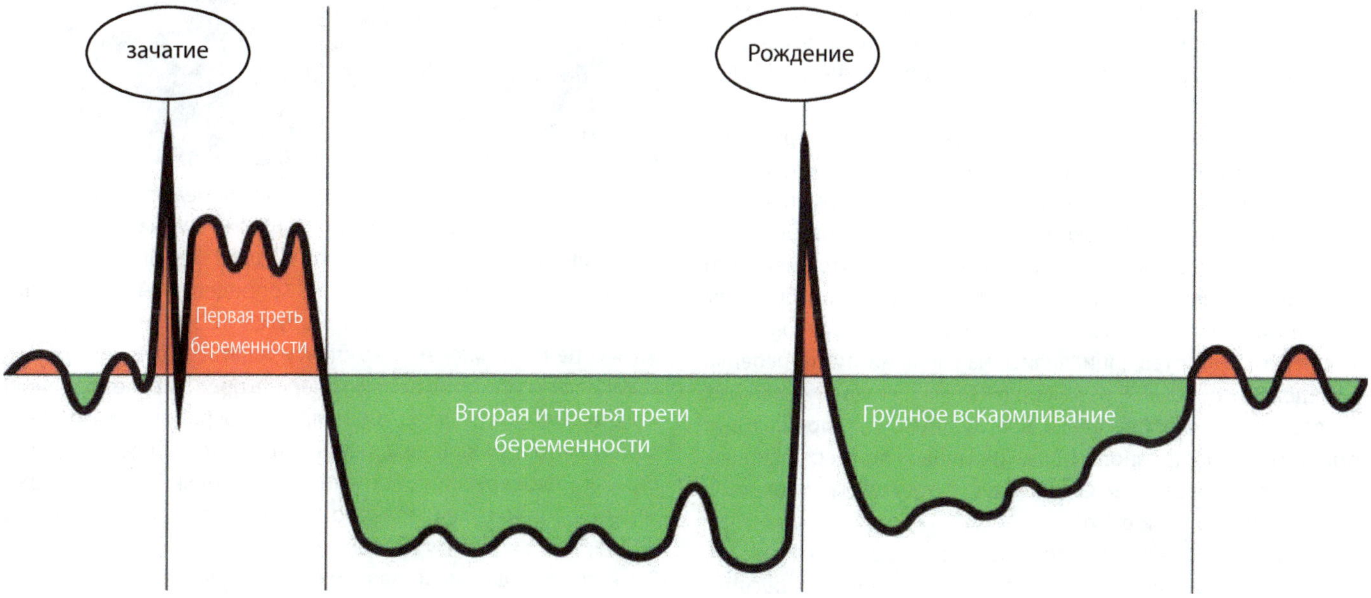

Грудное вскармливание должно быть достаточно долгим (для младенца) и снова относится к ваготонии (расслаблению). Его можно было бы назвать второй частью «процесса исцеления». Как в ОРБП, жидкость в организме женщины уменьшается. Молочные железы – изменившиеся в процессе эволюции потовые железы - выделяют грудное молоко.

Рассмотрим таблицу на предыдущей странице: красным обозначены интенсивные фазы симпатикотонии, когда все события запечатлены в подсознании. В это время происходят все отпечатки, которые мы рассмотрим ниже.

Отпечатки во время зачатия

Зачатие представляет собой вход (возвращение) в материальный мир, начало (пере-)воплощения, начало жизни. Мысли и чувства будущих родителей до и во время зачатия уже влияют на ребенка. Большая разница, было ли зачатие ребенка «залетом» или сознательным актом. Ребенок, который был зачат по любви – в идеальном случае по совместному желанию дать жизнь новой душе, - имеет лучший старт в жизнь. Он будет всю жизнь исполнен стихийными силами и доверием.

Отпечатки во время беременности

Гнездо в утробе матери является самым лучшим и самым уютным местом для ребенка. Во время интимного симбиоза с матерью малыш изо дня в день собирает все чувства, мысли и слова не только матери, но и отца, остальных членов семьи, окружения. Из всего этого возникает более или менее твердый фундамент чувств и мыслей на всю будущую жизнь. Он будет основой для ощущения любви, доверия, радости и готовности помочь, даже отношения к Богу. Фундамент закладывается и для отношения к трудностям, к аторитету других, к родственникам и так далее. Особое значение имеют мысли и слова о самом ребенке.

Хотя он еще не родился, ребенок в большинстве случаев чувствует, что речь о нем: я, ты, он, она, оно, мы, вы - что угодно, - он относит это к себе.

Если будущий отец, например, во время ссоры с матерью говорит: «Ты ничего не понимаешь!“ он должен знать, что его будущий ребенок, возможно, решил принять это утверждение, и позже, например, в школе, «мало или вообще ничего не будет понимать».

Если мать часто думает: «Я чувствую себя так одиноко!“ ребенок позже будет чувствовать себя часто «одиноким». В конце концов, он рано научился чувствовать себя именно так...

• Если мать или отец беспокоится, достаточно ли у них денег на (еще одного) ребенка, может возникнуть отпечаток нехватки в отношении денег. Вполне вероятно, что ребенок в будущем будет притягивать эту нехватку, ведь на это у него резонанс.

• Если мать или отец зациклились на желании иметь ребенка определеннго пола и разочарованы, не получив желаемое, то возможно, что у ребенка в будущем будут проблемы с принятием собственного пола. Типичный пример: девочка, которая старается быть мальчиком, коротко стрижет волосы и играет с мальчиками в футбол.

❁ *Пример: У 10-летнего Карла когнитивные проблемы - он отстает в развитии и не умеет ни читать, ни писать. Причина: мать, после сына-первенца, хочет иметь дочь. Когда ее гинеколог хочет сообщить ей результат определения пола, она говорит, что не хочет этого знать. Но углом глаза она видит, что в карточке стоит символ мальчика. Этот шок сопровождает ее всю беременность. Она часто плачет, убеждает себя, что определение пола было неправильно, или что она его неправильно прочитала. Мальчик теперь проживает когнитивное нарушение матери. Он не может (не хочет) читать и писать. Он не может усваивать знания. История причины уходит корнями гораздо дальше в прошлое: родители матери (бабушка и дедушка мальчика) хотели мальчика после двух девочек. Когда она родилась, родители были разочарованы. Она это, естественно, замечает и поэтому ведет себя как мальчик. Она хочет быть как мальчик. Родители часто говорят: «Ты наш мальчик». В качестве терапии мать должна медитировать, чтобы излечить отказ от собственного пола. Своему сыну Карлу она должна повторять перед сном: «Мы очень рады, что ты мальчик и что ты у нас есть“ (архив автора).*

• Нежеланный ребенок: Если мать или отец задумываются об аборте, это трагедия для ребенка, потому что ломается доверие к отцу или матери, так же как и радостное ожидание жизни. Главным становится чувство вынужденности. Это может в дальнейшей жизни выразиться в недоверии к родителям или ко всем людям, в неспособности отдаться чему-то или в низкой самооценке (человек будет стараться всегда оставаться незаметным).

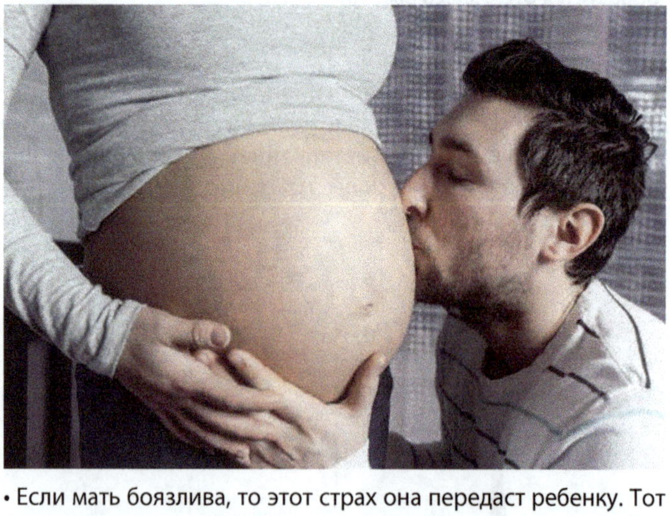

• Если мать боязлива, то этот страх она передаст ребенку. Тот будет таким же преувеличенно осторожным, как его мать. В большинстве случаев передаются даже детали: например, страх утраты партнера, боязнь определенных животных, высоты. Если у отца обстоит по-другому с этими страхами, то этот отпечаток может и компенсироваться (все, как всегда, зависит от того, кого в первую очередь представляет ребенок).

• Если мать или отец боятся, что ребенок может быть больным или инвалидом, передастся зародыш особого типа страха: недоверие к собственному здоровью. В дальнейшей жизни ребенок, как правило, становится ипохондриком и непрерывно ходит по врачам.

Этот страх родителей, как правило, скрывается за заботой:

«Мы не хотим рисковать, поэтому, конечно, мы сделаем предписанные экзамены» (УЗИ, амниоцентез и т.д.). Педиатр похвалит родителей за их «ответственное» поведение, и средства массовой информации трубят в тот же самый рог. При этом, однако, упускают из виду, что всякое профилактическое обследование включает момент недоверия – и ребенок это чувствует. Обследования по поводу конкретного симптома, конечно имеют смысл.

• Если родители часто ссорятся, ребенок, конечно, об этом знает. Программа: «Ссориться – это абсолютно нормально". По закону резонанса, в дальнейшей жизни он будет привлекать ссоры, даже если он будет стремиться к гармонии.

Конкретные виды ссор вызывают разные виды отпечатков.

❁ *4-летняя девочка никогда не хочет петь или танцевать с другими детьми в детсаду, в то время как дома с куклами она всегда поет. Причина: отец – водитель-дальнобойщик, он любит петь в машине, слушая радио. Однажды дома он начинает громко подпевать радио, беременная мать раздраженно просит его замолчать и не портить песню. После того, как малышке объясняют программу, она начинает с энтузиазмом петь к компании других детей. (Фрауэнкрон-Хоффман, „Как освободить ребенка", стр. 24 и далее).*

• Некоторые из нас (около 10 - 20%) были не одиноки в течение первых нескольких недель или месяцев в утробе матери. У них был близнец. Природа/судьба распорядилась так, что родились только мы, а наша сестра или брат умерли. Большинство из тех, кого этот факт коснулся, не знает о нем, но остается очень чувствительным к расставанию, уходу, потере или смерти. > Если кто-то необъяснимо чувствителен к этим вещам, следует обратить внимание на «потерянного близнеца». До сих пор я изложил некоторые предродовые отпечатки, которые подготавливают будущие конфликты. Грань между отпечатком и конфликтом размыта. Далее следуют самые распространенные из доказанных конфликтных ситуаций во время беременности:

• Шум любого вида (домашний, строительство дороги, шум мотоцикла, самолета, фейерверка, дискотеки, поп-концерта).

• Ссора: 1. Компонент шума, 2. Эмоциональный компонент.

• Опасность или страх любого рода.

• УЗИ: Обследование номер 1. Звуковые волны означают огромный шумовой стресс для ребенка. Некоторые его выдерживают, некоторые нет; они переживают конфликт слуха, ареала, расставания, которые проявятся в соответствующих болезнях после рождения. В чем польза? Что хорошего в том, чтобы знать длину бедренной кости или размер головы?

• Амниоцентез является еще более рискованным и более конфликтогенным. Интересно, зачем этот риск? Я бы избавился от потенциально ребенка-инвалида? На эту тему см. брошюру Вернера Ханне «Развитие ребенка – что там происходит?» (на нем., Werner Hanne „Die Entwicklung des Kindes – was spielt sich da ab?") А вдруг, душа решила воплотиться в не совсем нормальное тело, чтобы предоставить родителям особый, необходимый с духовной точки зрения, урок?

Подытоживая: «Беременная, отвлекись от повседневной жизни, и радуйся будущему ребенку. Оставь позади все заботы и страхи, и доверься!"

Отпечатки во время родов

отражаются, по Фрауэнкрон-Хоффман, прежде всего, в отношении к работе или экзаменам. Установка матери к рождению может стать отношением, ребенка (позже взрослого) к вызовам, экзаменам или работе. Акушерка или врачи должны помочь ребенку пройти (через родовые пути). Позже, учитель должен сделать все для того, чтобы ребенок сдал экзамен. > Учитель имеет у ребенка статус, подобный акушеру (положительные или отрицательные ассоциации).

Рождение является первым серьезным испытанием в жизни. Страх матери перед родами может проявиться позже в страхе перед экзаменами.

Кесарево сечение может сформировать у ребенка убеждение, что он не в состоянии обойтись без посторонней помощи. Результат: Родители должны будут в будущем заниматься с ребенком, нанимать репетиторов; во взрослой жизни человек будет во всем прислушиваться к мнению экспертов вместо того, чтобы руководствоваться собственным здравым смыслом.

Нормальное рождение - даже если это были тяжелые роды – учит ребенка, что все можно преодолеть, если постараться. Рожденные при помощи кесарева сечения дети чаще страдают от депрессии, болезней органов дыхания и т.д. Возможно, это объясняется тем, что окситоцин, гормон любви, выделяется в достаточном объеме только при нормальных родах.

Решение о моменте родов, как правило, принимает сам ребенок: секрецией кортизона из коры надпочечников он начинает схватки. Если роды вызываются искусственно (обычно в больнице по организационным причинам), это может привести к тому, что ребенок будет в дальнейшм испытывает трудности с принятием решений.

Некоторые поведенческие особенности можно объяснить (и решить) особыми обстоятельствами при рождении:

❁ *10-летний ребенок регулярно «свинячит» за столом. Причина: из-за смещения плаценты во время родов были вынуждены прибечь к кесареву сечению. Все это привело к беспорядку в родильном зале, все было забрызгано кровью. Беспорядок был для мальчика практически условием выживания. Мать объясняет ему связь и говорит, что с этого момента он может есть аккуратно, как все, как она. С тех пор мальчик ест нормально. (Ср. Фрауэнкрон-Хоффман, „Как освободить ребенка", стр. 59 и далее).*

Подытоживая: *«Беременная, выбери хорошую акушерку или хорошее место, чтобы произвести на свет ребенка. Прими помощь, предложенную тебе, и отдайся любви".*

Отпечатки первых лет жизни

Отпечатки происходят на протяжении всей жизни – вспомним, например, о военном опыте наших предков. Однако, в основном, это первые несколько лет жизни, с убывающей тенденцией, которые делают нас такими, какие мы есть. Естественно, все это на основе предыдущих отпечатков, вынесенных из прошлых жизней, приобретенных от предков, во время беременности и родов.

Выживание после рождения не гарантировано, ведь без любви, в виде привязанности, тепла, пищи (грудное

молоко), мы умираем.
Инстинкт выживания порождает стратегии, чтобы добиться любви, быть любимыми. Большинство из этих стратегий бессознательно сопровождает нас на протяжении всей жизни. Ребенок учится: *«Если я ору, кто-то приходит. Если я дальше ору, приходит мама. Это хорошо". „В яслях мамы нет. Если орать, придет тетя. Это не так хорошо.*
Однажды я упал и разбил нос. Мама сразу пришла. Мы поехали к врачу, а потом домой. Мама давно не любила меня так, как в следующие несколько дней".
«Это всегда действовало, и я понял: если меня любят, этому предшествует ситуация, когда мне плохо. Но любовь для меня важнее".
Результат: Страдающий, больной, нуждающийся в любви.
Другой ребенок учится: «Если я смеюсь, все приходят и умиляются. Мама тоже приходит и радуется".
Результат: Любезный или преувеличенно любезный.
Или еще: «Когда я делаю уроки, меня хвалят. Это хорошо".
Результат: Трудолюбивый и ответственный, чтобы быть любимым.
Или: «Если я не в состоянии самостоятельно делать уроки, приходит папа и занимается со мной. Если у меня плохо идут дела в школе, приходит папа. Он, конечно, часто ругается, но он со мной".
Результат: неспособный, чтобы быть любимым.
Я сам вырос в семье, где очень важно было быть трудолюбивым. Признание отца я получал, когда я что-то достигал, добивался чего-то в жизни. В школе я был посредственным учеником, но в спорте я был успешен. Это принесло мне признание отца. Хотя моего отца нет вот уже 20 лет, я остаюсь, в меру возможности, трудолюбивым.
Интеллектуалы называют любовь признанием, но именно к любви стремится каждый - маленький ребенок, взрослый, старик.
Следующий пример показывает, какое большое влияние может иметь небольшое событие, если оно входит в резонанс с важным отпечатком:

❁ 50-летняя четырехкратная мать приходит в студию, потому что один телефонный звонок неделю тому назад вызвал у нее невыносимую невралгию руки («только роды были хуже», «обезболивающие не помогают»). Подруга позвонила, чтобы спросить, не могла бы ли она помочь с разборкой квартиры после смерти мужа. Такая мелочь вызвала такой эффект?
Получается следующее:
В период, когда она была зачата, ее брат, младенец, умер. Когда ей было два с половиной года, умер другой ее брат. И, наконец, 4 года назад третий брат умер, в зрелом возрасте. После этого последнего события родители заставили ее сразу же разбирать квартиру брата. Ей нужно было еще некотое время, чтобы погоревать над утратой.
Я чувствую, что для исцеления мы должны вернуться к маленькой девочке двух с половиной лет: Мы говорим с ней и объясняем, что и она любима. «Ты не одинока. Ты любима. Мать тебя любит, но она скорбит по сыну". Потом мы ее мысленно обнимаем и посылаем ей – из настоящего времени – порцию любви. Непосредственно после медитации жалобы уменьшаются на 70%. Пациентка рассказывает неделю спустя, что она чувствует себя на редкость легко (архив автора).

Дети иные

Когда мы ищет причину болезней у детей (то же самое относится к домашним животным), мы должны рассмотреть две возможности:

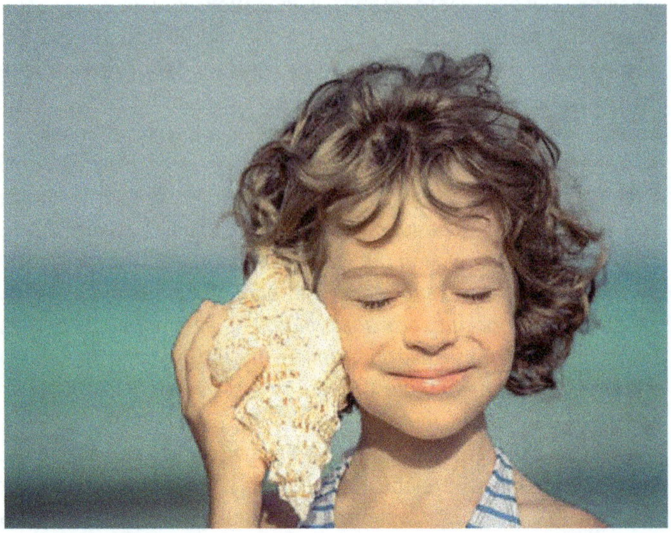

1. Ребенок сам перенес конфликт. Здесь действуют 5 Биологических Законов (см. справочник).
2. Ребенок несет что-то от родителей, предков или любимых людей. Этим мы займемся в этой главе, тем самым выходя за рамки 5 Биологических Законов. Здесь требуется семейное мышление.

Суть: у детей еще нет собственной ответственности. Она принадлежит родителям или предкам. Ребенок не виноват в своих плохих привычках, слабостях или дурных поступках. У него, в принципе, нет выбора. Но, конечно, у него может быть резонанс к данному вопросу. Дети показывают своим поведением или болезнями, какие вопросы должны быть решены или исцелены в срочном порядке в семье или в окружении. Может быть, поведение является частью особой стратегии выживания (наиболее ясно это при гиперактивности, см. ниже). Выяснение причины прокладывает путь к исцелению.
❁ *У 3-летней девочки уже не раз повторяются кошмары, от которых она просыпается с приступами удушья. Следуя совету Шютценбергер, проверки показывают, что двоюродный дед девочи погиб во время Второй Мировой Войны при газовой атаке при Ипре, а ее прадед был ранен в битве при Вердене. После обсуждения этой темы в семье ночные кошмары и жалобы девочки прекращаются. Девочка родилась 26 апреля 1991 г., последняя газовая атака при Ипре была 26 апреля 1915 г. (Ср. Анне Анселин Шютценбергер, "О, предки!" стр. 219 и далее).*
Следующие два случая из практики показывают, что наши маленькие пациенты - на самом деле никакие не пациенты:
❁ «7-летний Петер, умный правша, страдает в течение двух лет эпилептическими припадками. Они всегда начинаются

так: Сначала дергается его правый глаз, потом он судорожно поднимает руку и прикрывает глаз, как бы защищая его.

Традиционная медицина диагностицирует «эпилепсию лобной доли» и лечит (к сожалению, неудачно) противоэпилептическими препаратами. Когда я расспрашиваю о семейной истории, причина становится ясна: два года назад у отца Петера заболел правый глаз. После операции наступает кратковременное улучшение, но в конце концов он слепнет на один глаз. Вся семья с тех пор озабочена, отношения с женой и финансовое положение становятся еще более напряженными, чем раньше. Объяснение: Из-за болезни своего отца Петер перенес моторный конфликт. Он хочет защитить глаз отца. Он не хочет, чтобы его отец страдал. Он не хочет, чтобы семья распалась. Поэтому он судорожно защищает рукой правый глаз отца.

Конфликт «завис» из-за продолжительной плохой ситуации в семье. Эпилептические припадки исчезнут, когда конфликт будет окончательно разрешен. Примечание: Обычно у детей нет проблем с инвалидностью родителей. Но страдающие или ссорящиеся родители ведут к конфликтам у детей

Основной терапией Петера было бы вернуть гармонию и радость в семью. Отец должен сказать, что он уже привык к одному глазу, и что теперь все в порядке. Целительная фраза: «Спасибо, что ты взял проблему на себя, но в этом больше нет необходимости, теперь все в порядке“ (архив автора)..

• Стеноз аортального клапана: у 4-летнегом мальчика диагностируют стеноз аортального клапана = зависший

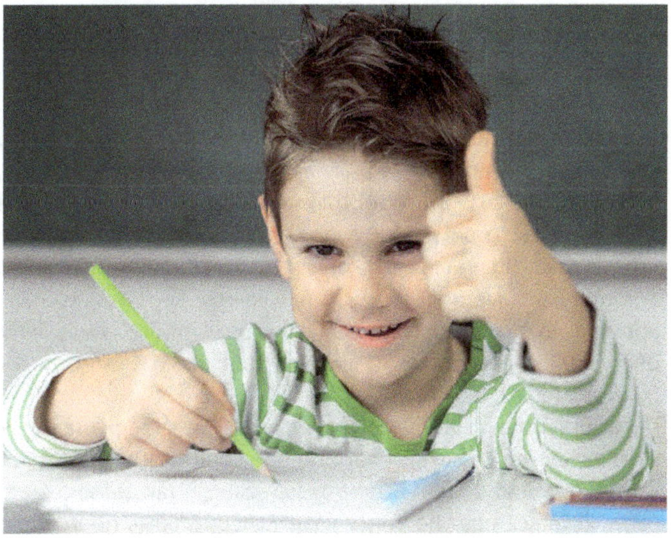

конфликт обесценивания в отношении сердца.

История: когда мать была беременна, его прабабушка по материнской линии находилась в критическом состоянии из-за атеросклероза коронарных артерий (шунтирование не увенчалась успехом). Она мечтала увидеть правнука, ждала рождения ребенка и умерла через две недели. Одновременно и мать беременной, с которой у нее близкие отношения, заболела стенозом митрального клапана. Таким образом, у двух предков-женщин болезни сердца. 4-летний ребенок присоединяется к ним. (Хеллингер говорит о «семейной солидарности»). В качестве «терапии» я предлагаю, чтобы что бабушка и мать полностью примирились с проблемами смерти или сердца. Мать должна произнести сыну целительную фразу: «Люди приходят и уходят. Твоей прабабушке хорошо на небесах. Мы, живые, смиряемся с этим. Спасибо, но больше не нужно ничего нести за нас“ (архив автора).. Следующие выводы взяты, в основном, из рекомендованной книги Ангелы Фрауэнкрон-Хоффман „Как освободить ребенка“:

Агрессивность, деструктивность

Ребенок отражает гнев, который мать, отец или предки не выпустили (беременность) или не выпускают (в настоящей жизни).

Терапия: Распознать ситуации гнева, принять, признать их важность, поговорить о них и решить их. Объяснить ребенку, что больше не нужно переживать их и поблагодврить за то, что от указал на проблему.

Гиперактивность

Гиперактивность у детей с синдромом дефицита внимания не приносит им удовольствия, они вынуждены так себя вести. Непрерывное движение им необходимо, чтобы выжить.

• Распространенная ситуация: у матери был выкидыш. Она горюет и думает: «В следующий раз я буду следить, двигается ли мой ребенок в животе. Тогда я буду знать, что он жив“. Теперь она беременна и сосредоточена на движении плода. Программа для ребенка: «Я должен двигаться, иначе я мертв (или они так подумают)!»

Терапия: найти причину и объяснить ребенку, что этот вопрос сейчас решен.

Синдром дефицита внимания с гиперактивностью

Это происходит, когда мать или отец хотят «выключиться» во время беременности, но не могут.

• Беременная женщина должна все время слушать рассказы свекрови.

• Беременная женщина лежит в роддоме в палате с другими женщинами, которые все время болтают. Она не хочет воспринимать никакой информации. Другая распространенная ситуация по Фрауэнкрон-Хоффман: женщина случайно забеременела, но отказывается признать этот факт. Ребенок учится из этих ситуаций: «Лучше всего отстраниться, если кто-то хочет передать мне информацию (учителя, родители)“. Проблемы с чтением у детей возникают, если мать, отец или предки в решающие моменты нервничали по поводу чтения (особенно во время беременности). Детали этой проблемы указывают дорогу к ее причине. Очень низкая скорость чтения указывает, например, на то, что кто-то читал слишком медленно (не хватило времени) или слишком быстро (и пропустил что-то важное).

• 6-летний мальчик отстает по чтению и остается на второй год. С диктантами, однако, к него нет проблем.

История: Мать записала молитву, которую она хочет читать, когда начнутся схватки. Когда приходит время, мать пытается читать строки, но не может из-за стресса. Мальчика это заблокировало «Я вижу буквы, но в стрессовой ситуации я не могу их прочесть“.

Всякий раз, когда он что-то читает, его мозг напоминает ему об этом = „рельсы". Если бы мать не пыталась вынудить себя читать, эта программа не возникла бы. Когда он понимает, почему он не может читать, узел развязывается, и внезапно он начинает читать нормально (См. Фрауэнкрон-Хоффман „Как освободить ребенка", стр. 23 и далее).

Этот мальчик умеет читать, иначе он был бы слабым и в письме. Он перенимает стресс матери и несет его дальше, он как бы подражает ей.

Проблемы с правописанием

связаны, по Фрауэнкрон-Хоффман, с отцом, властью, порядком, законом, полицией и т. п. Если ребенок не может писать правильно (закон и порядок), следует рассмотреть эти вопросы у предков. Поиск конфликта: скорее, у отца или у предков-мужчин, чем у матери. Возможны ситуации во время беременности или родов с проблемами из этой области.

Терапия: выяснить причину, рассмотреть, оценить важность и поговорить об этом. Объяснить ребенку, что этот вопрос решен, и поблагодарить за указание на проблему. Теперь он может писать правильно.

Проблемы с порядком слов или букв

Грамматика приписывает словам определенное место в предложении и определяет их отношения друг к другу. Слова символизируют людей, предложения - семьи. Ребенок с этой проблемой не знает своего места или своего положения в семье. Например, товарищеские отношения между родителем и ребенком. Или от ребенка скрывают фактические семейные отношения. Возможно также, что у предков были неприятностиь из-за запутанных семейных отношений. Терапия: см. выше.

Проблемы с иностранными языками показывают, что у матери, отца или предков есть или были проблемы с этим языком или народом. Если мать или отец ругаются во время беременности на представителей этой национальности или плохо думают о ней, вполне вероятно, что этот язык будет заблокирован для ребенка. Ему будет трудно научиться этому языку. Двуязычные родители должны особенно ценить другой язык тем более, что таким образом выказывается уважение к партнеру, - это приносит пользу всей семье.

• *Моя мать обожает французский. Мой отец признал ее восторг. По этой причине французский язык мне очень легко давался в школе. Я практически не должен был его изучать, ведь я знал грамматику и слова «просто так». Все в языке было логично.*

Проблемы с математикой

Проблемы с делением (часто) могут свидетельствовать о том, что ребенок боится «разделения на части». Стандартная ситуация: родители ссорятся - ребенок боится «разделения» (развода). Или он боится разлуки с классом из-за смены школы («класс делится»). Или предки пережили травму в этой области.

Проблемы с умножением (редко) могут означать, что в роду были неприятности из-за экцессивного «умножения» (слишком много детей).

Проблемы с расчетом процентов указывают, что у кого-то в семье проблемы с процентами.

❁ *10-летняя девочка не умела вычислять проценты. Причина: родители ремонтировали дом во время беременности ею. Отец ожидал налоговую ставку 6%. Неожиданно выясняется, что в его случае это будет 21%. Этого он не ожидал! (См. Фрауэнкрон-Хоффман „Как освободить ребенка" стр. 105 и далее).*

Терапия: выяснить причину, рассмотреть, оценить важность и поговорить об этом. Объяснить ребенку, что этот вопрос решен, и поблагодарить за указание на проблему.

Введение в практику - быть реалистами

Сила Новой Медицины и 5 Биологических Законов заключается, несомненно, в том, что мы теперь можем понять процессы, протекающие в теле. Возникновение опухолей и атрофий, воспаления, боли стали более понятным. Это превращает Новую Медицину (в отличие от современной традиционной медицины) в науку. Этот скачок познания огромен, поэтому он создает громадные ожидания:

«Если Новая Медицина может объяснить почти все, то она, конечно, может излечить почти все".

Я сам через это прошел, и так думают все, кто впервые приближается к 5 Биологическим Законам. Но это большая ошибка. Дело в том, что, несмотря на эти знания, мы часто мало что может сделать. То есть, мы можем повлиять на заболевания - в частности, на психозы и запущенный рак – гораздо меньше, чем нам хотелось бы. Это не потому, что Новая Медицина неправильна, а потому, что мы, люди, часто не можем справиться с трудными ситуациями, таща за собой старое в течение многих лет, а также намеренно подавляем страх - худший яд для души и тела. Эта информация отрезвляет, это разочаровывает, но это так.

Д-р Хамер вызывает своими книгами огромные ожидания. Его утверждение о шансах на выживание в 98% случаев, однако, не имеет смысла. Эта цифра может быть в лучшем случае гипотетически применена к эпохе, когда не существовало страха рака. В справочнике болезней на стр. 67 я описываю все специальные программы в идеальном протекании, - как временную помощь природы для того, чтобы наилучшим образом справиться с исключительными ситуациями (конфликтами).

Природа ожидает, что конфликты будут решены в относительно короткий период времени (несколько дней или несколько недель). Так это задумано, и так должно было быть. Если все идет по этому плану, специальные программы работают, как описано, и тогда они, действительно, полезны.

Но если конфликты затягиваются, если конфликты все время повторяются, то возникает порочный круг – а так часто и бывает - это не приводит ни к чему хорошему. Опухоли, которые увеличиваются и не исчезают, боли, которые не проходят, или возвращаются вновь и вновь. Это не вина природы или Новой Медицины. Поэтому, я прошу читателей-терапевтов **оставаться реалистами и сохранять скромность**, несмотря на энтузиазм.

Показательный пример: остеопороз

Краткое пояснение

Остеопороз является заболеванием, которое в основном диагностируется у женщин пожилого возраста. Речь идет о прогрессирующей потере костной массы. В результате кости становятся хрупкими и предрасположенными к переломам (напр., шейка бедра).

Тип конфликта – заниженная самооценка.

В случае длительного конфликта происходит разрушение костных клеток.

В время кратких периодов регенерации (строительство клеток) могут появиться боли. Это и периоды, когда, благодаря благоприятным событиям, самооценка растет (см. также стр. 295).

Сегодня 61-летняя *учительница физкультуры и математики (правша), мать-одиночка теперь уже взрослой дочери. Смыслом ее жизни всегда был спорт: бег, теннис, туризм, лыжи, гимнастика и мн.др., обычно в компании друзей. У такой тренированой, ведущей здоровый образ жизни и не курящей женщины никто не мог бы и представить диагноза остеопороз в 47 лет.*

Произошло это в августа 1999 года во время профилактического обследования методом костной денситометрии (pQCT) (анализы см. стр. 36).

К сентябрю 2002 показатели ухудшились. В левом бедре было обнаружено уплотнение размером 0,576 г/м3 (см. иллюстрацию), несмотря на то, что пациентка регулярно принимала предписанные лечащим врачом лекарства (бисфосфонаты).

Костные проблемы
конфликты самооценки

Поясничный отдел позвоночника
главный конфликт самооценки: «я больше ничего не стою»

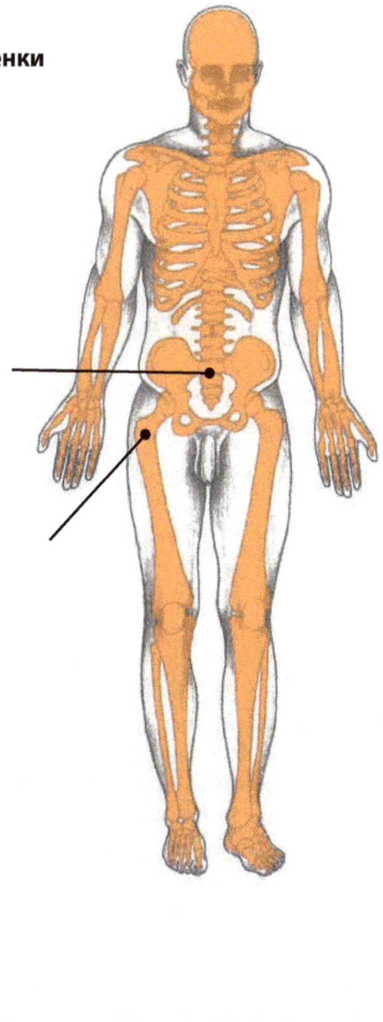

Тазобедренные кости и шейка бедра
конфликт самооценки, невозможность преодоления: «с этим я не справлюсь»

История конфликта

Эти два года работа больше не доставляет женщине радости. Все в школе идет из рук вон плохо, и дело не только в докучливом директоре, - это лишь фон.

Главное беспокойство вызывала дочь – бесценное сокровище, – которая стала взрослой, покинула родительский дом и, что всего хуже, улетела в Австралию, где ей предложили интересную работу.

= Конфликт самооценки – «я не перенесу это», – наносит удар по обоим бедрам.

Как-то мрачным осенним днем 2002 года, сидя дома в полном одиночестве и печали, совсем потеряв смысл жизни, она вдруг подумала: «А не полететь ли к дочери? Школа никуда не денется». (Примечание: по законам Австрии государственный служащий имеет право на годичный отпуск, после чего может вернуться на прежнее место).

Завершив необходимые формальности, в январе 2003 года женщина направляется в Австралию. Поскольку лекарства от остеопороза не особенно помогают, она не берет их с собой. До июня 2004 она проводит с дочерью под австралийским солнцем «лучшие дни своей жизни»: плавает, играет в теннис, расслабляется на пляже, путешествует...

Позже она вспоминала, что в Австралии у нее ни разу не было болей в пояснице, которые дома постоянно напоминали о себе (знак хронического конфликта самооценки).

По возвращении, в июне 2004, она снова проверяется. И оказывается, что показатель плотности костной ткани уже 0,590 (см. стр. 36, цветной график, н. 3 на оси X), что выше границы остеопороза, то есть, она здорова. «Излечение» произошло в Австралии без всяких лекарств. При измерении в августе 2000 г. показатель правой стороны был 0,599 г/см3, а на левой шейке бедра – 0,554 г/см3, что подтверждает связанный с дочерью конфликт самооценки. Пациентка, как мы помним, правша, - значит, левая половина ее тела отвечает за отношения «мать-дитя».

В сентябре 2004 учительница возвращается к своим профессиональным обязанностям. После счастливого времени в Австралии наступает ее «наихудший учебный год». Снова дочь далеко, осенний мрак давит на психику, и конфликт повторяется.

Замеры, сделанные в 2005 (стр. 36, н. 4) показывают 0,522 с левой стороны, что означает возобновление остеопороза с еще большей силой. Плохое психологическое состояние отразилось на показателях.

Но с зимы 2005 опять все начинает меняться: дочь собирается вернуться в Европу, ситуация в школе улучшается. Вообще она старается относится ко всему позитивно. Одновременно пациентка узнает о Новой Медицине. Новое отношение к жизни помогает пережить хмурую осень.

В последующие годы (стр. 36, н. 5, 6, 7, 8, 9) плотность костной ткани постоянно увеличивалась. Ничего удивительного, ведь дочь снова рядом, в родном городе. > Кости регенерируют, то есть, исцеляются.

1
Плохой период:
„Дочь далеко“

2 – 3
Прекрасный год
в Австралии

3 – 4
„Самый ужасный
учебный год“

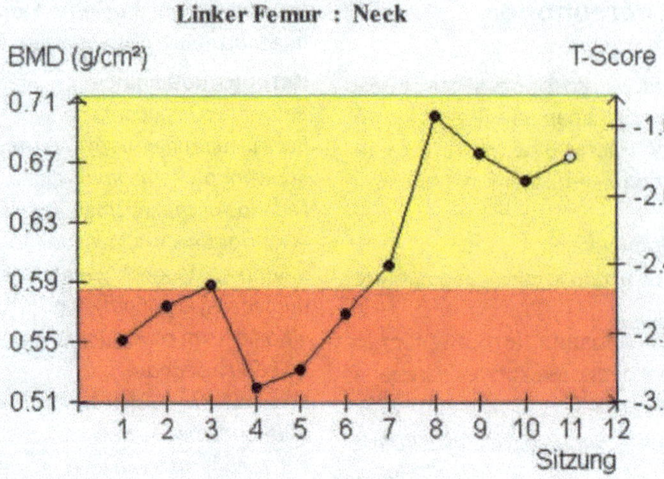

5 – 7
„Дочь
возвращается“

8 – 11
Хороший
период: „Дочь
снова дома“

	Linker Femur
Durchschnitt (g/cm²)	0.606
SD (Standard Deviation)	0.063
Variations Koeffizient (%)	10.39

Untersuchungsdatum	Alter	BMD (g/cm²)	Anwender
24/08/2000 08:44:00	46	0.554	
02/09/2002 09:47:00	48	0.576 (4.05% / 4.05%)	
16/06/2004 09:38:00	49	0.590 (6.63% / 2.48%)	
21/11/2005 11:08:00	51	0.522 (-5.66% / -11.53%)	
04/12/2006 08:19:38	52	0.534 (-3.56% / 2.23%)	
10/04/2008 11:21:06	53	0.571 (3.10% / 6.90%)	
15/06/2009 10:58:30	54	0.603 (8.88% / 5.61%)	
19/04/2010 10:03:07	55	0.703 (26.97% / 16.62%)	L
04/04/2011 10:12:58	56	0.678 (22.43% / -3.58%)	K
06/06/2012 09:39:55	57	0.659 (19.11% / -2.71%)	L
12/06/2013 09:49:28	58	0.676 (22.09% / 2.50%)	M

* = nicht berücksichtigte Daten   Variation (Ref / Vorherige)

Knochendichte - Befund

Es wurde folgender Befund erhoben:

Messort	BMD (g/cm2)	T-Score
LWS (L1 - L4)	0,873	-1,6
Re. Schenkelhals	0,584	-2,4
Li. Schenkelhals	0,633	-1,9

Gerätetyp: Hologic QDR-4500

Beurteilung:

Остеопороза не наблюдается.

In der LWS und im Schenkelhals beidseits finden sich - bezogen auf den T-Score - im unteren Normbereich gelegene Knochendichtewerte, gegenüber der Voruntersuchung vom April 2008 zeigt sich in der LWS ein Anstieg des Knochenmineralgehalts um knapp 5%, im Bereich des Schenkelhalses im Mittel um knapp 6%. Es zeigt sich somit eine Befundbesserung gegenüber den Voruntersuchungen, der Befund spricht nun für eine **Osteopenie**, eine Osteoporose ist nicht mehr nachweisbar.

Kommentar:

Еще один пример/подлинная история

84-летняя пенсионерка была доставлена в больницу Верхней Австрии с хронической диареей для проведения колоноскопии. На следующий день после процедуры ее подключают к капельнице. Она интересуется, что ей вводят.

Ответ: «Это средство против остеопороза, его назначают всем в вашем возрасте».

Пациентка удивлена, т.к. три месяца тому назад проходила обследование костной ткани в другой больнице и получила заключение: «Все в порядке». Нынешний же визит в больницу был связан исключительно с кишечником. Никто не занимался исследованием ее костей. После введения препарата против остеопороза ей были прописаны еще два.

Она снова задает вопрос: «А это что?».

Ответ: «Это обезболивающее против возможных болей от применения антиостеопорозных средств.»

Накликали беду: в конце концов действительно появились сильные боли, которых до инфузии не было.

А теперь главное! Вечером в больнице она смотрит телевизор и видит больницу, в которой она находится. Текст за кадром: «В этой клинике размещается самое крупное в Австрии отделение остеопороза с наибольшим числом пациентов». Женщине потребовалось несколько недель, чтобы прийти в себя.

ОБСЛЕДОВАНИЕ

Во время обследования пациента, в отличие от традиционной медицины, мы принимаем во внимание не только его физическое самочувствие, а все три параметра – психика, мозг, орган.

Пример: киста яичника всегда означает одновременно лечащий Очаг Хамера в реле яичников коры больших полушарий мозга, как и психическую причину перенесенного конфликта утраты.

Результат обследования на одном уровне обязательно должен сравниваться с другими уровнями, что поможет избежать ошибки в диагностике. Поговорку «сколько врачей – столько диагнозов» нужно поскорее забыть.

Обследование мозга

Уровень мозга имеет большое научное значение, так как он доказывает связь между психикой и телом. На практике, однако, чтение компьютерной томографии имеет мало смысла. Церебральная компьютерная томография (ЦКТ) может оказаться полезной при невыясненный картине болезни, но обычно она нам не нужна. Почему?

1. Потому что диагноз может вызвать потрясение.
2. Поскольку ЦКТ редко удается однозначно интерпретировать (сложно найти очаг и правильно его опредеnить).
3. Обучение интерпретации ЦКТ - длительный и трудный процесс. Лишь столкнувшись со 100 ЦКТ, можно быть уверенным, что вы интерпретируете ее правильно. Практически никто из врачей не умеет этого делать. К счастью, можно успешно работать с 5 биологическими законами, не выходя на уровень мозга, ведь у нас еще есть два уровня (психика, тело), чтобы проверить результаты. Если вы все-таки решились на ЦКТ, она должна соответствовать следующим критериям:

• ЦКТ (окно в мозг) - магнитно-резонансная томография непригодна
• параллельность к основанию черепа
• без контрастных веществ
• сохранение полученных данных на электронном носителе (CD)

Чтение ЦКТ не является предметом этой книги. Заинтересованный читатель найдет соответствующие реле на моделях мозга в справочнике.

Обследования на психическом и телесном уровнях

В традиционной медицине (ТМ):

Хорошо, если у нас в руках оказываются все результаты ТМ-исследований.

Но внимание! Только около 60% всех ТМ-диагнозов подтверждаются, т.е. 40% ошибочны. Часто неточно интерпретируются и рентгеновские снимки. Даже кисты крупного размера зачастую приписываются не тому органу. Такие ошибки возникают из-за того, что ТМ работает без проверки результатов исследований на уровнях психики и мозга.

ЛАБОРАТОРНЫЕ АНАЛИЗЫ

являются важнейшим элементом как клинического исследования, так и контроля за течением процесса.

Знание 5 Биологических Законов придают новый смысл некоторым результатам лабораторных исследований традиционной медицины, в других случаях они совпадают. Иногда полученные показатели, например, ферменты поджелудочной железы липаза и амилаза, настолько индивидуальны у разных людей, что имеют смысл только в сравнении с прежними анализами того же пациента.

Некоторые пациенты придают результатам анализов такое большое значение, что сам факт их получения становится для них опасным конфликтом. Такие ипохондрики бегают из одной лаборатории в другую до тех пор, пока устроенная ими же самими ловушка однажды не захлопывается («показатель за пределами нормы»).

Щитовидная железа и лабораторные анализы

Трийодтиронин (Т3) и тироксин (Т4)

Большая часть этих обоих видов гормонов щитовидной железы встречается в крови в белковых соединениях. Лишь малая часть обнаруживается в виде свободного тироксина (fT4) или свободного трийодтиронина (fT3).

ТМ-норма: [11]

Т3 – 67–163 нг/дл, свободный Т3 – 2,6 – 5,1 пг/мл; Т4 – 5,1–12,6 мг/дл, свободный Т4 – 1,0 –1,8 нг/дл.

Выше нормы

• Активная фаза „конфликта куска“ (паренхимная ткань щитовидной железы).
• Слегка выше нормы – активная фаза конфликта бессилия (протоки щитовидной железы).

Ниже нормы

• Зависшее исцеление или состояние после него – паренхимная ткань щитовидной железы – конфликт куска.

Показатели TSH выше или ниже нормы свидетельствуют о

11 http://www.netdoktor.at/laborwerte/fakten/schilddruese/t3_t4.htm

присутствии ОРБП в протоках щитовидной железы (стр. 121 и далее).

Показатели крови (см. также раздел «Кровь" стр. 134 и далее)

Эритроциты (красные кровяные тельца)
ТМ-нормы: Женщины – 4,0 – 5,2 х 1012 г/л; Мужчины – 4,2 – 5,9 х 1012 г/л.
Ниже нормы (= малокровие – анемия)
• Активная фаза конфликта самооценки – костная ОРБП.
Проявится ли костная ОРБП в показателях крови зависит от того, какие кости и в каком объеме затронуты процессом, т.к. воспроизводство крови происходит в основном в плоских костях (грудная клетка, тела позвонков). Процессы, протекающие в трубчатых костях, в гемограмме не отражаются.
Выше нормы (= эритроцитемия).
• Фаза ремонта костной ОРБП. На ее начальном этапе показатель эритроцитов продолжает падать, но это только кажется, т.к. из-за ваготонического расширения сосудов кровь оказывается как бы «разбавленной» дополнительной сывороткой (низкий гематокрит). Производство эритроцитов к этому времени уже идет полным ходом и фактическое их количество растет.
• У стайеров или хорошо натренированных людей.

Лейкоциты (белые кровяные тельца)
ТМ-нормы:[12] для взрослых – 4,0 –10,0 × 109 кл/л.
Ниже нормы (= лейкопения)
• Активная фаза конфликта самооценки (кости).
• ОРБП селезенки (редко).
Выше нормы (= лейкемия)
• Воспаление (фаза ремонта) в какой-то части организма («вывоз мусора»).
• Конфликт самооценки в стадии разрешения.

Гемоглобин (сложный железосодержащий белок)
Его содержание в крови наряду с эритроцитами является важным показателем анемии.
ТМ-нормы: для женщин – 12 –16 гр/дл; для мужчин – 14 – 18 гр/дл
Ниже нормы
• Активная фаза конфликта самооценки = анемия.
• Фаза ремонта других конфликтов (ваготония) из-за расширения сосудов.
• На второй половине беременности (ваготония) из-за расширения сосудов.
• При кровотечениях (травмы, внутренние кровоизлияния, обильные менструации).
Выше нормы
• Фаза ремонта конфликта самооценки (кости). В начале этой фазы гемоглобин, так же как и эритроциты, продолжает снижаться, но это лишь следствие «разжижения» крови дополнительной сывороткой.
• Активная фаза других конфликтов из-за сужения сосудов и повышения концентрации кровяных телец.
• У стайеров или хорошо натренированных людей.

Гематокрит (отношение суммарного объема элементов к общему объему крови)
Иногда гематокрит определяется как часть объема крови приходящаяся на эритроциты поскольку 99% общего объема форменных элементов приходится на эритроциты.
ТМ-нормы[13]: у женщин – 37– 46%, у мужчин – 41–50%
Ниже нормы
• Активная фаза конфликта самооценки (кости) из-за недостаточного производства кровяных телец. Еще более низкие показатели в начале фазы ремонта.
• Активная фаза конфликта беженца (почечные трубочки). Скопление жидкости в крови. Кровь становится более разжиженной, хотя число кровяных телец не меняется.
• Фаза ремонта других конфликтов (ваготония) – расширение сосудов.
• Во второй половине беременности (ваготония) из-за расширения сосудов. (Общий объем жидкости в сосудах увеличивается).
• Инъекции кратковременно снижают гематокрит из-за разжижения крови.
Выше нормы
• Активная фаза других конфликтов (кроме вышеописанных), когда из-за сужения сосудов концентрация кровяных телец повышается.
• У спортсменов, особенно во время горных тренировок – из-за повышенного производства эритроцитов. > Кровь становится более вязкой, доставка кислорода увеличивается.
• При обезвоживании (потоотделение, жажда).

Скорость оседания кровяных телец
Это один из самых старых и простых способов исследования крови. Ее помещают в пробирку и через 1-2 часа измеряют объем осевших на дно телец.
Согласно ТМ, повышенное число указывает на присутствие в организме воспалительных процессов.
ТМ-норма через 1 час: у женщин – 6 – 11 мм, у – мужчин 3 – 8 мм.
Через 2 часа: у женщин – 6–20 мм, у мужчин – 5–18 мм
Выше нормы:
• Фаза ремонта (воспаление) в какой-то части организма.

С–реактивный белок (СРБ)
относится к группе белков т. н. «острой фазы», концентрация которых повышается при воспалении.
ТМ-нормы: не должна превышать 10 мг/л
Выше нормы
• Активная фаза ремонта какого-либо органа.
• В послеоперационный период, после травм, ранений, инфарктов, равно как и в период исцеления или восстановления.

Холестерин
ТМ рассматривает холестерин не как показатель болезней, а как барометр вероятности сосудистых патологий. Это один из факторов риска получения инфаркта, инсульта и других недугов. Различают липопротеины низкой плотности (ЛПНП), их связывают с сосудистыми заболеваниями, поэтому они считаются «плохими», в то время, как «хорошим» протеинам высокой плотности (ЛПВП) приписывают сосудозащитные свойства. В действительности же и ЛПНП, и ЛПВП являются необходимыми для жизнедеятельности организма элементами и производятся в большей части им самим.

12 Böcker/Denk/Heitz, Pathologie, Urban & Fischer, 3. Aufl. 2004, Spickzettel Pathologe, zit. B/D/H – Pathologie

13 B/D/H – патологии

Мы можем исходить из того, что мать-природа не делает ничего бессмысленного или плохого.

Холестерин не переносится кровью, т.к., будучи жиром, он нерастворим в воде. Только в связке с аполипопротеинами холестерин может перемещаться по сосудам. Таким образом, имеет смысл говорить о липопротеиново-холестериновом комплексе. ЛПВП захватывает полученный с пищей холестерин и доставляет его в печень, которая преобразует его в желчные кислоты и свободный холестерин. К периферийным тканям холестерин транспортирует ЛПНП.

Доставленный с помощью ЛПНП холестерин образует основу стероидных гормонов (половые гормоны, кортизол и др.), витамин D3, желчные кислоты и т.д. Кроме того, ЛПНП обеспечивает герметичность артерий и мембран и

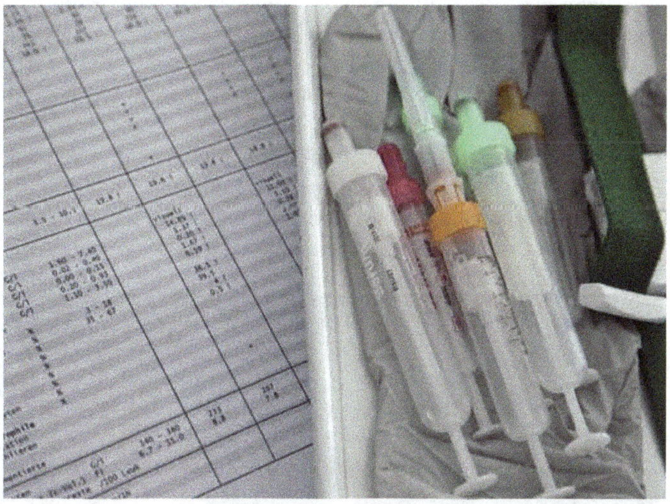

рассматривать его как приносящую вред субстанцию абсурдно. Так как 80% холестерина производится самой печенью, с помощью диеты показатель холестерина удается снизить не более, чем на 5%, причем, только на 24–48 часов, поскольку печень тут же начинает его интенсивное воспроизводство.

Чтобы заполучить побольше клиентов, поощряемая фармацевтической промышленностью медицина установила его норму около 200. Теперь половина населения «лечится» с помощью специальных медикаментов, подавляющих уровень липидов в крови, несмотря на вероятность тяжелых побочных эффектов.

«Холестерин, возможно, является веществом, участвующим в ремонте поврежденных сосудов.»[14] Остается фактом, что т. н. бляшки состоят в основном из соединительной ткани. Холестерин может быть найден там лишь в минимальных количествах (до ок. 1%).

Холестерин является важной составной частью внешней клеточной оболочки. Он повышает ее прочность мембраны.

Показатели холестерина

ТМ-нормы: 120 – 200 мг/дл (3,1 – 5,2 ммоль/л).

ЛПНП

ТМ-нормы[15]: < 150 мг/дл (< 3,87 ммоль/л).

ЛПВП

ТМ-нормы: > 50 мг/дл (> 1,3 ммоль/л).

Сами по себе высокие или низкие показатели уровня холестерина мало о чем говорят (часто они возникают по семейным причинам). Но если уровень меняется внезапно, что происходит довольно редко, то стоит обратить на это внимание.

Выше нормы

- Сидячий образ жизни, ожирение, алкоголь.
- Лекарства и их побочные эффекты (кортизон, бета-блокаторы и т.п.).
- Общий признак повышенного стресса.
- Среди прочих причин возможна ОРБП щитовидной железы, собирательных трубочек почек, надпочечников, печени, а также сахар.

Печень и лабораторные анализы

Гамма-глютомилтрансфераза (ГГТ)

ГГТ является важнейшим показателем при выявлении ОРБП желчевыводящих путей.

Новейшие ТМ-нормы: у женщин – до 36 МЕ/л, у мужчин – до 64 МЕ/л

Выше нормы

- Фаза ремонта конфликтов утраты ареала или самоидентификации (желчные протоки). Критическая фаза (= кризис исцеления) наступает в момент снижения показателя ГГТ. При показателях ниже 400, кризис обычно протекает без осложнений, от 400 до 800 – осложнения возможны, свыше 800 – кризис становится опасным.

Глутамат-оксалоацетаттрансаминаза (ГОТ)

Согласно ТМ, показатель ГОТ повышается при повреждении печени, сердечной мышцы и мускулатуры.

ТМ-норма[16] для взрослых – 34 МЕ/л.

Повышение ГОТ с большой вероятностью является следствием конфликтов утраты ареала или самоидентификации (желчные протоки) в фазе ремонта.

Аланинаминотрансфераза (АЛТ) –

фермент наивысшей концентрации в печени. В меньших концентрациях встречается так же в скелетных и сердечной мышцах.

Новейшая ТМ-норма[16]: у взрослых до 55 МЕ/л.

Выше нормы

- Фаза ремонта при нарушении ареала (желчевыводящие пути).

Щелочная фосфатаза

Наличие этого фермента свидетельствует о включении ОРБП желчевыводящих путей или костной ткани.

ТМ-нормы[17]: 40 – 150 МЕ/л (ранее: 60 – 170 МЕ/л).

Выше нормы

- Фаза ремонта при конфликтах нарушения ареала.
- Конфликт самооценки (кости) – фаза ремонта.
- Состояние после переломов.

Билирубин

Это один из желчных пигментов. По нему диагностируют желтуху и следят за ее протеканием. Билирубин является продуктом разложения гемоглобина и выводится через

14 http://www.westonaprice.org/knowyourfats/skinny_de.html

15 B/D/H – патологии

16 http://www.netdoktor.at/laborwerte/fakten/leber/got.htm

17 http://www.netdoktor.at/laborwerte/fakten/leber/ap.htm

желчные протоки. Но если он в них задерживается, то попадает в кровеносную систему.

ТМ-нормы[18] для взрослых – 0,2 – 1,1 мг/дл (3,4 – 18,8 микромоль)

Выше нормы

• Конфликт утраты ареала или самоидентификации (желчные протоки). Фаза ремонта. > Набухание желчных протоков с закупориванием желчевыводящих путей в фазе ремонта.

• Ускоренное сокращение красных кровяных телец (гемолиз), обусловленное переливанием крови, ядами или медикаментами, большими гематомами (ушибы, контузии), малярией.

• Реже билирубин может увеличиться и в фазе ремонта паренхимы печени (конфликт истощения) в случае, если прилегающими тканями сдавливается крупный желчевыводящий внутрипеченочный (интрагепатический) проток.

Холинэстераза

По ней ТМ диагностирует заболевания печени и отравления. Но по колебаниям ее показателей правильнее было бы наблюдать за динамикой развития симптомов.

ТМ-нормы: 3000 – 8000 МЕ/л (для взрослых).

Выше нормы

• Активная фаза конфликта истощения (паренхима печени). Рост показателя обусловлен гиперфункцией печени при обмене веществ.

Поджелудочная железа и лабораторные анализы

Сахар в крови (глюкоза)

По степени сахара в крови определяется концентрация глюкозы. Регулируется этот показатель гормонами поджелудочной железы – инсулином и глюкагоном.

ТМ-нормы: для взрослых 70 – 100 мг/дл (3,89 – 5,55 ммоль/л)

Ниже нормы (= гипогликемия)

• ОРБП альфа- или бета островковых клеток поджелудочной железы, вызванная конфликтом страха-отвращения или конфликтом сопротивления.

Выше нормы (= гипергликемия)

• Конфликт сопротивления или страха и отвращения – ОРБП альфа- или бета островковых клеток поджелудочной железы.

Амилаза

Фермент, расщепляющий крахмал до олигосахаридов, относится к ферментам пищеварения. Анализировать данный показатель в ТМ принято при подозрении на воспаление поджелудочной железы. Замеры амилазы делаются в крови (сыворотке крови) или в моче.

ТМ-нормы: для взрослых – 70 – 300 ед/л.

Выше нормы

• Конфликт утраты ареала или самоидентификации в фазе ремонта = воспаление поджелудочной железы (панкреатит). Из-за утолщения стенок выводящих протоков их внутреннее отверстие может быть заблокировано. > Рост показателей ферментов поджелудочной железы – амилазы, липазы.

Липаза (фосфолипаза)

Название «липаза» относится к целой группе пищеварительных ферментов (эстераз). Их задача – расщепление жиров. Липаза является самым чутким индикатором состояния поджелудочной железы.

ТМ-нормы: для взрослых – 30 –180 ед/л

Выше нормы

• Связанный с ареалом или самоидентификацией конфликт в фазе ремонта (протоки поджелудочной железы). Утолщение стенок выводящих протоков, блокировка внутренних отверстий. = Панкреатит, рост показателей ферментов поджелудочной железы, амилазы и липазы.

Почки и лабораторные анализы

Креатинин

важнейший показатель функции почек, что одинаково признается и ТМ, и нами. Интерпретируется он, однако, по-разному. Креатинин является продуктом обмена веществ в мышечной ткани, отчего оказывается «зависимым от мускулатуры». Нас интересует содержание креатинина в (сыворотке) крови, а не его количество, выводимое с мочой, т. н. «креатининовый клиренс».

ТМ-нормы[19]: от 0,5 до 1,2 мг/дл (44 – 106 мкмоль/л).

Выше нормы

• Конфликт беженца в активной фазе (почечные трубочки). Это «программа экономии энергии». По ней накапливается жидкость и извлекаются питательные вещества из «отходов». > Креатинин, мочевина и мочевинная кислота аккумулируются в кровеносной системе для того, чтобы в трудную минуту

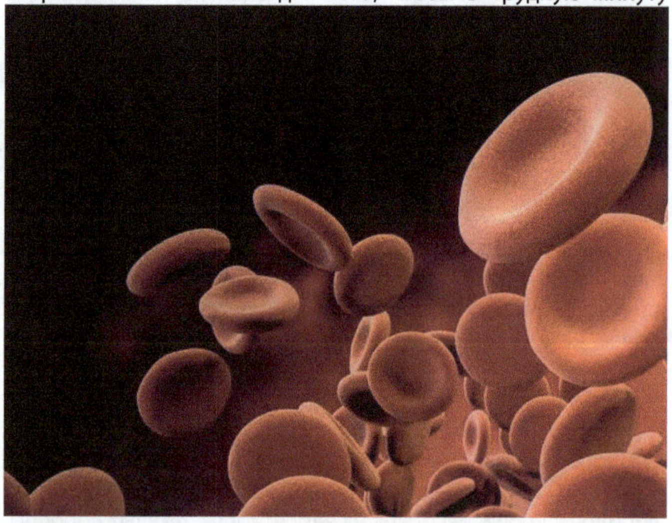

извлечь из них дополнительную энергию (в ТМ = «уремия»). Такой процесс использования «вторсырья» называют азотным циклом. ТМ считает, что, начиная с уровня 4 мг/дл, надо проводить гемодиализ. По пяти Биологическим Законам – лишь начиная с 12 – 14 мг/дл.

• У людей с сильно развитой мускулатурой – после физической нагрузки или приема мясной пищи.

Мочевина

ТМ-нормы: 10 – 50 мг/дл (1,64 – 8,18 ммоль/л).

Выше нормы

• Конфликт беженца в активной фазе (почечные трубочки). В период азотного цикла из мочевины вырабатывается белок.

• После диареи, рвоты, соблюдения поста, сильного

---

18 B/D/H – патологии

19 B/D/H – патологии

потоотделения, ожогов, обезвоживания (дегидратации).
• После ранений, травм, трансфузий (диссимиляция белка).

Мочевинная кислота

В ТМ – основание для диагноза «подагра». Для нас такой диагноз означает наличие активного конфликта беженца в сочетании с конфликтом самооценки в фазе ремонта (= «синдром», см. стр. 234 и далее).

Мочевинная кислота является конечным продуктом пуринового обмена, который образуется при усвоении мяса. Иными словами, зависит от питания и токсина. В случае активного конфликта страха истощения организм пытается извлечь из мочевинной кислоты добавочную энергию, для чего и сохраняет эту кислоту в крови, вместо того, чтобы выводить.

ТМ-нормы: для женщин < 5,7 мг/дл, для мужчин < 7 мг/дл

Выше нормы

• Активная фаза конфликта беженца (почечные трубочки) – аналогично креатинину и мочевине.
• Повышенное поступление пурина с пищей (мясо, потроха и т.п.).
• Повышенное образование пурина: отмирание клеток из-за приема лекарств –химиотерапия, антиагреганты, антигипертензивные препараты и др.

Белок (альбумин, микроглобулин) в моче (= протеинурия)

Согласно ТМ – сигнал тревоги: гипофункция почек и, в частности, недостаточность их фильтрационной активности (нефротический синдром). На самом деле, белок поступает в мочу не из крови, а исходит от находящихся в стадии исцеления почечных трубочек, то есть из самой почки (туберкулез почки – ТБЗ). = Сокращение опухоли (см. стр. 234 и далее).

Положительный тест на белок (наличие белка в моче)

• Конфликт беженца в фазе ремонта (почечные трубочки). Сокращение опухоли трубочек > получившийся в ходе этого процесса продукт выводится вместе с мочой.
• Генитальный конфликт в фазе ремонта (простата) или субмукозная слизистая оболочка мочевого пузыря = ТБЗ мочевого пузыря в стадии исцеления.

Во всех случаях ТБЗ-разрушение опухолевой ткани > вымывание с мочой. > Белок в моче, ночное потоотделение.

Кровь в моче (= гематурия или гемоглобинурия)

Если кровь в моче видна невооруженным глазом, то говорят о макрогематурии – в противоположность микрогематурии, при которой следы крови в моче обнаруживаются только с помощью лабораторного анализа.

Положительный тест на кровь в моче (наличие крови)

• Присутствие конфликта ареала в фазе ремонта (слизистая почечных лоханок, мочеточника, мочевого пузыря или уретры). Восстановление переходного эпителия (уротелия). Кровь в моче означает воспаление в одной из этих структур.
• Конфликт беженца в фазе ремонта (почечные трубочки). Уменьшение опухоли трубочки с удалением белка и крови.
• Субмукозная слизистая мочевого пузыря – фаза ремонта.

Простата и лабораторные анализы

Простата-специфичный антиген (ПСА)

Фермент ПСА вырабатывается железами простаты и в ТМ является показателем размера простаты или ее опухоли. Так как он производится также печенью и поджелудочной железой, сомнительность параметра признается даже ТМ.

ТМ-нормы[20]: от 0 до 4,5 нг/мл.

Выше нормы

• Генитальный конфликт в активной фазе или в фазе ремонта (паренхима простаты).
• У велосипедистов и наездников.
• После полового акта или обследования простаты.
• У женщин пост-климактерического периода.
• При ОРБП печени.

Чем чаще этот показатель оказывается выше нормы, тем больше людей (практически здоровых) умирают от рака простаты. С точки зрения пяти Биологических Законов, даже существенное превышение нормы не может быть причиной для паники. Из-за риска пострадать, лучше просто его не определять, иначе возникает замкнутый круг.

Кишечник и лабораторные анализы

Кровь в кале

может быть обнаружена невооруженным глазом. При лабораторном исследовании может быть также выявлено наличие скрытой в нем крови.

Позитивный тест на наличие крови в кале (присутствие крови)

• Фаза ремонта на одном из участков пищеварительного тракта (от пищевода до прямой кишки). Чем темнее (= старше) кровь в каловой массе, тем «выше» в пищеварительном тракте находится источник кровотечения.

Ревматизм и лабораторные анализы

Ревматоидный фактор, антинуклеарные антитела (АНА)

Под ревматоидным фактором ТМ понимает «антитела», выступающие против отдельных структур организма, или белки, борющиеся против своего же организма.

Чтобы определить «ревматоидный фактор» в пробирке или на лабораторном стеклышке проводится и наблюдается реакция кровяной сыворотки на другие белки. Для этого в ТМ применяются, напр., тест «Ваалер-Розе» или иммуноферментный анализ (ИФА).

С точки зрения пяти Биологических Законов, неверно само представление о ревматизме, поэтому исследование «ревмофакторов» представляется нам бессмысленным.

Иммуноглобулины (ИГ) M, G, A, E, D и др.

Отойдем от понятий «иммуноглобулины», «антитела» и «антигены». Будет правильнее говорить просто о глобулинах. Глобулины – это мельчайшие из вырабатываемых организмом белковых соединений. Они играют важную роль в процессе роста тканей и при изоляции поврежденных клеток.

В большом количестве глобулины обнаруживаются в крови человека после отравлений (прививки, наркотики, алкоголь и т.п.), травм (сотрясения, растяжения и др.) или в периоды ремиссии.

Электрохимическим способом (электрофорез) глобулины можно вычленить в группы по размерам. Определение «иммуноглобулинов» для нас не важно.

20 B/D/H – патологии

«Инфекции» и лабораторные анализы

Тесты на СПИД

Такие тесты, как «Элиза» или «Вестерн-Блот» не в состоянии распознать ВИЧ. Поскольку научные методики исследования вирусов пока отсутствуют, получаемые данные обычно оказываются не прямыми, а косвенными доказательствами присутствия вирусов. Для современных т. н. тестов на «Анти-ВИЧ»-антитела не существует единых международных стандартов. Результат анализа «ВИЧ-положительный» или «ВИЧ-отрицательный», то есть показания выше верхнего и ниже нижнего предела нормы у одного и того же человека могут по-разному трактоваться на разных континентах, в странах, городах и даже лабораториях. Например, в африканских наборах для тестирования из соображений экономии обычно присутствуют только два белка, и «ВИЧ-положительные» пациенты-африканцы при повторном обследовании в Европе зачастую оказываются «ВИЧ-отрицательными», то есть внезапно «перестают быть инфицированными» (Ср. Хайнрих Кремер, „Тихая революция в лечении рака и СПИДа“ (на нем., Heinrich Krämer, Die stille Revolution der Krebs- und AIDS-Medizin). «Тест на наличие ВИЧ не стандартизирован и, поскольку критерии оценки различны не только в разных лабораториях, но даже могут меняться из месяца в месяц, результаты интерпретируются произвольно.»[21]

В аннотации к тесту на СПИД австрийской фирмы «Рош» (Roche) находим признание самого производителя: «Негативный результат тестирования не исключает наличия инфекции“.

Факторами, способствующими получению ошибочно-положительного результата ВИЧ-теста считаются:[22]

- грипп
- инфекции верхних дыхательных путей
- болезни крови
- герпес простой
- онкологические заболевания
- увеличение лимфатических узлов
- почечная недостаточность, гемодиализ при отказе почек
- текущие «вирусные инфекции», напр., гепатит
- антитела естественного происхождения
- антитела при формах ревматического артрита
- переливания крови
- прививка от паратифа/столбняка/гриппа/гепатита-Б
- трансплантация органов
- введение иммуноглобулинов
- анальный половой акт.

Антитела к возбудителю боррелиоза

Согласно ТМ, боррелиоз – это «инфекционное заболевание», вызываемое боррелиозными бактериями бургдорфа и передающееся через укусы насекомых.

С точки зрения пяти Биологических Законов, бореллиоз - это исцеляющий конфликт расставания - с или без укусов клещей. Лабораторный тест на лаймоборрелиоз (антитела IgM и IgG) бесполезен. Да и ТМ признает его мало эффективным, т.к. это не четкое да/нет, а всего лишь выявление параметров для диагностического титра, и если показатель выходит за пределы весьма произвольно установленных границ, то наличие бактерий считается доказанным (= непрямой тест).

Антитела хламидии, кампилобактерии и стрептококков

С этим типом тестов ситуация аналогична той, что и с тестами на СПИД и боррелиоз. > Непрямые тесты на определение титров без биологического обоснования.

Онкологические маркеры

Карциноэмбриональный антиген (КЭА)

В ТМ этот антиген считается важнейшим онкомаркером, особенно при выявлении рака толстой кишки, легких и молочной железы. Уже в самом названии кроется дилема ТМ: Этот белок кажется индикатором клеточного деления. У эмбриона показатель деления высок; в случае роста опухоли – тоже.

ТМ-норма[23]: 2,5 – 10 мкгр/л.

Выше нормы

- Активная фаза конфликта или фаза ремонта по какой-то ОРБП. Возможно, органы, связанные с мозговым стволом, в фазе активного конфликта или органы, связанные с большими полушариям – в фазе ремонта.
- У курильщиков (обмен веществ при восстановлении после отравления).

Углеводный антиген 19/9 (УА 19/9)

является одной из характеристик группы крови человека. В ТМ выступает маркером опухолей поджелудочной железы, печени, желудка и кишечника.

ТМ-норма[24]: < 37,5 ед/мл

Выше нормы

- Фаза активного конфликта или ремонта одной из упомянутых выше ОРБП.

Альфа-фетопротеин (АФП)

как и КЭА, вырабатывается эмбриональными тканями и тканями различных опухолей.

У беременных и у младенцев в период кормления грудью этот показатель тоже повышен. > В обоих случаях имеет место активное деление клеток, как и в опухолях. ТМ использует АФП в качестве маркера опухолей печени, бронхов и желудка.

ТМ-норма[25]: < 20 нг/мл

Выше нормы

- Фаза активного конфликта или исцеления одной из упомянутых выше ОРБП.

Опухолевый маркер бета-1-гликопротеин (SP-1), человеческий хорионгонадотропин (HCG), специфичный для беременности

И здесь заметно, как похожи рост раковой опухоли и беременность с биологической точки зрения. Оба показателя выше нормы во время беременности. У небеременных они считаются опухолевыми маркерами. Согласно ТМ, деление клеток и рост ткани в процессе беременности являются «доброкачественными», а в последующей жизни –«злокачественными».

21 New England Journal of Medicine, N. 317

22 Ср. Михаэль Ляйтнер, "Миф СПИДа", на нем., Michael Leitner „Mythos HIV“.

23 B/D/H – патологии

24 http://www.laborlexikon.de/Lexikon/Infoframe/a/Alpha-1-Fetoprotein_.htm

25 New England Journal of Medicine, N. 317

ПЕРВЫЙ РАЗГОВОР С ПАЦИЕНТОМ

Как целители, мы стараемся понять человека в целом, чтобы определить его конфликт и относящиеся к нему предыдущие отпечатки. Имеет смысл сосредоточиться в первую очередь на наиболее важном симптоме пациента или на том, что причиняет ему наибольшее страдание.
Я действую следующим образом:

1. Стараюсь соотнести симптом с его особой программой (см. справочник).
2. Я определяю, в какой фазе (фаза активного конфликта, фаза ремонта или рецидивирующий конфликт) находится пациент.
3. Я/мы ищем причину конфликта.
4. Я/мы ищем основной отпечаток.
5. Мы объясняем путь, ведущий к исцелению: через изменение внутренней жизни/отношения и, по возможности, через изменение внешней ситуации (подробнее об этом на стр. 48). Как долго длится вводная беседа, зависит от того, насколько сложна история болезни и конфликта или семейная ситуация. Многие дотошные целители отводят на эту беседу три часа.

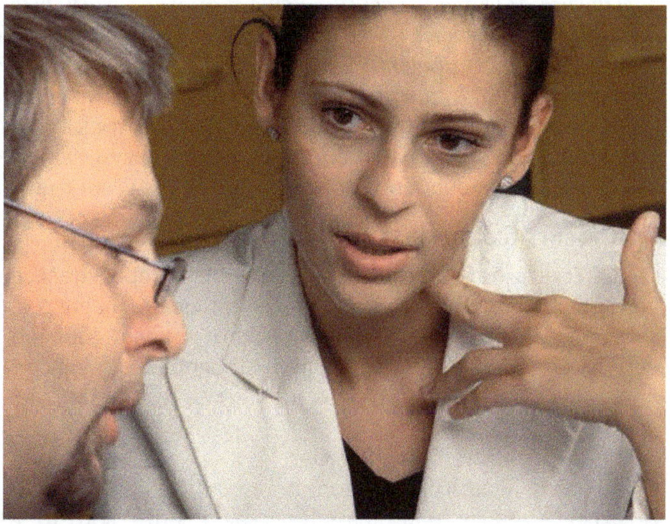

Отношения терапевт - пациент

Для простоты я говорю о «терапевте» и «пациенте». Но эта традиционная схема - знающий терапевт, с одной стороны, и нуждающийся в помощи пациент, с другой - не является хорошей основой. Ведь эти отношения несимметричны и порождают зависимость (как ребенок от своего отца).

Хороший терапевт знает, что не в его власти, выздоровеет ли пациент или нет. Он оставляет любое терапевтическое решение за пациентом. Он смиренно помогает, ибо он знает, что здесь действуют бОльшие силы. Он видит семью за пациентом и Божественное ядро в нем. Если пациент жалуется на родителей или других особ, он сочувствует ему, не осуждая их.

Теперь настало время задавать правильные вопросы, хорошо слушать и чувствовать, что отзывается эхом за словами пациента.

Вопросы о конфликте

Холодные или теплые руки?
Приветственное рукопожатие дает нам возможность почувствовать температуру рук пациента: холодные руки говорят о фазе активного конфликта. Правда, пациент может пребывать в таком состоянии, потому что в начале беседы слишком взволнован или просто из-за холодной погоды. Не делайте поспешных выводов!

Биологический правша или левша?
Предложите пациенту поаплодировать и наблюдайте, какая рука окажется ведущей (см. стр. 12).

Семейное положение, профессия, возраст?
Возраст интересует нас для оценки восстановительных способностей, а также гормонального фона (первая менструация, климакс).

Конфликт как причина недуга: – да/нет?
Бывают жалобы, не вызванные никаким конфликтом.

• *Пример: спортивный молодой человек уже неделю испытывает легкие боли в ахилловых сухожилиях обеих ступней. Эти области ног и голеностопных суставов покраснели и слегка отекли. Особенно с трудом ему даются первые несколько шагов после сна. – Выясняется, что после полугодичного перерыва парень возобновил тренировки для ног.* = Усиление ахиллова сухожилия, что равнозначно мышечным болям после непривычной нагрузки – адаптивная реакция, результат тренировки – конфликт, скорее всего, отсутствует (= «органический конфликт»).
• Пример: покраснение кожи после солнечного ожога. Формирование слоя меланоцитов = адаптивная реакция на ультрафиолетовое облучение.
• Пример: проблема с пищеварением после чревоугодия = отравление избыточным количеством или неправильной комбинацией продуктов.
• Пример: мозоль от тесной обуви.

Является ли причиной недомогания конфликт, ясно не всегда. Чисто адаптивные реакции обычно быстрее проходят. Но наш молодой человек во время перерыва в тренировках мог испытать и конфликт, напр., связанный с самооценкой – бег, прыжки и т.п. не на лучшем уровне. («Возможно, у меня больше не получится бегать так же быстро, как раньше.») > С помощью хорошей тренировки он мог бы выздороветь очень быстро. > Боли.

Фаза ремонта, активный конфликт или рецидив?
Когда пациент рассказывает о своих недугах, он описывает симптомы либо фазы ремонта, либо активного конфликта, либо и те и другие. Напр., стенокардия, гастрит или диабет являются симптомами фазы активного конфликта, в то время как межпозвоночная грыжа или воспаление легких – знаки фазы разрешения конфликта.

Наша задача – правильно распределить симптомы. Для этого необходимо хорошо знать Особые Программы. Если пациент описывает симптомы активной фазы конфликта, то мы фиксируем факт наличия конфликта, который нам предстоит выявить и, по возможности, разрешить. Если жалобы пациента являются знаками фазы ремонта, то мы понимаем, что пациент уже разрешил конфликт или избавился от его возбудителя, причем сделал это незадолго до появления жалоб.

Общие симптомы фазы активного конфликта: мысли концентрируются вокруг конфликта (компульсивное мышление), стресс, плохой сон, отсутствие аппетита (часто потеря веса), холодные конечности, повышенная восприимчивость к холоду.

Общие симптомы фазы ремонта: чувство моральной удовлетворенности и облегчения при физической слабости и вялости; озноб, повышенное потоотделение, усталость, особенно в дневное время; улучшение аппетита (часто прибавка в весе), потепление конечностей.

Когда появились жалобы?

Важнейший вопрос - по следам конфликта.

Большинство жалоб - это симптомы фазы ремонта. Это означает, что незадолго до их появления конфликт разрешился (произошло что-то хорошее). Через это «хорошее» (мама снова дома, каникулы наступают, пенсия, новая любовь, сдан экзамен, состоялась примирительная беседа, пришло признание партнером или шефом) легче всего выяснить суть конфликта. Внезапное разрешение конфликта > внезапное появление жалоб (чаще вечером или ночью).

Еще до появления симптомов, относящихся к фазе активного конфликта, должно было произойти некое негативное событие (спор, потеря, вспышка гнева, развод). Помните, что значение имеют не внешние признаки этого события, а сила его восприятия.

Новый конфликт или повторение старого?

Большинство жалоб взрослых людей не связано с новыми конфликтами, ~~а~~ объясняется рецидивами – повторениями конфликтов, или „рельсами". Для прояснения ситуации пациенту обязательно задается вопрос: *«Эти симптомы появились у Вас впервые в жизни?»*. И если да: > новый конфликт.

Если нет: > рецидив конфликта или „рельсы". > Следующие вопросы: *«Когда это началось? Что тогда произошло? После каких или во время каких событий появились жалобы?»* > Выявить первичный конфликт. Исходя из этого, как правило, удается обнаружить причины и механизм его рецидива.

Повторяющиеся сновидения

Есть ли сны, повторяющиеся регулярно? Изменились ли они после того или иного события? Ночью наше подсознание прорабатывает события минувшего дня и более отдаленного прошлого. - Некоторые, но не все, сны связанны с конфликтами. Часто повторяющиеся сны могут содержать важные указания. Повторяющиеся сны могут поддерживать активность конфликта.

❁ *У школьника умирает дядя. Оба были очень привязаны друг к другу. Парень переживает конфликт утраты (яички), усиленный конфликтом самооценки (анемия –лейкемия). Он постоянно видит во сне эту смерть, из чего делается вывод, что конфликт сохраняет активность. После установления этого, принимается решение о мерах воздействия.*

В годовщину смерти дяди мальчика берут с собой на поминальную мессу, а после нее проводят с ним обстоятельный разговор о покойном. Впервые у него снова теплеют руки (= фаза ремонта). В течение некоторого времени ему делают переливания крови, но потом все нормализуется. В этой фазе ремонта традиционная медицина (ТМ) диагностировала у ребенка алейкемический лейкоз (Хамер, „Золотая книга", на нем. Hamer, Goldenes Buch, т.1, стр. 573).

❁ *Мухаммед Али рассказывает, что с марта 1971 года регулярно видит во сне свой бой с Джо Фрейзером, во время которогоонпотерпелпервоеиочевиднонаиболеоболезненное поражение за всю свою спортивную карьеру, что и вызвало следующие конфликты: не защищен > дрожание рук; приступ страха > расстройства речи; невозможность покинуть ринг > расстройства моторики. С каждым повторением этого сна он снова и снова переживает активную фазу конфликта. Его болезнь Паркинсона представляет собой фазу ремонта, а точнее, кризис исцеления, который не заканчивается (= зависшее исцеление).*

Безрезультатный поиск конфликта

Некоторые люди не могут глубоко осознать смысл конфликтов «самоидентификации» или «куска».

В этом случае стоит упростить вопросы: *Что было тогда самым ужасным событием? Что больше всего нервировало Вас с того времени? Что до сих пор не выходит из головы? Что бы Вы хотели изменить в своей жизни? Чего Вы боитесь больше всего? От чего зависит Ваше счастье? Какими были Ваши школьные годы?* Часто выявить конфликт, связанный с очень далеким прошлым, слишком сложно. В подобных случаях можно попытаться обнаружить, что является возбудителем конфликта (рецидива). К счастью, существуют универсальные методики (всепрощение, музыкальная терапия или хоопонопоно), помогающие и в таких ситуациях.

Вопросы об отпечатках

Семья: Есть ли похожие болезни у матери, отца, предков? Если да: Здесь должны присутствовать и душевные параллели, то есть общие закономерности (часто у целой родовой ветви). Следует уточнить, были ли подобные трудности, поведенческие модели, ситуации в семье у матери, отца, предков?

Какие секреты есть/были в семье?

О чем нелья/нельзя было говорить?

Преждевременная или драматическая смерть кого-то из предков? Причина?

Были ли трагедии в семье?

Есть ли герои или „черные овцы"?

Был ли кто-либо исключен из семьи? Из-за чего?

Есть ли у семьи особая черта или кредо?

Каковы были худшие события в жизни матери?

Каковы были худшие события в жизни отца?

Как обстояли дела в финансовом отношении?

Был ли я желанным ребенком?

Было ли что-то необычное/проблемы при зачатии?

Были ли выкидыши, аборты до/после того, как я был зачат?

Рождение: как прошли роды?

Мог ли я сразу после рождения быть с матерью? (Спросить мать).

Какова была реакция матери после рождения?

Был ли я на грудном вскармливании? Как долго?

Был ли у матери страх родов? (Спросить мать).

Были ли преждевременные роды, эпизиотомия, кесарево

сечение, тазовое предлежание?
Какими были отношения с акушерами, санитарами?
Беременность: как она проходила? (Спросить мать о точных обстоятельствах, ситуациях, несчастных случаях, смертях).
Критиковал ли кто-нибудь беременность?
Какими были отношения между матерью и отцом во время беременности и после?
Были ли во время беременности опасения по поводу здоровья ребенка или матери? (Спросить родителей).
Как мать переносила увеличение веса? (Спросить мать).
Был ли пол ребенка желанным?
Есть ли предок с таким же именем?
Детство: Чем отмечены первые годы жизни ребенка? (Спросить мать).
Какие проблемы были с родителями?
Были ли какие-либо операции или госпитализация?
Был ли кто-то из детей любимым ребенком?
Как были дела в школе?
Были ли трудности? Какие?
Чего не хватало в родителях?
Первая любовь?
Первый партнер?
Что является решающим отпечатком с точки зрения главной проблемы? > Разработать и сформулировать.
Какие убеждения вырисовались?

Вопрос – ответ: примеры из практики

Боли в коленном суставе

69-летняя пациентка-правша жалуется на сильные боли в левом колене, начавшиеся в конце прошлой недели.
Моделирую ситуацию: в конце прошлой недели должен был разрешиться конфликт самооценки, связанный с нерасторопностью, применительно к матери/ребенку (симптомы исцеления). Выясняем семейную ситуацию:
Вопросы: „Есть ли у Вас дети? Какого возраста? Чем они занимаются? Есть ли у Вас домашние животные («домашние животные – дети» или «домашние животные – партнеры»)? Жива ли Ваша мама? Сколько ей лет? Живет ли Ваша мама с Вами?“
Ответ: „Две взрослые дочери, мама умерла много лет назад.“
Моделирую ситуацию: конфликт на тему «мать» мало вероятен, скорее, дело в дочерях. Теперь предстоит выяснить, имеет ли место рецидив или „рельсы“:
Вопрос: *„У Вас раньше были похожие боли в левом колене?“*
Ответ: „Нет.“
Моделирую ситуацию: симптомы вызваны новым конфликтом. Когда он имел место, пока не известно. Если бы на предыдущий вопрос пациентка ответила утвердительно, можно было бы предположить, что жалобы связаны с возбудителем конфликта. Пытаюсь приблизиться к конфликту со стороны фазы ремонта.
Вопрос: „Когда боли в колене усиливаются?“
Ответ: „По ночам, когда я переворачиваюсь.“
Моделирую ситуацию: пациентка пребывает в фазе ремонта в период ночной ваготонии. Однозначно – воспаление, избыточная энергия.
Вопрос: „Появились ли боли в колене внезапно со дня на день или постепенно?“
Ответ: „Боли появились внезапно“.
Моделирую ситуацию: внезапно появившиеся боли означают внезапное разрешение конфликта. – Значит, должно было произойти некое положительное событие, разрешившее конфликт (при постепенном разрешении конфликта, напр., при усиливающихся на протяжении многих недель болях, как правило, не удается найти такое событие, происходит медленное, едва заметное улучшение).
Вопрос: „Что хорошее случилось в конце прошлой недели? Связано ли это событие с одной из Ваших дочерей? Вы получили добрые вести?“
Ответ: „Откуда Вы знаете? Да, я звонила дочери. Она сказала мне, что ей предложили работу!“ (Прим.: дочь живет за границей, заканчивает учебу, которую мать не считает перспективной – малый шанс получить работу. Финансовая ситуация, имея троих детей, напряженная).
Есть! Конфликт самооценки и неудовлетворенного тщеславия по отношению к дочери, который длился многие годы и разрешился (частично) благодаря получению позитивной новости. > Если дочь действительно получит эту работу, то не исключено дальнейшее ухудшение состояния колена (архив автора).

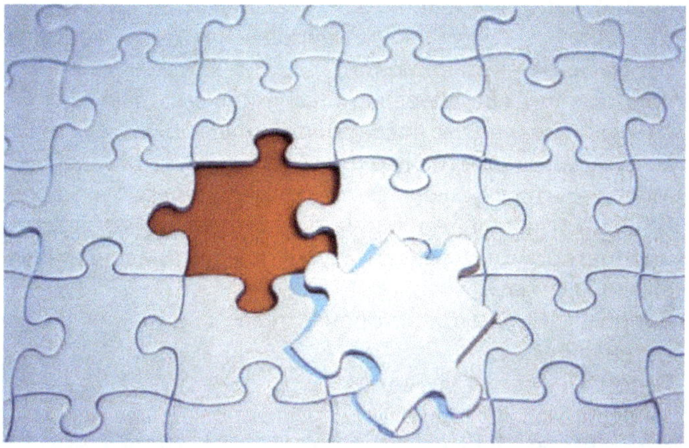

Боли в затылке

Стройная, незамужняя служащая, правша, 48–ми лет, без детей.
Год тому назад, как раз в Страстную пятницу у нее внезапно начались боли, идущие от правой половины затылка к нижней челюсти. Методами ТМ ничего обнаружено не было, лишь ошибочно был удален зуб. Покраснения кожи в этих местах или другие проявления отсутствовали.
Моделирую ситуацию: это не кожная ОРБП. Мышцы лица (мимика) в порядке, явлений пареза и тика не наблюдается.
Моделирую: Моторные расстройства отсутствуют (конфликт издевательства). Ложное предположение: костная ОРБП –интеллектуальный конфликт самооценки.
Вопрос: „В Страстную пятницу или несколько дней раньше произошло что-то хорошее?“
Ответ: „Ничего. Наоборот, я отлично помню, как плохо мне было в этот день. Я чувствовала себя ужасно, забытой всем миром, моим партнером.“
Моделирую, тыча пальцем в небо: это не конфликт самооценки. Боли появились в активной фазе конфликта.

Это может быть только ОРБП надкостницы.
Вопрос: „Часто ли у Вас холодные ноги?" Ответ:"Да!" Вопрос: „Помогают ли Вам обезболивающие?" - „Нет, вообще не помогают!"
Моделирую: холодные ноги указывают на надкостницу, невосприимчивость к обезболивающим – тоже.
Вопрос: „Боли усиливаются в состоянии покоя или стресса?" – „В состоянии стресса и в дневное время боли присутствуют, ночью исчезают, в выходные мне тоже лучше."
Моделирую: однозначно боли в состоянии симпатикотонии – костная ОРБП окончательно исключается.
В ходе дальнейшей беседы выясняется, что три года назад пациентка тяжело рассталась со своим партнером. Прошло два года, и однажды вечером она с новой силой ощутила обиду. Переживания усугублялись еще и тем, что у нее так и не появилось нового спутника жизни. Да и на работе не все гладко. = Острый конфликт расставания, затронувший надкостницу затылочной части черепа. Он длится уже год (архив автора).

Нейродермит

У 4-летней девочки сыпь по всему телу. Мать склоняется к энергетическому лечению. Я предлагаю вначале установить причину этих высыпаний.
Моделирую ситуацию: нейродермит = конфликт расставания – фаза ремонта.
Вопрос: „Когда Вы впервые обнаружили высыпания?"
Ответ: „Через неделю после родов, прошедших с кесаревым сечением, мы заметили красные пятна на лице младенца."
Моделирую ситуацию: само рождение через кесарево сечение и связанные с ним обстоятельства могли стать инициаторами конфликта. Спустя неделю младенец начал выздоравливать.
Вопрос: „На какой стороне тела высыпания более интенсивны?"
Ответ: „По всему телу, везде."
Моделирую ситуацию: генерализированный конфликт расставания. Ребенок чувствует себя оторванным от родителей. Ему не хватает телесного контакта.
Вопрос: „Когда сыпь была наиболее интенсивной?" Ответ: „Два года назад, во время отпуска на море. С нами были бабушка и вся семья. В первые несколько дней нейродермит проявился особенно сильно. К концу отпуска кожа значительно улучшилась, сыпь исчезла. А вот во время рождественских каникул нейродермит возобновился".
Моделирую ситуацию: начало отпуска – фаза интенсивного исцеления, т.к. семья в сборе, ребенок обласкан близкими. Фаза ремонта завершается еще во время отпуска.
После отпуска ребенок вновь вступает в активную фазу конфликта и пребывает в ней до Рождества. Во время праздников возобновляется процесс исцеления.
Мать рассказывает, что после декретного отпуска снова вышла на работу. Поскольку она работает всего 20 часов в неделю, два с половиной дня ребенок проводит у бабушки.
«Расставание» во время родов оказалось инициирующим конфликтом. Уход матери на работу вызвал его рецидив. > Вспышки «нейродермита» в фазе ремонта (архив автора).

ТЕРАПИЯ

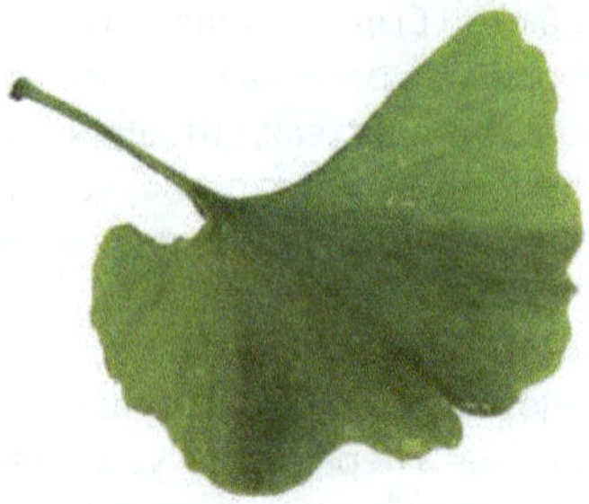

С раннего детства нам приходилось принимать различные лекарства. И хотя нас «лечили», как правило, в фазе ремонта, медикаменты были нам утешением, поддержкой и надеждой.
Настало время рассмотреть и упорядочить известные виды терапевтического воздействия с точки зрения пяти Биологических Законов Природы. Правда, одним легким движением руки сделать это не получится, поскольку необходимо сотрудничество со специалистами в каждой из этих областей, знакомыми и с пятью Законами или готовыми их познать.
Каждый раз мне приходится сталкиваться с ситуацией, когда люди с воодушевлением погружаются в Новую Медицину, а потом спрашивают: «Замечательно, и что? Как лечить?» - Просто ничего не делать невообразимо.
Мы слишком «обработаны» прежней медициной.
В этой книге я попытаюсь посвятить лечению необходимое место. Моя позиция такова: приветствуется все, что может помочь пациенту. Естественно, знание биологических зависимостей Новой Медицины очень важно до тех пор, пока их не начнут учитывать все врачи.
И в Новой эре будут люди, слишком ленивые, чтобы думать самостоятельно, которые захотят просто «верить» доктору. – С этим придется смириться.
На самом деле, понимание внутренней природы происходящего освобождает пациента от гнетущего страха и неопределенности. Если знать, что боли в опорно-двигательном аппарате относятся к фазе ремонта, выносить их станет гораздо легче, они станут даже желанными. Поиск причины недуга может стать захватывающим занятием.
Рассмотрим, что можно предпринять в конкретных фазах на отдельных уровнях: психика-мозг-тело. Кроме того, предложения по лечению любой «болезни» представлены в «Справочном» разделе книги.

Терапия – активная фаза конфликта на душевном уровне
Возможности разрешения конфликтов

Целью всякой ОРБП является преодоление некоей «катастрофы» (конфликта). Природа снабдила нас этим инструментом ради нашего же выживания. Но с разрешением конфликта мы не должны оттягивать, т. к. речь идет об ограниченных во времени Особых Программах, которые подвергают наш организм (психику, мозг, тело) серьезным перегрузкам. Результат непрерывного стресса: истощение или тяжело переносимые фазы ремонта. Причина включения ОРБП кроется в душе или психике человека, именно поэтому там же находится и ключ к исцелению.
Когда конфликт, «рельсы» или отпечаток выявлены, мы начинаем поиск оптимальных путей его разрешения. Они

столь же разнообразны, сколь разнообразны люди и их судьбы.

Наш принцип: 1) выявить конфликт или отпечаток, 2) найти способ его разрешения.

Примеры:

❁ *В детском саду ребенка заставляют доедать порцию, даже если еда ему не нравится (= конфликт, нежелание глотать). С тех пор, как он начал посещать этот детский сад, его преследуют фарингиты.*

Разрешение конфликта: мать ребенка договаривается с воспитательницей, что отныне он будет есть только столько, сколько хочет. = Оптимальное действенное решение. Как только он стал есть «добровольно», горло прекратило болеть (архив автора).

❁ *У мужчины-левши, постоянно повторяется конфликт ареала (слизистая оболочка гортани), если все его свободное время распланировано для разных дел.*

Конкретное разрешение конфликта: пациент берет за правило не планировать дел. > С этого времени воспаления слизистой гортани прекращаются, случаются лишь иногда и в легкой форме (архив автора).

К сожалению, бывают случаи, когда конкретное разрешение конфликта оказывается не столь простым.

❁ Молодая женщина после развода оказывается в долгах (= конфликт страха за существование > отеки, прибавка в весе, головные боли). Конкретным разрешением была бы пачка денег. Реалистичным решением было бы вернуться к матери, чтобы сэкономить на затратах, или объявить личное банкротство. Но оба эти варианта для нее неприемлемы (архив автора).

В таких случаях нужно искать альтернативный способ избавления от конфликта.

Подсознание – решающий фактор

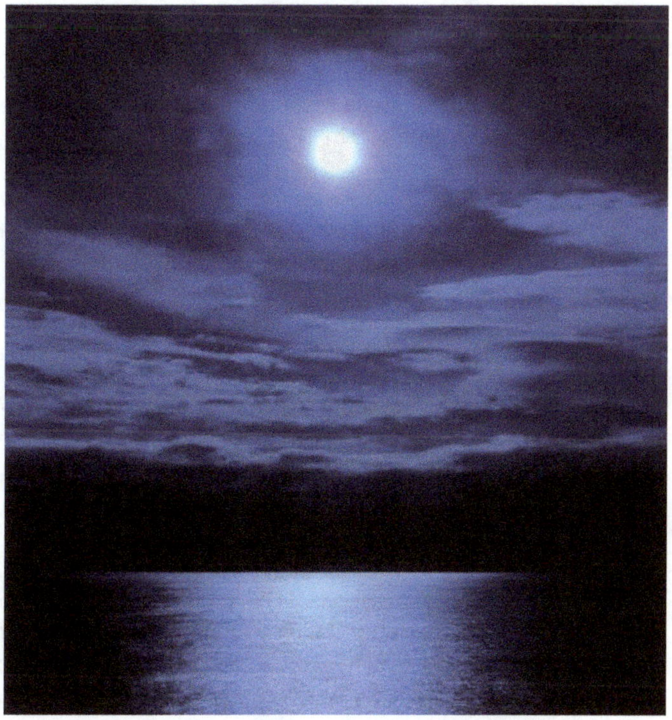

Желание разрешить конфликт «в голове» похвально. Это, однако, не так просто, поскольку наше восприятие, на уровне которого возникают биологические конфликты, имеет очень мало общего с трезвым рассудком.

Ключ к успеху лежит в подключении подсознания. Оно представляет собой важнейшую часть психики, сокровищницу нашего жизненного опыта, где, кроме прочего, хранятся все т. н. «рельсы» и отпечатки. Чтобы их «стереть», нужно войти в подсознание. По сравнению с подсознанием, сознание очень мало. Если сравнивать с автомобилем, то подсознание – это двигатель и корпус, а сознание, в лучшем случае – руль.

Несмотря на это, сознание оказывает на подсознание формирующее влияние.

Цитата из Талмуда:

Следи за своими мыслями, ибо они станут твоими словами,
следи за своими словами, ибо они станут твоими делами,
следи за своими делами, ибо они станут привычками,
следи за своими привычками, ибо они станут характером,
следи за своим характером, ибо он становится твоей судьбой.

Или, как сказал Марк Аврелий 2000 лет тому назад,:
«Время красит душу в цвет наших мыслей.».

Если подсознание не будет способствовать курсу лечения, все наши усилия окажутся напрасными. Однако одного понимания этого мало. А как заполучить подсознание в союзники?

Привлечь к процессу органы чувств! Чем больше их будет вовлечено, тем скорее дело сдвинется с мертвой точки.

Отпечатки и некоторые «рельсы» годами и десятилетиями укреплялись в нашей психике. Чтобы покинуть эти «рельсы» и заменить их новыми образцами, необходим очень мощный импульс. Российский врач Мирзакарим Норбеков («Опыт дурака или ключ к прозрению. Как избавиться от очков»)предлагает задействовать в перепрограммировании подсознания комбинацию восприятий, которую называет «октавой». «Октава» должна состоять из самых позитивных переживаний, которые только можно себе представить или которые нам довелось испытать в жизни: большой успех, когда мы чувствовали себя «на седьмом небе» от счастья; живописный закат, увиденный вместе с любимым человеком; момент, когда впервые прижали к груди младенца или увидели незабываемо прекрасный пейзаж. «Октава -- это сочетание уверенности, решительности, силы, мощи, могущества твердости и нежности, любви, доброты, трепетности, чувства полета и радости». «Это снисходительное спокойствие и спокойное уверенное знание, что будет так, как Вы этого захотите!» - «И в то же время «Октава» -- это движущая сила к осуществлению цели. Октава -- это искусство управлять своим телом, приказывать ему, заставлять, вынуждать его постепенно внешне и внутренне перевоплощаться в ТОТ облик, в который Вы желаете.»

«Внутреннее стремление должно быть очень сильным. Это внутреннее утверждение типа:

есть воля
Я есть сила
Я есть любовь
Я есть прощение

Я есть могущество
Я есть юность
Я есть молодость
Я есть здоровье
Я есть мудрость
Я есть жизнерадостность
Я есть все прекрасное
Все зависит от меня
Все в моих руках»

Тренировки с такими установками, ритуалы и терапия могут изменить подсознание. Оно не сможет противостоять столь мощному напору.

С этим отношением мы сможем избавиться от хронических недугов, перестать чувствовать себя маленькими человечками, на головы которых один за другим обрушиваются конфликты, и стать творцами своих судеб.

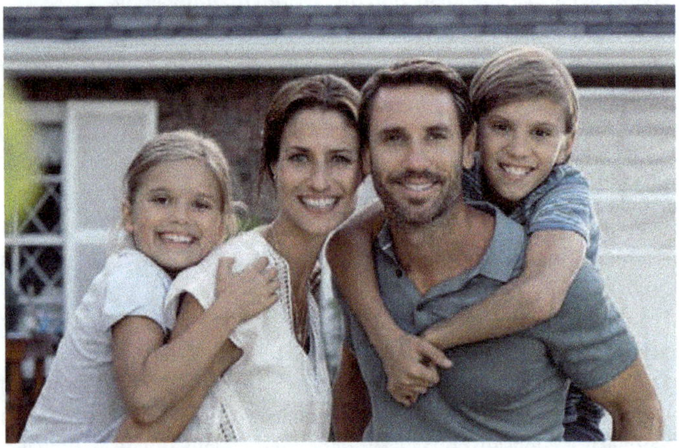

Понять семейную ситуацию

Те, кто знаком со скрытыми семейными порядками Берта Хеллингера, смогут найти отличные способы решения конфликтов. Разъяснение семейной ситуации является неотъемлемой частью моей работы. Помимо знаний о ранних отпечатках, это самый важный инструмент для прогресса/исцеления. Не обязательно делать семейные расстановки - они не для всех. Семейные динамики можно распознать и по-другому - например, в беседе. Ниже краткое изложение важнейших пунктов: (Рекомендованная литература: Берт Хеллингер, «Порядки Любви», Томас Шефер, «Что вызывает заболевания души и что ее лечит» (на нем., Thomas Schäfer, Was die Seele krank macht und was sie heilt).

• Мы связаны с семьей/кланом, в котором мы родились. Наша (чистая или нет) совесть является частью семейной совести. Полная свобода - это иллюзия.

> «Я продолжение моих предков и моих родителей».

• Если кто-то в семье (или семья в целом) совершил несправедливость и не искупил ее, потомок будет (бессознательно) чувствовать себя ответственным и захочет по-своему (как правило, ощущая тяжесть) возместить причиненный ущерб.

> «Что бы вы не натворили, я оставлю вам вашу вину. Я не должен нести ее. Я только ребенок».

• Порядок определен заранее. Кто появился раньше, имеет более высокий ранг потомка. То есть, сначала идут родители, потом, по порядку, дети. Первый партнер (и общие дети), даже в случае развода, является самым близким. Но и у родителей есть мать и отец, они идут перед родителями. Это приводит к бесконечной линии предков с естественным порядком. Этот порядок присутствует и в в группах, кругу друзей, клубах и т.д.

> *Я присоединяюсь к этому порядку – из этого выростает свобода.*

• Семья включает и изгоев (например, инвалидов, находящихся в соответствующих заведениях), умерших (недоношенных или мертворожденных, аботрированных), покинувших лоно семьи. Если для них не остается места, возникает дисгармония/болезнь в семейной системе.

> *В моем сердце есть место для всех!*

• Дети должны принимать их родителей такими, какие они есть. Лучших нет (даже если они были/являются плохими родителями). Тот, кто примет в родителях только то, что ему нравится, соответственно не принимает их до конца. Кто презирает своих родителей, отрезан полностью от силы. Кто же искренне соглашается со своими родителями, соглашается и с собственной жизнью и судьбой. (Это не означает, что нельзя быть иного мнения, и нельзя выбрать совершенно иного пути, чем родители). Ненависть и презрение приковывают людей далеко друг от друга. Любовь освобождает.

> *«Спасибо, мама, я тебя полностью принимаю. Ты в моем сердце. Спасибо, папа, я тебя тоже полностью принимаю и я чту тебя. Я полон сил на моем собственном пути».*

• Если мальчик или мужчина не может принять своего отца, его «мужской сок» не может достигнуть его. Его мужественность ограничена, наблюдаются тенденции к депрессии

> *«Ты мой единственный отец, ты самое лучшее для меня. Спасибо».*

• Если девочка или женщина не может принять свою мать, она не может стать/быть до конца женщиной. >

> *«Ты моя единственная мать, ты самое лучшее для меня. Спасибо».*

• Родители не обязаны доверяться с детьми по поводу их личной жизни. Если родители говорят детям что-то, что их не касается, об этом следует забыть.

«Хватит, я только ребенок».

Дети не имеют также права вмешиваться в отношения между родителями. Например, измена, развод или аборт касаются только родителей.

> «Это тебя не касается, малыш».

Ничего хорошего не выходит из ситуации, когда дети выступают в качестве замены партнера. Ребенок часто чувствует себя польщенным, но порядок нарушается.

> «Я только ваш ребенок». (Так же у взрослых).

• С точки зрения воспитания, дети должны знать, кто главный. Дети нуждаются в любящих и сильных родителях. Дети развиваются в процессе соблюдения и нарушения запретов. Обе вещи важны, поэтому запреты и правила необходимы.

Но суть воспитания в том, как родители его иллюстрируют. Дети повторяют автоматически. Если родители не пришли к согласию в вопросах воспитания и отец (часто) уходит от вопроса, ребенок бессознательно будет солидарен с ним, поскольку он хочет согласиться с обоими родителями. Он будет, в конце концов, как отец. Это будет тем более явственно, чем более закрыта мать в отношении отца (например, алкоголик, неудачник).

> «Ты можешь быть, как папа, или как я».

• Дети часто отказываются от собственного счастья и принимают, в знак солидарности, нерешенные проблемы, тяжесть, невысказанное, вину от предков (обычно от родителей). В этом часто заключается глубинная причина наркомании, заболеваний или проблемных свойств под девизом: «Пусть мне тоже будет плохо», или «Я следую за тобой».

• Конец отношений между супругами не означает конца родительских отношений. Мать всегда останется матерью, а отец отцом. (Следует неоднократно повторять это ребенку!)

> «Мы расстались - это не имеет ничего общего с вами. Мы по-прежнему ваши родители».

• После развода дети должны остаться с родителем, который больше ценит другого, поскольку там отсутствующий родитель присутствует больше. Нельзя оставлять это решение за ребенком (это привело бы к чувству вины).

• Усыновление по причине «мы хотим ребенка» неблагоприятно. Лучше взять ребенка временно под опеку.

• В отношениях давать и брать должны быть сбалансированы. Тот, кто постоянно дает и не берет ничего взамен, становится все более сильным и захочет сохранить свое превосходство, что поставит под угрозу отношения. Кто постоянно берет и ничего не дает, тоже их разрушает. Родители дают детям так много (жизнь), что компенсация возможна лишь в ограниченном объеме, - когда родители стареют.

• «Я сожалею» лучше в отношениях, чем «я прошу прощения». Первое скорее помогает вернуться на один уровень, чем щедрое прощение. Требованием возмещения ущерба можно также восстановить равновесие.

• Замечательный ориентир Хеллингера: «Нужно всегда искать любовь - там найдется и решение.»

Говорить о конфликте или об отпечатке

Мужчины не любят обсуждать свои чувства; возможно, это одна из причин, почему женщины живут дольше.

Чем раньше и чем обстоятельнее мы разберем пережитый стресс, тем быстрее нам удастся выйти из активной фазы конфликта. Если это очень глубоко травмирующее или неприятное событие, то говорить о нем далеко не просто.

Но нужно перешагнуть через себя и «излить душу».

Может статься, что наш собеседник уже прошел через подобное испытание или слышал похожие истории от своих знакомых. Даже сам факт того, что ты не один на один со своим горем, существенно убавит его драматизм.

Беседа прерывает «кружение мыслей в голове»: многое проясняется, мысли приходят в порядок и, при удачном раскладе, может даже найтись решение проблемы.

Для начала вообще важно хоть с кем-то поговорить, будь это друг, партнер, коллега или кто-то еще. Важно через разговор прорвать душевную изоляцию.

Конечно, было бы идеальным, если бы собеседником оказался человек, который знаком с ситуацией и которому мы доверяем. «Профессиональная помощь» психотерапевтов или психологов имеет смысл, если они знакомы с 5 Биологическими Законами Природы и знают о воздействии семейных отпечатков.

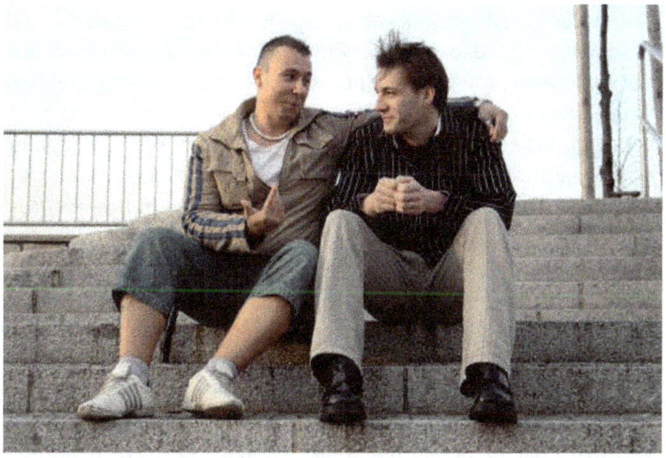

Писать о конфликте

О конфликте можно «чистосердечно написать». Излагая письменно, легче нащупать суть проблемы, потому что есть возможность все спокойно обдумать. Этот процесс помогает внести ясность и добраться до истины.

С точки зрения пяти Биологических Законов, ведение дневника считается полезным по целому ряду причин: для диагностики, поскольку события зафиксированы в их хронологической последовательности, а также для терапии, т.к. изложение на бумаге деталей конфликта уже есть его частичная «обработка». В некоторых случаях благотворное влияние окажет просто честно написанное письмо. Конечно, следует хорошенько подумать, отправлять ли такое письмо на самом деле, чтобы не наломать лишних дров. Может, будет лучше «отправить» его символически, исполнив некий короткий ритуал. Не имеет приэтом значения, жив ли адресат или давно умер. Можно вообще торжественно сжечь такое письмо на берегу реки, а пепел развеять над водой.

Простить и помириться

Большинство конфликтов возникает между людьми. Некоторые повторяющиеся конфликты «вечно живы», потому что мы на кого-то затаиваем обиду. В таком случае прощение оказывается простым и одновременно эффективным рецептом выхода из активной фазы конфликта. Как ни странно, труднее всего нам дается прощать своих близких. Иногда это кажется совершенно невозможным, даже если разум просит. Если наше подсознание на протяжении многих жизней лелеяло идею возмездия, изменить все разом мы не сможем, и рассудок тут бессилен. Часто нет даже необходимости прощать кого-то, достаточно лишь попытаться поставить себя на место «противника» и понять его позицию. Любое действие человека объясняется его личными отпечатками и индивидуальной историей жизни. Если бы наши «истории» были одинаковыми, мы и действовали бы одинаково. Но часто доходит до паранойи – якобы кто-то хочет причинить нам вред, обокрасть, опорочить наше доброе имя и т.п.

Существует и еще один, более глубокий аспект прощения: Все, что с нами случается, мы вызываем сами - в этой ли или в прошлой жизни. Наше окружение, близкие люди всего лишь «держат перед нами зеркало», а все, что от нас исходит (мысли, слова и дела) всегда возвращается к своему источнику – к нам самим, по закону резонанса. Этот духовный закон действует с точностью швейцарских часов, верим мы в него или нет.

Рекомендую ознакомиться с книгой целительницы Марион Кон, посвященной этой теме. На примерах из собственной практики автор доказывает, что конфликты не происходят просто так, а следуют определенному плану, не «падают с неба», а заранее предначертаны. Она связывает пять Биологических Законов с духовной сферой и помогает осознать, что за биологией стоят еще более могущественные силы, а это значительно облегчает процесс прощения.

Вне сомнения, гораздо удобнее чувствовать себя в роли несчастной жертвы, вместо того, чтобы взять на себя ответственность за свою жизнь и принимать удары судьбы с благодарностью, потому что на самом деле мы всегда являемся жертвами собственных деяний. Если мы раз и навсегда это уясним, у нас не останется больше повода на кого-то злиться. – Как можно сердиться на того, кто наше же нам и вернул? Да и повод прощать кого бы то ни было исчезает.

Остается лишь с благодарностью восхищаться грандиозным порядком, частью которого является каждый из нас.

Лично для меня не составляет труда кого-то простить, если я нахожу, что в его поступке просто проявилось его маленькое «я», а не божественная сущность. Как можно злиться на что-то ничтожно малое!

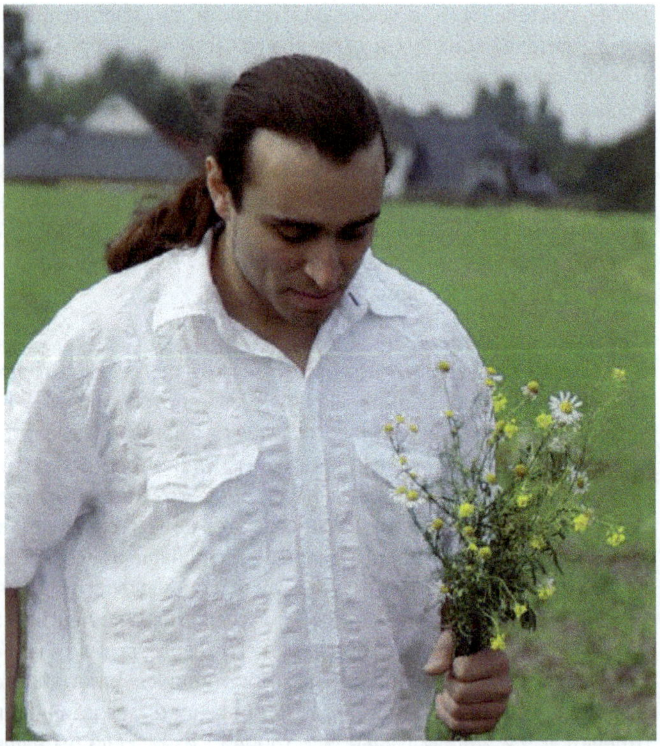

Умение прощать предполагает определенную духовную зрелость личности или ее связь с духовным миром (= religio). Простить - не значит подчиниться. Нет противоречия и в том, что можно отвернуться от обидчика, при этом его простив. Можно даже продолжать с ним бороться, одновременно прощая его, поняв, почему он действует так, а не иначе.

Если мы простили человека, то неплохо было бы ему об этом узнать. Возможно, что и на него такое известие произведет исцеляющий эффект.

Прощение по-настоящему войдет в подсознание, если мы совершим при этом небольшой торжественный ритуал: рукопожатие, объятие, подарок, приглашение.

Если в процессе прощения чувство «молчит», а действует лишь разум, разрешение конфликта вряд ли состоится.

Реконструкция конфликтов и разрешений

(«театральная терапия», психодрама по Морено)

Театр существует столько же, сколько и люди. Но речь идет не только и не столько о развлечении. Глубинный смысл театра – исцелять. Исцелять как зрителя и общество, так и самих актеров. Античные греческие трагедии, как и многие произведения классической музыки, строятся по принципу двухфазовости и задумывались как «терапевтическое воздействие» на публику.

Театр пытается вскрыть некий индивидуальный или коллективный конфликт и помочь зрителю его осознать. В безопасной атмосфере театра конфликт переживается вновь. Это повторное переживание побуждает индивидуум к поиску решения, которое тоже может быть предложено со сцены.

Если в реальной жизни в результате конфликта человек лишился свободы выбора, в театре он вновь найдет пространство для свободы. Театральная игра затрагивает все наши чувства, поэтому достигает глубин нашего естества.

Через реконструкцию конфликта и его гипотетического разрешения подсознание может быть перепрограммировано. Интеграция теории 5 Биологических Законов Природы и театра и так называемой театральной терапии кажется многообещающей.

То, что сегодня представляется как «современный» театр, лишено всякого смысла. Отсутствует связь с природой и духовным миром, как и ответственность исцелять. Но для наших мероприятий подмостки и высокопарный термин «театральная терапия» вовсе не обязательны. В одиночку или с другими мы разыгрываем сцену, с которой не в состоянии справиться в жизни, которая «держит за горло», вновь и вновь повторяясь и делая нас больными. Переживая конфликт еще раз, мы «выпускаем пар», уменьшая его значение, переосмысливая его.

❁ *История разыгрывается во Франции: 4-летний мальчуган часто проказничает. Родители приглашают Деда Мороза, чтобы тот как следует наказал шалуна. Раздается звонок в дверь, и отец говорит сыну: «Это Дед Мороз, теперь берегись!» Минут десять за дверью слышатся шорохи, скребки и стук. Вечность для перепуганного ребенка. После пережитого мальчика как ударило молнией. (= Моторный конфликт невозможности убежать и одновременно конфликт расставания, поскольку он думает, что Дед Мороз заберет его с собой). В дальнейшем эту сцену он переживает во сне каждую ночь (= рецидивы).*

До 26-ти лет парень страдает эпилепсией. Исцеление посредством реконструкции событий наступает благодаря усилиям д-ра Хамера. Как и тогда, заказывается Дед Мороз и воспроизводится обстановка. Снова стук и поскребывание под дверью. Но когда «Дед Мороз» заходит в комнату, его «поражают» его же оружием, огрев по шапке посохом. С этого момента пациент здоров. (Хамер, «Золотая книга», часть 1, стр. 143).

❁ *6-месячному младенцу была сделана операция по удалению*

свища заднего прохода. При обработке раны родителям приходилось держать младенца за руки и за ноги, а тот надрывно кричал (= моторный конфликт невозможности убежать). В последующие месяцы жизни у малыша обнаруживаются явные признаки задержки развития моторики. Родители, знакомые с пятью Биологическими Законами, осознают конфликт спустя шесть месяцев, и разрешают его с помощью реконструкции.

Рассказывает отец: «Мы его положили, я удерживал за ножки, а жена слегка надавила на попку, чтобы он вспомнил ту ситуацию. Как только я прикоснулся к ножкам, с его личика исчезла улыбка, а глаза расширились от ужаса в ожидании боли. Это было так явно! Жена несколько раз сжала давно зажившую ранку. Ребенок застыл в напряжении и панике, готовый заорать в любую секунду. Я специально заметно ослабил хватку, так что мои руки лишь слегка касались его ножек. Я ожидал, что

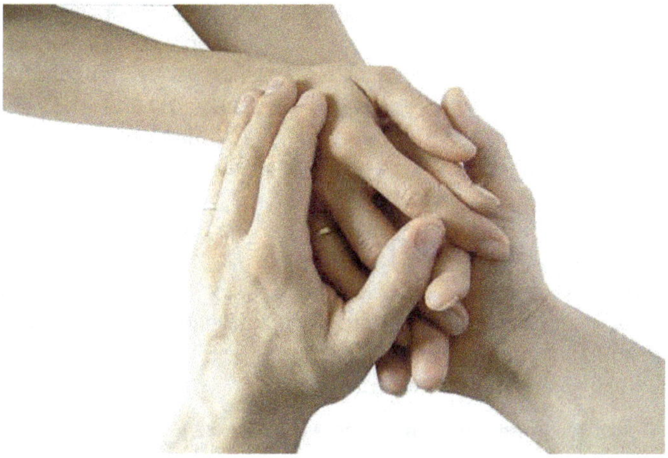

ребенок начнет дергаться, но он не пошевелился. Я ждал. Наконец заметил легкое движение. Тогда я нарочно сделал вид, будто мои руки убрала некая посторонняя сила, поднял их и сделал шаг назад.

Младенец следил за мной. Тогда я снова подошел и обхватил его ножки руками, но уже не так сильно. Жена еще раз надавила на попку. На этот раз движение ног ребенка стало чуть более интенсивным. И снова я позволил себя «прогнать». Взгляд ребенка по-прежнему был прикован ко мне. Мы проделывали эту процедуру раз 10-15, и с каждым разом движение ног ребенка становилось все более заметным. Из глаз постепенно исчезали страх и паника.

В конце концов эта игра даже стала ему нравиться, и он засмеялся. (При написании этих строк не могу не вспомнить слова д-ра Хамера: «Конфликт разрешен тогда, когда пациент может над ним посмеяться». Сказано точно!) Теперь на лице ребенка играла улыбка, а всякий раз, когда я брал его за ножки, он старался отбрыкнуться и радовался, когда я опрокидывался на спину. Мы были счастливы видеть, что он «освободился». В ножках почти не было силы, но он всякий раз совершал ими «отталкивающее» движение. Мы наслаждались чудесным преображением.

Приближался вечер и время сна. Мы решили, что на следующий день повторим все снова. Но утром нашему удивлению не было границ – он проспал всю ночь, не просыпаясь! Впервые за все месяцы жизни! В течение дня мы отметили, что его ручки потеплели и что он стал намного спокойнее, почти не плакал. Мы еще раз поиграли в прежнюю игру. В его взгляде не было больше паники, ему хотелось меня поскорее опрокинуть на спину.

Дня через два мы эту игру прекратили. Не хотелось повторять ее слишком часто. Но и в дальнейшем он не просыпался по ночам. То есть все произошедшее не было случайностью. В течение последующих двух недель его активность постепенно возрастала. Он переворачивался, ползал, старался подниматься. Через 6-7 недель после разрешения конфликта он сделал свои первые шаги, держась за игрушечную коляску. А вскоре научился ходить самостоятельно. Сейчас ему два с половиной года, и он ничем не отличается от своих сверстников. Обследования подтверждают нормальный уровень развития». (www.germanische-heilkunde.at).

Совершение ритуалов

Ритуалы – это символические действия, которыми закрепляют некие намерения или решения. Это не пережитки прошлого, а мощные терапевтические инструменты, которыми мы, вооруженные 5 Биологическими Законами, можем целенаправленно пользоваться. Наша цель – привнесение новой информации в подсознание и перепрограммирование его.

Если, к примеру, нам трудно дается расставание с партнером (= конфликт расставания), то мы можем попытаться разорвать связывающую нить с помощью ритуала. Примеры:

- Я отправляюсь туда, где мы вместе с ним пережили счастливые мгновения. Я зажигаю свечу и благодарю судьбу за то время, мысленно прощаюсь с ним и окончательно расстаюсь со своим прошлым.
- Я окуриваю квартиру благовониями и зажигаю ароматическую свечу.
- Я развожу костер, бросаю в него все письма бывшего партнера и мысленно расстаюсь с ним.
- Я встречаюсь с партнером в последний раз и сознательно и официально прощаюсь с ним.

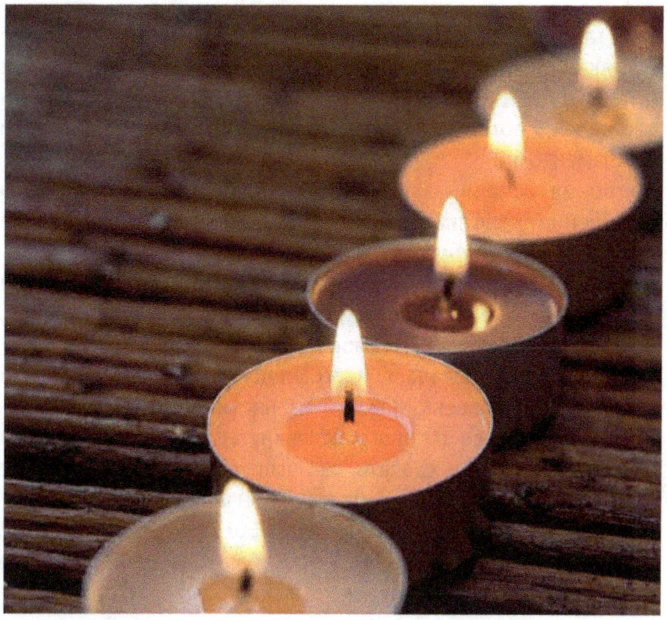

При зависшем конфликте «страха за спиной» можно подумать над защитным ритуалом.

Зависший конфликт ареала мы можем разрешить действом, четко очерчивающим границы нашего жизненного пространства.

Решающим является то, что мы наконец «добрались до сути» и всем сердцем переживаем это.

Чем больше чувства мы вложим в ритуал, тем более эффективным окажется его воздействие. Лучшие из них те, которые возникают спонтанно.

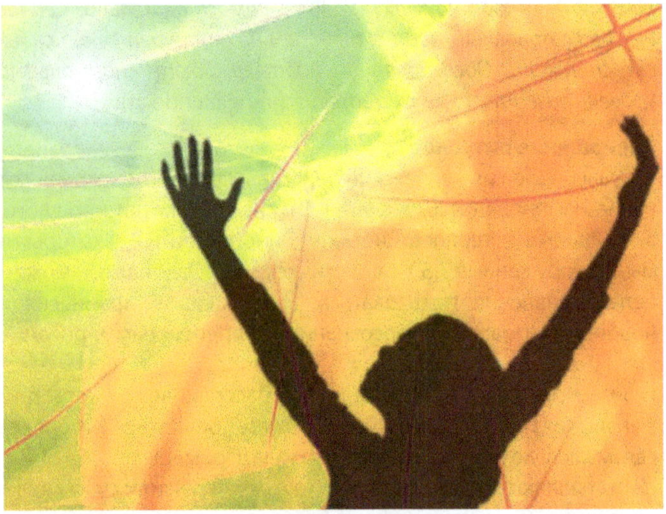

Религия, молитва, медитация

Через молитву или медитацию мы пытаемся, в зависимости от убеждений и жизненных ориентиров, получить поддержку свыше – Бога, богов, ангелов или ангела-хранителя.

Цели молитв могут быть самые разные, и я считаю, что каждый может молится на свой лад.

Связь с «высшими силами» необычайно важна. Как минимум, так же, как и заземленность, т.е. прочно стоять на земле обеими ногами.

Тот, кто соединен с духовным миром, не конфликтует по пустякам. Кому ведомо, что наша жизнь – всего лишь краткое интермеццо в большом странствии, того не просто выбить из колеи, потому что он обладает прочным духовным фундаментом.

Во время молитвы или медитации не стоит совершать в отношении конфликтов ошибки, как девушка в случае из практики, описанном на стр. 56.

Молитва может стать также просьбой о помощи. Если мы не знаем, как нам быть дальше и ситуация кажется безвыходной, то попросить о спасении самое время.

Духовный мир обладает неограниченными возможностями поддержать человека. Каждый из нас имеет своего ангела-хранителя, всегда готового откликнуться на наш зов, если ему позволено это сделать, т.е. если его вмешательство не противоречит высшему плану нашей жизни.

Как целитель я привык просить Бога о здоровье всех, обратившихся ко мне. Эта просьба дает определенную приятную скромность. Думаю, каждому пациенту стоит чаще искренне просить об этом. Не важно, в какой стадии недуга. Помощь всегда будет оказана!

Загладить вину

Иногда конфликты сохраняют свою активность оттого, что мы сами не можем себе что-то простить. Чаще всего – необдуманные слова или поступки, ранившие кого-то или кому-то навредившие. *Например, в состоянии аффекта скрываемся с места аварии.*

Муж один раз в жизни изменяет жене. Но это мучает его долгие годы, пока однажды он не «исповедуется» перед ней (архив автора).

«Нечистая совесть», как правило, запускает плечевую ОРБП. Но может инициировать также и любой другой конфликт.

Прошу заметить, что речь идет не о правоте или неправоте с моральной или юридической точки зрения, а о личном ощущении того, что что-то было сделано «неправильно». У преступника, считающего свои «подвиги» нормальными, конфликт не возникает и ОРБП в действие не приводится. Другое дело, что судьба однажды все равно его накажет.

Мучительное чувство вины существует в нас ровно столько времени, сколько мы ее не признаем, всячески пытаясь вытеснить.

Если же признать вину, то чувство это странным образом пропадает.

Даже если это стоит немалых внутренних усилий, конфликты следует, по возможности, устранять возмещением ущерба или явкой с повинной (для тех, кто верит в правосудие). Часто фраза «мне очень жаль» творит чудеса!

Оставить конфликт в прошлом («спустить в унитаз»)

Каждый из нас знает, что происходит в туалете: сделал кучку, смыл, и готово. Простая процедура, проделываемая тысячи раз. Теперь представим себе следующее: кто-то сделал свое дело в туалете, но вместо того, чтобы все смыть, начал размазывать

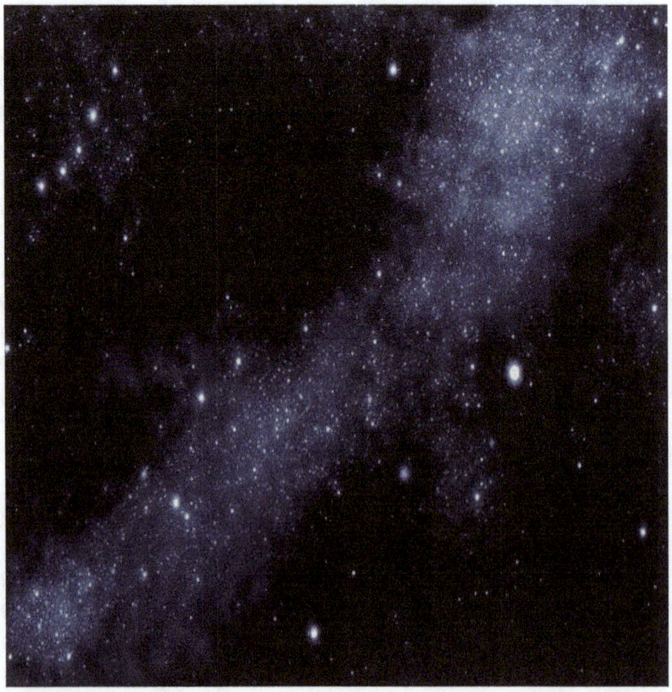

экскременты по полу. Ненормально? Конечно. Но именно это мы часто и проделываем!

Вместо того, чтобы «смыть» конфликт (= содержимое унитаза) и забыть о нем, мы таскаем его днями, неделями, месяцами, годами, всю жизнь напролет (= зависшие конфликты).

Лишний раз ломая себе голову мыслями о случившемся, мы лишаем себя энергии, чтобы полноценно жить здесь и сейчас! Покончим с прошлым!

Долой старье! Извлечем из него уроки и сбросим как балласт! Начнем каждый день с чистого листа!

Музыкальная терапия, пение и танцы

Эксперименты с растениями и животными показывают, что музыка положительно влияет на их здоровье. Она не лечит тело напрямую, а добирается до него через душу, будь то растение, животное или человек.

Музыка открывает сердца как исполнителей, так и слушателей. Мне кажется, что любая музыка, которая радует, уже хоть немножко лечит. Естественно, что о целительной силе музыки можно говорить только тогда, когда ее благозвучие заставляет звучать в унисон скрытые в каждом из нас добро, красоту и божественное начало, потребность в добре, гармонии и красоте.

В идеале такая музыка способна своим дисгармоничным началом разбудить наш конфликт и исцелить его своей гармоничной частью, или унести его прочь.

Истинно целительная музыка исходит из духовных сфер. Она отражает космически-божественный порядок, как священная геометрия (Мельхиседек), математика (Плихта), физика (Шаубергер), биология, химия (Рассел) и вообще вся природа.

В лице пяти Биологических Законов Природы терапевтическое музицирование и слушание музыки, а также танцы и пение несомненно получат ценные импульсы. Д-р Хамер рекомендует свою песню «Моя студентка».

Релятивировать конфликт (напр., «терапия Млечного Пути»)

Давайте обратим взор к Млечному Пути: сотни миллиардов солнц и планет! Земля – всего лишь крохотная планетка на окраине этой Галактики. Мы живем на Земле среди примерно семи миллиардов других людей, и каждый из нас считает себя очень важным. Центр Вселенной - каждый для себя. Но, положа руку на сердце: как ничтожно малы мы с космической точки зрения! Пылинки, крошечные клетки гигантского организма! На каком основании мы считаем себя такими важными? А как незаметны и незначительны наши человеческие «мини-проблемки»! Расширим же свой горизонт! Приведем в соответствие масштабы!

«…За облаками свобода, наверное, безгранична.
Все страхи, все заботы, как говорят,
прячутся под ними, а потом
все, что кажется большим и важным,
внезапно оказывается так ничтожно...
(Райнхард Мэй)

Смех

С юмором жить проще! Этому учат нас представители южных народов. Они живут дольше не только благодаря оливковому маслу и помидорам, но и благодаря их веселью и беззаботности. С юмором мы легче преодолеваем конфликты и кризисы. Не стоит относиться к самим себе и своей жизни чересчур серьезно. «Что наша жизнь? – Игра!» Ожесточенностью и злобой ни в жизни, ни в разрешении конфликтов ничего не добиться. А если злоба уступит место смеху – мы только выиграем!

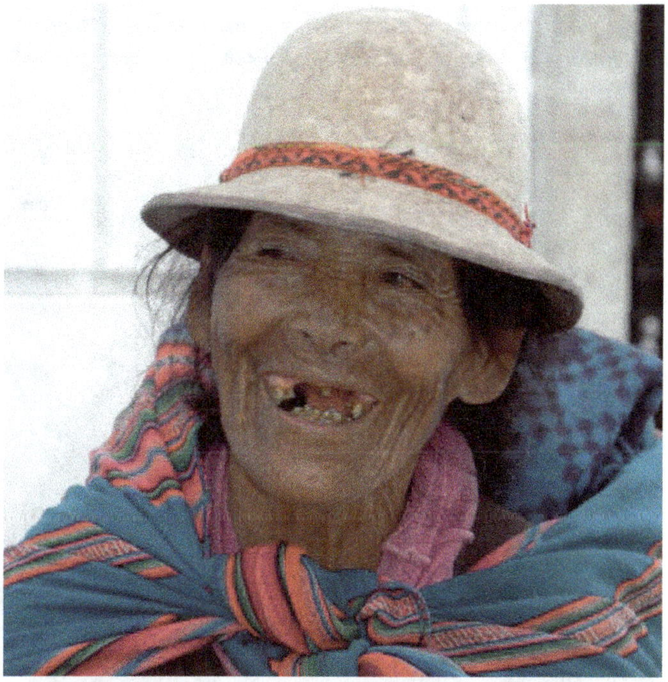

Представим себе здоровье или решение конфликта (визуализация)

Порождаемые нами мысли и образы рано или поздно материализуются. Негативные мысли и ужасные видения материализуются точно так же, как и позитивные мысли и представления о счастье.

Даже если найти решение в реальности не удается, не стоит надолго застревать в угаре конфликта и недуга. Смотрите вперед! Интенсивно представляя себе решение нашего конфликта или выздоровление, мы приводим в действие могущественные механизмы.

Сегодняшняя мечта = завтрашняя реальность!

Наиболее эффективными оказываются визуализации между сном и бодрствованием. В этом состоянии расслабления частота колебаний мозга составляет около 10 герц (= альфа-ритм) и самопроизвольно возникают сновидения и внутренние образы.

Если есть намерение поупражняться в визуализации лежа в постели, то лучше заранее наметить для этого время суток, скажем, за 5 минут до подъема утром или до засыпания ночью.

Пример:

Пациента в течение длительного времени мучают боли в крестце, поскольку с детства он привык считать себя никчемной личностью (зависший конфликт).

Пример:

Я в танце кружусь по чудесной цветочной лужайке, и у меня абсолютно здоровое тело. Мой позвоночник чувствует себя легко и свободно. Темным страницам главы детства я отдаю должное и оставляю их в прошлом. Я радуюсь новому ощущению жизни.

Цветочная терапия доктора Баха

Английский ученый Эдвард Бах (1886 - 1936) пришел в течение своей жизни к выводу, что все наши телесные страдания имеют душевные или духовные причины. Последние годы жизни он посвятил поиску естественных путей исцеления, не имеющих побочных действий. Будучи от природы тонко чувствующей натурой, он бродил по лесам Уэльса, чувствуя характер различных растений.

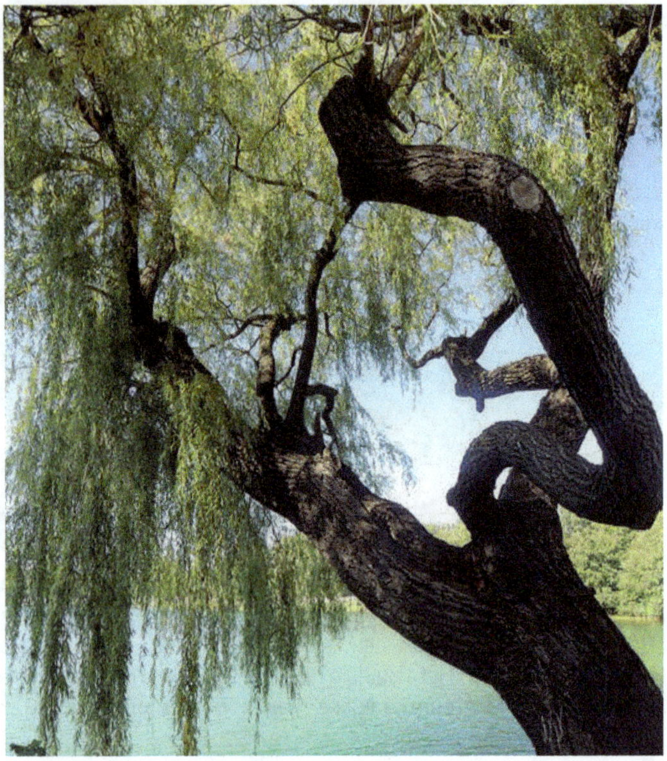

На момент смерти в 1936 г. он разработал систему из 38 эссенций цветков дикорастущих растений, деревьев и кустарников.

По д-ру Баху, болезнь – это реакция тела на душевные расстройства (конфликты). Цветы Баха не подавляют негативное восприятие, а трансформируют его в позитивное. К примеру, желтая ива благодаря своим характерным признакам способна помочь простить и забыть прошлые несправедливости. Люди, удрученные горем, раздавленные жалостью к самим себе и озлобленные на весь мир с ее помощью могут исцелиться. Д-р Бах не уставал повторять своим хроническим пациентам, что им нужно не концентрироваться на телесных симптомах недугов, а духовно развиваться. Если будет ликвидирована причина на душевном уровне, то физическое состояние нормализуется автоматически.

Цветы Баха нельзя применять симптомно, поскольку в его системе отсутствует корелляция между органами и конфликтами.

Цветы Баха особенно полезны в фазе активного конфликта и для поддержания морального духа пациента во время фазы ремонта. Подходящее средство (эссенцию) он может эмпирическим путем или интуитивно подобрать сам. Пациент может сам приготовить свою эссенцию. - При всех вышеперечисленных манипуляциях попросите помощи свыше.

Арт-терапия

«В образах (символах), воспроизведенных на бумаге, отражаются подсознательные потребности, а также глубоко скрытые конфликты, становясь доступными для восприятия и осмысления.

При поддержке терапевта в защищенной обстановке возможно воссоздание травмировавших пациента и спровоцировавших конфликт сцен из прошлого. Здесь допускается эмоциональное напряжение. Анализ рисунка и его символики, увиденных с другой точки зрения и с определенной дистанции, поможет обнаружить внутренние связи.

Новое восприятие облегчает нахождение креативных решений сначала на бумаге, а затем и в реальной жизни.

Арт-терапия особенно подходит для пациентов, которые в силу своего возраста (дети), психического расстройства или констелляции (напр., аутизм) оказываются интеллектуально «недоступными» для беседы с терапевтом.

Она эффективна также для выявления застарелых, глубоко сидящих конфликтов или для пациентов, обожающих рисовать. Зрительные образы являются и языком животных. Если с ними необходима коммуникация, то лучше всего она проходит через картинки.

Телепатические послания – это тоже внутренние образы. И наоборот: внутренние образы – это телепатические послания. Они являются ин-форма-цией, которая формирует материю. Через зримые образы мы моделируем наше будущее – осознанно или бессознательно.

Психотерапия

Так как психотерапия больше других предназначена «исцелять душу», было бы непозволительно оставить ее в стороне.

Последние десятилетия явили миру такое множество психотерапевтических техник, что голова идет кругом даже у «инсайдеров».

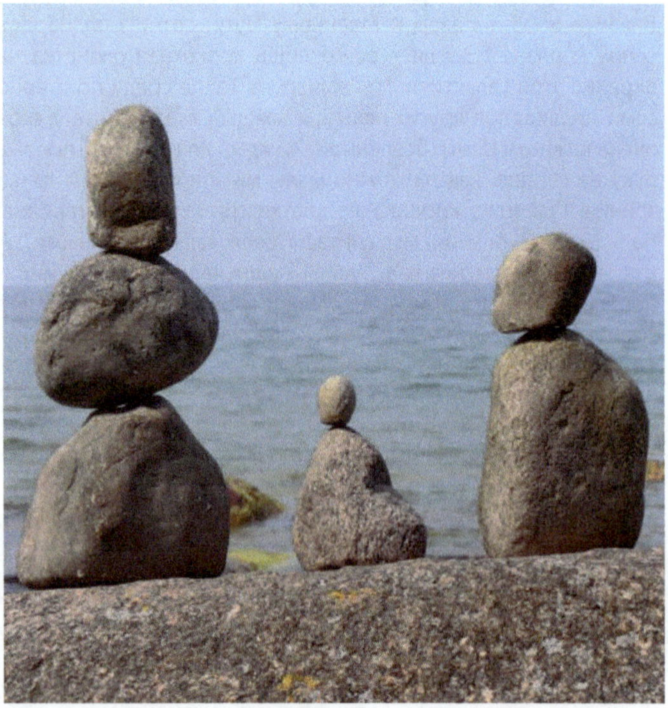

За ориентир в этих джунглях методик возьмем принцип: «Кто исцеляет, тот и прав!» Если методика помогает выбраться из активной фазы конфликта, то она имеет право быть, она «правильная». (К исцелению телесных недугов поговорка применима лишь частично).

Лучшее, что может произойти во время психотерапевтического сеанса - вход пациента в контакт со своим внутренним миром. Лучший психотерапевт - это врач, и лучший врач - это психотерапевт.

Перезапись матрицы

Эта очень процедура является дальнейшим развитием известного метода меридианной перкуссии, основанного на меридианно-энергетической технике (МЕТ). Его изобретатель Карл Доусон исходил из того, что в результате создающего конфликт шока часть психики отторгается и как бы «замораживается». Многоходовой терапией делается попытка установить контакт с этой отделенной частью и дать ей понять, что необходимость в подобном спасении уже отпала. Пять Биологических Законов Природы Карл Доусон знал как «мета-медицину».

Реверсивная и реинкарнационная терапия

Возвращение в прошлое, под руководством ли терапевта или самостоятельно (напр., через медитацию) имеет смысл в тех случаях, когда конфликт сильно отдален от момента терапии или вообще забыт. Реверсивная терапия – это обнаружение конфликта в далеком прошлом, «вытаскивание его на поверхность», и разрешение.

Кристофер Рай в своей книге «100 дней инфаркта» (на нем., Christopher Ray, 100 Tage Herzinfarkt) описывает, как ему с помощью самостоятельно проведенного возвращения удалось разрешить пережитый еще до рождения конфликт ареала: он, находится в утробе матери с сестрой-близнецом, когда мать решается на аборт. Это ей удается лишь частично, т.е. погибает только сестра. (= конфликт утраты ареала, т.к. он воспринимал сестру в качестве части своего жизненного пространства). Сам он родился нормально, но из-за сохранившегося в подсознании воспоминания о сестре его на протяжении всей жизни сопровождали жалобы на сердце. На шестом десятке активности конфликт удается разрешить реверсивным методом. После чего за 100 дней произошла серия инфарктов, которые ему посчастливилось пережить и после которых исчезли признаки хронической коронарной недостаточности, беспокоившей его все эти годы.

Практические рекомендации по реверсивной терапии дает американка Брэндон Бэйс в книге «Путешествие. Необычное руководство к исцелению и обретению свободы». Ее метод может быть использован и в нашей практике. При реинкарнационной терапии делается попытка проникновения в прошлые жизни с целью обнаружения причин проблем в жизни нынешней. В пользу этого метода говорят научно зафиксированные случаи его успешного применения.

Обзор прошлых телесных воплощений и их параллель с нашими сегодняшними проблемами вполне может оказать терапевтическое воздействие. Точно так же, как и осознание некоторых слабостей и пристрастий, имевших место в прошлой жизни.

С другой стороны, мне кажется, что природа не зря установила между жизнями барьеры. За редким исключением, она хочет заставить нас полностью сконцентрироваться на жизни нынешней вместо того, чтобы блуждать в закоулках прошлого. Что пользы в том, что мы узнаем, кем мы были и где жили в прошлой жизни, были ли мы бедными или богатыми, и где работали? Все это интересно, но нисколько не помогает в дальнейшем.

А вот если мы станем относиться к нашим ближним так, как хотим, чтобы они относились к нам – это вполне может помочь решить жизненно важную задачу (= главные проблемы и конфликты). Здесь и сейчас! А значит, у каждого из нас хватит дел до конца пути.

Я несколько сдержан в отношении реинкарнационной терапии, но знание, что мы вновь и вновь рождаемся с единственной целью духовного и душевного развития, является основой для наполненной смыслом и свободной от страха жизни.

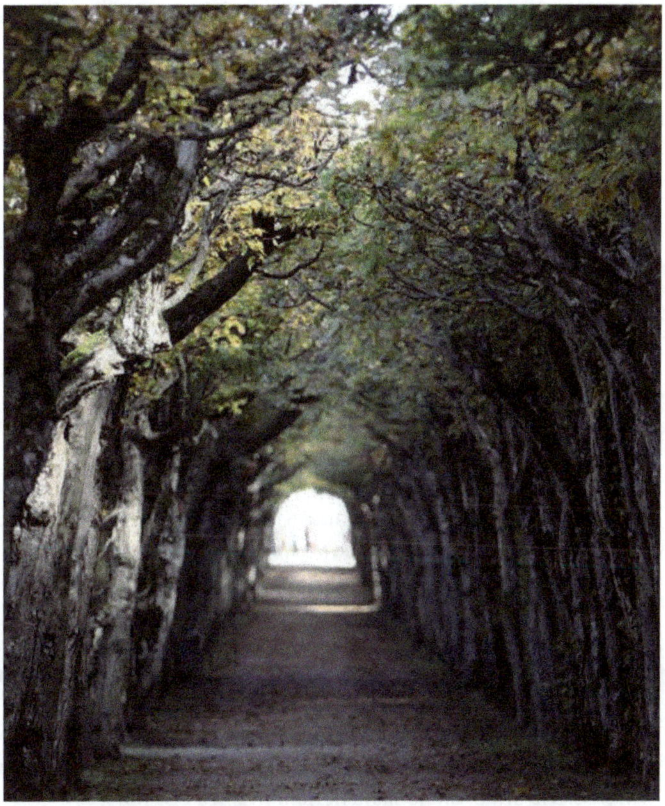

Исцеление посредством принятия полной ответственности

Этот великолепный, кажущийся невероятным метод впервые был применен д-ром Ихалиакалой Хью Лином на Гавайях. Его смысл в том, что мы можем исцелять больных, самих себя и всю землю следующими заклинаниями:

- Я вижу больного людей и узнаю его болезнь со всеми с ней связанными страданиями.
- Я осознаю, что все это имеет отношение ко мне, потому что внешний мир – это и отражение моего внутреннего мира тоже;
- Я принимаю ответственность, поскольку я каким-то образом вызвал эту ситуацию.
- Я хочу все исправить и говорю: «Мне очень жаль, что одна из причин во мне.»

• Прости меня, Творец! Я тоже себя прощаю!
• Благодарю Тебя за шанс исцеления!
• Я люблю Тебя!
• Краткая формула Хоопонопоно: «Мне очень жаль, прости меня, благодарю и люблю Тебя!»

Как я работаю

1. Я прошу пациента принести свою медицинскую карточку (анализы крови, рентгеновские снимки и т.д.). Во время сеанса он описывает свои жалобы/симптомы.
2. Я стараюсь соотнести симптомы с определенной ОРПБ и с конкретной ее фазой.
3. Теперь я спрашиваю о наличии конфликта. Например: «С точки зрения Новой Медицины существует рецидивирующий конфликт разделения. Испытывали ли вы что-нибудь, подобное 5 лет назад?»
4. Мы вместе пытаемся понять, какой отпечаток лежит в основе конфликта. В этом заключается действительная причина. Человек может решить сам, хочет ли он работать с этим знанием в одиночку, или предпочитает продолжать вместе со мной.
5. Курс расслабляющих массажей.
6. Непосредственно после этого медитация в положении лежа:

1-й шаг: Просить
Про себя (или вслух) попросить о духовной помощи для решения конфликта или попросить о помощи для пациента. Установить связь с Богом.

2-й шаг: Назвать, выразить намерение
Я еще раз кратко описываю конфликт или отпечаток и спрашиваю пациента, хочет ли он решить эту проблему.

3-й шаг: Поднять
Пациент должен вернуться к ситуации или отпечатку (Например: «Мамы не было дома...»).

4-й шаг: Оценить по достоинству
Пациент должен поблагодарить, про себя (или вслух): «Спасибо за предоставленную мне возможность пережить эту ситуацию для того, чтобы научиться чему-то».

5-ый шаг: Новый отпечаток
Из проблематичной ситуации мы мысленно делаем хорошую. Например: «Мама возвращается, крепко меня обнимает и говорит, что она будет всегда со мной».

6-ой шаг: Наслаждаться
Пациент должен с наслаждением «купаться» в этом новом чувстве. Эта энергия должна наполнить все его тело.

7-ой шаг: Благодарить
Домашнее задание: В течение трех недель следует каждый вечер интенсивно ощущать исцеляющую мысль/картину. С этого момента в повседневной жизни пациент должен сознательно относиться к вопросу по-новому/по-другому. Эта программа, безусловно, лишь один из многих возможных подходов. – Существует «много дорог в Рим». Это подтверждает множество писем, которые я получил после первых изданий книги: Указывали на успешное решение конфликтов при помощи нейро-лингвистического программирования (НЛП), квантовый метод, квантовое исцеление – матричную энергию - метод двух точек и мн. др.

Временные границы терапии

В натуропатии принято любое терапевтическое средство применять в течение ограниченного отрезка времени (напр., смесь трав пьется в течение трех недель). Удлинение этого периода пользы не приносит.
Это правило применимо и для «душевной терапии».
Хорошая терапия выявляет конфликт и перемещает его в сознание, сделав нас на какой-то срок конфликтоактивными. На втором этапе мы изо всех сил пытаемся разрешить конфликт. Если спустя некоторое время достичь этого не удается, то попытки следует прекратить, т.к. существует опасность, что затянувшаяся терапия может искусственно поддерживать конфликт в активном состоянии. Благие намерения не всегда достигают цели.

Пример: Молодая женщина из-за смерти матери переживает конфликт утраты, взяв за правило ежедневно молиться за упокой ее души. А когда, спустя годы, она это прекращает, у нее начинается рост кисты яичника. Диагноз поставлен спустя 4 месяца. Примечание: Вместо того, чтобы «завершить» этот жизненный этап и начать новый, с помощью ежедневных молитв она искусственно поддерживала конфликт в состоянии активности. Затянувшийся конфликт накопил большую «конфликтную массу», и в фазе ремонта вместо маленькой кисты образовалась большая (архив автора).

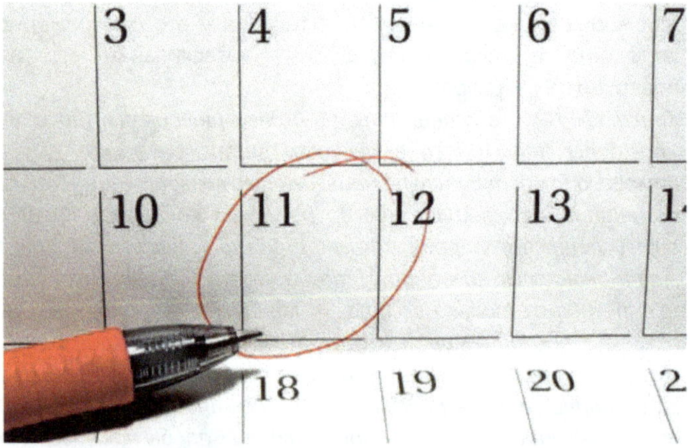

ПРИМЕЧАНИЕ: ФЕНОМЕН ПЕРВИЧНОГО УХУДШЕНИЯ

Под первичным ухудшением в натуропатии понимается усиление симптомов в начале любой терапии. Среди гомеопатов, натуропатов и представителей Новой медицины первичное ухудшение считается добрым знаком, указывающим на то, что терапия «попала в цель». Чем объясняется этот феномен?
Когда много лет назад, акивно изучая открытия д-ра Хамера и анализируя связи «болезней» с конфликтами, я сравнил все это с моими собственными «заболеваниями», я очень сильно заболел. Что произошло? - Мои старые, частично неразрешенные конфликты были «раскопаны» и - как результат понимания связей или благодаря новому видению проблемы - разрешены.
Хронические процессы, если есть намерение от них избавиться, должны быть возвращены в острую стадию, что в одинаковой

мере касается как телесного, так и психического уровня.

Инкапсулировавшиеся скопления гноя (абсцессы) под воздействием тепла можно довести до «нарывания». Первичные ухудшения (боли и еще большая припухлость) при этом неизбежны.

Каким образом гомео- и натуропатическим средствам удается «включить» исцеление (= первичное ухудшение)? Возможно ли, что мы имеем дело с феноменом резонанса?

Нет сомнения в том, что каждый человек уникален и обладает специфичными чертами характера и душевными качествами. То же касается животных и растений, что признает сегодняшнее естествознание. Не стоит ли признать также существование характера у «неживой» материи – камней, минералов, металлов, солей? В конце концов, любая материя имеет духовное происхождение и обладает в силу этого специфическими духовно-психическими свойствами. И, возможно, «особый характер» сон-травы (Pulsatílla), вступая в резонанс со специфически-конфликтоактивной душой конкретного человека, находящейся в стадии активного конфликта, способствует ее оздоровлению?

На уровне органа эти средства усиливают ваготонию, так что после первичного ухудшения может начаться глубокое исцеление.

Что может мешать исцелению

1.Преимущества болезни: Многим людям не хватает внимания. Ребенком или во взрослом состоянии они замечают, что они получают любовь и внимание, если они чувствуют себя плохо. Так возникает программа: «Я, конечно, болен, но готов платить эту цену, ведь теперь я любим». Бессознательно так держатся за страдание. Вспомним и о преимуществах досрочного выхода на пенсию, инвалидности, пособия на опеку и т.д.

2. Некоторые люди чувствуют себя жертвой (например, плохого партнера, нелюбящей матери). Болезнь может стать местью, создавая кому-то нечистую совесть: «Смотри, как мне плохо (подразумевается - из-за тебя)».

3. Исцеление требует изменений. Некоторые люди не хотят меняться (как правило, из инерции или страха).

Я проверяю, нет ли этих моделей и оставляю их позади!

Терапия – активная фаза конфликта – уровень мозга

Мне неизвестно ничего, что можно предпринять на уровне мозга во время активной фазы конфликта. Важно приступить к разрешению конфликта на психическом уровне (см. выше).

Терапия – активная фаза конфликта – физический уровень

Большинство Особых Рациональных Биологических Программ (ОРБП) в активной фазе конфликта протекают бессимптомно, и мы не чувствуем себя «больными».

Тело работает отменно, т.к. находится под воздействием своего рода симпатикотонического «допинга» – природная «предоплата» будущего разрешения конфликта.

Расплата за него наступит позднее, в фазе ремонта, в виде «похмелья» (= ваготоническая фаза ремонта).

Даже если мы знаем, что только что имел место конфликт, на физическом уровне – в противоположность психическому – не происходит ничего особенного, что мы могли или должны были бы почувствовать.

Запускается соответствующая ОРБП, действующая на «исполнительный орган» тела. При этом на ее старт (душа) и управление (мозг) тело может воздействовать лишь опосредованно, в рамках ограниченных обратных связей.

Если, напрмер, из-за «неперевариваемой досады» идет рост опухоли в кишечнике (= активная фаза конфликта), следует попытаться разрешить этот конфликт на уровне психики. Физическое вмешательство нужно в том случае, если он слишком затянулся и возникла угроза непроходимости кишечника. И тогда остается лишь благодарить современные хирургические и медикаментозные методы вмешательства.

Питание

Здоровое, биологически чистое, натуральное и сбалансированное питание важно в любом случае – будь то фаза активного конфликта, исцеления или вообще никакая (нормотония). Этот факт часто недооценивается в кругах сторонников Новой Медицины.

В состоянии активного конфликта обычно появляется тенденция потреблять меньше пищи, но одновременно с этим тело находится в состоянии готовности к действию.

Логично, что пост или диета в такой период совершенно неуместны, особенно для худых людей.

То немногое, что хочется съесть, обязательно должно быть питательным и биологически ценным. Естественно, полным пациентам можно воспользоваться моментом и слегка сбросить лишний вес - в данной фазе это не составит труда (исключение – активный конфликт беженца).

За собой я заметил, что, пребывая в активной фазе конфликта (стресса), начинаю тяготеть к менее полезным продуктам питания (сладкое, сдоба). Биологическое объяснение: короткоцепные углеводы дают «быструю энергию», необходимую телу для

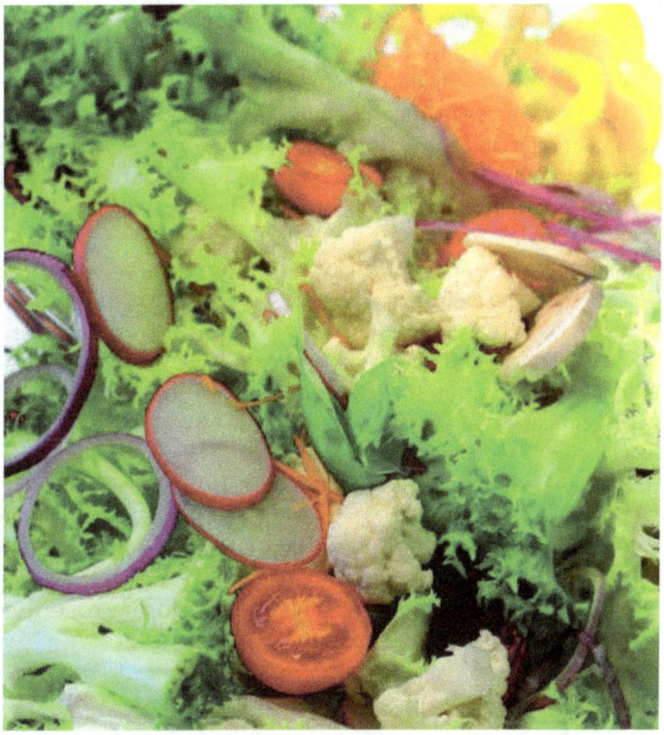

покрытия повышенного энергопотребления, вызванного стрессом.

Признаемся честно сами себе: каждый из нас понимает, что такое здоровая еда. Мы хорошо знаем также, что именно пойдет или могло бы пойти нам на пользу: натуральная, ценная, сбалансированная пища в умеренных количествах. И, зная это, мы в большинстве своем оказываемся слишком слабыми, чтобы применить свои знания на практике. Для начала давайте попробуем исправить наиболее вопиющие ошибки в нашем рационе, одержав маленькую победу над собой. Рассмотрим основополагающие взаимосвязи.

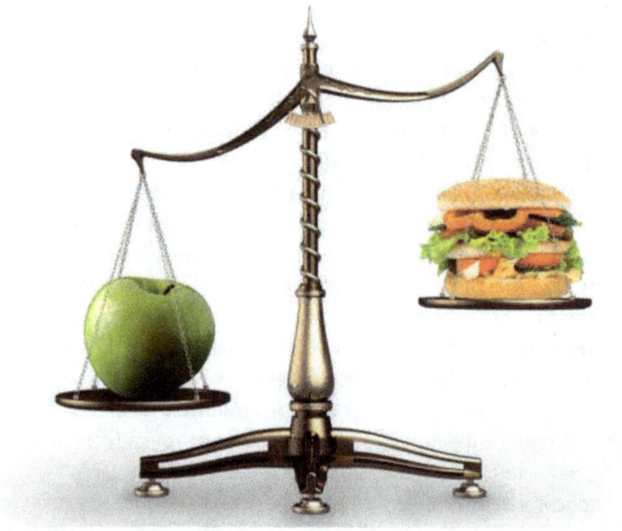

Питание и рак

Помимо внутренней гармонии, полноценное питание является важнейшим фактором поддержания стабильного здоровья. Недоедающее, «опустившееся» живое существо скорее притягивает конфликты. Например, кофликт самооценки, поскольку чувствует свою ущербность; конфликты ареала, т. к. ощущает себя слишком слабым, чтобы защитить свое жизненное пространство; гнев, т.к. чаще других проигрывает «борьбу за кусок». Отсюда следствие, что плохое питание способствует возникновению рака.

Кроме того, я считаю, что постоянное отравление организма (ежедневное потребление кока-колы и Биг-Маков, электосмог, химиотрассы, лекарства, прививки, и мн.др.) создает связи в мозгу, которые, в конечном итоге, ведут к раку. Не только неправильное питание может обусловить снижение нашей жизнеспособности, но и вредные привычки: активное или пассивное курение, наркотики, алкоголь, гиподинамия, гипердинамия, неправильное дыхание или осанка.

Правильно питающийся индивидуум в силу большей жизнестойкости легче преодолевает кризисы исцеления, чем ослабленный пищевыми ядами.

Энтони Уильям вылечил тысячи людей своими советами по питанию, информацией, воспринятой им на экстасенсорном уровне. Его девиз: «Фрукты, овощи и зелень прежде всего - и не бойтесь фруктозы!»

Предпочтение отдается яблокам, грушам, лимонам, апельсинам, чернике, абрикосам, дыне, манго, папайе, салату, спаржe, бобам, сельдерею, свекле, редьке, чесноку, луку, шпинату, авокадо, росткам, орехам, финикам, меду, петрушке, спирулине, порошку из ячменной травы, тимьяну, шалфею, куркуме, крапиве, аптечной мелиссе. Следует избегать, согласно Уильяму, мяса, животных жиров, молочных продуктов, морской рыбы, моллюсков и т.п. (из-за содержащейся в них ртути):

Настроение во время приема пищи

Принятие пищи в хорошем настроении, с радостью, удовольствием и подобающим к ней вниманием действует исцеляюще. Еда и питье, при приеме которых человек сердится, испытывает страх или озабоченность, становятся источником недомоганий.

Часто при этом формируются механизмы-возбудители конфликтов, омрачающие всю дальнейшую жизнь (аллергии на определенные продукты). Прием пищи во время езды на машине или перед телевизором тоже рискован, поскольку конфликт может возникнуть в любой момент.

Кислотно – щелочной баланс

Перекисление организма стало в натуропатии общепринятым фактом. Его делают ответственной почти за все заболевания. С точки зрения пяти Биологических Законов, оно идентично активному конфликту.

Стресс, негативные мысли и чувства ведут к повышению кислотности организма. Если нас что-то расстроило, то мы «киснем» душой и телом. Ваготония понижает кислотность. Позитивные чувства и мысли ведут к щелочной среде организма. Интересно, что низкокачественное питание сказывается на кислотно-щелочном балансе в организме не больше, чем стресс. Это утверждение каждый может проверить на себе с помощью измерения pH-показателя мочи.[26] Хорошее настроение, жизнерадостность и позитивные переживания способны поднять показатель pH до 7 и выше, даже если питание не было полноценным. Подобные показатели достигаются богатым основаниями питанием (салат, овощи, зелень).

Конфликты, стресс, плохое настроение снижают pH-показатель (= кислотность). Можно сколько угодно есть морковь и другие овощи, но этот показатель не улучшится в подобном душевном расположении.

Базен Пуьвер в такой ситуации – это тоже всего лишь химико-минеральная «скорая помощь».

При сильной изжоге она вполне допустима, но для устойчивого снижения кислотности организма эти смеси, с моей точки зрения, непригодны. Для достижения настоящего терапевтического эффекта необходимы принципиальные изменения стиля жизни, привычек и питания. Органические соединения, получаемые организмом в виде овощей и фруктов, ростков и трав усваиваются значительно лучше, чем неорганические щелочные порошки (основным компоненом которых является питьевая сода).

«Спящий пророк» Эдгар Кейси рекомендует принимать 80% пищи со щелочной и только 20% с кислотной реакцией, что на душевном уровне сответствует утверждению: чтобы сохранить здоровье, нужно 80% времени суток проводить

26 Я использую *Indikatorpapier Uralyt-U pH 5.2–7.4* фирмы Madaus.

в хорошем настроении и только 20% выделять стрессу.
Самым богатым источником оснований являются дикорастущие лекарственные растения, такие как одуванчик, золототысячник, черемша, шалфей, перечная мята, ромашка, крапива, мелисса, подорожник и др. Эти дары «небесной аптеки» бесплатны и в тысячу раз эффективнее, чем дорогостоящая фармацевтическая продукция в красивой упаковке. Их можно собрать во время прогулки или похода, мелко нарезать и бросить в любое блюдо, сделав его гораздо полезнее.
Щелочной музи из трав
Пригоршню дикорастущих трав (на свой вкус или в зависимости от потребностей организма) поместить в емкость, залить примерно четвертью литра холодной воды. Измельчить блендером, процедить через сито. Готово! Зеленый сок выпить. Как антикислотный курс особенно рекомендуется весной – напиток живительной силы!

Количество белка

По нормам ВОЗ, недостаток белка налюдается у человека при потреблении менее 30 - 35 г/день.
Голландский исследователь Оомен, изучая этот вопрос, узнал, что в Новой Гвинее живет племя, питающееся в основном сладким картофелем. Люди практически не едят мяса. Согласно представлениям ТМ, при потреблении 9 - 24 г белка в сутки столетиями напролет у них давно должна была бы развиться вопиющая белковая недостаточность, а с нею – мышечная дистрофия и малокровие; они должны были бы пухнуть от голода. Но в реальности все оказалось наоборот: они были подвижными и мускулистыми.
Исследуя столь явное несоответствие, он обнаружил, что анаэробные бактерии (клостридии) с помощью азота способны вырабатывать в кишечнике белки из углеводов. Также и витамин B12, встречающийся в основном в продуктах питания животного происхождения, синтезируется кишечными бактериями из растительной пищи. Кстати, исследования свидетельствуют и о том, что жители сытого западного общества часто злоупотребляют мясом, наедаясь им «до отвала». Лишнее количество животных белков создает ненужную нагрузку на организм и вызывает повышенную кислотность. Особенно это касается свинины промышленного производства. Прекращение чрезмерного употребления белков из мяса принесло бы

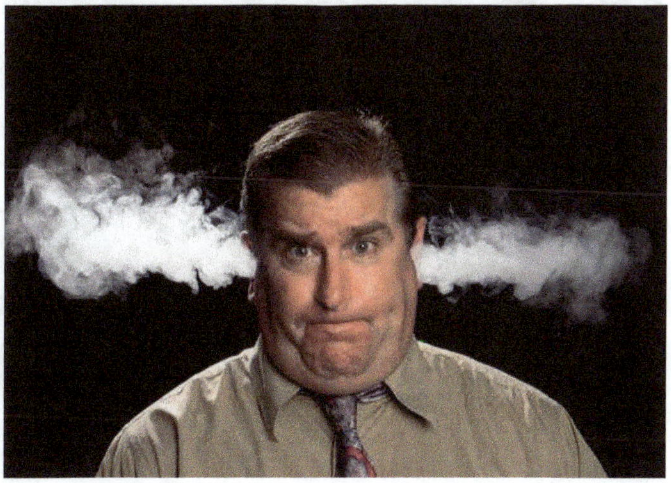

несомненную пользу не только людям, но и Земле в целом. Животноводство крайне жестоко, коме того, ¾ питательной энергии растрачивается в процессе производтва мяса. Таким образом, если бы мы отказались от мяса, планета получила бы обратно значительную часть земель, на которых сегодня выращиваются корма.

Количество пищи

Во время экспериментов с крысами было установлено, что при обильном питании они быстрее росли, созревали, старились и умирали. Крысы с постоянно полной миской корма жили около 600 дней, а те, которые недоедали, протягивали в среднем 900 дней. Они были меньшего размера, чем их упитанные сородичи, но гораздо подвижнее, ловче и сообразительнее.[27]
Как известно, не благополучная Западная Европа, а бедные горные регионы Азии славятся особым долголетием населения.
Выходит, что простой быт и скромная еда нисколько не вредят. Наша умеренность требует от нас больших волевых усилий, а для обитателей этих регионов – это жизненная необходимость, способствующая долголетию.

Эффективные микроорганизмы (ЭМ)

ЭМ были открыты японским агрономом и преподавателем университета Теруо Хига. Эффективные микроорганизмы – это смесь молочнокислых и фотосинтезирующих бактерий, дрожжевых и других грибковых культур.
Во всем мире они используются сегодня в сельском хозяйстве, в области охраны окружающей среды, в промышленности и здравоохранении.
И хотя обычные ЭМ не допущены в качестве продуктов питания или лекарств, их можно принимать внутрь. Лично я использую их для регулярного обновления своего запаса бактерий и грибков.
С этой целью в течение недели я принимаю по чайной ложке «EM1», растворенных в стакане воды.

Гомеопатия

Классическая гомеопатия является щадящим методом сопровождения пациента на любой фазе ОРБП. Идеально, если лечащий врач знаком как с пятью Биологическими Законами, так и с методами классической гомеопатии. Я не могу рекомендовать здесь конкретных препаратов, поскольку, с одной стороны, это не моя область, а с другой, – средства должны подбираться строго индивидуально, с учетом фазы ОРБП и состояния пациента.

Массаж

Он помогает как во время активной фазы конфликта, так и на стадии ремонта.

- Лимфодренаж хорош на стадии исцеления, особенно при отеках (синдром).
- Классический, сегментный массаж соединительной ткани, активных зон на ногах, в области ушей, акупунктурный – подходят для обеих фаз.
- С точки зрения китайской школы энергетического массажа, в активной фазе конфликта на соответствующем участке энергетического меридиана возникает дефицит энергии, которую необходимо восполнить.
- Остеопатия. В это понятие входят многообразные мануальные

27 Ср. Ральф Бирхер, "Тайный архив учения о питании" (на нем, Ralph Bircher Geheimarchiv der Ernährungslehre, стр. 40–44).

техники. Посредством различного типа нажатий, растяжек и стимулирующих движений предпринимается попытка снизить болевые симптомы двигательного аппарата. Применима в активной фазе и в фазе ремонта.

• Классический и сегментный массажи наполняют тело энергией приятным для пациента способом: поглаживая, похлопывая и разминая мышцы, что способствует обмену веществ и приливу энергии. На внутренние органы удается влиять, воздействуя на кожу и мышечную ткань спины (= кутивисцеральная рефлекторная дуга).

• Массажем активных точек на ногах и в области ушей можно

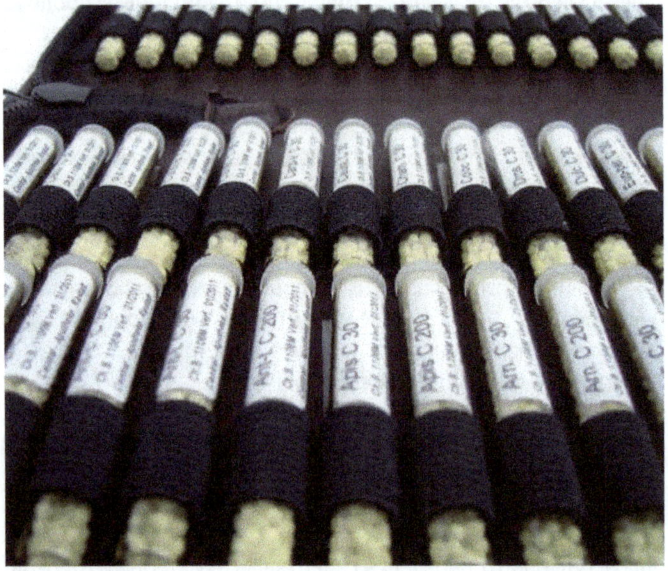

доставить энергию внутренним органам и восстановить гармонию.

Непосредственно на психическую сторону конфликта массаж не влияет, но достигаемое с его помощью расслабление, приятные прикосновения рук, которым доверяешь, способствуют возникновению позитивных ощущений, а это хорошая основа для исцеления.

Терапия – фаза ремонта – психический уровень

Д-р Хамер справедливо замечает, что, находясь в фазе ремонта, пациент не нуждается в «лечении», т. к. это период времени, когда организм восстанавливает, «чинит» себя сам. Рассматривать симптомы этой фазы в качестве «болезни» и пытаться избавиться от них терапевтическим путем – свидетельство незнания или непонимания биологических взаимосвязей. = Уровень старой медицины.

• Что на самом деле имеет смысл, это опека над пациентом, смягчение симптомов и облегчение его страданий;

• поддержка в нем уверенности и мужества;

• разъяснение, что конфликт разрешен и все снова будет хорошо;

• создание «атмосферы защищенности», ограждение от негативных эмоций, конфликтов, избежание рецидивов;

• внушение главных мыслей: «Я снова буду абсолютно здоров!» «Я пребываю в мире со всем и всеми!» «Я рад, что могу начать новую жизнь!»

Терапия – фаза ремонта – уровень мозга

Очаги Хамера (ОХ) в головном мозге накапливают воду. > ОХ увеличивается в размере и начинает давить на прилегающие участки мозга. Собственные болевые рецепторы у мозга отсутствуют, зато они есть в мозговых оболочках. > Давление на них порождает головную боль. В особо тяжких случаях очень важно его снизить, т.к. оно может в целом негативно повлиять на преодоление пациентом этой фазы.

Меры

• Если конфликт, связанный с почечными собирательными трубочками (синдром) активен, то его необходимо как можно скорее разрешить (см. стр. 234 и далее).

• Охлаждать голову (холодные обливания, обертывания, пузырь со льдом).

• Гулять в холодную погоду.

• Оберегать голову от теплового и солнечного излучения.

• Принимать с короткими интервалами биологическую глюкозу («быстрая энергия») или «Мальтодекстрин 19» (более «длительная» энергия), особенно ночью (самая сильная ваготония). Глюкозу держать во рту до полного растворения.

• С помощью симпатикотоников (витамин С, кофе, черный чай) можно снизить ваготонию.

• Потреблять натуральную борнонатриевую соль, темное пиво (солод).

• Принимать ванны с концентрацией морской соли от 0,9% и выше (море – наша прародина). Осмотическое давление способствует выведению из организма воды.

• Рекомендуется лимфодренаж головы и лица.

• Ноги и голова как две противоположные точки одного и того же тела взаимосвязаны. Это можно использовать в терапевтических целях: согревание ног или воздействие на них другим способом ведет к энергетической разгрузке головы. > Хождение босиком, горячие ванны, массаж ног.

• Не вводить поваренную соль и применять ее в ограниченных количествах для приготовления пищи, т.к. она задерживает жидкость в организме.

• Не вводить глюкозу, если она принимается через рот. (Сахар в крови удерживает воду).

• Визуализация: от головы энергия по позвоночнику течет к

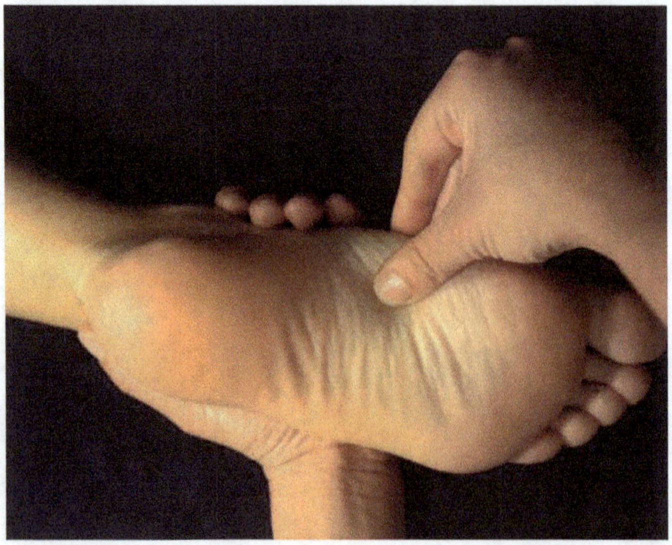

ногам. Моя голова освобождается. Мои ноги наполняются энергией. Окутать голову синим светом.

• Если нужно, принять коллоидное серебро, хлорит натрия, в исключительных случаях кортизон (преднизолон), смягчающие ваготонию.

Терапия – фаза ремонта – физический уровень

Противостоять воспалительным процессам следует только тогда, когда срочно нужно уменьшить страдания пациента, потому что интенсивное воспаление = интенсивное выздоравливание > быстрое исцеление.

Если боли слишком сильны или температура поднимается, то можно и нужно прибегнуть к симпатокотоническим средствам. Но, прежде чем хвататься за «химическую дубину», лучше попытаться применить натуральные средства. В распоряжении натуропатии – богатейшая сокровищница препаратов и методов, позволяющих смягчить симптомы исцеления. (Подробнее об этом – в справочной части книги).

Болеутоляющие средства возбуждают симпатический нерв. Таким образом подавляются ваготонические боли в фазе ремонта. Химический раздражитель тоже способствует определенному выводу организма из ваготонического провала в симпатикотонию.

В особо же тяжелых случаях приходится обращаться за помощью к реаниматорам или хирургам.

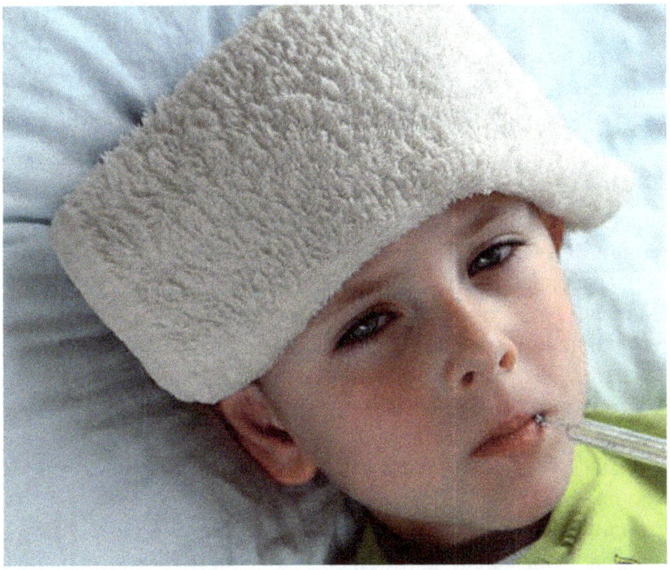

Натуральные средства общего пользования (симпатикотоники)

• движение и активность;

• черный чай, кофе

• соль Шюсслера № 3;

• температурные контрасты с доминантой холода: контрастный душ, водная терапия Кнайппа, пузырь со льдом, холодный душ;

• острые приправы: перец, чили, имбирь, горчица, шафран;

• чай из ивовой коры: с незапамятных времен известен как болеутоляющее средство. Кора молодых веток содержит алицин, натуральный аспирин);

• настой мяты, шалфея, чабреца, арники, ромашки, чистотела, анютиных глазок, тимиана ползучего;

• освежающе-стимулирующие эфирные масла мяты, эвкалипта, шалфея, тимьяна можно использовать для наружного применения;

• при сильных болях – конопля.

Рыбий жир (лебертран)

Без этого, ныне, к сожалению, забытого, домашнего средства многие люди не пережили бы эпоху мировых войн. Особенно оно полезно при истощении (конфликты, стресс). Это также идеальная возможность без больших затрат обеспечить организм жирорастворимыми витаминами A, D, E, принимая в день по 1-2 ст. л. рыбьего жира.

Масляная терапия

Столовую ложку подсолнечного масла холодного отжима нужно подержать во рту, не глотая, около 10 минут. Делать это рекомендуется по утрам на голодный желудок. Затем масло, которое за это время становится бело-молочным по цвету, потому что теперь в нем содержатся шлаки, выплевывается. Такой курс лечения можно проводить сеансами или раз в неделю, но постоянно.

Рецепт натурального антибиотика

700 мл уксуса, по две столовых ложки измельченного чеснока, лука, тертого имбиря, тертого хрена, порошка куркумы и два свеженарезанных красных жгучих перца. Все поместить в завинчивающуюся банку, закрыть и время от времени встряхивать. Через две недели протереть через сито и процедить. Дозировка: до макс. 6 столовых ложек в день.

MMS (хлорит натрия NaClO2) Джима Хамбла

Спорное вещество, которое я, тем не менее, ценю. Сильный окислитель (в противовес антиоксидантам), который может быть использован вместо антибиотиков как вызывающий симпатикотонию.

Я рассматриваю это средства как хорошую замену антибиотикам традиционной медицины. С точки зрения Новой Медицины, его можно использовать как «мягкий антибиотик» для снижения интенсивности фазы ремонта. Перед применением обязательно необходимо получить исчерпывающую информацию о процедуре принятия препарата (рекомендован только взрослым). Длительное его применение лично я не одобряю из-за его окислительных свойств.

Керосин

Керосин (смесь жидких углеводородов) успешно используется в народной медицине Восточной Европы для лечения самых разнообразных заболеваний. Механизм действия неясен, но стоит попробовать. Поскольку средство дешево и эффективно, оно дискредитировано как устаревшее и токсичное.

Акупунктура, акупунктурный массаж, шиатсу, акупрессура

В этом случае терапевт работает с энергетическими меридианами пациента. Основной принцип таков: избыточную энергию, скопившуюся в одних частях тела, отводят туда, где ее нехватка. По представлению китайцев, мы здоровы, если энергия равномерно распространена по всем меридианам. Фазы исцеления в органах отличаются переизбытком энергии (= воспаления). Одновременно в другом месте меридиана возникает энергетический дефицит. С помощью иглы, палочки или воздействия пальцев терапевт пытается перераспределить энергию между областями воспаления и энергодефицита.

Лимфодренаж

действует против застоев и обладает болеутоляющим действием. Ритмичные проминающие движения способствуют улучшению лимфооттока и успокаивают пациента.

С энергетической точки зрения, он вводит в состояние комфорта, т.к. энергия понижается, а воспаления подавляются. Эффективная методика для смягчения болей в фазе ремонта опорно-двигательного аппарата (воспаления суставов, последствия травм, гематомы, ушибы и т.п.), а также в области головы и лица (зубная боль, невралгия тройничного нерва) и внутренних органов. После хорошего лимфодренажа возникает необходимость часто мочиться.

Медикаменты с точки зрения 5 Биологических Законов Природы

Всегда нужно помнить, что все в нашем организме рационально и правильно устроено. Поэтому перед любым химическим вмешательством следует хорошенько подумать и до минимума сократить период применения препарата и его дозу.

Рассмотрим наиболее популярные средства (дополнительную информацию вы найдете в справочной части книги).

Все медикаменты можно грубо разделить на две группы:

- Усиливающие стресс (= симпатикотоники) – такие, как антибиотики, антиревматические средства, кортизон, MMS, кофе. К этой группе относится большинство лекарственных препаратов (ТМ).
- Успокаивающие (ваготоники), напр., антиконвульсанты, снотворные.

Обезболивающие

Действующее вещество парацетамол; другие названия в торговле – мексален, ацеталгин, бен-у-рон, перфалган.

Применяются как болеутоляющие и жаропонижающие.

Снимают боль с минимумом побочных эффектов.

> Рекомендованы для сглаживания остроты фазы ремонта. Наиболее популярные из химических анальгетиков. Хорошо переносятся, оказывают прямое действие на мозг, не разжижают кровь. Снижают боли ревматического характера (кости, суставы), но не так эффективно, как антиревматические препараты.

Действующее вещество ацетилсалициловая кислота (АСК); названия в торговле – аспирин, аспро, алка-зельтцер и др.

Аспирин оказывает обезболивающее действие с небольшими побочными эффектами (неблагоприятен для почек). Основным его недостатком являются свойства, разжижающие кровь, поэтому его прием без особой надобности нежелателен. > Читай – нерекомендован.

Действующее вещество диклофенак – противоревматическое средство; названия в торговле – алльворан, дефламат, вольтарен, реводина ретард и др.

Действие: успокаивает боль, снимает воспаления.

> Применяется при необходимости снятия болей в костях и суставах в интенсивной фазе ремонта.

Действующие вещество ибупрофен – противоревматическое средство; названия в торговле – актрен, дисменол, долормин, ибупрофен генерикон и др.

Действие: снимает боль, останавливает воспалительные процессы, снижает жар.

> Рекомендуется для снятия болей в костях и суставах в интенсивной фазе ремонта.

Действующие вещество индометацин – противоревматическое средство; названия в торговле – индоцид, индомед-ратиофарм и др.

Действие: успокаивает боль, снимает воспаления.

> Рекомендуется для снятия болей в костях и суставах в интенсивной фазе ремонта.

Действующие вещество морфин (морфий) – названия в торговле – морфин, мерк, морфин-ратиофарм, капрос, МСТ-мунди-фарм, компенсан, капанол и др.

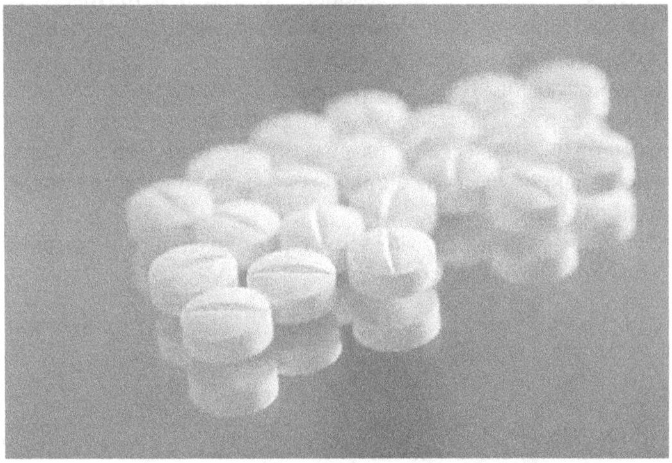

> Сильнейшее симпатикотоническое средство. Быстро развивает зависимость. Парализует кишечник, удерживая его в расслабленном состоянии, подавляет мотивацию пациента.

Морфий – это дорога с односторонним движением в направлении финала. Он поражает вегетативную нервную систему и способствует мгновенному сокращению очагов Хамера в головном мозге. И если своевременно не доставить новую дозу препарата, то очаг распространится потом еще больше, что может привести к разрыву нервных связей (синапсов).

Традиционная медицина применяет морфий очень широко, поскольку считает, что «онкологические пациенты заслуживают хотя бы избавление от страданий». Благодаря такому подходу морфин по существу превратился в «средство усыпления». Внимание: морфий зачастую вводится пациенту без получения согласия его самого или родственников. > Стоит поинтересоваться, «что, собственно, внутри шприца или капельницы?» А еще лучше, если пациент передаст права на принятие важных решений доверенному лицу. > Применение морфия в принципе не рекомендуется.

Морфиновый пластырь – фентанил, бупренорфин

Если кто-то все же нуждается в морфии, лучше использовать морфиновый пластырь с полусинтетическими опиатами. Он действует с меньшим количеством побочных эффектов, чем чистый морфий и оставляет шанс на возвращение.

Кортизон
Действие: сильнейший симпатикотоник – гормон коры надпочечников.
> Применим для ослабления процессов интенсивных фаз исцеления. Д-р Хамер рекомендует использование кортизона во время ярко выраженных симптомов кризиса исцеления, для того чтобы пациент мог легче перенести его.
Кортизон противопоказан при синдроме, то есть активном конфликте собирательных почечных трубочек, поскольку способствует накоплению жидкости. > Применять только в случае крайней необходимости и, по возможности, короткое время.

Антибиотики
> Применение антибиотиков показано только в случаях, если фаза ремонта протекает очень бурно, температура слишком высока, а боли невозможно терпеть. Во всех случаях, длительность приема должна быть минимальной и ориентироваться на наличие симптомов. Напр., если после двух дней приема при воспалении среднего уха боль снова стала терпимой, прием антибиотика нужно немедленно прекратить. В традиционной медицине (ТМ) это запрещено, т.к. считается, что может возникнуть «резистентность бактерий». Настояние ТМ на том, что нужно обязательно израсходовать полную упаковку антибиотика, чтобы уничтожить все бактерии, не выдерживает никакой критики, т.к. невозможно уничтожить все или даже определенные штаммы. Если бы сделать это удалось, мы оказались бы «клинически чистыми» и «клинически мертвыми».
Антибиотики вредят геному и должны применяться в исключительных случаях. Более мягкой альтернативой может стать коллоидное серебро или хлорит натрия.

Противогрибковые средства
> Их внутреннее применение очень вредоносно и может сравниться с небольшой химиотерапией. Применение антигрибковых препаратов не рекомендуется.

Противовирусные препараты (виростатики)
> Применение не рекомендуется (бессмысленно и вредно).

Гипотензивные препараты
Бета-блокаторы, ингибиторы ангиотензин-превращающих ферментов, диуретики. Согласно ТМ, повышенное кровяное давление – это фактор риска развития заболеваний сердечно-сосудистой системы. До 2008 года считалось нормальным кровяное давление = возраст в годах +100. Потом ВОЗ почему-то вдруг сочла, что показатель давления не должен превышать 140. Любое значение выше этой границы было объявлено патологией.
> Для сердца, сосудов или мозга высокое кровяное давление не таит в себе опасности. А вот гипотензивные препараты с большим числом побочных эффектов можно использовать только в исключительных случаях и недолго (см. также стр. 65).

Препараты для обезвоживания (диуретики)
> Рекомендуются только если все ранее использованные для решения проблем с почечными протоками средства не принесли успеха (см. стр. 234 и далее).

Препараты, снижающие уровень холестерина
> Принципиально не рекомендуются, т.к. не имеют смысла, зато имеют тяжелые побочные действия (см. стр. 38).

Кровестабилизаторы (антикоагулянты)
Действующее вещество – ацетилсалициловая кислота; названия в торговле – тромбо-АСС, херц-АСС-ратиофарм и др.
Действующее вещество фенпрокумон; названия в торговле – маркумар, фалитром и др.
> Действие основано на легком перманентном отравлении. Кумарин (маркумар и др.) применяют и для борьбы с вредителями. Имеет смысл прием в течение нескольких недель после легочной эмболии или тромбоза.Противопоказаны для длительной терапии из-за многочисленных побочных эффектов.

Психотропные средства
Вне сомнения, существуют исключительные ситуации, в которых допустим кратковременный прием антидепрессантов, снотворных или седативных препаратов.
> Но в силу малой эффективности, опасности привыкания к ним, их разрушительного влияния на свойства личности и целого набора серьезных побочных эффектов их использование не рекомендуется.

Химиотерапевтические средства (цитостатики)
Д-р Ульрих Абель из института онкологии в Хайдельберге высказался так: «Доминирование химиотерапии в исследованиях может в будущем оказаться одним из самых серьезных заблуждений клинического лечения рака». (Абель Ульрих, «Химиотерапия поздней стадии карциномы» (на нем, Abel Ulrich: Chemotherapie fortgeschrittener Karzinome).

Лучевая терапия (радиотерапия)
В силу ее вредоносности следовало бы в принципе от нее отказаться, оставив применение в тех редких случаях, когда хирургическое вмешательство невозможно в силу недоступности места опухоли или фаза ремонта достигла такой

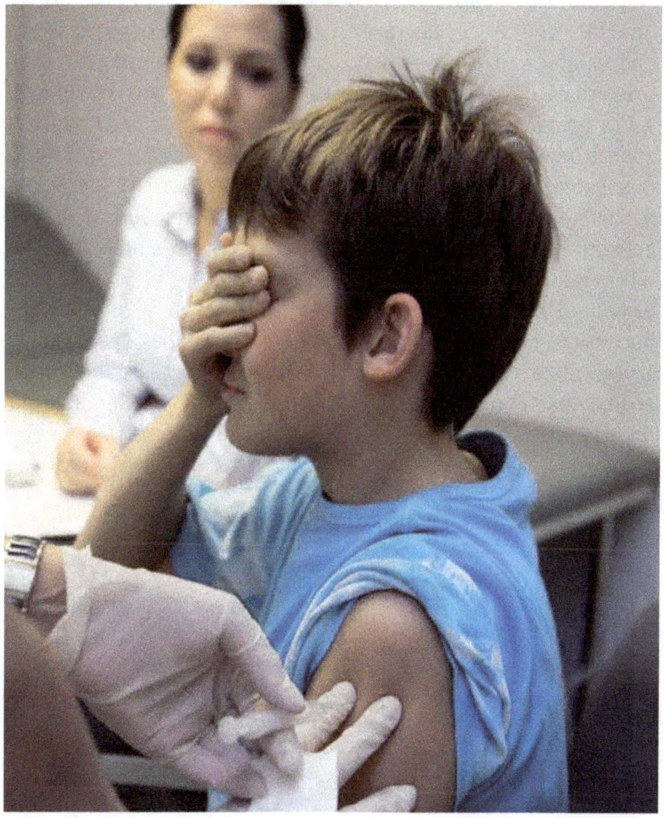

точки, когда уже слишком поздно применить что-либо другое (напр., в экстремальной фазе костной ОРБП позвоночника).

Гормональные контрацептивы

Противозачаточные таблетки в гормональном отношении превращают женщину в мужчину, переводя на правое, «мужское» полушарие мозга (если не левша). Смещение мозговой активности на другое полушарие (латерализация) > «вирилизация» > противозачаточное действие.

> С точки зрения 5 Биологических Законов, такие медикаменты вредны, т.к. переворачивают нормальные взаимосвязи в мозге, из-за чего конфликты могут самопроизвольно запускаться или разрешаться. (= «русская рулетка»). > Риск инфаркта, легочной эмболии и т. п. Любые другие способы контрацепции предпочтительны.

Прививки

Даже не зная 5 Биологических Законов, у прививок много минусов:

• доказательства их эффективности отсутствуют;

• нарушается главная медицинская заповедь «не навреди», т.к. они наносят вред здоровью;

• отравление гидроксидом алюминия, соединениями ртути (тиомерсал), формальдегидом, фенолом, а в последнее время еще и нано-частицами) и мн. др.

Последствия: растет число пациентов с уродствами, бесплодностью, СДВГ, аллергическими реакциями, деменцией и др. отклонениями.

Делать прививки нас заставляет страх. А он всегда находится в одной упряжке с неведением.

Знание четвертого Биологического Закона, а именно того, что грибки, бактерии и вирусы (нуклеопротеиды) являются нашими симбионтами и «друзьями», освобождает нас от страха. Логика проста: если не существует оккупантов, от которых нужно обороняться, то не нужны и прививки. По той же причине можно отказаться от некоторых бытовых «гигиенических процедур». А что остается от понятия «иммунная система», если «снаружи» врагов больше нет? – Понятие старой медицины. Биологическая реальность - это своего рода система вывоза мусора, чтобы избаваиться от ядов, шлаков и отмерших клеток. Для этого есть лейкоциты, лимфоузлы и лимфатические сосуды, почки, печень и селезенка.

Вывод: Прививки (безразлично, от чего) – не только бессмысленны, поскольку неэффективны, но и крайне вредны из-за внесения в организм яда при вакцинации, а также опасности возникновения конфликта во время самого процесса (страх перед прививкой, оцепенение > моторный конфликт).

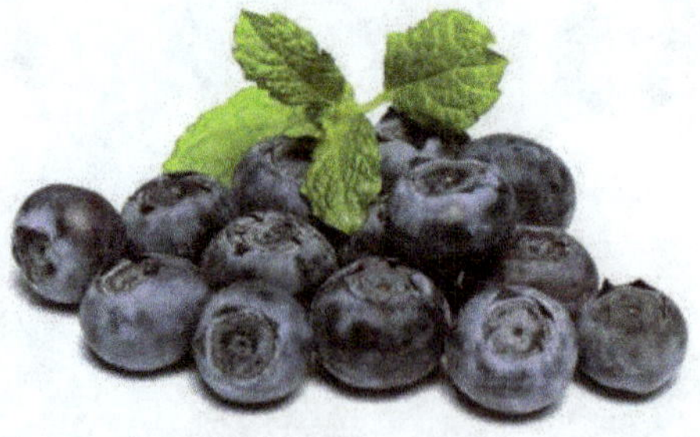

ТЕРАПЕВТИЧЕСКИЙ СПРАВОЧНИК

Важные указания для работы со справочником

Справочник организован по органам, начиная с нервной системы, и соответствует порядку, принятому в медицинской литературе. Рекомендуется предварительно изучить ОРБП почечных протоков (стр. 240, задержка жидкости в организме). Она формирует «фон» для многих других «болезней» и я ссылаюсь на нее во многих местах (ключевое слово «синдром»). Для того, чтобы понять болезни с участием мышц (например, дергающийся глаз), рекомендуется сначала прочитать главу «Мышцы» на стр. 319 и далее.

Описанные конфликта являются лишь ориентиром. Разнообразие жизни не всегда их придерживает. В случае сомнения, доверяйте вашим собственным чувствам и вашей интуиции. Я привел примеры конфликтов практически ко всем болезням. Примеры, обозначенные ➜ соответствуют типичным конфликтным ситуациям, обозначенные ❁ соответствуют реальным событиям, которые я «деперсонализировал» в некоторых случаях (изменил мелкие детали, чтобы сохранить анонимность пациентов). «Активный конфликт», «ремонтная фаза» и «кризис исцеления», выделенные **жирным шрифтом,** означают, что болезнь в данном разделе относится к этой фазе заболевания. Пожалуйста, обратите внимание, что это деление часто неверно для рецидивирующих конфликтов. > Во всех случаях рекомендуется постараться определить самостоятельно, в какой фазе вы находитесь.

Для каждого заболевания вы найдете рекомендации по лечению. При заболеваниях ремонтной фазы «лечение» заключается в сопровождении исцеления.

Естественное исцеление опухолей происходит только в случае, если они небольшие. > Только для небольших опухолей верна цепочка «активный конфликт > фаза ремонта > все снова в порядке».

Большие опухоли требуют хирургического вмешательства /лечения. (Природа исключила бы из соревнований лиц, которые вновь и вновь не находят решений).

Выбирая терапевтические средства, я старался, чтобы они были просты, натуральны (в большинстве случаев это травы, растущие в Австрии) и недороги (большинство из них вы сможете приготовить сами). Большинство из них (хотя и не все) проверены на личном опыте.

Для меня очень важно связать Новую Медицину с натуропатией и со всем лучшим, что есть в традиционной медицине. Пациенту все равно, что ему помогает, если это действительно помогает.

Для этой цели я хочу выстроить между этими дисциплинами мост. Он будет необходим до тех пор, пока пропасть между ними не будет преодолена.

Осознание их единства уже витает в воздухе. Я верю, что оно относится в Новому Времени и к Новой Медицине.

Общие симптомы

Повышенное кровяное давление (гипертония)

Что такое высокое давление? Еще пару лет назад считались здоровыми те, кого сегодня называют больными: до 2008 года считалось нормальным кровяное давление = возраст в годах +100. Потом ВОЗ произвольно установила норму 140/90. С тех пор множество людей непрерывно одурманивают медикаментами. Результат: усталость, упадок сил, радости жизни и либидо.

Согласно ТМ, повышенное кровяное давление является фактором риска развития сердечно-сосудистых заболеваний. Это утверждение верно и неверно.

Верно, поскольку в активной фазе конфликта лица с повышенным из-за стресса кровяным давлением чаще переносят инфаркт, инсульт и т. п. Неверно, потому что виной тому не давление, а стресс. Например, вследствие конфликтов перегрузки, затрагивающих сердце.

Можно провести сравнение с фактором риска индикатора масла: у машин с горящим индикатором масла мотор поврежден сильнее, чем у машин без него. - Снова верно и неверно.

> Высокое давление не опасно для сердца, сосудов и мозга, опасен стресс (конфликты или «рельсы»).

Возможные причины:

- **Медикаменты, алкоголь и наркотики:** повышение кровяного давления вызывается симпатикотоническим действием. Особенно кортизоном, адреналином, антибиотиками, иммуносупрессивными препаратами, химиотерапией и др.
- **Гладкая мускулатура сосудов:** самый распространенный тип повышенного давления в активной фазе: постоянное напряжение мускулатуы сосудов. Конфликт нагрузки. Человек считает, что выжить можно только в борьбе и нагрузках (стр. 143 и далее).
- **Правая сердечая мышца (миокард)** - в зависшей фазе ремонта = рецидивирующий конфликт завышенных требований. Левому желудочку приходится работать более интенсивно, чтобы компенсировать слабость правого. > Компенсаторное повышение кровяного давления. Приступообразное, появляющееся, как правило, в состоянии покоя. Часто человек просыпается ночью и чувствует биение сердца. Иногда одышка из-за присоединения диафрагмы (стр. 127 и далее).
- **Паренхима почки** в зависшей фазе активного конфликта - некроз паренхимы > потеря фильтрующей ткани почек > ради сохранения фильтрующей функции организм повышает кровяное давление = «компенсаторная гипертония» («ренальная гипертония» в ТМ). Кровяное давление снова нормализуется спустя примерно девять месяцев, как только готова почечная киста. С этого момента киста поддерживает почку в ее роли фильтра.

  При зависшем активном конфликте кровяное давление остается высоким, потому что ткань фильтра подвергалась диссимиляции, а поскольку ремонт не наступил, то утраченная ткань не была замещена новой (стр. 239 и далее). *Пример: пациент переживает конфликт, связанный с жидкостью, когда его мать тонет в Дунае. Сам Дунай с этого момента становится «рельсами». К несчастью, пациенту нужно каждый день пересекать реку по дороге на работу = зависшая активная фаза - постоянно повышенное давление* (архив автора).
- **Общая симпатикотония – активный конфликт:** практически любой активный конфликт приводит к повышению давления. Это может быть обусловлено сиюминутной ситуацией (текущий стресс) или более длительной активностью одного или нескольких конфликтов. > Живи легко и рассабленно.
- **Стеноз почечной артерии:** Зависший конфикт, по д-ру Сабба: у человека кипит все внути от гнева, но он не может выпустит пар. Рецепторы кровяного давления в почке ошибочно регистрируют низкое давление > импульс к повышению кровяного давления > повышенное давление (иногда в виде приступов), головокружение, головные боли по утрам (стр. 240).
- **Щитовидная железа:** повышенный уровень тироксина на фоне (зависшей) конфликтоактивности. Тироксин обуславливает симпатикотонию. > Повышенное кровяное давление, учащенный пульс, ускорение процессов метаболизма, снижение веса (стр. 119).
- **Кора надпочечников** в отношении к кортизолу в фазе ремонта: выработка избыточного кортизола = «синдром Кушинга» в ТМ (стр. 116).
- **Кора надпочечников** в отношении к альдостерону в фазе ремонта или зависшего ремонта: повышенная выработка альдостерона = в ТМ синдром Конна: понижение уровня калия (гипокалиемия), высокое кровяное давление, мышечная слабость (стр. 116).
- **Мозговое вещество надпочечников** в фазе активного конфликта: повышение выработки допамина, норадреналина или адреналина = гиперфункция мозгового вещества надпочечников. Приступообразная гипертония на фоне стресса с учащенным пульсом, повышением содержания глюкозы в крови, потливость, дрожь (стр. 118).

Терапия: в соответствии с причинами. Найти и разрешить конфликт или семейный отпечаток. Успокоиться. Отстраниться от жизни. Снизить активность, «сбавить газ». Упражнения на выносливость, растяжка, йога, противопоказаны силовые тренировки. Вегетарианское питание, особенно богатые калием овощи, напр. шпинат, фенхель, брокколи, цветная капуста, бобы, чеснок и мн. др. Применение гипотензивных препаратов целесообразно только в исключительных ситуациях (посимптомно или непродолжительный прием) из-за их бессмысленности и обилия побочных эффектов – напр., вторичный конфликт импотенции, недостаток мотивации.

Пониженное кровяное давление (гипотония)

Низкое кровяное давление и с точки зрения Новой Медицины оценивается в целом положительно и не требует лечения.

Давление ниже 105/65, однако, часто неприятно: головокружение, темнота в глазах, когда человек встает, отсутствие мотивации. Возможны следующие причины:

• Побочное действие антигипертензивных препаратов: Часто встречается у пожилых людей, которые чересчур доверяют врачам.

• Расслабленная жизнь: Человек живет спокойно и практически без стрессов> низкое кровяное давление. Хороший знак.

• Стресс только что прошел: Закончился стрессовый период (период активного конфликта). Человек успокаивается, хорошо спит = фаза ремонта > временно понижает кровяное давление.

• Левая сердечная мышца (миокард) - конфликт переутомления в зависшей фазе ремонта (рецидивирующий конфликт). Левый желудочек слаб и не направляет достаточно крови в большой круг кровообращения, в то время как в малом кругу кровообращения незаметно возникает высокое кровяное давление. Основной симптом: в состоянии покоя, особенно после стресса, ощущается биение сердца до самой шеи = кризис исцеления сердечной мышцы (стр. 127 и далее).

• кора надпочечников в активной фазе: снижение производства кортизола и альдостерона = «болезнь Аддисона» традиционной медицины: усталость, тошнота, потемнение кожи (стр. 116).

Терапия

В соответствии с причиной. Найти и разрешить конфликт и семейные отпечатки. Часто, однако, нет необходимости что-то предпринимать.

Люди с низким артериальным давлением из-за общей ваготонии должны, в отличии от людей с высоким давлением, принимать более активное участие в жизни, больше «вмешиваться», совершать «прыжки в жизнь». Укрепление семейного порядка приводит к укреплению мышц сосудов. > Давление повышается.

В отличии от людей с высоким давлением, в этом случае показаны силовые упражнения и упражнения на развитие быстрой силы, менее – упражнения на выносливость.

В рационе должно быть достаточное белка. (Чисто растительная пища снижает кровяное давление).

Нарушения сна (инсомния, гипосомния)

Возможные причины

• Интенсивная фаза активного конфликта (= стресс): один или несколько конфликтов даже ночью нарушают покой. Даже если это не приносит ничего конструктивного, человек продолжает думать о проблеме. > Беспокойный, неглубокий сон, трудное засыпание и прерывистый сон, раннее пробуждение.

Биологический смысл:

Индивидуум удерживается в бодрствующем состоянии, чтобы разрешить конфликт(ы). > Терапия: разрешение конфликта.

• «Скелет в шкафу»: Люди, которые плохо спят, часто боятся войти в контакт с собсвенным подсознанием (вытеснение, невысказанные темы, табу) - в принципе, это тоже сродни активному конфликту. День соответствует сознанию, ночь - подсознанию.

Может играть роль и страх смерти: «сон - младший брат смерти» > Смело озвучивать табу, даже если это тяжело дается. Примириться с собственной смертью (читая, разговаривая, шутя на эту тему)

• Интенсивная фаза ремонта: проблемы со сном могут возникнуть и в период ваготонии. - Не только ночью, из-за болей фазы ремонта. Днем, ощущая усталость, пациент с нетерпением ждет ночи. Но по-настоящему заснуть ему удается только во второй ее половине. Днем снова ощущение усталости. Этому явлению существуют два объяснения:

1. Природа хочет защитить ослабленный ваготонией организм, чтобы он не стал «легкой добычей» плотоядных хищников, ведущих ночной образ жизни. Дневной сон более безопасен. > Люди в фазе ремонта должны почаще радовать свой организм кратковременным сном в течение дня.

2. Природа заботится о том, чтобы пребывающий в расслабленном состоянии индивидуум во время сильной ночной ваготонии не впал в «супер-ваготонию», которая может оказаться для него критической. Благодаря такой естественной редукции сна организм человека удерживается в состоянии вполне переносимой ваготонии. С помощью кофе или других бодрящих средств, принятых на ночь, можно перехитрить природу: организм решит, что наступил день и прекратит препятствовать сну. > В фазе ремонта кофе помогает лучше спать ночью (= парадокс!).

• **Нарушение дыхания во время сна (апноэ) из-за мини-инфарктов миокарда**: соединение мышцы правого сердечного желудочка с диафрагмой, отчего наступают перебои с дыханием. > Нарушения сна (см. «Сердце» стр. 127 и далее и «Диафрагма» стр. 214 и далее).

• **Ночные приступы апноэ** из-за атонии мягкого нёба и возникновения препятствия для потока воздуха: встречается, как правило, у пациентов с избыточным весом. Громкий храп сменяется у них длинными перерывами в дыхании. > Нарушения сна.

• **Гиперфункция щитовидной железы**, коркового или мозгового вещества надпочечников. > Симпатически обусловленная гиперфункция = повышенный уровень стресса > нарушения сна. (См. соответствующие главы).

Терапия

• Усиление двигательной активности для того, чтобы к вечеру тело ощутило усталость. Спокойствие перед сном (без телевизора и компьютера), ранний ужин.

• Отход ко сну в одно и то же время, не слишком поздно.

• Ритуал отключения, напр., несколько глубоких вдохов, находясь в постели; мысленное возвращение к «хронике»

дня, «прощание» с ним и «отключение».
• Цветы Баха: граб, бальзамин, олива, в активной фазе - звезда Вифлеема.
• Мешочки с лавандой у изголовья постели.
• Ноги в тепле (ножные ванны, теплые носки).
• Настои: валериана, мелисса, хмель, лаванда, фенхель и др.
• Св. Хильдегарда: Ежедневно съедать 2 чайные ложки мака.
• Конопля. Натуральная бура внутрь.

Усталость, синдром хронической усталости

Если усталость не вызвана нарушениями сна (см. выше), возможны следующие причины:
• Побочный эффект медикаментов: гипотензивные, психотропные препараты и мн. др. Часто встречается у пожилых людей, которые чересчур доверяют врачам.
• Стресс только что прошел: Закончился стрессовый период (период активного конфликта). Человек успокаивается, хорошо и много спит, несмотря на это, в течение дня чувствует усталость. = Фаза ремонта. Этот тип усталости должен длиться не более 6 месяцев.
• кора надпочечников в активной фазе: конфликт: сбиться с пути. Снижение выделения кортизола или альдостерона освобождение. Не обязателен диагноз «болезнь Аддисона» - бывают и мягкие формы. Основной симптом: усталость, стресс, плохой аппетит (стр. 116). > Пронаблюдать, какая ситуация вызывает усталость: напр., определенная бессмысленная офисная работа.
• Сердечная мышца (миокард): хронический конфликт переутомления: усталость в смысле пониженной производительности (на работе, в спорте). Стр. 127 и далее.
• Перикард: Хронический конфликт атаки-на-сердце. > Сердечная недостаточность (стр. 130 и далее).

Терапия

В соответствии с причиной. Выявить и разрешить конфликт, семейные отпечатки или убеждения.

Избыточный вес, ожирение

Возможные причины (их комбинации)

• Ожирение как следствие отпечатка.
• Если ребенок или его предок (напр., родители) решили, что любят только толстых, неосознанно возникает желание полнеть. Отпечаток высказываий, напр., «ты худой, как африканский ребенок! Посмотри на сестру, как она хорошо кушает и какая она круглолицая!»
• Если ребенок или его предок решили, что похудение опасно, в будущем человек бессознательно отказыватся худеть, даже если сознательно он к этому стремится. Напр., у предка рак пищевода, он умирает от недоедания, или предок погибает от голода в концлагере.
• Борьба с лишним весом и недовольство собственным телом часто тянутся через несклько поколений. и приводят вседа к одному и тому же результату. Напр., уже мать всю жизнь жаловалась на избыточный вес. Дочь перенимает эту модель и материализует сответствующий реультат. Когда в переходный период или во время беременности она округляется, она думает про себя: «Боже, теперь я почти такая же толстая, как моя мать!» (= порочный круг поколений).
Подобное программирование запускает особую программу для соответствующих жировых клеток (см. стр. 289 и далее).
> „Я люблю мое тело таким, какое оно есть, - так же, как и моя толстая мать/отец. Я могу быть как они, но могу быть и другим, если захочу".
• Хронически-активный конфликт собирательных трубочек почек: самая распространенная органическая причина! Конфликт самосохранения и беженца > накопление жидкости и жира в организме. Все жидкости и все ценные вещества удерживаются, чтобы перенести «засуху». > Увеличение массы тела при малом потреблении пищи – «хороший едок». Моча темная, часто повышен показатель креатинина и мочевой кислоты. Обезвоженный кал > твердый стул, клонность к запорам. Человек накапливает резервы в объемах тела. Брошенный всеми, человек защищает себя таким образом от холода и новых эмоциональны разочарований, ран, нападений (доспехи; стр. 234 и далее).
• Жировая ткань: конфликт эстетического недовольства отдельными частями тела. Зависший ремонт > избыточное формирование жировой ткани в таких «проблемных» зонах > образование «жировых подушек», целлюлит (стр. 289 и далее). Быть толстым и непривлекательным может быть частью - часто бессознательной - противоположной стратегии: Толстый человек хочет, чтобы противоположный пол «оставил его в покое», т.е. человек защищается от сексуальных нападений, напр., если его предки или он сам были жертвами насилия или навязчивости.
• Альфа-клетки островков Лангерханса (поджелудочная железа): «страх и отвращение» или «протест». Фаза хронической активности конфликта > ограничение функции > пониженный уровень глюкозы (ТМ: «гипогликемия», «гиперинсулинизм») > постоянное чувство голода. Повышенный аппетит на сладкое, приступы обжорства > прибавка в весе (стр. 229 и далее).
• Печень: из-за имевшего место в раннем детстве «страха голода» происходит утрата чувства сытости. Человек не знает, когда нужно остановиться (стр. 221 и далее).
• Паренхима щитовидной железы: конфликт куска, связанный с нерасторопностью. Зависшая фаза ремонта или состояние после нее > пониженная выработка тироксина = гипофункция щитовидной железы (ТМ: гипотиреоз, микседема, тиреоидит Хашимото > замедление обмена веществ = снижение потребления энергии > рост массы тела (стр. 119).
• Кора надпочечников: конфликт «ложного пути». Зависшая фаза ремонта > повышенная выработка кортизола – гиперфункция надпочечников (ТМ: «болезнь Кушинга») > «пивной живот», округление лица. Симптомы, как при длительном приеме кортизона (стр. 116).
• Гиподинамия: Если между полученной и израсходованной

энергией (питание и движение) отсутствует баланс, избыточная энергия запасается в виде жира = не учитывается потребность организма в движении и активности > регулярные занятия спортом, гимнастикой и др.

• Неправильное питание: бедные балластными веществами, «мертвые» дешевые фабричные продукты (пшеничная мука, сахар, маргарин, лимонады и т. п). способствуют полноте и нездоровью при той же калорийности, что и здоровая еда. > Перейти на потребление «живой», приготовленной с любовью пищи.

• Аспартам: с помощью этого заменителя сахара с нулевой калорийностью люди хотят сохранить стройность. Но если бы они знали, что он многие годы употреблялся в животноводстве как стимулятор роста, вызывая чувство голода, и что он наносит вред головному мозгу и нервной системе, то держались бы от него подальше. Альтернатива аспартаму – стевия.

• Обезжиренные продукты: желающие похудеть заблуждаются, если думают, что обезжиренные продукты этому способствуют. Жиры высокого качества (напр., сливочное масло, растительные масла холодного отжима) полезны для здоровья и не вызывают полноту.

• Побочные действия медикаментов: ими обладают кортизон, антидепрессанты, седативные препараты, контрацептивы, бета-блокаторы, инсулин и др. > Изучать медикаменты, взвешивать их пользу и вред, в случае необходимости прекратить принятие или снизить дозу.

Терапия

В соответствии с причинами.

Выявить связи и стереотипы и избавиться от них. Ежедневно посвящать время новым мыслям для того, чтобы они отложились в подсознании.

• Ежедневный утренний ритуал по методу Антона Штигера: встать перед зеркалом в обнаженном виде, посмотреть на свое отражение и сказать: «Спасибо тебе, тело, за то, что ты служишь прекрасным сосудом для моей души. Спасибо, что ты мне дано. Ты сильное, красивое и нравишься мне таким, какое ты есть. Мы едины с тобой и сохраним здоровье до последнего часа!» Затем мысленно «окутать» тело белым божественным светом.

Пониженный вес, отсутствие аппетита, анорексия

Вкратце: Те, кто ест, хотят остаться, кто больше не ест, уходит из жизни. Исключение: люди, которые питаются светом (прана).

Возможные причины:

• Активный конфликт: Потеря аппетита и следующая за ней потеря веса являются классическими признаками активного конфликта. Хорошее питание не важно, поскольку у человека есть другие проблемы. Другие симптомы: кружащие в голове мысли, плохой сон, холодные руки (стр. 13). Непрерывно активный конфликт истощает (кахексия). Человек худ и напряжен, но от этого редко умирают. Наиболее распространенные ситуации летального исхода: диагностический шок (человек перестает бороться) или последние дни долгой жизни (человек ничего не ест и хочет уйти). > При необходимости, разрешить конфликт.

• Худоба из-за отпечатка

• Меня любят, только когда я худой - может привести к расстройствам пищевого поведения (напр., к анорексии): «Не ешь так много, иначе станешь жирной и страшной, как тетя Гертруда!»

• Дистрофики отдаляются от жизни. Причина, как правило, находится в семейной системе. Часто при этом они бессознательно следуют поведенческой модели «лучше я, чем ты» (кто-то тяжело заболевает, и человек хочет пожертвовать собственной жизнью), или «я следую за тобой» (напр., кто-то умер, и человек чувствует себя виновным, потому что он продолжает жить),

• Перфекционизм: «Мое тело должно быть безупречным».

• Чистота: Человек хочет быть девственно чистым. Он не хочет загрязнять себя плохой едой.

> Признать ситуацию и убрать подобные модели.

• Слизистая оболочка желудка: Активный конфликт борьбы за ареал. Тошнота, особенно по утрам, общее отсутствие аппетита и снижение веса. Обычно сопровождается болью желудка, изжогой (стр. 194 и далее). > Разрешить конфликт.

• Слизистая оболочка кишечника: хронический конфликт куска > хроническое воспаление кишечника с тенденцией к диарее (болезнь Крона, неспецифический язвенный колит). Хотя аппетит присутствует, человек многое не «переносит». Плохая усваиваимость пищи > потеря веса.

> Разрешить хронический конфликт.

• Гипертиреоз: активный конфликт куска, быть слишком медленным. Повышенное производство тироксина > ускорение метаболизма - тратится больше энергии > потеря веса (стр. 119).

• Побочное действие медикаментов: химиотерапия и др.

Терапия

В соответствии с причиной. Разрешить конфликты, распознать и избавиться от запутанных связей и моделей мышления.

Простуда, гриппозная инфекция (вирусный, птичий, свиной грипп)

Согласно 4-му закону природы, заражения извне не существует. Это понимание позволяет расслабленно жить с различными типами гриппа. В ТМ существует ненужное различие между «настоящим опасным гриппом, и "безвредной вирусной инфекцией». Мы, в Новой Медицине, обращаем внимание только на симптомы (см. ниже).

Почему вспышки гриппа имеют место в основном зимой ии ближе к концу зимы? - Большинство людей считает холод и холодное время года неприятным. Для наших предков зима была угрозой, она была полна лишений - этот отпечаток остался в подсознании каждого человека. > Холод = конфликт или «рельсы». Конец зимы = исцеление и, как следствие, следующие распространенные симптомы:

•Боли во всем теле: конфликт самооценки или заниженная самооценка - фаза ремонта (стр. 294 и далее).

•Насморк: конфликт непереносимости или погоды - фаза

ремонта (см. главу «Нос» стр. 152).
• Боль горла: конфликт, нежелания смириться с чем-то, проглотить что-то - фаза ремонта (стр. 179).
• Ларингит = Ужас или конфликт «у меня нет слов» - фаза ремонта (стр. 157 и далее).
• Птичий, свиной, новый грипп - кампании, инсценированные ВОЗ. Опасными болезнями или эпидемиями они становятся благодаря лечению средствами ТМ (тамифлю, реленца (блокирование клеточного дыхания химическим путем), вакцин и особенно гипнотическому дейтвию массового страха. Можно ли исключить любую инфекцию, я не могу судить. В полностью отравленной окружающей среде действительно возможно возникновение патогенных микробов.

Внутрибольничные инфекции

Под внутрибольничными инфекциями понимают группу стафилококков, которые не отвечают на воздействие антибиотиков, поскольку микробы стали резистентными. Это неблагоприятно и с нашей точки зрения, потому что (иногда необходимое) применение антибиотиков для подавления интенсивных фаз ремонта не вызывает желаемого эффекта.

Важным моментом является то, что воспаление всегда возникают изнутри, т.е. и без внесенных извне микробов.

Стандартная ситуация: человека оперируют, например, на колене. Хотя все было хорошо продезинфицировано, колено через несколько дней после операции гноится. С точки зрения Новой Медицины это объясняется просто:

Проблема обычно встречается у людей, у которых был конфликт из-за самого вмешательства: страх, что что-то пойдет не так, страх, что выздоровление затянется, страх последующих болей. Одним словом: активный конфликт операции.

Если пациент после операции видит, что все прошло хорошо (что на самом деле обычно бывает именно так), его опасения исчезают = начинается фаза ремонта. Тело теперь строит или удаляет ткани, в зависимости от того, какая ОРБП была запущена. > Лихорадка, воспаление (например, колена), скорость оседания эритроцитов, лейкоциты повышаются и т.д. Обычно следует диагноз «метициллинрезистентный золотистый стафилококк».

>"Я решился на вмешательство/операцию, я верю, что с Божьей помощью все будет хорошо, и все скоро пройдет".

Потеря сознание, абсанс

Возникающие внезапно, длящиеся, как правило, всего лишь несколько секунд, отсутствия сознания, с точки зрения 5 Биологических Законов Природы, являются явными кризисами исцеления конфликтов расставания, ареала или моторного конфликта (эпилепсия). Если они возникают снова и снова, конфликт завис. Если абсанс является основным симптомом, что не является правилом, - имеет место следующий (дополнительный) аспект конфликта:

Конфликт	Ситуация невыносима, человек хочет ее выключить/выйти/хочет исчезнуть.
Пример	❁ У 10-летней девочки часто случаются абсансы в школе. Причина: отец - частный предприниматель и постоянно принимает новые заказы. Это становится слишком много для него. Он предпочел бы исчезнуть. Дочь несет конфликт за него и обращает внимание семьи на проблему (архив автора).
Биологический смысл	Защита от перенагрузок. Бегсто в «потусторонний мир», где тихо и спокойно.
Терапия	Найти и разрешить конфликт, „рельсы" и причинные отпечатки.

Депрессия, синдром эмоционального выгорания

Синдром эмоционального выгорания и депрессия иногда совпадают, но не всегда.

Точка зрения семейных энергий:

• Если ребенок (мы все дети своих родителей) на принимает родителей, он грустит. Кто принимает в родителях только то, что ему нравится, на принимает их полностью. Кто презирает своих родителей, полностью отрезан от силы.

> *«Ты мой единственный отец, самое лучшее для меня. Спасибо.*

> *«Ты моя единственная мать, самое лучшее для меня. Спасибо.*

• Часто люди впадают в депресси, потому что так делали их родители. Депрессия относится к их «базовому снаряжению» (см. главу «Отпечатки» стр. 25). Здесь можно говорить о солидарности с предками.

> *«Я не должен это нести. Я оставлю это тебе, дорогая мама/папа».*

• За депрессией может скрываться тайная тяга к смерти. Девиз 1: «Лучше я, чем ты». Ребенок бессилен перед смертью любмого члена семьи думает, что он может принять его судьбу.

> Быть скромными и осознать, что ни у кого нет права вмешиваться таким образом в судьбу других.

Девиз 2: «Я следую за тобой» Ребенок думает, что несправедливо, что он продолжает жить, в то время как другой член семьи умер.

> *«Я побуду тут еще немного, потом я тоже приду.»*

• Депрессия как еосознанная стратегия: 1. Получить признание (сострадание) 2. Месть - отомстить, напр., матери. **Общественная точка зрения:** люди, работающие в социальных сферах, страдают от потери личной свободы. Система (фирма, школа, больница) захватывает их целиком, не оставляя времени для самих себя. Вертясь, как белки в колесе, они в конце концов утрачивают энергию, мотивацию и радость жизни.

> *От каких обязанностей я могу отазаться? О чем будет*

вспомнить? Где радости жизни?

Духовная точка зрения: если мы сворачиваем с предначертанного нам пути, не следуем внутреннему призванию, только «функционируем» и живем снаружи, наша жизнь становится бессмысленной. Будучи отрезанными от потока божественной энергии, мы опустошаемся, устаем и разочаровываемся.

> *В чем смысл жизни? Что делает меня счастливым на долго? Я хочу следовать этому пути!*

С точки зрения 5 Биологических Законов, в основе депрессии лежат конфликты ареала или их констелляции (стр. 323).

Иногда и констелляция мозжечка может привести к депрессии: человек чувствует себя пустым и не испытывает желаний (стр. 322).

> Найти и разрешить конфликты и отпечатки.

При «выгорании» часто наблюдаются месяцами или годами пребывающие в активной фазе конфликты. «Синдром эмоционального выгорания» – это (последняя) защитная реакция организма. От того, изменит ли пациент свою жизнь, зависит его будущее:

Если все останется как было, продлится состояние симпатикотонии (длительный стресс), возможно, с короткими фазами исцеления. В этом случае вряд ли следует ожидать улучшение.

Мудрее поведет себя тот, кто после честного анализа, «закатав рукава», отважится на реальные, хотя и болезненные, преобразования (прерывание стагнации уже сам по себе приносит облегчение). По причине двухфазности ОРБП, за периодом активного конфликта последует более длительный период восстановления (= фаза ремонта). У пациента снова появляется перспектива, но ваготония берет свое: хроническая усталость, вялость, различные недуги и боли. Мне известны и случаи, когда «эмоциональным выгоранием» называли фазу ремонта, т. е. состояние, наступившее после длительного периода переутомления и перенапряжения.

Пациент может пребывать, таким образом, в фазе хронического хронического активного конфликта, в длительной фазе ремонта, или в состоянии между двумя этими фазами.

> Понять и, по возможности, разрешить ситуацию.

Другие причины

• Побочное действие медикаментов: антигипертензивные препараты подавляют радость жизни и жизненную энергию. Психотропные препараты могут при длительном применении привести к противоположному эффекту.

> Прекратить прием/снизить дозу

• Бессонница может усилить депрессию (см. выше).

Терапия при эмоциональном выгорании, депрессии

• Понимание 5 Биологических Законов хорошо, но для лечения депрессии ребуется еще кое-что: прежде всего, готовность к внутренней и внешней переориентации, воля к внутреннему равитию и к связи с высшими сферами. Два совета: «Будь благоданым за все, что жизнь тебе подарила до сих пор!»и «Делай людям добро!» Депрессивные люди часто слишком сконцентрированы на себе и чувствуют себя жертвой. Давая что-то, можно выйти из этой роли. Давать делает счастливым. Кто дарит счастье, счастлив.

• Конопля • лавандовый чай • льняное масло (омега 3)

• Порошок маки (5 г = 1 ст. л./день), корня ямса, мускатного ореха; настои зверобоя, лаванды; витамин В • коллоидное золото • Для пациентов старше 45: натуральные (или идентичные им) гормоны, напр., по Ли, Платту, Ленарду, Римкусу • Связь с Богом, контакт с природой (солнце, ветер, вода, лес, горы) • Регулярный спорт на свежем воздухе • Быть благодарным. Утренний ритуал по Штигеру (стр. 68) • Натуральная, щелочная диета, чистая вода • Снизить электросмог (мобильный и бскабельный телефон и т. п).

Синдром Дауна (трисомия 21), дети-инвалиды

Синдром Дауна является хромосомным расстройством, при котором присутствуют три вместо двух хромосом 21. Он часто встречается у детей поздно рожающих женщин.

С точки зрения Новой Медицины: к сожалению, я не могу сделать каких-либо достоверных высказываний о причинах конфликта. Тем не менее верно «ничего не происходит из ничего.»

Д-р Хамер пишет о ребенке-дауне в «Золотой книге» (т. 2, стр. 445). В качестве причин от идентифицирует в этом случае конфликт слуха и моторный конфликт:

Мать во время беременности страдала от шума отбойного молотка в офисе. После рождения оказывается, что ребенок очень чувствителен к шуму, поэтому д-р Хамер рекомендует в качестве важнейшей меры абсолютный покой. Ребенок пока развивается отлично и уже закончил школу. Присутствует ли еще трисомия, неизвестно.

Частое возникновение заболевания у поздно рожающих женщин является признаком того, что сомнения матери по поводу здоровья ребенка играют большую роль. Этих опасений больше у более старших матерей, особенно тех, кто «хорошо знаком» с традиционной медициной, - в отличие от молодых, беззаботных женщин.

-> Беременная женщина видит другую женщину с ребенком-инвалидом на улице и думаешь: «Боже мой, какая трагическая судьба, надеюсь, мой ребенок не будет инвалидом".

Может быть, что этот страх материализируется и породит именно то, чего она боится.

> Я доверяю судьбе и радуюсь рождению ребенка. Я настраиваю себя на уют и избегаю шума (в том числе УЗИ).

С точки зрения предков, инвалидность иногда объясняется предыдущими событиями в семье (стр. 25, «Семейный вальс», стр. 27).

С духовной точки зрения: Я заметил, что родители/семьи, которые позитивно относятся к инвалидности ребенка, бладают особым излучением, как маяки. Кажется, что эти семьи получают что-то особенное – при помощи ребенка они постигают истинный смысл жизни.

Мигрирующая эритема (боррелиоз, Лайм-боррелиоз)

Кольцевидные покраснения, боррелиоз, являются, с нашей точки зрения, конфликтом расставания в фазе ремонта. Он может быть связан или нет с укусом клеща. Симптомы суставов и нервов ошибочно приписывают укусу клещей. Покраснение - это реакция на белки в слюне насекомого. В любом случае, речь идет о воспалении, вызванном исцелением.

Винтообразные спирохеты не имеют ничего общего с заболеванием. Именно так утверждает и целитель-ясновидящий Энтони Уильям, он удивляется, как доверчиво пациенты и врачи ловятся на удочку спирохетов.

Я наблюдал пациентку с типичным покраснением кожи на плече после укуса клеща. Через три недели у нее начались сильные боли в костях. Постепенно от места укуса они распространились на все тело. Пациентку клещи не пугали (конфликт страха отсутствовал). Любопытно, что за период времени до и после этого события в ее психике произошли радикальные перемены самооценки, связанные с отцом, который впервые открылся ей. Боррелиоз она лечила средствами натуропатии (ворсянка, майоран, анис, репейник), принимая в течение двух недель обезболивающее противоревматическое средство.

Другой пациент заболел боррелиозом без клещей: два важных для него человека 3 недели тому назад ушли из жизни (= конфликт расставания). Когда потрясение прошло, возник боррелиоз на правом бедре (сторона партнерства) = фаза ремонта.

Что еще свидетельствует против инфекции? Почему на пострадавшем участке НИКОГДА не были найдены бактерии? Многие гомеопаты убеждены, что боррелиоз является следствием прививок (= их вреда). > Важно поэтому выяснять, делались ли прививка или инъекции антибиотиков или других тяжелых медикаментов перед появлением симптомов.

Нервная система

Головные боли, мигрени

Между головной болью и мигренью нет четкой границы. Признаки мигрени: асимметрия, высокая интенсивность боли, сопровождающаяся тошнотой и слепыми пятнами. С точки зрения Новой Медицины головная боль представляет собой фазу ремонта, а мигрень - кризис исцеления. Оценивается она положительно, т.к. уменьшает конфликтную массу. После разрешения конфликта не ожидается новых симптомов.

ОРБП шейного отдела позвоночника/костей черепа

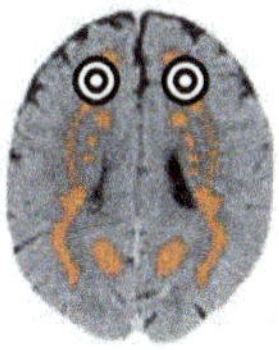

НОВАЯ МЕЗО

−+

Головная боль, мигрень I

Наиболее частый тип головной боли: обычно симметрична, начинается сзади, связана с хроническим напряжением.

Конфликт	Морально-интеллектуальный конфликт низкой самооценки. Пережитая несправедливость, стресс от погоне за успехом, нечестность. Человек думает, что он должен делать все безупречно или сразу. Чувствовать себя глупым.
Поговорки	„Ломать голову",„получить головомойку",„повесить голову."
Пример	❁ *У офисной работницы всю неделю стресс из-за перегрузки на работе. Она ждет не дождется выходных. В пятницу, когда напряжение уменьшается, начинается головная боль = фаза ремонта конфликта низкой самооценки.* Примечание: типичная мигрень выходных (архив автора).
Активная фаза	Ограничение функции, некроз клеток в шейном отделе позвоночника/костях черепа/связках/мышцах.
Ремонт/Исцеление	Восстановление ткани, опухоль, давление на надкостницу > Боли в голове и затылке. Головные боли выступают и в фазе ремонта. Возвращающиеся конфликты вызывают смену интервалов головной боли и ее отсутствия.
Вопросы	Чем и почему я помещаю себя в стрессовые ситуации? Кому я хочу что-то доказать? Почему для меня так важны только достижения? Какй отпечаток прячется за всем этим (отец, мать, учитель)? Другие вопросы см. стр. 43.
Терапия	Найти и разрешить кофликт, отпечатки, убеждения. Искать, где любовь - там и решение. Психологическая установка: "Я верю в свои способности". "Все сразу не получится - спокойно, сделаю, сколько сделаю, и хватит". "То, чего нельзя сменить, не волнует меня". См. также терапию при головной боли и мигренях на стр. 77.

ОРБП тройничного нерва

ОХ слуховых канавок сбоку в коре головного мозга

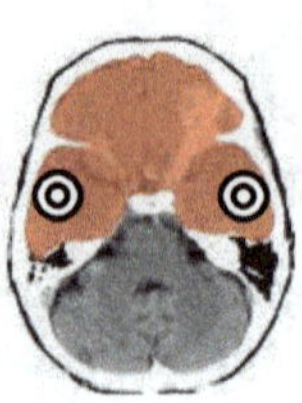

Головная боль, мигрень II, невралгия тройничного нерва

Мигрень обычно начинается внезапно, асиммерична (обычно затронута только одна половина лица) и интенсивна. Ангела Фрауэнкрон-Хоффман обнаужила, что самый частый тип мигени вызван тройничным нервом. Следующе рассуждения взяты из ее замечаельнй книги «1-2-3 мигрени нет» (см. «Список литературы»).
У тройничного нерва три ветви (см. илюстрацию на стр. 73): верхняя, 1-я, обеспечивает глаза, 2-я, в основном, нос, и 3-я - рот и язык Обычно реагирует первая ветвь (мирень в области висков и глаз).
Содержание конфликта, как всегда, становится ясным из функции:

ЭКТО

−+

Конфликт	Чаще всего: 1-я ветвь: конфликт расставания относительно лица - человека не видят или не признают. Первый и важнейший акт признания состоится (или не состоится) при рожении - мать принимает/видит младенца. Конфликт взрослых: Потеря собственного лица или репутации. 2-я ветвь: конфликт расставания относительно обоняния - человека не обнюхивают. 3-я ветвь: конфликт расставания относительно рта и языка - человка не целуют/не лижут.
Примеры	➜ На ребенка не смотрит мать при рождении (напр., наркоз при кесаревом сечении, мать слишком занята собой, акушеры уносят ребенка. Первое признание, таким образом, не имеет места. ➜ *Реальная утрата тактильного контакта (прикосновения), напр., из-за расставания с партнером.* ➜ *Человека публично высмеяли, не восприняли всерьез.* ➜ Человека, *игнорируют, обделяют.* ❁ *Сегодня 46-летнему мужчине было 6 лет, когда умерла его мать. Он хорошо помнит, как ее золовка закрыла ей глаза. Осознание этой решающей ситуации илечивает его мигрени, длившиеся 30 лет (архив автора).* ❁ *Стройная 48-летняя правша, без детей, работает в офисе. Год тому назад она чувствует себя плохо, когда в Страстную Пятницу, накануне Пасхи, она одна дома: в этот вечер она с особой остротой ощутила себя «всеми покинутой, в особенности партнером», поскольку после тяжелого расставания с прежним новый у нее так и не появился. Она чувствует себя одинокой, брошенной и отчаявшейся. = Конфликт расставания. Ветвь боли проводит в коленный сустав, другая - в угол глаза (архив автора).*
Активная фаза	Незаметная потеря чувствительности тройничного нерва. Возможна сухая кожа.
Биосмысл	Через онемение разлука должна быть скорее «забыта».
Кризис исцеления	Мигрени или невралгия тройничного нерва в рамках фазы ремонта. Возвращение чувствительности. Мигрень возникает и после стресса в расслабленном состоянии.
Примечание	Учитывать сторону «мать-дитя» или партнерство. Если жалобы усиливаются во время стресса и наступает улучшение в состоянии покоя, может иметь место брутальнй конфдликт расставания (в отношении надкостицы) В этом случае область прохладна на ощупь и у человека холодные ноги. - То же самое содержание конфликта.
Вопросы	Момент первой мигрени? Было ли стрессовое состояние относительно того, чтобы быть незамеченным, пристыженым? Как прошло рождение? Кто принял ребенка? Получал ли ребенок достаточно признания/любви? Часто ли я чувствую, что на меня обращают мало внимания? Я легко раним?
Терапия	Если мигрени повторяются, найти и разрешить кофликт, "рельсы", отпечатки, убеждения. Психологическая установка: "Я заслуживаю любовь". "Мне все равно, что обо мне думают другие". "Меня не интересует мнение окружающих". "Я хорош таким, какой я есть, все совершают ошибки". При синроме разрешить конфликт беженца. Творожные компрессы, холодные обертывания, чай из ромашки и бузины. ДМСО, нанести на больное место разбавленное масло лаванды или зверобоя. Облучение синим или фиолетовым светом. Лимфодренаж, хиропрактика или остеопатия в области ШОП. Горячие ванны для ног. Принимать: чай из лаванды или перечной мяты, витамин В, рыбий жир, натуральную буру внутрь и наружно, льняное масло; возможен курс лечения керосином. (См. также «Фаза исцеления – уровень мозга», стр. 60 и далее). При необходимости обезболивающие. Противоэпилептические препараты ТМ (как карбамазепин и окскарбазепин) имеют множество побочных эффектов и низкую эффективность, поэтому Новая Медицина считает их нерациональными.

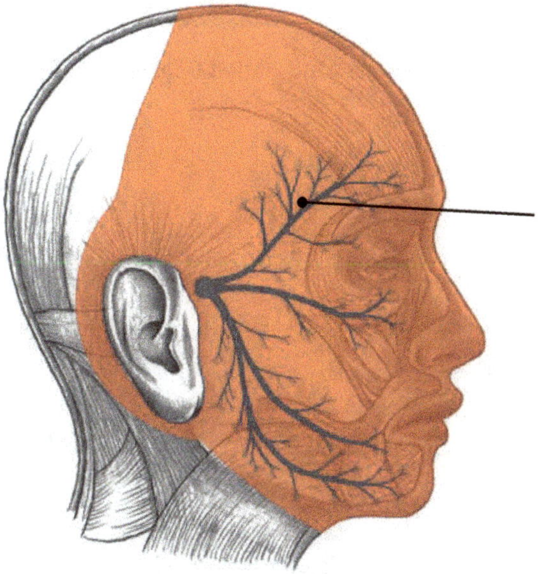

Другие возможные причины головной боли

• Общий симптом исцеления: нехватка пространства для мозга (отек). Давление на мозговые оболочки вызывает головную боль. Легкая головная боль может, следовательно, выступать в фазе ремонта любой ОРБП, напр., боли в крестце+головная боль или воспаление среднего уха+ головная боль. (См. таке «Рак мозга» стр. 10 и далее).

• После употребления в пищу определенных продуктов питания или напитков: Иногда продукты питания являются ««рельсами»» (= аллергия). На какое-то время они могут «включить» активную фазу. Затронутый орган не обязательно должен быть из системы пищеварения. > головные боли.

• Отравления: большинств медикаментов, алкоголь, никотин и другие наркотики вводят организм в состояние искусственного стресса, симпатикотонию, когда мы чувствуем себя «на высоте». Большинство медикаментов действуют именно так.

Фазы ремонта и связанные с ними боли прерываются. После прекращения отравляющих действий наступает исцеление. > Ремонт > головная боль (напр., вызванная анальгетиками).

• Гипогликемия мозга: Во время фаз ремонта резко возрастает потребность мозга в глюкозе. Низкий уровень глюкозы вызывает или усиливает отек мозга. > Головные боли. Отсюда следует важное терапевтическое воздействие: регулярный прием глюкозы или сладких соков при симптомах повышенного мозгового давления.

• Гипогликемия вследствие конфликта сахара > головная боль (стр. 229 и далее).

• Жаберные дуги или слизистая оболочка лобных пазух: обе ОРБП могут вызвать лобовую или фронтальную головную боль.

• Чрезмерное солнечное облучение головы или затылка («солнечный удар»). Временное набухание или воспаление мозговых оболочек > головные боли.

• Головные боли любого вида усиливаются при синдроме.

Терапия при головных болях/мигренях

• При повторяющихся головных болях выявить и разрешить конфликт, «рельсы» или отпечаток.

• При синдроме: разрешить конфликт беженца (стр. 234 и далее).

• Холодная вода на лицо и голову, холодные обертывания.

• Прогулки на свежем воздухе (освежают голову, способствуют кислородному обмену). 3%-ая перекись водорода внутрь.

• Втереть в виски разбавленное лавандовое, олибановое, мятное или мелиссовое масло. • Натуральная бура внурь.

• Масло черного тмина. • Ограничить потребление алкоголя, т.к. он способствует выделению жидкости, подавляя антидиуретический гормон ADH (позыв к мочеиспусканию после принятия алкоголя). • Коллоидное золото (золото в отношении головы).

• Лимфодренаж, рефлексогенный или акупунктурный массаж, общий массаж, хиропрактика или остеопатия.

• Чай из лаванды, перечной мяты, лепестков роз, фиалок. При необходимости - парацетамол.

ОРБП соединительной ткани мозга

Опухоль мозга (глиома, глиобластома, астроцитома, олигодендроглиома)

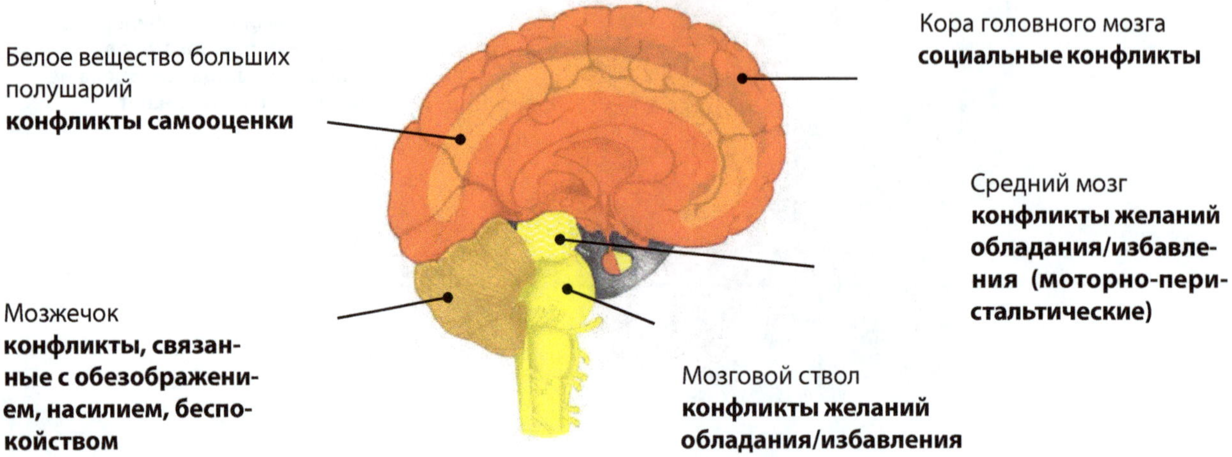

Около 50% объема мозга состоит из соединительной ткани (=глия). Макроглия (астроциты, олигодендроциты, эпендимные клетки и клетки сосудисто-эпителиального сплетения) принадлежат к эктодерме и составляют ее 80%. Остальные 20% составляют микроглия (клетки Hortega мезоглия), они являются производными от фагоцитов и относятся к мезодерме. Нервные клетки (нейроны) полностью зависят от взаимодействия с глия. Без них в мозгу не происходило бы ничего. Историческ сложившаяся концепция соединительной ткани мозга, следовательно, не совсем правильна и не отражает важности функций глия.

Задачи макроглия: 1. Связь, проведение импульсов, питание, защита, изоляция (гематоэнцефалический барьер) нервных клеток. 2. Обеспечение сетеподобной механической структуры для нервных клеток. Кром того, функция микроглий аналогичн клеткам-поглотителям в организме: полиция, пожарная команда и устранение мусора мозге.

Опухоли, связанные с микроглиями, практически не встречатся. Поэтому мы сосредоточим внимание на макроглиях: из их функций в организме производятся следующие конфликты при опухолях головного мозга:

Конфликт — 1. Социальный конфликт: не иметь достаточно знакомых, люди недостаточно информируют или защищают меня, я не получил достаточно помощи, и это привело к проблемам. Или, наоборот, я не оказал помощи в необходимом объеме. 2. У человека проблемы со структурами (напр., социально-экономической системой) или ему не удается выстроить свои собственные устойчивые структуры: работа, дом, семья. Расположение опухоли указывает на то, какую направленность имел конфликт. Например, белое вещество головного мозга > конфликт самооценки; мозжечок > нарушение целостности.

Пример — ❁ *Женщина в возрасте 21-го года, левша, внезапно теряет сознание. После стационарного обследования пациентке ставится диагноз «опухоль мозга». Выясняется, что опухоль находится в области мозга, отвечающей за яичники. Таким образом, локализуется конфликт утраты в фазе ремонта. Сам конфликт произошел 6 лет назад, когда любимая собака по кличке Хекси попала под машину. Бедный пудель лежит с размозженным черепом и жалобно скулит, а 15-летняя хозяйка, находясь в шоке, ничего не предпринимает, чтобы ему помочь. = Конфликт утраты. Все эти годы при виде любой собаки пациентку мучают воспоминания о погибшей и мысль, что в трудную минуту она «оставила страдающее животное на произвол судьбы» (рецидивы). Настоящее исцеление началось лишь 5 месяцев тому назад, когда пациентка получила в подарок собаку по кличке Акира. С этого момента она перестала думать о Хекси, но у нее участились периоды усталости (ваготония). «Опухоль мозга» была признаком процесса исцеления* (архив автора).

❁ *Мужчина осознает, что система, в которой мы живем, основана на лжи. Когда он решает порвать связи с этой системой, начиная работать с продуктами для здоровья, у него ничего не выходит. Когда он меняет некоторые моменты и в своей жизни, у него развивается опухоль в белом веществе большого мозга. По настоянию семьи он подвергается хирургическому вмешательству, но выживает* (архив автора).

ЭКТО −+

Активная фаза	Незамеченное ограничение функции соединительной ткани мозга или некроз глия.
Биосмысл	1. Ограничение/уничтожение старых связей для освобождения места для новых 2. Ограничение/уничтожение старой структуры для построения альтернативной (аналогично для альтернативной системы).
Ремонт/исцеление	Фаза ремонта - усиление функции и рост соединительной ткани мозга. Головные боли или раздваивание изображение перед глазами, головокружение. Длительность и интенсивность роста - в зависимости от конфликтной массы. Оценка длительности фазы ремонта затруднена по причине незамеченных рецидивов и шока от диагноза. Часто зависший конфликт.
Примечание	«Опухоли мозга» массово диагностируются, т. к. пациентов все чаще и тщательнее сканируют (рентген, ЦКТ, МРТ). Раньше пациент мог месяцами страдать от головных болей, и, не находя причины, его оставляли в покое. Сегодня ему тут же «уточняют» диагноз. Профилактические обследования вносят свою лепту, обнаруживая все большее количество опухолей, которые не вызвали бы никаких проблем. Диагноз «опухоль мозга» переносят менее 2% пациентов. Большинство из них умирают от страха, химиотерапии и облучения. Эта ОРБП не является причиной всех опухолей мозга: по Хамеру, опухоль мозга - не самостоятельная ОРПБ, а представляет собой очаг Хамера во время или после интенсивной фазы ремонта. Что объясняет, почему опухоли мозга не являются отдельными ОРБП. Опыт показывает, что вышеописанная ОРБП начинается, когда соединительная ткань не перестает расти и недостаток места не объясняется отеком - при увеличивающихся, по ТМ, «злокачественных» опухолях мозга.
Вопросы	Когда появились симптомы? (= Начало фазы ремонта, вызванное чем-то положительным). Произошло что-то хорошее? (Напр., хорошая новость, примирение, похвала, отпуск, выход на пенсию - отсюда можно вывести предшествующий конфликт). Я чувствовал слишком мало поддержки? Не хватало важной информации? Было ли недовольство структурой? Почему это было так важно для меня? Что меня сенсибилизировало? (Детство, чувства родителей, беременность, роды). Другие отпечатки в семье? Есть ли что-то позитивное в диагнозе?
Терапия	Конфликт разрешен, опека над пациентом, предотвращение рецидивов. Если жалобы не прекращаются через 6 месяцев, перед нами зависший конфликт. >Найти и разрешить конфикт, отпечаток и убеждения. Искать, где любовь - там и ответ. Решающим фактором успеха является знание 5 Биологических Законов, способствующих преодолению пациентом страха. Лечение - см. «Фаза ремонта – уровень мозга» стр. 60). При синдроме: разрешить конфликт беженца. Возм. кортизон, чтобы уменьшить объем образования. Эктомия опухоли мозга рискована. Химиотерапия или облучение не рекомендуются. Как всегда, наилучее лечение - то, которому доверяешь. Поэтому допускается и выбор химиотерапии.

ОРБП сосудистого сплетения

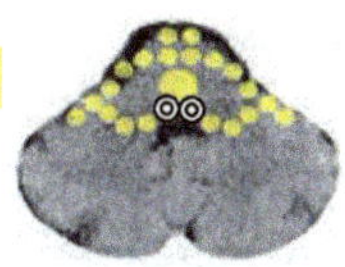

Опухоль желудочков мозга – эпендимома, хориоидпапиллома[1]

ЭНТО +−

Конфликт	1. Правая сторона мозга: не получить чего-то; левая – не мочь от чего-то избавиться. 2. Конфликт, «высушивающий мозги»; сомнение в собственных мыслительных способностях.
Примеры	❁ *К №1: Женщина вынуждена работать секретарем в социальном суде. = Ей хочется уйти. Когда она исполняет это желание, возникает опухоль - эпендимома в левом желудочке мозга, разрушаемая по ТБЗ-типу (ТБЗ эпендимомы).*[1]
Ткань	Ворсинчатое сосудистое сплетение (ликворопроводящие пути) в желудочках – энтодерма.
Активная фаза	Рост функции, рост опухоли сплетения = эпендимома или хориоидпапиллома.
Биосмысл	Увеличение сплетения для производства/отдачи большего количества мозговой жидкости.
Ремонт/исцеление	Разрушение опухоли бактериями. = ТБЗ эпендимомы. По завершении процесса остаются известковые отложения, часто фиксируемые ЦКТ.
Терапия	Выявить конфликт или отпечаток и, если он еще активен, разрешить.

1 Ср. Хамер. Моя девочка-студентка (Mein Studentenmädchen), стр. 448.

ОРБП эпифиза (шишковидной железы)

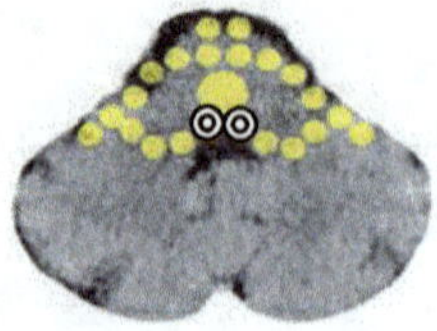

Опухоль эпифиза (пинеоцитома, пинеобластома)[1]

Эпифиз – это железа, воспринимающая свет и вырабатывающая гормоны. Она взаимодействует с сетчаткой и превращает ночью серотонин, образовавшийся в течение дня в мозгу, в мелатонин. Она управляет ритмом сна и бодрствования, считается местоположением «третьего глаза» - этому загадочному органу приписывают ясновидение и интуицию. Д-р Рик Штрассман называет ее «окном в иные сферы нашего бытия».

Представим то немногое, что нам известно с точки зрения Новой Медицины:

ЭНТО

Конфликт	Конфликт куска: мало света, слишком темно в прямом или переносном смысле. (Божественный свет).
Примеры	➜ *Ограниченное поступление дневного света (шахта, ночная смена, мрачный офис).* ➜ *Ощущение себя Богом забытым и ангелами покинутым.*
Активная фаза	Возрастание восприятия света и производства мелатонина. При затяжном конфликте - увеличение железы за счет деления клеток = опухоль. Частое осложнение – ограничение оттока мозговой жидкости > повышение давления жидкости > симптомы давления на мозг, гидроцефалия.
Биосмысл	Улучшение восприятия света – способность обойтись его малым количеством. Увеличение производства мелатонина.
Ремонт/исцеление	Разрушение опухоли бактериями = ТБЗ эпифиза > обызвествление.
Примечание	Вопрос: Почему известковые отложения обнаруживаются в эпифизе почти каждого человека? Каждый переживает этот конфликт? Виной ли тому наша безбожная жизнь? Или отложения – это (позитивная) кристаллизация?
Терапия	Выявить конфликт и разрешить, если он все еще активен. Позаботиться о благоприятной смене ритма дня и ночи и полноценном сне. Как можно чаще «подпитываться» натуральным солнечным светом. Смотреть на заходящее солнце. Коллоидное золото. Медитация, визуализация, творчество. Избегать потребления фтора, кофеина, сахара. Установка: «Я знаю, что создан Богом и свет его во мне».

1 Ср. Хамер. Моя девочка-студентка, стр. 469.

ОРБП мышечной иннервации

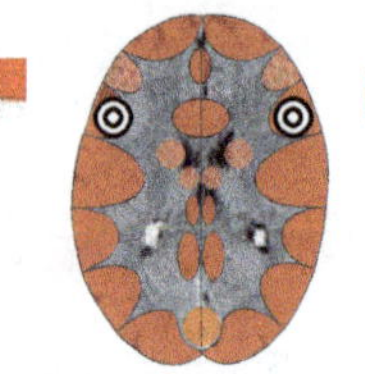

ОХ моторика лица в коре головного мозга

Паралич лица[1]

ЭКТО

Конфликт	Моторный конфликт, когда кого-то выставляют на посмешище.
Примеры	->*Опозориться перед семьей, в кругу друзей или перед коллегами по работе. «Что у тебя за вид?» «Посмотри на нее!»*
Ткань	Поперечнополосатые мышцы лица – эктодерма (моторное регулирование), мезодерма (питание).
Активная фаза	Паралич лицевых мышц (= лицевой парез). Типичны признак – опущение угла рта соответствующей стороны. Возможны легкие формы.
Биосмысл	Паралич превращает лицо человека в «покер-фейс», по которой ничего нельзя определить, а значит, возможна «победа в игре».
Ремонт/исцеление	Восстановление иннервации. Внимание: иногда паралич лицевой мускулатуры появляется только в начале фазы ремонта, иногда после кризиса исцеления = горячий апоплексический удар.
Примечание	ТМ связывает лицевые парезы с инсультом. Учитывать сторону.
Вопросы	Когда появились симптомы? Сресс с потерей лица? Какие отпечатки лежат в основе?
Терапия	См. «Невралгия тройничного нерва I».

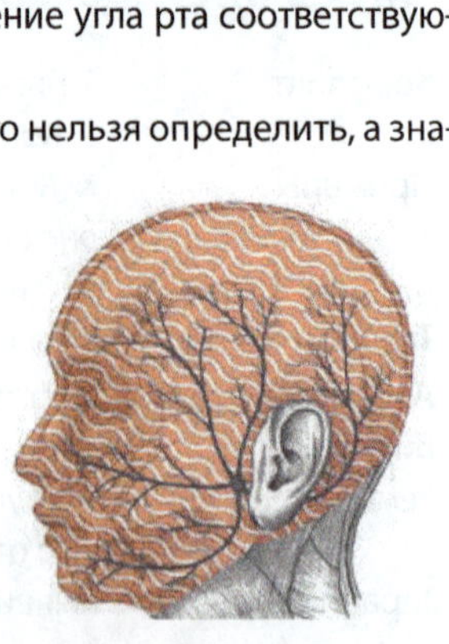

1 Хамер. Научная таблица Германской Новой Медицины (Wissenschaftliche Tabelle der Germanischen Neuen Medizin). Стр. 139, 144.

ОРБП мышечной и нервной иннервации

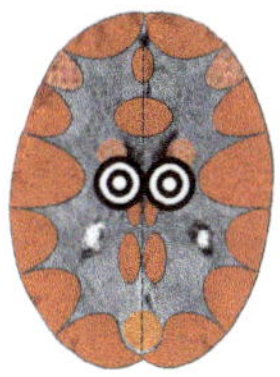

ИНСУЛЬТ БЕЗ КРОВОИЗЛИЯНИЯ

Рассмотрим инсульты, при которых черепная компьютерная томография и магниторезонансная томография не выявили кровоизлияний. Присматриваясь, можно обнаружить очаги Хамера или отеки в моторной коре мозга.

По поводу недостаточного снабжения области мозга кислородом (ишемический инсульт): кровеносные сосуды всех органов, включая мозг, расположены в форме сети. Закупорка сосуда приводит к движению крови по соседним сосудам и построению новых сосудов. Врачи часто безуспешно ищут кровоизлияния и приписывают их одному из сосудов просто потому, что не удается ничего найти. Вывод: ишемический инсульт сомнителен:

В Новой Медицине различают два вида апоплексических ударов. Причина обоих, если наступает паралич, – моторный конфликт. Первый, более редкий вид – т. н. холодный апоплексический удар = паралич в фазе активного конфликта. Второй, гораздо более распространенный - т. н. горячий апоплексический удар. Он наступает во время скоротечной фазы ремонта после очень длительного (несколько месяцев, иногда несколько лет) активного конфликта.

Холодный апоплексический удар[1]

экто

Конфликт	Моторный конфликт. Страх скованности. Конфликт, обусловленный невозможностью, нежеланием или запретом двигаться. Авария - самый распространенный моторный конфликт. Мышцы лица: «оказаться в нелепом положении». Мышцы плеч и спины: невозможность уклониться от чего-то. Приводящие мышцы рук и ног (аддукторы): невозможность удержать, вытащить, обнять кого-нибудь или что-нибудь. Отводящие мышцы рук и ног (абдукторы): невозможность оттолкнуть что-либо или кого-либо, защититься от них, отбиться, отступить. Нога в целом: не находить выхода. Не быть в состоянии уйти, скрыться, убежать, успеть что-либо, ловко ходить, прыгать, подниматься в гору, спускаться, танцевать, балансировать и т.д.
Ткань	Поперечнополосатые мышцы - эктодерма коры больших полушарий головного мозга (= иннервация) и мезодерма белого мозгового вещества (питание).
Активная фаза	Паралич, но чаще только «слабость» соответствующей группы мышц. = Холодный апоплексический удар. Признаки симпатикотонии: холодные руки, навязчивые мысли, поверхностный сон, потеря веса и т.д. Такие парезы ТМ, как правило, не считает апоплексическим ударам, а интерпретирует как мышечную слабость, боковой амиотрофический склероз (БАС) или рассеянный склероз (РС).
Биосмысл	Рефлекс «мнимой смерти»: многие животные, преследуемые или оказавшиеся в безвыходном положении притворяются мертвыми (напр., мышь, змея, косуля). Преследователь оставляет жертву или просто не видит ее. Хищники, такие как кошки, интересуются только подвижными объектами. Если опасность миновала, то паралич проходит.
Ремонт/исцеление	Восстановление иннервации. Постепенное улучшение парезов, поскольку нервные связи (синапсы) в мозге оказываются растянутыми (диссоциированными) из-за отека, сопровождающего исцеление.
Кризис исцеления	Спазмы, судороги, один или несколько эпилептических припадков.

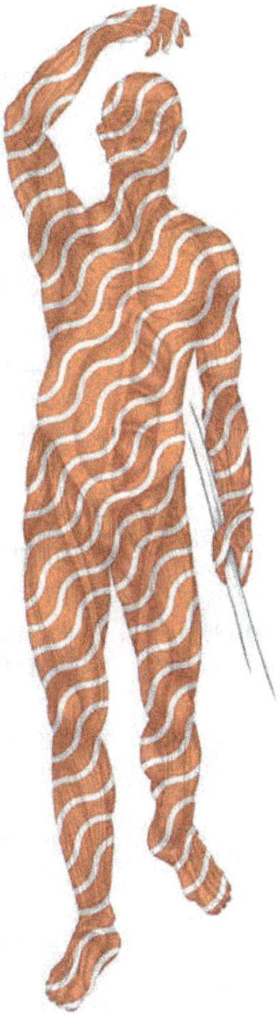

Примечание — Учитывать сторону («мать-дитя», партнерство или локальный конфликт). Наиболее пострадавшая группа мышц подскажет содержание конфликта. Напр., если ею оказались аддукторы, то у пациента-правши произошел конфликт, связанный с бессилием удержать партнера (какого-то человека, кроме матери и детей).

Другие органы или участки мозга также могут играть свою роль при апоплексическом ударе. Напр., пациент заикается, что свидетельствует о наличии у него конфликта внезапного страха или афазии в стадии исцеления. Пробелы памяти тоже могут привести к диагнозу «апоплексический удар». = Конфликт расставания в состоянии кризиса.

Вопросы: — Когда начался паралич? (Конфликт должен был иметь место до этого). Несчастный случай, падение? События в семье, с партнером? Что происходило на душевном уровне? Душевное состояние в тот момент? Было ли желание убежать? Я не мог задержать кого-то? Отпечатки в семье (тяжелые несчастные случаи, падения)?

Терапия — Найти и разрешить конфликт или отпечаток. См. «Терапия при парезах», стр. 317.

Горячий апоплексический удар[1]

Та же ОРБП, что и выше или другая: напр., отек мозга в фазе ремонта в белом мозговом веществе > сжатие сопредельной моторной коры больших полушарий > прекращение моторных функций. > В ТМ - «инсульт».

Примеры — ❁ *Пациент-правша с самого раннего детства находился под давлением доминирующей матери. При первой же возможности он сбегает из родительского дома. Будучи единственным ребенком в семье, на протяжении всей дальнейшей жизни он чувствует себя ответственным за мать и вину, если редко ее навещает. = Моторный конфликт расставания с матерью. Через два года после ее смерти у 59-летнего мужчины случается апоплексический удар, который он с большим трудом переносит. = Исцеление моторного конфликта. Особенно пострадали при этом абдукты (разгибатели) левых руки и ноги = сторона «мать-дитя» (архив автора).*

❁ *45-летний пациент, правша, в течение 20 лет против воли работает на предприятии. = Моторный конфликт невозможности увольнения и реализации своих желаний. В конце концов он уходит с работы в собственный бизнес, но, как оказалось, слишком поздно: в день открытия своей практики (мечта всей его жизни) происходит апоплексический удар. = Исцеление моторного конфликта. Более всего пострадавшей оказывается правая сторона тела - партнерство (архив автора).*

Э
К
Т
О

−+

Фаза — **Ремонт:** Горячие руки и ноги, возможно повышение аппетита и температуры, головокружение, головные боли вплоть до потери сознания – ваготония. Типичный синдром: паралич руки или ноги. Очаг Хамера (ОХ) в мозге увеличивается в объеме, как при отеке и сжимает окружающие ткани. Спустя годы или десятилетия активности конфликта, начинается фаза ремонта с сопутствующей ей трагической картиной инсульта.

Ценой длительной активности конфликта является по большей части неполная реабилитация, иногда и смерть пациента вследствие отека мозга. Этот отек на ЦКТ обычно ошибочно интерпретируется как «внутричерепное кровоизлияние».

Терапия — <u>В острой фазе</u>: конфликт разрешен. Сопровождение пациента. См. «Фаза ремонта, уровень мозга», стр. 60 и далее.

После обострения: на физическом уровне подходят реабилитационные ТМ-процедуры: лечебная гимнастика, массаж, плавание и др. Тренировка, тренировка и еще раз тренировка - но с правильной установкой! Со стороны психики, несмотря на то, что один или несколько конфликтов разрешены (иначе не случился бы удар), парезы и иные симптомы могут вызвать новый конфликт, особенно если темпы реабилитации слишком медленны. Напр., моторный конфликт - *«Мне больше не поднять ногу! Она никогда не выздоровеет!»*; конфликт самооценки - *«Моя левая нога никуда не годится!»* Генитальный конфликт - *«Теперь в постели у меня уже ничего не получится. Моя жена найдет себе другого партнера!»*

> Принимая ситуацию такой, какая она есть, верить в исцеление или улучшение. Признать положительную сторону ситуации. Доверять Богу, что этот период в жизни несет свой смысл. Не впадать ни отчаяние, ни в завышенные ожидания по поводу быстрого восстановления.

1 Хамер. Научная таблица Германской Новой Медицины. Стр. 138-39, 143-44.

ОРБП мозговых сосудов

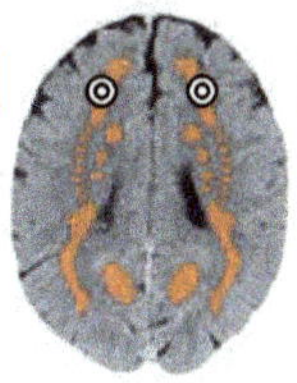

НОВАЯ МЕЗО

Инсульт, вызванный мозговым кровоизлиянием, кровоизлияния в мозг (внутримозговое кровоизлияние, субарахноидальное кровоизлияние)

Кровотечения между костью черепа и внешней оболочкой мозга (= эпидуральное кровоизлияние), а также кровотечение между внешней и паутинной мозговыми оболочками (= субдуральное кровоизлияние) обычно происходят вследствие травм = конфликта нет. Кровотечение под паутинной оболочкой (= субарахноидальное кровоизлияние) или в самом мозге (= внутримозговое кровоизлияние), как правило, происходит без внешних воздействий и считается в традиционной медицине основной причиной инсульта (= геморрагический инсульт). Если черепная компьютерная томография и магниторезонансная томография на самом деле показывают кровоизлияние, может присутствовать следующий конфликт:

Конфликт	Конфликт самооценки. По Фрауэнкрон-Хоффман: человек не может рассчитывать в случае необходимости на интеллектуальную поддержку семьи. Давление со стороны семьи или человек не понимает, почему член семьи (вытекшая кровь) исчез.
Фаза	В фазе активного конфликта некроз клеток артериальной или венозной стенки, обычно незаметный. Слабое место (поврежденный сосуд) может, в случае повторяющегося конфликта, лопнуть при малейшем поводе. Например, при физических усилиях (с ними связано высокое кровяное давление) или во время фазы ремонта мозга в затронутой области > кровоизлияния в мозг.
Биосмысл	как всегда, ясен только при нормально- кратком, двухфазном протекании. но кровоизлияние происходит от хронического течения. При помощи кровотечения, тело отражает внутренние (психические) проблемы.
Терапия	Реанимация (в больнице) при симптомах инсульта, при необходимости операция, затем реабилитация. Обнаружение и разрешение конфликтов в целях предотвращения дальнейших эпизодов.

Воспаление мозга (энцефалит)

Согласно ТМ, - это инфекция, вызываемая вирусами или бактериями (напр., возбудителями боррелиоза). Однако фактом является то, что мозг - единственная совершенно стерильная часть нашего организма.[1] Иногда что воспаление мозга может возникнуть из-за проведения спинномозговой пункции.

Конфликт	Соответственно локализации в мозге. Напр., воспаление белого вещества головного мозга - самооценка.
Ткань	Собственно мозговая или мозговых оболочек.
Фаза	**Ремонт.** Каждый ОХ в этой фазе вызывает более или менее выраженное «воспаление». Особенно в тех случаях, когда в фазу ремонта одновременно вступают несколько конфликтов, что происходит часто - «генеральная уборка». «Инфекционными» эти процессы не являются.
Терапия	Конфликт разрешен, сопровождение пациента. См. «Ремонт, уровень мозга» стр. 60.

1 Благодаря т. н. гемато-энцефалическому барьеру.

Воспаление мозговых оболочек (менингит, энцефаломенингит)

Согласно ТМ, это вирусная или бактериальная инфекция мозговых или спинномозговых оболочек, при которой может быть затронут и сам мозг (= энцефаломенингит). Основные симптомы: сильные головные боли и ригидность затылка (менингизм), что указывает на исцеление шейного отдела позвоночника.

Конфликт	Срах, что что-то не так с головой/мозгом. Морально-интеллектуальный конфликт самооценки (стр. 302 и далее) или конфликт установок.
Фаза	**Ремонт.** Выздоравливающие кости черепа (гепатобилиарные) образуют лимфу, приподнимающую мозговые оболочки (менинги), давя на ткани мозга. > Сильные головные боли.
Примечание	Другая возможная причина: солнечный удар вызывает подобные жалобы (= реальная тепловая атака). Обострение синдромом! Трудноотличимо от «нормальной» фазы ремонта.
Терапия	Конфликт разрешен, сопровождение пациента. См. «Ремонт, уровень мозга», стр. 60.

ОРБП эпиневрия

ОХ в мозжечке - топография еще неизвестна

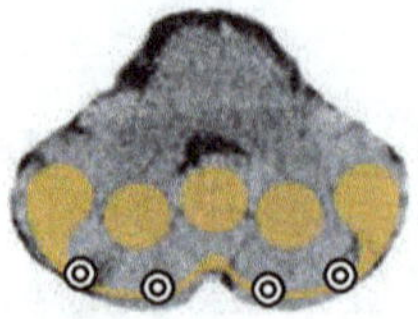

«Опухоль нерва» (нейрофиброма), «киста»[1]

С Т А Р А Я М Е З О

+ −

Нервные отростки (аксоны и нейриты) и пучки нервных волокон периферической НС окружены защитными оболочками из соединительной ткани (миелиновая оболочка). Они образуются из т.н. шванновских клеткок. Нейрофиброма является разрастанием соединительной ткани нервной оболочки.

Конфликт — Конфликт прикосновения или боли. Конфликт, связанный с прикосновением, которое воспринимается как болезненное, неприятное и нежелательное.
Пояснение: наиболее интенсивное «прикосновение» - это причиняющие боль толчок, удар, падение и т.п. Костные боли также могут включить эту ОРБП. В качестве защиты организм «отключает» периферическую чувствительность (= боль).

Примеры — ➜ *Жена терпит побои мужа.*
➜ *Человек очень больно ударяется головой.*
❁ *Нейрофиброма на позвоночнике: во время отпуска на лыжном курорте у 66-летнего женатого пенсионера внезапно возникают боли в области позвоночника. МРТ обнаруживает между 7-м и 8-м позвонками нейрофиброму размером в лесной орех. Из-за острого болевого синдрома срочно проводится рискованная операция по ее удалению. История конфликта: 2,5 годами ранее пенсионер влез на старую яблоню, чтобы почистить скворечник, висевший на 3-метровой высоте. К несчастью, мужчина срывается и, падая, ударяется позвоночником вначале о толстую ветку «этажом ниже», а затем – о землю. Подобной боли он «в жизни своей не испытывал». = Болевой конфликт. Два месяца страданий перенес благодаря обезболивающим. = Активная фаза - рост нейрофибромы. На позвоночнике образовалась небольшая шишка. Только через два с половиной года пациент вступает в фазу ремонта, т. к., находясь в отпуске вдали от места, где произошел несчастный случай, начинает о нем забывать. = Начало фазы ремонта с диссимиляцией нейрофибромы > воспаление, боли > операция (архив автора).*

Активная фаза — Утолщение миелиновой оболочки на пострадавшем участке тела за счет деления шванновских клеток = нейрофиброма. Усиление изоляционного слоя снижает чувствительность к боли (анастезия). Этот вид невосприимчивости к боли сложно отличить от онемения в активной фазе конфликта расставания (см. стр. 282).

Биосмысл — Благодаря утолщению слоя, защищающего нерв, снижается интенсивность боли или нежелательного контакта, боль блокируется.

Ремонт/исцеление — Восстановление чувствительности, вплоть до сверхчувствительности в начале фазы. Нейрофибромы сохраняются или редуцируются бактериями. Остаются т. н. «атеромы».

<u>Невропатия</u> — В ТМ – это нервное заболевание. В НМ – конвульсия, паралич = ОРБП мускулатуры (стр. 316). Онемение, покалывание, «мурашки» = ОРБП эпителия (стр. 281 и далее).

Вопросы — Место воспалено (исцеление) или «спокойно» (активная фаза)? Что произошло с затронутым местом ранее (удар, несчастный случай, душевный удар)? Какие отпечатки могли играть роль?

Терапия — Найти и разрешить кофликт и отпечатки. Искать, где любовь - там и решение. Психологическая установка: Меня окутывает защитный плащ. Я допускаю к себе только людей и вещи, которые мне приятны». Наружно: масло зверобоя, отвар сенного цвета. При воспалении: прикладывать уксуснокислый глинозем, творог, листы белокочанной капусты, лечебную грязь и др. Лимфодренаж. Успокаивающий аромат. Св. Хильдегарда: фиалковое масло. Операция рискованна.

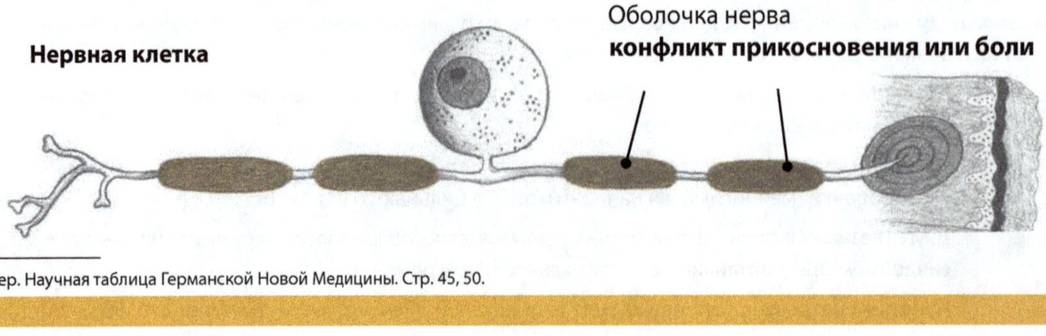

1 Хамер. Научная таблица Германской Новой Медицины. Стр. 45, 50.

Водянка (гидроцефалия)

При водянке из-за нарушения выводящей системы наблюдается избыточное скопление цереброспинальной жидкости в желудочковой системе головного мозга. Причина кроется в сужении (стеноз) или замыкании в районе 4-го желудочка между мозговым стволом и мозжечком.

Конфликт	Беженца в активной фазе или др. конфликт(ы) в фазе ремонта (= синдром).
Фаза	Ремонта или рецидивирующий конфликт: Причиной тому увеличение в объеме одного или нескольких ОХ в области ствола или мозжечка в очень интенсивной фазе ремонта, усиленной синдромом.
Терапия	Разрешить конфликт беженца. Сопровождение пациента. См. «Ремонт, уровень мозга», стр. 60. ТМ в таком случае проводит операцию шунтирования, внедряя в мозг пластмассовую трубочку для оттока жидкости. - Самое крайнее средство, если ничего иного не остается!

ГЛАЗ

Глаз – один из сложнейших органов тела. В его малом объеме находится ткань всех трех видов зародышевых листков. Многочисленные составляющие при всех своих различиях служат одной цели - обеспечению зрения. Д-р Хамер сделал много открытий на эту тему, но многое остается до сих пор неизвестным. По данным берлинского окулиста Квези Анана Одума (контакт: k.odum@gomedus.de), конфликты наибольшего эмоционального накала отражаются на глубинных частях органа - зрительном нерве и сетчатке (интенсивность растет снаружи внутрь).

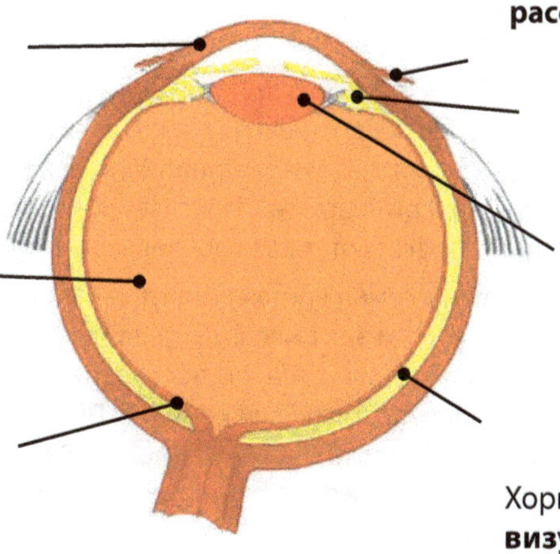

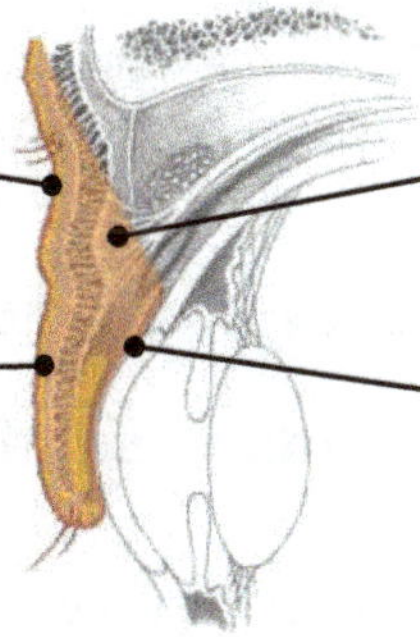

Иллюстрация по рисунку д-ра Хамера в „Научная таблица Германской Новой Медицины", обложка, стр. 3, в центре слева.

ОРБП эпидермиса и конъюнктивы

ОХ сенсорика лица невысоко в коре головного мозга

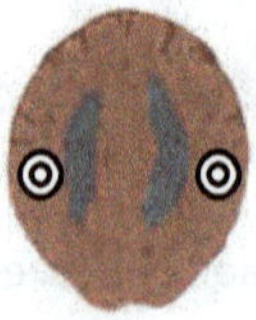

ЭКТО

− +

Воспаление краев век (блефарит) и конъюнктивит[1]

Конфликт: Визуальный конфликт расставания. Потерять кого-то из виду. Потеря визуального контакта.

Примеры:

• *На время своего отпуска родители отдают ребенка бабушке с дедушкой. = Визуальный конфликт расставания. Через два дня после возвращения родителей у ребенка начинается конъюнктивит = исцеление* (архив автора).

✪ *У партнера пациентки неожиданно проявляется хобби, которое ей совсем не нравится. = Визуальный конфликт расставания. - Партнер тематически отдалился (она потеряла его из виду). Как только она перестала придавать этому значение, у нее начался конъюнктивит. = Фаза ремонта* (архив автора).

✪ *Пациент 49-ти лет, женат, правша, три недели страдает интенсивным двухсторонним конъюнктивитом. История конфликта: в его семье существовала традиция в день Поминовения усопших съезжаться всем вместе, что ему очень нравилось. К его сожалению, в течение восьми лет этого не происходило. = Визуальный конфликт расставания. И когда встреча наконец вновь состоялась, мужчина был очень рад увидеть всех своих родственников. = Начало фазы ремонта. Окулист прописал ему курс препаратов, подавляющих размножение вирусов. В больнице ему был назначен кортизон. Но полегчало ему только тогда, когда он понял психологическую взаимосвязь всех процессов* (архив автора).

✪ *55-летний пациент после отпуска должен снова уехать из дому. Он нехотя покидает больную жену (у нее сильные головные боли и головокружения). = Визуальный конфликт расставания. В последний день поездки у мужа происходит настолько сильный отек век, что он вынужден поскорее вернуться домой и обратиться к офтальмологу. = Начало фазы ремонта* (архив автора).

Активная фаза: Разрушение клеток слизистой или века. Невосприятие боли (гипестезия), сухость глаз, шелушение кожи. Обычно такие симптомы не замечаются.

Биосмысл: Помочь забыть потерянную из вида персону (вытеснить) посредством онемения и снижения чувствительности.

Ремонт/исцеление: Конъюнктивит, блефарит. Восстановление, боли, отечность, покраснение, зуд. Хронический конъюнктивит - рецидивирующий конфликт.

Примечание: Слизистая глаза может так же воспалиться в случаях механического воздействия, солнечного излучения или обветривания глаз. = Адаптация. Учитывать сторону: «мать-дитя», партнерство или локальный конфликт. Аллергия всегда «запускается» проводящим конфликт механизмом. Напр., весной, когда все цветет, расстаются возлюбленные. > Аллергия на пыльцу.

Вопросы: Страдают ли другие члены семьи конъюнктивитом? (Указание на семейный отпечаток). Это первый эпизод заболевания? Если нет, выяснить причину предыдущего эпизода. Проблема с визуальным расставанием перед возникновением воспаления? Кого я потерял из виду? Переезд? Ссора с членом семьи/партнером/другом? Если рецидив: Проблемы перед текущим эпизодом? Проблемы перед предыдущим эпизодом? (Разобрать подобные ситуации). Почему я плохо справляюсь с подобными ситуациями? (Осветить отпечатки, детство, младенчество, рождение и жизнь предков после ситуаций расставания).

Терапия: Конфликт разрешен, сопровождение пациента. Если рецидивы - разрешить конфликт и отпечатки. Искать, где любовь - там и решение. Психологическая установка: «Я связан со всеми людьми, которые мне нравятся. Невидимая связь объединяет нас, даже если мы не вместе.“ «Расстояние - иллюзия”. «Я могу отпустить их”. Холодные компрессы, обертывания, примочки для глаз с отваром очанки и хвоща. ММС внутрь. Коллоидное серебро внутрь и закапывать в глаза (приобретение: info@5bn.at). Избегать солнце и ветер. Лимфодренаж, соли Шюсслера № 3, 4, 11. Вит. Д3. Хлебный напиток (Kanne Brottrunk). Хильдегарда: виноградные капли и франконское вино – специальный рецепт. Антибактериальные глазные капли при болях, если фаза ремонта слишком интенсивна.

Контагиозный моллюск (Molluscum contagiosum)

Та же ОРБП, что и в предыдущем случае (см. выше).
Контагиозный моллюск - бородавка (папиллома) по центру верхнего или нижнего века.

1 Хамер. Научная таблица Германской Новой Медицины. Стр. 119, 132.

ЭКТО

Фаза	**Зависший ремонт** эпителия века из-за визуального конфликта расставания. Избыточное образование ороговевшего плоского эпителия > рост бородавок.
Терапия	Вопросы см. на предыдущей странице. Выявить и разрешить конфликт и отпечатки, предупредив тем самым появление новых бородавок. Хирургическое удаление, если бородавки не исчезают и мешают механически или эстетически.

Крыловидная плева (птеригий)

Та же ОРБП, что и предыдущие (стр. 82 - 83). Под крыловидной плевой понимают зарастание поверхности роговицы тканью конъюнктивы от края к зрачку, уменьшающее поле зрения.

Фаза	**Зависший ремонт** слизистой оболочки глаза.
Терапия	Вопросы см. на предыдущей странице. Выявить и разрешить конфликт и отпечатки. Если не исчезает, операция, если затронуто поле зрения. Продолжать работать над разрешением конфликта, иначе разрастание возобновится

Пингвекула

Та же ОРБП, что и предыдущие (стр. 82 - 83).
= Желтоватое утолщение конъюнктивы с внутреннего или внешнего края роговицы.

Фаза	**Зависший ремонт** слизистой оболочки глаза.
Терапия	Вопросы см. на предыдущей странице. Выявить и разрешить конфликт и отпечатки, чтобы исчезли пятна. Оперативное вмешательство редко даже в ТМ, т.к. речь идет только о внешнем недостатке.

ОРБП жировой клетчатки

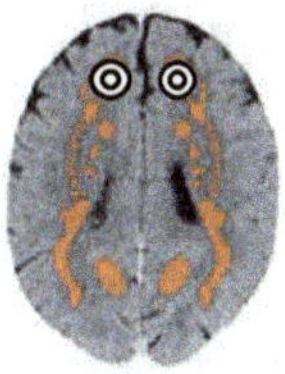

НОВАЯ МЕЗО

Бородавкоподобное отложение жира на веке (ксантелазма)

Конфликт	Конфликт самооценки, недовольство внешним видом глаз или лица. Человек чувствует себя недостаточно привлекательным. Человеку не нравится собственная внешность.
Пример	✍✞*Женщина видит себя в зеркале и замечает морщинки под глазами.*
Ткань	Жировая подкожная клетчатка века - новая мезодерма.
Активная фаза	Незаметный некроз жировой ткани.
Ремонт/исцеление	**Зависший ремонт:** производство жировой ткани. Как и в случае с костной тканью, природа не экономит на жировой клетчатке, создавая ее в избытке (признак достатка). Образование ксантелазм.
Биосмысл	Усиление жирового слоя. В природе «все толстенькое красиво». Упитанное животное пользуется успехом и вниманием. Тощими бывают только старые и слабые животные.
Примечание	Учитывать сторону: «мать-дитя» или партнерство. Есть опасность «замкнутого круга», т. к. сама ксантелазма выглядит, как «уродство».
Вопросы	Когда появилась ксантелазма? С чем у меня тогда были проблемы? Почему я себе не нравлюсь? Почему моя внешность так важна? Что думают/думали мои предки о своей внешности? Они также были зациклены на своей внешности? (Найти отпечаток). Что остается от жизни, внутренний мир или тело? Что приходит после смерти? Что имеет значение?
Терапия	Найти и разрешить конфликт и отпечатки, чтобы ксантелазмы исчезли и не появлялись вновь. Психологическая установка: «Я доволен своей внешностью и мои глаза довольны!» «Великолепие души важнее моей внешности». «Красота идет изнутри - от благородного характера». «Терапия Млечного Пути». Цветы Баха: лиственница, дикое яблоко. В случае необходимости хирургическое удаление.

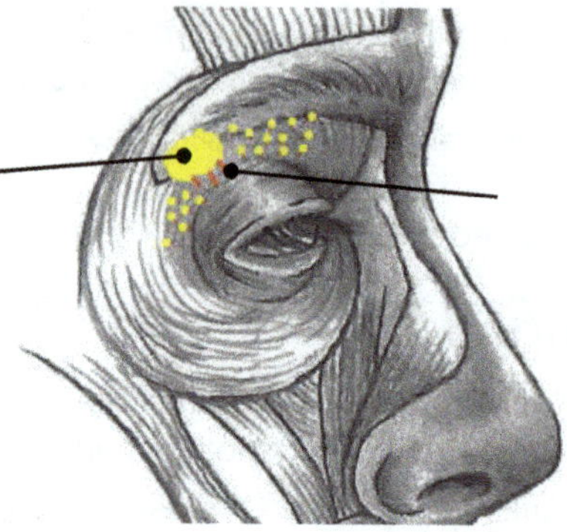

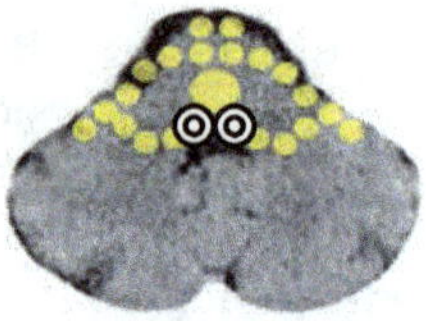

ОРБП слезных желез

ЭНТО

+ –

Опухоль слезных желез, воспаление слезных желез [1]

В каждом глазу имеется одна слезная железа размером с лесной орех и около 20-30 малых (добавочных). Здесь производится водная составляющая слезной пленки (липидная составляющая производится Мейбомиевыми железами, слизистая составляющая - клетками эпителия и клетками Бехера). Задачей слезной жидкости является увлажнение, питание и очищение склеры.

Конфликт — куска: не видеть чего-то (правый глаз) или не быть в состоянии избавиться от неприятного вида чего-то (левый глаз). Проще говоря: не мочь видеть что-то, что хотелось бы, или не хотеть видеть что-то.

Примеры — ❁ *Одинокая молодая женщина страдает от того, что ей приходится регулярно навещать своих престарелых родителей и одновременно - свою старшую по возрасту подругу. = Конфликт желания не видеть неприятное (стареющую подругу > деление клеток в левой слезной железе > слезящийся левый глаз* (ср. Клаудио Трупиано, «Спасибо, доктор Хамер» (Grazie ancora, Dottor Hamer), цит. по нем. изданию, стр. 291).

Активная фаза — Растущая в форме цветной капусты аденокарцинома слезной железы (желез), секреторный тип.

Биосмысл — Большее количество слезной жидкости промывает глаз, улучшая видимость желанного объекта или наоборот -«прикрывает» нежелательный.

Ремонт/исцеление — Воспаление слезных желез. ТБЗ-некротизирующее створаживание опухоли, «гнойные слезы», боли, возможна гипертермия, потливость ночью. Хроническое воспаление - рецидивирующий конфликт.

Вопросы — С чем у меня были проблемы перед воспалением? Какие отпечатки заставили меня чувствовать себя так?

Терапия — При воспалении: конфликт разрешен, сопровождение пациента в фазе исцеления. При хронической форме - разрешить конфликты и отпечатки. Холодные компрессы, творожные повязки, лимфодренаж, ММС. Антибиотики или операция – при необходимости.

Иссякание слезной жидкости («муковисцидоз» слезных желез, ксерофтальмия, синдром сухого глаза, кератоконъюнктивит)

Та же ОРБП, что и предыдущая. Частые причины сухости глаз описаны на стр. 85.

Фаза — Рецидив конфликта - **зависший ремонт**. Со временем все большее количество функциональной ткани железы исчезает, превращаясь в рубцовую. > Прекращение слезоотделения > сухость глаза.

Терапия — Найти и разрешить конфликт и отпечатки, чтобы сохранить оставшуюся функцию железы или чтобы позволить регенерацию слезных желез. Примочки очанки, воронца или клопогона, хвоща, коллоидное золото (приобретение: info@5bn.at). Лимфодренаж.

1 Хамер. Научная таблица Германской Новой Медицины. Стр. 18, 33.

ОРБП глазной склеры

ОХ в мозжечке - топография еще неизвестна

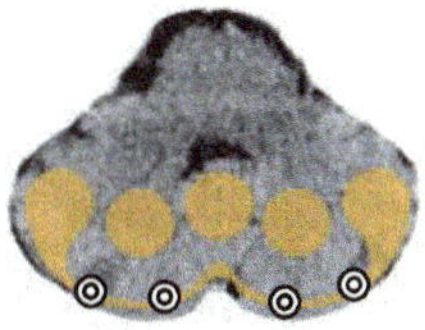

СТАРАЯ МЕЗО

Ячмень (hordeolum) и халязион

В верхнем и нижнем веке, у основания ресниц находятся сальные железы, т.н. железы Цейса, пальпебральные и Мейбомиевы железы. Их задачей является смазывание края век. Жировая пленка препятствует выходу слез за пределы глаза. (Жир отталкивает водянистый секрет слезных желез). Ячмень и халязион часто встречаются у детей.

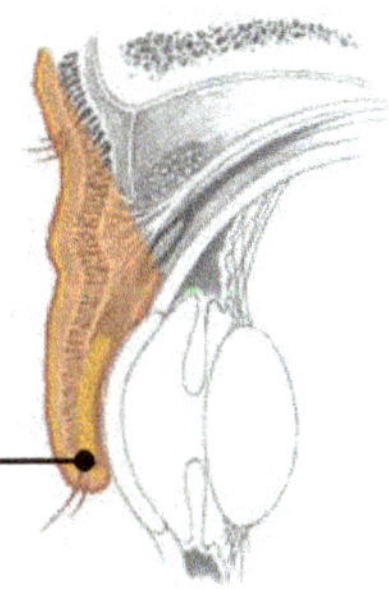

Железы Молля, Цейса и Мейбона
конфликт визуального обезображения, высушивающий глаз

+ −

Конфликт	«Загрязнение» увиденным. Нарушение целостности глаза. Или конфликт, что глаза высыхают или недостаточно смазаны. Часто основывается на том, что в детство ребенка вносится недостаточно некрасивого/ужасного/трудного (слишком защищенный ребенок).
Примеры	➜ *Ребенок наблюдает ужасную ссору родителей = визуальное загрязнение.* ➜ *В глаз рабочего попадает металлическая стружка.* ➜ *Словесная негативная оценка внешности или глаза.* ❁ *Девочка видит разодранную кошкой мышь, лежащую на полу. – Визуальное загрязнение. В фазе ремонта у нее появляется ячмень* (Архив автора).
Активная фаза	Утолщение кожного слоя, увеличение желез Молля, Цейса или Мейбона и усиление производства их секрета.
Биосмысл	Утолщение кожи века способствует защищенности. Большее количество секрета лучше смажет глаз.
Ремонт/исцеление	Воспалительно-ТБЗ-окисляющее разрушение клеток грибковыми культурами; боли = ячмень. **Рецидив конфликта**: воспаление с отложением соединительной ткани («гранулирующее воспаление») = халязион. После многочисленных конфликтов производство «смазки» может прекратиться > сухие глаза.
Примечание	Учитывать сторону («мать-дитя», партнерство или локальный конфликт).
Вопросы	Вида чего я не мог вынести? (Найти ситуацию). Почему у меня с этим проблема? Какое событие из детства мне напоминает эта ситуация? Что мне помогло?
Терапия	Конфликт разрешен, сопровождение пациента в фазе исцеления. При рецидивах разрешить конфликт и отпечаток. При обострениях – холодные компрессы; при хронических процессах – дикая яблоня Баха. ММС, коллоидное серебро внутрь и наружно (приобретение, информация: info@5bn.at). По Кейси (хронический процесс): горячие компрессы с касторовым маслом. Соли Шюсслера № 3, 9, 11, лимфодренаж. Обертывания, примочки с отваром очанки, ромашки и хвоща. Смазывания медом.

Сухие глаза

Большинство причин этого кроются в «сегодняшнем» образе жизни, изобилующем конфликтами:

• **Побочные действия медикаментов**: гипотензивных, противозачаточных, диуретических, антидепрессантов; сужающих сосуды глазных капель и др.

• **Обусловленный возрастом дефицит эстрогена**: признаком старения является постепенное высыхание тела из-за снижения гормонального фона (особенно эстрогена). В первую очередь страдают слизистые.

• **При работе с экраном** компьютера или просмотре ТВ снижается частота мигания > недостаточное увлажнение.

• **Общая симпатикотония и недостаток сна** > сухие глаза. (Влажные глаза в ваготонии).

• **Недополучение естественных возбудителей** (свет, вода, воздух и т.д.).

• **Гиподинамия**: редукция общего обмена веществ, в т. ч. слезного аппарата.

•**Конъюнктива в фазе активного конфликта**: ограничение кровообращения, сокращение производства слизи в эпителиальных и бокаловидных клетках, утончение муцинового слоя > сухие глаза (стр. 82).

• **Слезные железы** при некоторых конфликтах снижают продуктивность > сухие глаза (стр. 84).

• **Мейбомиевые железы**: после большого количества конфликтов снижается воспроизводство кожного сала > утончение слоя жира (липидный слой) > сухие глаза.

ОРБП выводных протоков слезных желез

ОХ сенсорика лица невысоко в коре головного мозга

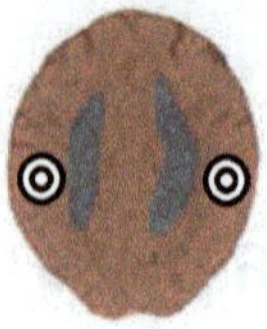

Воспаление слезоотводящих путей[1]

10 -12 протоков главной слезной железы ведут в наружнюю часть верхнего века.

Конфликт	желания/нежелания быть увиденным или нерезкого зрения.
Активная фаза	Ограничение функции с последующим разрушением клеток (язва)слизистой слезоотводящих путей. Одновременно вялость подлежащих мышц (кольцевидные части), > увеличение поперечного сечения. Тянущие боли в области протоков.
Биосмысл	Увеличение сечения протока для выведения большего количества слезной жидкости > улучшение зрения.
Ремонт/исцеление	Восстановление утраченных тканей. Воспаление и закупорка протоков, отсюда - застой слезной жидкости > иллюзия воспаления слезных желез.
Примечание	Учитывать сторону («мать-дитя», партнерство или локальный конфликт).
Терапия	Конфликт разрешен, сопровождение пациента в фазе исцеления, предупреждение рецидивов. Холодные компрессы, творожные повязки и кашицы из семени льна, лимфодренаж.

1 Хамер. Научная таблица Германской Новой Медицины. Стр. 123, 136.

ОРБП мускулатуры век

ОХ в среднем мозге - топография еще неизвестна

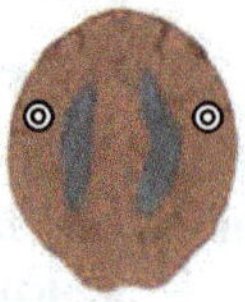

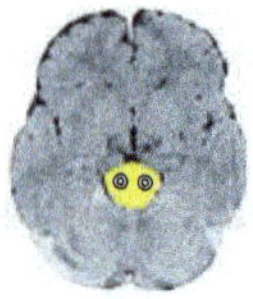

Из-за уязвимости и, одновременно, значимости глаз снабжен двумя системами «защиты» - внутренней = мышцы радужки и внешней = верхнее и нижнее веко:

- За закрытие глаз, согласно ТМ, отвечают поперечнополосатые мышцы-закрыватели глаз. Механические моргательные движения осуществляются благодаря нервной связи с мозговым стволом.
- За непроизвольное открытие глаз отвечают две мышцы: верхняя и нижняя тарзальная мышца, по ТМ - гладкие мышцы. При осознанном открытии глаз и удержании их в этом состоянии работает поперечнополосатая мышца-поднимател верхнего века.

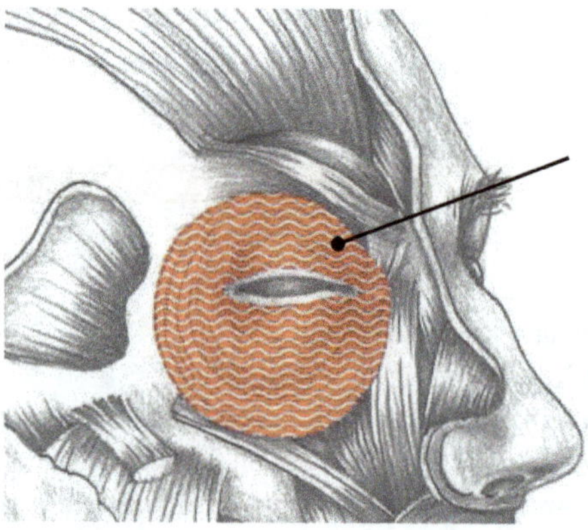

Открывающие веко мышцы **запрещено, невозможно или нежелательно держать глаз открытым**

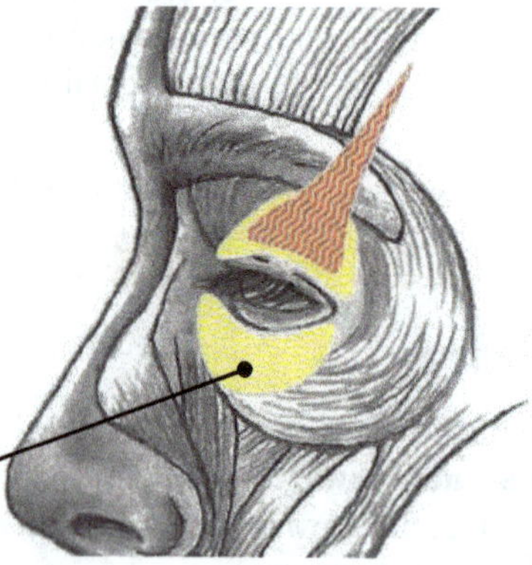

Закрывающие веко мышцы **запрещено, невозможно или нежелательно держать глаз закрытым**

Заворот века (энтропион, трихиаз)

Задачей мышцы-закрывателя век является закрывание век глаза. При избыточном сокращении этой мышцы ресницы выворачиваются внутрь и раздражают глазную склеру, вызывая болевые ощущения (энтропион).

Конфликт	Запрещено, невозможно или нежелательно закрыть глаза.

Примеры

✿ *Бывший бизнесмен, около 80-ти лет, вынужден, несмотря на преклонный возраст, подрабатывать ночным сторожем. Дежурство длится всю ночь.*
= Конфликт запрета смыкания глаз - невозможность заснуть.
Вернувшись домой утром, он засыпает на пару часов, глаза слипаются от усталости. За пять лет такой работы у него развился энтропион - нижние веки обоих глаз загнулись внутрь так, что ресницы впились в склеру и вызывают боли и воспаления. После того, как пациент действительно уходит на покой и может спать, сколько душе угодно, напряжение кольцевой мышцы постепенно ослабевает и энтропион бесследно проходит (Архив автора).
➜ *Водитель-дальнобойщик вынужден бодрствовать по ночам.*
➜ Сварщик по неосторожности видит вспышку своего аппарата.

Ткань/Фаза

Мышца-закрыватель века - круговая мышца век (musculus orbicularis oculi) – поперечнополосатая мышца - по окончании исцеления или в его **зависшей фазе** > усиление напряжения > ресницы заворачиваются вовнутрь.

Вопросы

Когда появились симптомы? (Конфликт должен был произойти раньше). Становится хуже или лучше? (Улучшение > конфликтная ситуация улучшается, ухудшение > конфликтная ситуация ухудшается). В общем, хороший или плохой сон? Достаточное ли количество сна? Какие ситуации проблемны? Лучше на отдыхе? (Если да, конфликт лежит где-то в повседневной жизни). Какие отпечатки ведут меня к этому?

Терапия

Найти и разрешить конфликт и отпечатки. Искать, где любовь - там и решение. Психологическая установка: *«Вздремнуть на заслуженном отдыхе – мое законное право». «Если я устану, то прилягу и закрою глаза». Следить за ритмом сна и его количеством. Избегать компьютер и телевизор, предпочтительно проводить время на природе. Вильфорд:* компрессы на глаза из шафрана в молоке. Настои хвоща, окопника, цикория и календулы. Удерживающий пластырь или операционное вмешательство ТМ, если разрешение конфликта не состоялось и щадящие меры не дали результата.

Выворот век (эктропион)

Ослабление круговой мышцы век приводит к тому, что веко выворачивается наружу (= эктропион). В результате наблюдается самопроизвольное слезотечение, так как прохождение слезной жидкости через слезную точку затрудняется.

Конфликт

Запрещено, невозможно или нежелательно закрыть глаза (см. примеры выше).

Фаза

Активный конфликт: атрофия или паралич поперечнополосатой мышцы-закрывателя века > вялое веко вывернуто наружу. Или неполное закрытие века (лагофтальм, «заячий глаз») из-за паралича круговой мышцы.

Терапия

Найти и разрешить конфликт, «рельсы» и отпечатки. Ведущие мысли - см. выше. Св. Хильдегарда: класть на закрытый глаз свежие лепестки розы с утренней росой. Примочки или промывания настоем очанки, хвоща, окопника и цикория. Операция, если конфликт не выявлен и более мягкие средства не помогают.

Опущение века (птоз)

Затронутой оказывается поперечнополосатая мышца musculus levator palpebrae.

Конфликт

связанный с самооценкой и запретом, невозможностью или нежеланием держать глаза открытыми. Что-либо недоглядеть. Проспать.

Пример

✍✞*Мать говорит ребенку: «Раскрой глаза! А то в следующий раз под машину попадешь!»*

✍✞*Работающий по ночам так устает, что едва удерживает глаза открытыми.*

Ткань

Мышца, отрывающая веко (m. levator palpebrae) - поперечнополосатая мышца - кора головного мозга - эктодерма (иннервация) и белое вещество - мезодерма (питание).

Активная фаза

Отвисание века из-за паралича или некроза поднимающей веко мышцы.

Ремонт/исцеление

Восстановление, в период кризиса - дрожание века. При зависшем исцелении - неполное закрытие века (= лагофтальм, т. н. «заячий глаз»).

Биосмысл

Усиление мускулатуры для того, чтобы в решающий момент удержать глаза открытыми.

Примечание	Учитывать сторону («мать-дитя», партнерство или локальный конфликт). Если отвисают оба века, то причиной может быть общая редукция симпатического нерва. Не конфликт, связанный с веками, а, возможно, гипофункция щитовидной железы.
Вопросы	Когда появились симптомы? (Конфликт произошел незадолго до этого). Что я пропустил или халатно проигнорировал в это время? Я получил выговор или я не могу простить этого себе? Что меня занимает с тех пор? Почему я реагирую на такой стресс? Семейные отпечатки? Кто ведет себя подобным образом?
Терапия	Найти и разрешить конфликт, «рельсы» и отпечатки. Упражнения на укрепление мышц. Психологические установки: *«Я прощаю себе, что чего-то не заметил». «У меня только два глаза». «Я сплю и бодрствую, когда хочу»*. Другие средства см. ниже.

Дрожание век (тремор)

Возможные причины:
- Кризис исцеления круговой мышцы – энтропион или экстропион.
- Кризис исцеления поднимающей веко мышцы и/или тарзальной мышцы (см. выше).

Пример	*49-летняя пациентка-правша работает ассистенткой у гинеколога. Ее рабочий день начинается в 7 и иногда продолжается до 22 часов. Часто из-за множества оргвопросов ей приходится отказываться от обеденного перерыва, не хватает покоя и сна. = Конфликт невозможности закрыть глаза. В это время впервые проявляется дрожание век: ресницы правого верхнего века (сторона партнера, т.к. за отсутствие отдыха отвечает шеф) в состоянии покоя, начинают подрагивать. = Кризис исцеления. Этот симптом появляется всегда, как только пациентка лишается покоя, отдыха и сна* (Архив автора).
Терапия	При рецидивах: найти и, по возможности, разрешить конфликты, отпечатки и убеждения, чтобы завершить зависшую фазу ремонта. Искать, где любовь - там и решение. Ванночки для ног с раствором хлорида магния ($MgCl_2$). Чай из лепестков роз внутрь и в виде компрессов – наружно. Также внутрь: магнезия, кальций, витамины группы B (пивные дрожжи). Соль Шюсслера № 7.

Слезотечение и слезостояние (эпифора)

Возможные причины:
- **Общая ваготония** > усиленное образование слезной жидкости.
- **Механическое воздействие** - встречный ветер, инородное тело - организм пытается «вымыть» его потоком слез.
- **Коньюнктива или роговица** в стадии исцеления (стр. 82 и стр. 93).
- **Слезные железы** в активной фазе из-за повышенной выработки слезной жидкости (стр. 84).
- **Мейбомиевы железы:** после каждого нового конфликта производство жирового секрета уменьшается > доходит до истощения > избыток слезной жидкости (стр. 85).
- **Круговая мышца глаза** - поперечнополосатые фрагменты в активной фазе: слезная жидкость не может больше выводиться (см. выше).
- **Протоки слезной железы** в активной фазе: «утечка» слезной жидкости (стр. 86).

Терапия

В соответствии с причиной. Компрессы или примочки для глаз из настоя очанки и тысячелистника. Св. Хильдегарда: кашица из сельдерея и фенхеля.

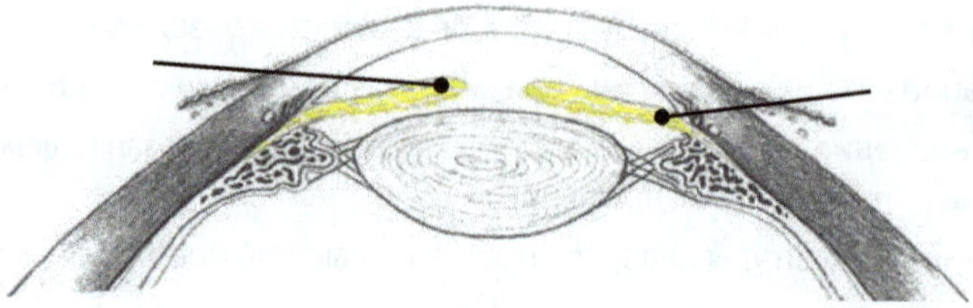

ОРБП зрачковой мускулатуры

ОХ в среднем мозге - топография еще неизвестна

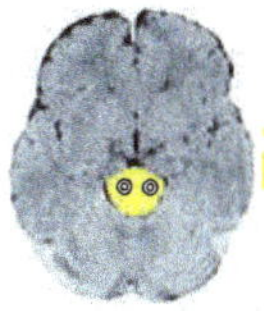

Гладкая зрачковая мускулатура (= «древние мышцы кишечника») – это система внутренних диафрагм. Она регулирует количество света, попадающего на сетчатку глаза и состоит из двух основных частей: кольцевых мышечных волокон, сужающих зрачок (musculus sphincter pupillae) и радиальных (musculus dilatator pupillae), вызывающих его расширение.

Иннервация первых осуществляется парасимпатически (в состоянии покоя они сокращаются и сужают оптическую диафрагму). Задача – ограничение светового потока, если он чересчур большой. У усталых и вялых людей зрачки сужены.

Иннервация вторых осуществляется симпатически. Они срабатывают, когда индивидуум активен. Их задача – открытие диафрагмы, чтобы пропустить больше света, если освещенность слабая. У бодрствующего человека, также как и в состоянии стресса или под действием наркотика зрачки расширены.

Заключение о содержании конфликта делается на основе функции:

ЭНТО

Патологическое сужение зрачка (миоз), «куриная слепота»

Конфликт	Конфликт куска. Правый глаз: слишком много света. Что-то не получить – свет слепит глаза. Левый глаз: слишком много света. Не суметь избавиться от чего-то, предотвратить опасность или неприятность – свет слепит глаза. Важнее в переносном смысле: желание что-то скрыть от чужих глаз (под покровом темноты). Боязнь по какой-то причине глаз общественности. Нежелание видеть чьи-то темные стороны. Боязнь собственных темных сторон или других людей.
Примеры	➜ *Сильный физический световой шок, ослепление солнцем или сварочным аппаратом.* ➜ *Простой рабочий влюбляется в дочь богатого промышленника, а та с презрением его отвергает, т. к. ему нечего ей предложить. > Не быть в состоянии получить «ослепительную девушку-мечту».* ➜ *Сотрудник умалчивает перед работодателем о том, что отбывал срок за воровство, опасаясь, что этот факт может повредить его карьере. Однако история все же выплывает на свет. > Слишком много света пролилось на прошлое (факт – свет – грязь - «кусок»).*
Активная фаза	Сужение зрачка (миоз) вследствие длительного напряжения мышц, закрывающих зрачок, иногда «куриная слепота».
Биосмысл	Сужение зрачка для того, чтобы попало меньше света. Приглушение яркости, чтобы избавиться от неприятного «куска».
Ремонт/исцеление	Нормализация ширины зрачка. Кризис исцеления - тонико-клонические изменения зрачка.
Вопросы	Когда появились симптомы? Что я хочу скрыть/утаить в жизни? Какие темные стороны я боюсь увидеть? Связь с семьей? Разработать отпечаток.
Терапия	Найти и разрешить конфликт и отпечатки. Витамин А, коллоидное золото (приобретение, информация: info@5bn.at).

Светочувствительность, чрезмерное расширение зрачка (мидриаз), «дневная слепота» (гемералопия), зрачок не круглой формы

Конфликт	Конфликт куска. Правый глаз: слишком мало света. Не получить что-либо из-за темноты. Левый глаз: лишком мало света. Не суметь избавиться от чего-то, предотвратить опасность или неприятность из-за недостатка света. Важнее в переносном смысле: Невозможность выставить себя в нужном свете. Слишком мало внимания. Вероятность того, что человек не видит духовный или божественный свет.
Пример	➜ *Опытный мастер на бирже труда претендует на получение того же места, что и неопытные подсобные рабочие. = Конфликт: его квалификация оказалась незамеченной, плохо высвеченной.*
Активная фаза	Постоянное напряжение радиальных мышц > расширение зрачка (мидриаз). Сверхчувствительность к свету > светобоязнь, дневная слепота или деформация зрачка.
Биосмысл	Расширение зрачка для того, чтобы воспринять побольше света и выгодно подать

	позитивный «кусок» или как можно быстрее избавиться от негативного.
Ремонт/исцеление	Нормализация ширины зрачка. Кризис исцеления: тонико-клонические колебания зрачка.
Примечание	Светочувствительность при мигрени может быть связана с этой ОРБП.
Вопросы	Когда появились симптомы? В чем мне не хватало внимания? Где я чувствовал себя обойденным? Ребенком я воспринимал достаточно внимания? Другие отпечатки (похожие родители, переживания и т.д.).?
Терапия	Найти и разрешить конфликт, отпечатки и убеждения. Витамин А, коллоидное золото.

ОРБП наружных глазных мышц

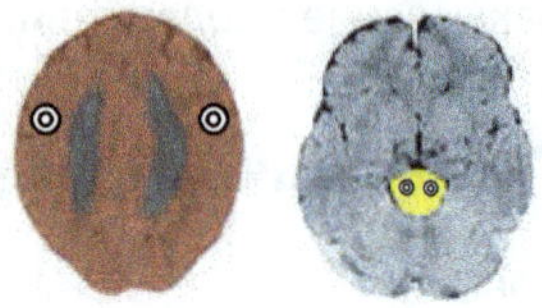

ОХ в среднем мозге - топография еще неизвестна

Косоглазие (страбизм)

При косоглазии решающую роль играют внешние мышцы глаза. Различают вертикальное, сходящееся и расходящееся косоглазие. Затрагивается ОРБП одна или несколько из шести глазодвигательных мышц:

- верхняя прямая мышца (m. rectus superior) поднимает глаз кверху,
- нижняя прямая мышца (m. rectus inferior) опускает глаз книзу,
- внутренняя прямая мышца (m. rectus medialis) поворачивает глаз к носу,
- внешняя прямая мышца (m. rectus lateralis) поворачивает глаз к виску,
- верхняя косая мышца (m. obliquus superior) сводит глаза к носу и опускает их,
- нижняя косая мышца (m. obliquus inferior) закатывает глаза вверх и вращает ими.

Наружные глазодвигательные мышцы
нежелание больше видеть кого-либо или невыносимую ситуацию; не мочь избежать ситуацию >
сходящееся косоглазие.
Кого-то или чего-то недостает, «поиск этого глазами» >
расходящееся косоглазие.

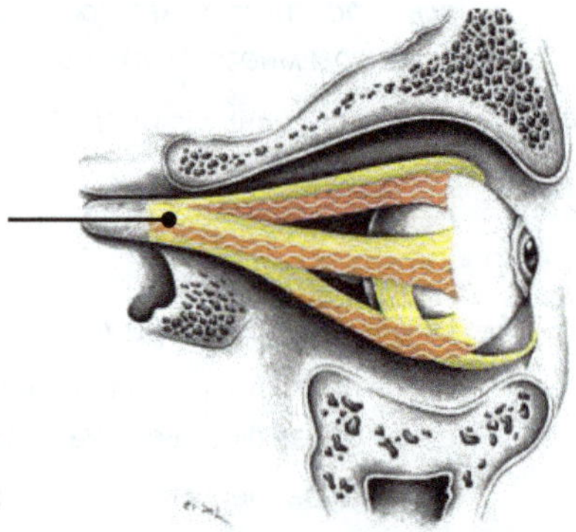

Примеры	*Родители ведут 4-летнего сына в зоопарк и подходят к вольеру с тигром. В своеобразной пещере за решеткой находится хищник. У входа малыша охватывает страх. Мать берет его на руки и вносит внутрь. = Моторный конфликт глазодвигательных мышц, нежелание видеть тигра. Ребенок вцепляется в мать и косится в сторону, чтобы не видеть зверя.* *После этого случая мальчик начинает бояться темноты и избегать телепередач о животных. Через какое-то время родители замечают, что глаза ребенка совершают бесконтрольные вращения и его беспокоит «тик» (= кризис в фазе ремонта): голова запрокидывается назад и влево, а глаза он отводит в сторону. Особенно сильно «тик» мешает ребенку во время просмотра телевизора. Родители уже ищут глазную клинику, но через три недели симптомы исчезают сами по себе (*архив автора). ➜ *Родители разводятся. Ребенок отчаянно ищет маму или папу > расходящееся косоглазие.* ➜ *Младенца слишком рано переселяют с привычного места рядом с мамой в кроватку в детской. Он в страхе ищет мать глазами. > Косоглазие.* ➜ *Неистово орущий ребенок, видит, как врач делает ему укол.* ➜ *Грудного младенца в инкубационной камере слепит лампа дневного света.*

Сходящееся косоглазие (Strabismus convergens)

Конфликт	По д-ру Одуму: Нежелание видеть кого-либо или какую-то невыносимую ситуацию. Неизбежное столкновение с безысходной ситуацией. «Бегство вовнутрь». Чаще всего этим страдают личности восприимчивого или интровертного типа. Страх опасности со стороны, напр., измены («ходить налево») отца.
Пример	➜ *Родители разводятся. Глаз ребенка на стороне «мать-дитя» следит за матерью, она здесь. Глаз с «партнерской» стороны начинает косить внутрь, «принимая отца».*
Ткань	Внутренняя или внешняя прямые мышцы. Гладкая или поперечнополосатая мускулатура.
Фаза	**Зависший конфликт** в активной фазе внешней или внутренней прямой мышцы.

Расходящееся косоглазие (Strabismus divergens)

Конфликт	По д-ру Одуму: Нехватка кого-то или чего-то и «поиск» объекта пострадавшим глазом в направлении «внешней стороны». Не может или не хочет видеть кого-то или что-то. Обычно страдают личности директивного, экстровертного типа. Страх опасности со стороны (реальная опасность, напр., агрессивные одноклассники или в переносном смысле, напр., расставание родителей).
Пример	➜ *Родители ребенка часто ссорятся. «Сначала в разные стороны расходятся его глаза, а затем и родители»* (д-р Квези Одум). *Косящий глаз ищет вдали, напр., папу.*
Ткань	Внутренняя или внешняя прямая мышца. Гладкая или поперечнополосатая мускулатура.
Фаза	**Зависший конфликт** в активной фазе внешней или внутренней прямой мышцы.
Примечание	Другие причины: гладкая часть внешней прямой мышцы, связанная с ОРБП почечных лоханок (стр. 234). > Почечные лоханки (напр., левой почки) в активной фазе тянут глаз наружу. = Диагноз. Иногда глаз может быть исправлен усилием воли (= конфликт беженца).

Вертикальное косоглазие (Strabismus verticalis), закатывание глаза

Конфликт	запрета, невозможности или нежелания смотреть вверх или вниз, вниз и в сторону носа или поворачивать глаз. Из практики: невозможность или нежелание видеть кого-либо или что-либо сверху или снизу. Страх опасности сверху
Пример	➜ Гипертропия может означать нехватку матери или отца (взгляд снизу вверх). ➜ Мальчику во время игры падает на голову ветка (опасность сверху) > гипертропия. ➜ Ребенок видит раненого человека на земле (страх снизу) > гипотропия.
Фаза	**Зависший конфликт** в активной фазе верхней/нижней прямой или верхней/нижней косой мышцы.

Вопросы при косоглазии

Как всегда с детьми, мы должны охватить семейную систему. Дети часто носят симптомы за родителей. Есть ли симптомы, совпадающие по времени с началом косоглазия? (Указание на причину конфликта). Куда косит глаз? В сторону мать-дитя или в сторону партнера? (Указание на человека, с которым может быть связана проблема). Когда косоглазие появилось в первый раз? (Перед этим должен был произойти конфликт). Что произошло за это время? (Работать с календарем, дневником). Что было рядом с ребенком? (Напр., ссора/развод родителей, проблемы с учителем или в детском саду). Что было с родителями? (Партнер, ссора в семье, стресс на работе). Если улучшение по праздникам/на отдыхе? (Тогда проблема в повседневной жизни, напр. в школе). Есть ли ухудшения в дневное время или вечером? (В течение дня - указание на проблемы в детском саду, школе. Вечер - проблемы в семье, дома). Повторяющиеся сны? (Ссылка на конфликт). Вопрос к ребенку: Что ты хочешь больше всего? (Возм. указание на больной вопрос) С кем ты хочешь/не хочешь быть? (Указание на больной вопрос).

Терапия при косоглазии

Найти и разрешить конфликт, «рельсы» и отпечатки. Искать, где любовь - там и решение. Для детей полезным оказывается открыто говорить о проблемах, тогда им не нужно будет их отражать. Тренировка глаз: рекомендуем книги Лео Англарта и Мирзакарима Норбекова (см. «Список литературы»). Нахождение на природе вместо просмотра телевидения или телефона (на природе глаз следует естественным импульсам >мышцы глаза задействованы в лечении. Окклюзионная или пластыревая повязка показана только детям при амблиопии (из-за опасности возникновения новых конфликтов, напр., обезображения и ограничения поля зрения), и лучше носить ее дома. Оперативное вмешательство должно быть тщательно взвешено - напр., для предотвращения слабовидения.

Нистагм

При нистагме глазное яблоко совершает произвольные движения из правильного положения наружу или (чаще) внутрь, иногда и вверх или вниз. Иногда нистагм возникает вместе с косоглазием, что не удивительно, ведь оба симптома представляют разные фазы ОРБП внешних глазных мышц.

Конфликт	При горизонтальном нистагме: опасность, не быть в состоянии видеть со стороны. Что-то со стороны пугает - я должен следить за этим краем глаза. См. также описания конфликтов при косоглазии.
Фаза	**Кризис исцелени**я/зависший ремонт наружных мышц глаз.
Биосмысл	Не терять из виду что-то, чего человек боится.
Примечание	При косоглазии нистагм может возникнуть после разрешения конфликта - это хороший знак. Если нистагм длится дольше, чем три месяца, то это означает, что конфликт завис > найти и разрешить конфликт.
Терапия	Найти и разрешить конфликт, отпечатки и убеждения, чтобы положить конец зависшей фазе ремонта. (Вопросы и рекомендации по лечению см. выше).

ОРБП хрусталика

ОХ сенсорика лица невысоко в коре головного мозга

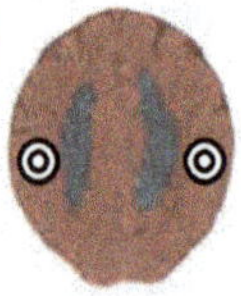

Помутнение хрусталика = катаракта[1]

Конфликт	Мощный визуальный конфликт расставания. Потеря кого-либо или чего-либо из вида.
Примеры	➜ *Пожилую женщину отправляют в дом престарелых. Ей не хватает привычного окружения: ее квартиры, личных вещей, кошки, соседей.* ✽ *После 42-х лет счастливой совместной жизни умирает жена пациента* (архив автора). ✽ *Брак матери двоих детей, правши, распадается. При этом муж заявляет о намерении отобрать у нее детей, чему она будет не в силах препятствовать, потому что он наймет лучшего адвоката. = Визуальный конфликт расставания, страх потерять детей из виду > склероз хрусталика левого глаза (Клаудио Трупиано, «Спасибо, доктор Хамер»*, стр. 440).
Активная фаза	Дистрофия клеток, отсутствие болевого синдрома. Благодаря «истончению» хрусталика, его светопроницаемость повышается.
Биосмысл	Пристальнее и дольше смотреть вслед тому, кто вскоре потеряется из вида.
Ремонт/исцеление	Клеточный рост - компенсация предшествующей потери ткани хрусталика, временное помутнение (в ТМ - «катаракта»). = Признак процесса исцеления и восстановления.
Примечание	При рецидивах хрусталик делается все более мутным, потому что функциональная ткань заменяется рубцовой (соединительной). Возможно, причиной тому несбалансированное питание (повышенная кислотность), нездоровый образ жизни, отравления медикаментами и прививками, искусственное освещение (см. «Макулодистрофия») и др. **Возможен рецидивирующий конфликт.**
Терапия	Вопросы см. предыдущую страницу. В случае зависшего ремонта, выявить и разрешить конфликт и отпечатки. Хрусталик придет в норму, если конфликт будет разрешен окончательно. Без глубоких перемен в сознании и в жизни улучшение нереалистично. Психологические установки: *«Все, кого люблю, всегда со мной. Незримые узы связывают нас». «Мои близкие - в моем сердце, и неважно, рядом они или нет»*. Ритуал прощания. Тренировка глаз, настой очанки в виде примочек и внутрь. Акупунктура, лимфодренаж лица. Св. Хильдегарда: специальный рецепт из репейника и мяты. К сожалению, операция обязательна. Но, к счастью, хирурги в этом случае творят чудеса.

1 Хамер. Научная таблица Германской Новой Медицины. Стр. 119, 132.

ОРБП роговицы

ОХ сенсорика лица невысоко в коре головного мозга

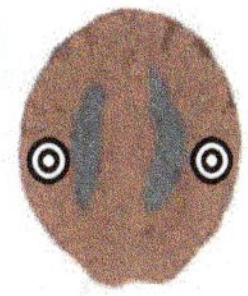

Коническая роговица (кератоконус), воспаление роговицы (кератит), помутнение роговицы[1]

Конфликт	Сильный визуальный конфликт расставания. Потерять кого-либо или что-либо из вида.
Пример	➜ *Сын матери-одиночки начинает жить отдельно.* ➜ *Любимую учительницу переводят в другую школу.* ❁ *Мужчина серьезно ссорится с братом, понимая, что этот разлад положит конец дальнейшим отношениям* (архив автора).
Активная фаза	Разрушение клеток (язва) в роговице. Боли отсутствуют. Зависшая активная фаза может привести к кератоконусу: конической форме истонченной роговицы. Как правило, процесс затрагивает оба глаза, почти всегда сопровождается близорукостью, т. к. усиливается преломление света.
Биосмысл	Облегчение процесса забывания потерянных из вида «ее» или «его».
Ремонт/исцеление	Воспаление и помутнение роговицы, восстановление тканей, боли, отек, покраснение. По диагностике ТМ - «микотический, бактериальный или вирусный кератит». При зависшем исцелении - роговичная (arcus senilis) или липоидная (arcus lipoides) дуга, дегенерация связок, отложение железа (кольцо Фляйшера), меди (болезнь Вильсона), диффузное помутнение поверхностных слоев роговицы.
Вопросы	Кератоконус: когда поставили диагноз? (Конфликт должен был произойти относительно задолго до этого, и все еще быть активными). Кого я потерял из виду? (Разделение/выезд/смерть члена семьи, партнера, друга). Почему это ударило меня так сильно? (Отпечатки детства, рождения, беременности). Какой член семьи в этом отношении похож на меня? (Поиск отпечатка). При кератите: Что хорошего случилось перед заболеванием глаз? (Например, встреча после разлуки, хорошие новости, хорошая беседа). Я страдал до этого из-за разлуки? Когда это началось? (Для оценки продолжительности заживления необходима точная дата). Это было первым воспалением роговицы в моей жизни? (Если нет, то выяснить и предыдущий конфликт - это важно для окончательного решения проблемы). Отпечаток разлуки? (Период кормления грудью, рождение). Какие связанные с разлукой отпечатки есть в семье?
Терапия	В случае воспаления или помутнения роговицы - конфликт разрешен. Сопровождение пациента. При рецидивах - выявить конфликт, отпечатки, убеждения. Искать, где любовь - там и решение. Психологические установки: *«Все, кого люблю, всегда со мной. Незримые узы связывают нас». «Мои близкие - в моем сердце, и неважно, рядом они или нет».* Ритуал прощания. Лимфодренаж, ММС, ферменты. Настои подорожника и очанки в виде примочек и внутрь. Коллоидное серебро внутрь и закапывать в глаз (приобретение: info@5bn.at). В острой фазе ремонта - антибиотики (мазь).

Египетское или зернистое воспаление (трахома)

Та же ОРБП, что и предыдущая (см. выше). Согласно ТМ – инфекционное заболевание, вызываемое хламидиями. Хроническое воспаление конъюнктивы и роговицы. Весьма распространенное заболевание в развивающихся странах. Рубцевание, часто приводящее к слепоте (трахоматозный паннус или рубцовый заворот века).

Фаза	Зависший ремонт или состояние после многочисленных рецидивов.
Терапия	Найти и разрешить конфликт и отпечатки, чтобы положить конец зависшему исцелению. Улучшить условия жизни (гигиена, чистая вода и т.п). См. «Воспаление роговицы».

ЭКТО

1 Хамер. Научная таблица Германской Новой Медицины. Стр. 119, 132.

ОРБП хориоидеи, радужной оболочки, цилиарного тела

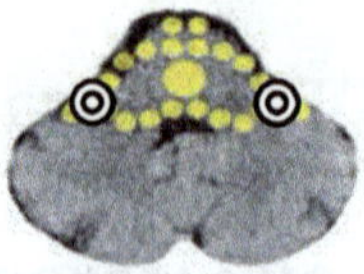

Рак хориоидеи («увеальная меланома», аденокарцинома), воспаление хориоидеи (хориоидит), воспаление/опухоль радужки (иридоциклит, увеит), негранульоматозный увеит, колобома, невус радужки, «меланома» радужки[1]

Хориоидеа, радужная оболочка и цилиарное тело состоят из энтодермальной ткани. = С точки зрения эволюции -древнейшие части глаза. Хориоидеа в принципе является слизистой кишечника. Мускулатура радужки (эволюционно -кишечная мускулатура) покрыта пигментированной «кишечной слизистой оболочкой» (цвет глаз).

ЭНТО

+−

Конфликт — Конфликт куска: невозможность увидеть нечто желанное (правый глаз) или избавиться от негативной картины (левый глаз). Проще говоря: не мочь увидеть то, что хотелось бы (правый глаз). Не хотеть увидеть нечто неприятное или не заметить опасность.

Пример — ❁ *17-летнего ученика рабочие химического завода отправляют за завтраком. Пока он отсутствует, раздается взрыв, и цех разносится на куски. Он возвращается и видит разбросанные повсюду фрагменты тел двоих товарищей и тяжело раненого третьего. = Конфликт, с одной стороны, – нежелание видеть все это, а с другой, – желание видеть товарищей целыми и невредимыми. Спустя пять месяцев, он выходит из шока, и оба глаза воспаляются. В больнице ставится диагноз «двухстороннее воспаление сосудистой оболочки». Так как это воспаление не прекращается под действием кортизона, парня ждет химиотерапия. И тут его семья знакомится с пятью Биологическими Законами. Постепенно кортизон сводится на нет. После 8-месячной фазы ремонта все нормализуется* (архив автора).

❁ *6-летний мальчик один играет в своей комнате, и ему приходит идея надеть на голову пластмассовый ящик. Неожиданно голова в ящике застревает, и ребенок пугается накрывшей его кромешной темноты. = Конфликт невозможности воспринять свет (правый глаз). Ребенок зовет на помощь, но присматривающая за ним глуховатая бабушка этого не слышит, поскольку смотрит телевизор в соседней комнате. Диагноз в фазе ремонта: воспаление сосудистой оболочки правого глаза. Но рецидивы случаются вновь и вновь. Напр., приступы страха возникают всякий раз, когда мальчику надевают через голову свитер (Клаудио Трупиано, «Спасибо, доктор Хамер»*, стр. 171).

Активная фаза — Рост опухоли сосудистой оболочки (аденокарцинома), опухоли радужной оболочки (меланома), цилиарного тела или рост т. н. саркоидозных узелков (наподобие маленьких полипов в кишечнике).

Биосмысл — Большое количество кишечных клеток помогает обнаружить визуально неприятный «кусок» и избавиться от него.

Ремонт/исцеление — Туберкулезоподобное исчезновение опухоли. Этот процесс называют «ТБЗ сосудистой оболочки» или воспалением. ТБЗ-очаги = белые пятна позади сетчатки, которые затем пропадают. Могут оставаться каверны. Воспаление радужной оболочки, воспаление цилиарного тела, припухлость, боли.

Вопросы — Когда появились симптомы? Когда диагносцировали опухоль? (Примерно определить начало роста - возможно, несколько месяцев назад - Конфликт должен был иметь место в тот момент > посчитать месяцы). Чего я тогда не мог больше видеть или не видел? Что произошло в это время в моей жизни/что изменилось? Почему это ударило меня так сильно? (Найти отпечатки предков).

Терапия — При опухоли сосудистой оболочки: выявить и разрешить конфликт и отпечаток. Облучение ТМ рисковано, как и операция. Психологическая установка: *«Болезнь имеет смысл. Для меня это – полезный урок»*. При воспалении сосудистой оболочки: конфликт разрешен, сопровождение пациента в фазе исцеления (см. также «Фаза ремонта, уровень мозга», стр. 60). Чай/компрессы: очанка, укроп, алтей, подорожник, фиалка. Лимфодренаж, соль Шюсслера № 3, ММС. По крайней необходимости – кортизон, антибиотики.

1 Д-р Хамер, ГНМ®. Таблица иннервации мозга, раздел HN II, колонки 1 и 2.

ОРБП стекловидного тела

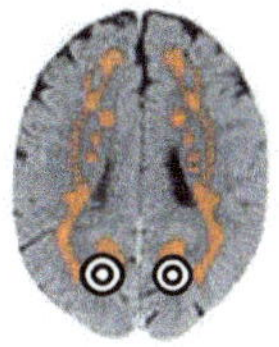

Помутнение стекловидного тела, глаукома, повышенное внутриглазное давление, отслоение стекловидного тела и кровоизлияние, «летающие мушки»[1]

В ТМ "зеленый зрачок" и "глаукома" рассматриваются параллельно и означают разные заболевания зрительного нерва - иногда, но не всегда - с повышением внутриглазного давления (закрытоугольная или открытоугольная глаукома, глаукома с нормальным глазным давлением). Д-р Хамер считает, что повышение давления происходит из-за отека стекловидного тела. Согласно пяти Биологическим Законам, различают помутнение стекловидного тела (зеленый зрачок) в активной фазе и повышение внутриглазного давления (= глаукому) вследствие отека стекловидного тела в фазе ремонта.

Конфликт	«Страх за спиной» (грабитель, насильник, учитель, одноклассник, шеф).
Примеры	✪ *Пациент разводится с женой. Ребенка суд передает матери, а за отцом оставляет право иногда с ним видеться. = Конфликт «страха за спиной». Он воспринимает жену, как грабителя, укравшего у него ребенка* (архив автора). ✪ *5-летний мальчик пугается из-за внезапно погасшего вечером света. С годами страх нарастает, и, если свет выключен, парню повсюду мерещатся злоумышленники. Одновременно диагностируется патологическое сужение поля зрения (= активная фаза конфликта). Исцеление началось 8 лет спустя, когда однажды он был вынужден поздно вечером поехать на велосипеде к подруге матери. Оказалось, что не так уж это и страшно. А через несколько дней происходит острый приступ глаукомы (= отек стекловидного тела). Понадобилось три дня, чтобы пережить кризис. Терапия: беладонна С30, обертывания, черный чай, приглушенный свет* (Архив А. Шеррет). ✪ *На кассиршу супермаркета сзади нападает грабитель. = Конфликт страха за спиной. Сразу после этого она замечает, что поле ее зрения сузилось = активная фаза - феномен шор* (архив автора).
Активная фаза	Атрофия и быстрое помутнение стекловидного тела (зеленый зрачок). Сужение поля зрения или его ослабление на каком-то участке (скотома).
Биосмысл	Помутнение обеспечивает т.н. «шорный феномен». При взгляде в сторону, назад или вверх зрительный образ затуманивается. Преследуемый может всецело концентрироваться на бегстве вперед. (Как петляющий заяц, который выполняет программу бега «зигзагами», не оборачиваясь.
Ремонт/исцеление	Восстановление стекловидного тела, рост внутриглазного давления (глаукома) из-за отека. Давление возникает из-за непрестанной выработки внутриглазной жидкости; с точки зрения природы, это необходимая мера, чтобы глаз слегка выпучился и не смог сократиться в объеме. Однако давление часто постоянно повышено (зависший конфликт). Это проблематично, поскольку при этом страдает зрительный нерв. Поэтому не всегда следует отказываться от средств ТМ. Коллаген стекловидного тела способен конденсироваться > т. н. «летающие мушки», иногда может происходить отслоение стекловидного тела или кровоизлияние в него.
Кризис исцеления	В случае глаукомы: вспышки в глазах, расширенные зрачки, слезы, сильные боли, озноб.
Измерение давления	Д-р Одум рекомендует, прежде чем начать медикаментозное лечение, некоторое время (2 раза в день и после стресса) измерять глазное давление (за искл. приступа с показателями свыше 40). В случае сомнений следует измерить и толщину роговицы, т.к. она влияет на измерения.
Примечание	После многократных рецидивов в стекловидном теле обнаруживаются включения холестерина или фосфата кальция > искры перед глазами. «Фоном» глаукомы часто является ОРБП почечных лоханок (= синдром). Разрыв сетчатки: в активной фазе этой ОРБП из-за тракции стекловидного тела может лопнуть сетчатка. Аспект конфликта: что-то «наезжает» на человека.
Вопросы	При хроническом повышенном внутриглазном давлении: когда появился симптом? (Конфликт был до этого). Чего я хронически боюсь? Улучшения во время отпуска? (Если да, то конфликт в повседневной жизни). Что меня пугает в повседневной жизни? Чем я озабочен? Что я хотел бы изменить? (Указание на конфликт). Какие отпечатки влияют на мое вос-

1 Хамер. Научная таблица Германской Новой Медицины. Стр. 142, 146; Таблица иннервации мозга ГНМ HN II, колонка 3, 4.

приятие? (беременность, детство, предки). Я доверчивый человек?

Терапия При помутнении и постоянно повышенном внутриглазном давлении: Найти и разрешить конфликт и отпечатки. При глаукоме: конфликт страха за спиной разрешен, опека над пациентом. Темные очки, охлаждение головы, затемнение помещения и др. (см. также «Фаза исцеления – уровень мозга» (стр. 234). Возможно, разрешение конфликта беженца. Психологическая установка: *«Я защищен! Я в безопасности!»*

Лимфодренаж шеи и лица, акупунктура, акупунктурный массаж, перекись водорода. Глазные примочки с настоем очанки, настой очанки внутрь. Коллоидное серебро закапывать в глаз и принимать внутрь. Комплексное средство лимфомиозот - с целью улучшения тока лимфы. Ферментный препарат. Если ничего не помогает, ТМ-препараты (простагландин и др.).

ОРБП зрительного нерва

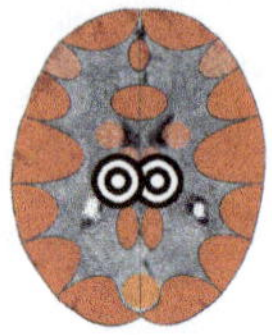

Глаукома при нормальном давлении, повреждение или «инсульт зрительного нерва»

Является ли проблемой повышенное внутриглазное давление или зрительный нерв, неясно. Фактом остается, что зрительный нерв повреждается так же часто и при нормальном давлении. Согласно ТМ, причина в тромбах в кровеносных сосудах зрительного нерва, что я не считаю правильным, поскольку кровеносные сосуды расположены в форме сетки, то есть закупорка сосудов может быть обойдена (стр. 146).

Конфликт По д-ру Одуму: Нежелание интегрировать полученную зрительную информацию. Нервозность. Компонент конфликта самооценки и самоуважения + интенсивный конфликт глаз. Опыт показывает, что больного обычно невыносимо отягощает множество проблем одновременно.

Примеры ➜ *«Это невероятно нервирует!»*

❁ *Санитар теряет работу и встает на учет в бюро по трудоустройству. Бумажная волокита со страховкой компанией и бюро до крайности его раздражают. Вскоре у него обнаруживается глаукома при нормальном внутриглазном давлении* (д-р Одум).

❁ *Жена 68-летнего пациента заболевает болезнью Паркинсона (НЕРВНОЕ заболевание). Одновременно у живущей с ними тещи диагностируют слабоумие (НЕРВНОЕ заболевание). Через полгода он сам теряет нижнюю половину поля зрения правого глаза (партнерство). Диагноз: «инсульт зрительного нерва»* (архив автора).

экто

−+

Активная фаза Атрофия клеток, ограничение функции зрительного нерва, возможно, из-за ухудшения кровоснабжения. > Нарушения целостности поля зрения вплоть до слепоты. Хронические симптомы: рецидивирующий конфликт.

Биосмысл Подавление непереносимого для защиты индивидуума. «Лучше полуслепой, чем видеть это».

Ремонт/исцеление Восстановление зависит от конфликтной массы. Как правило, частичная или неполная регенерация.

Вопросы Когда появились симптомы? (Конфликт должен был начаться несколько недель тому назад и продолжаться до настоящего момента). Что меня раздражает/беспокоит так сильно? Есть несколько «строек» одновременно? Какой отпечаток привел меня к дилемме? (Напр., перфекционизм, желание сделать все сразу, небрежность). Были ли подобные ситуации у предков? (Указание на отпечаток). Почему я делаю это так же? Какие новые установки помогли бы исцелению? Какие внутренние и внешние изменения?

Терапия Найти и разрешить конфликт, отпечатки и убеждения. Искать, где любовь - там и решение. Психологическая установка: *«Я связываюсь с силой Господа и его спокойствием! Жизнь сразу станет легче!»* См. также терапию стр. 102.

Закрытоугольная и открытоугольная глаукома

Одна из самых сложных тем офтальмологии - и НМ тоже:

• Открытоугольная глаукома:

1-й вариант: конфликт страха за спиной – ОРБП стекловидного тела в фазе ремонта или зависший ремонт > повышение внутриглазного давления (стр. 95);

2-й вариант: сопротивление оттоку в канале Шлемма из-за клеточного роста или сокращения мышцы: визуальный конфликт куска, невозможность отпустить увиденное (напр., ссора взрослых детей, несчастливое замужество дочери).

• Закрытоугольная глаукома = сужение между радужкой и роговицей > сужение угла камеры > нарушение оттока внутриглазной жидкости > повышенное внутриглазное давление: конфликт видимого куска - ОРБП радужки в активной фазе (стр. 94).

• Еще одна возможная причина – ОРБП цилиарного тела: визуальный конфликт куска > деление клеток в активной фазе > повышенное производство внутриглазной жидкости. Биосмысл: улучшение зрения большим количеством внутриглазной жидкости. *Пример: мужчине нравится дама, которая не обращает на него внимания. Производится больше внутриглазной жидкости для достижения эффекта лупы, благодаря которому он как бы приближается к желанному объекту. Диагноз: глаукома* (Архив д-ра Одума).

Макулодистрофия

В т. н. желтом пятне сетчатки (макуле) концентрируется наибольшее количество фоторецепторов, обеспечивающих остроту зрения. С участием макулы осуществляется основные зрительные функции.

При макулодистрофии больше других страдает эта часть глаза. Пациент оказывается не в состоянии четко сфокусироваться на предмете, а видит лишь его окружение (= нарушение центрального зрения).

Другие симптомы: повышенная потребность в освещенности, нарушение цветового и контрастного восприятия.

Сухая макулодистрофия

При сухой форме макулодистрофии вокруг макулы откладываются желтые пятна (друзы) = погибшие фоточувствительные клетки.

Д-р Одум считает, что в этом случае имеет место «конфликт страха за спиной». Ожидание негативных событий, отсутствие самоуважения, чувство вины, стыда и позора. Биосмысл этой ОРБП заключается в притуплении опасной реальности.

Вопросы: когда появились симптомы? (Конфликт был немного раньше). Какой страх дышит мне в затылок? (Собственное будущее, карьера, выход на пенсию, будущее детей, внуков). Какие проблемы преследуют меня в жизни? Что я больше не могу видеть? О чем я мечтаю больше всего? (Указание на конфликт и разрешение). Какой скрытый смысл может нести для меня заболевание? К чему меня принуждают? Какие новые познания я сделал во время этой болезни?

Влажная макулодистрофия

ОРБП хориоидеи (поэтому см. конфликт и вопросы стр. 94 и выше в разделе «Сухая макулодистрофия»). Сосуды хориоидеи распространяются в дегенерировавшую сетчатку.

По мнению д-ра Одума, влажная макулодистрофия – это зрительная программа выживания. Сосудистая оболочка пытается за счет роста новых клеток компенсировать погибшие.

Возможно также, что виной тому облучение люминисцентными и энергосберегающими лампами, телевизор или компьютер:

Неестественный мерцающий свет с большой долей синего наносит вред зрению. Больше всего в этом случае страдают хрусталик и желтое пятно.

Альтернатива: лампочки накаливания, естественное освещение, солнцезащитные очки только в случае крайней необходимости (напр., в горах).

Терапия при макулодистрофии

• Найти и разрешить конфликт и отпечатки. Искать, где любовь - там и решение.
• Щелочная диета, особенно зеленые овощи, морковь. Напиток из чеснока и лимона, брусника.
• Витамины, минералы, микроэлементы (ортомолекулярная терапия), 3%-ая перекись водорода внутрь;
• Аминокислоты лютеин, зеаксантин, ликопин.
• Тренировка глаз (см. «Список литературы»), гимнастика.
• Акупунктура, акупунктурный массаж, лимфодренаж.
• Натуральная бура внурь (http://www.institut-ernaehrung-gesundheit.com).
• Дыхательные упражнения.
• Рыбий жир.
• Коллоидное золото (приобретение, информация: info@5bn.at).

ОРБП сетчатки глаза

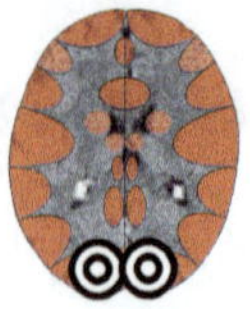

Утрата функции, отек, отслоение сетчатки[1]

ЭКТО

Конфликт — Страх опасности за спиной (деньги, экзамен, химиотерапия, операция, потеря работы, авария). «Страх преследует по пятам». Д-р Одум не исключает также тему вины и стыда.

Пример — ❂ *Пациент доверяет большую сумму денег своему знакомому. Внезапно его охватывает страх, что он имеет дело с мошенником. = Страх вдогонку* (архив автора).

❂ *Владелец небольшой стройфирмы объявляет банкротство, чтобы уйти от налогов, но финнадзор разгадывает его трюк. Теперь каждый день он живет в ожидании страшной проверки. = Конфликт преследования по пятам* (архив автора).

❂ *67-летняя пенсионерка пугается, услышав от врача следующую тираду: «Вы ведь курили когда-то? А так как жалобы на одышку продолжаются слишком долго, будем проверять на злокачественность». Пациентка воспринимает это как приговор - рак. Когда она приходит в себя, наступает исцеление. Теперь ей ставят диагноз «отслоение сетчатки»* (Йоханнес Ф. Мандт, «... что лечит ...». (на нем., Johannes F. Mandt, … was Gesund macht …, стр. 67).

❂ *Человек узнает, что его работа в фирме под угрозой* (архив автора).

❂ *Пациент попадает в аварию. Он боится потерять права. = Конфликт преследующего по пятам страха* (архив автора).

Активная фаза — Помутнение сетчатки, скотом, снижение зрения.
Часто мнительность, чувство преследования, защита счета в банке, интернет и т.д.

Биосмысл — Временное ограничение функции сетчатки делает «невидимым» то, что вызывает страх.

Ремонт/исцеление — Отек между сенсорным слоем клеток и пигментным эпителием. Реже происходит отслоение сетчатки между хориодеой и сетчаткой. Еще реже встречается расщепление сетчатки (ретиношизис). Как правило, скотомы, искры. Принципиальное ухудшение зрения происходит при отслоении сетчатки в области макулы, так как это – центр остроты зрения. Обычно рецидивирующий конфликт.

Примечание — При появлениях вспышек в поле зрения нужно немедленно обратиться к врачу, т. к. синдром обостряет недуг, увеличивая отек. Левой половиной сетчатки правша смотрит вправо (сторона партнера), а правой - влево - «мать-дитя». Сахарный диабет способствует развитию заболеваний сетчатки (диабетическая ретинопатия).

Пигментная ретинопатия: Рецепторы погружаются, начиная от периферии сетчатки. Поле зрения ограничивается (начиная с боков) все больше и больше. По д-ру Одуму: Вуалирование ужасающих зрительных образов гиперпигментацией = зависший конфликт.

Отслоение сетчатки (без отека) может происходить и в активной фазе ОРБП стекловидного тела, если оно деформировано и натягивает сетчатку.

Вопросы — Какая проблема решилась перед отеком сетчатки? Какой страх таился за спиной? (Напр., теща, кредит, налоговая служба). Какой отпечаток лежит в основе? (Напр., неуверенность, чрезмерная точность).

Терапия — Конфликт разрешен, сопровождение пациента в фазе исцеления. В случае рецидивов - выявить конфликт и отпечатки. При отеках сетчатки не следует сразу прибегать к лазерной коагуляции, лучше подождать, пока отек спадет. Слои сетчатки сами лягут друг на друга, если конфликт будет полностью и окончательно разрешен. После применения лазера появятся рубцы.
Отслоения сетчатки, по мнению автора, следует лечить лазером, здесь автор на стороне ТМ.
Лимфодренаж шеи и лица. Акупунктура, акупунктурный массаж. Здоровая пища, щелочная диета, ферментный препарат. Чесночно-лимонный напиток. Натуральная бура внутрь и наружно. 3%-я перекись водорода внутрь. Цветы Баха: осина, мимулюс (губастик), вифлеемская звезда. Целительное дыхание. Психологическая установка при рецидивах: *«Я защищен и нахожусь в полной безопасности»*. См. также «Фаза ремонта, уровень мозга» стр. 63.

1 Хамер. Научная таблица Германской Новой Медицины. Стр. 141, 146.

ОРБП сетчатки глаза

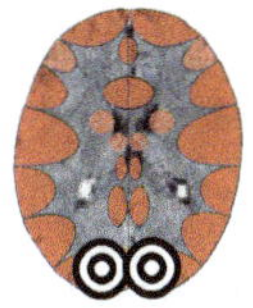

Дальтонизм

Речь идет о «наследственном заболевании», поэтому мы должны сосредоточиться на предках. У людей с этой особенностью (10% мужчин, но только 0,5% женщин) трудности с различением красного и зеленого цветов.

Конфликт	По Фрауэнкрон-Хоффман: нежелание видеть что-то зеленое или красное. Конфликт предков в связи с этими цветами. Проблемы в тот момент, когда предок воспринимал эти цвета.
Примеры	❁ 8-летний мальчик не может отличить красный, зеленый и фиолетовый. Фрауэнкрон-Хоффман обнаруживает следующий конфликт, связанный с красным цветом: Родители решили иметь ребенка, когда матери было уже 30 лет. К сожалению, это не получается в течение двух лет. Каждый раз, когда мать видит, что у нее менструация (кровь - красный), она впадает в стресс - проходит время. И другие цвета, которых он не видит, связаны с его предками. Сразу же после того, как мальчик узнает и понимает связи, проблема позади и не имеет с ним ничего общего, он начинает видеть все цвета (www.biologisches-dekodieren.de/new/index.php?article_id = 14).
Активная фаза	Ограничение восприятия определенного цвета, как правило, с рождения. Заключается ли проблема в сетчатке (восприятия) или в зрительной коре (обработка), играет для нас второстепенную роль.
Биосмысл	Подавление цвета, чтобы защитить человека от ассоциированного стресса.
Ремонт/исцеление	Восстановление цветового зрения.
Примечание	Почему среди мужчины в 20 раз больше дальтоников, Фрауэнкрон-Хоффман объясняет так: Многие из наших предков-мужчин погибли на поле боя (кровь - красный, трава - зеленый).
Вопросы	О каком цвете речь? Проблема была и у предков? (Указание на то, что конфликт следует искать там). Какая проблема была у предков с этим цветом? Была ли тогда проблема с кровью? Кто-то трагически погиб на поле боя (зеленый)? С чем у меня ассоциируется этот цвет? Какую роль играет этот цвет/что-то с ним связанное у предков?
Терапия	Найти и разрешить конфликт, „рельсы“ и отпечатки.

ЭКТО

−+

Ахромазия

Монохроматами мы называем людей, которые воспринимают только черный и белый. Поскольку и ахроматизм является врожденным, следует искать у предков конфликт и соответствующие отпечатки.

Конфликт	Свет или солнце опасны, потому что человек мог бы быть обнаружен. Образно: Свет познания болен. Человек не хочет видеть скелетов в шкафу - он не выдержал бы экзамена совести. Также: Человек ограничивает суждения/взгляды на черный или белый. Человек забыл, как пестра и разнообразна жизнь. Человек закрылся от света.
Примеры	➜ Солдат может наступать только в ночное время. При свете дня его могут убить. ➜ При побеге: укрытие безопасно только ночью. Днем его обнаружат.
Биосмысл	Подавление всех цветов, чтобы человек чувствовал себя в безопасности. Бело-серый заставляет вас чувствовать себя лучше.
Активная фаза	Ограничение восприятия определенного цвета, как правило, с рождения.
Ремонт/исцеление	Вероятно, полное восстановление функции здесь не так просто. Это зависит от того, есть ли цветовые рецепторы в сетчатке и работают ли они.
Вопросы	Проблема была и у предков? Какая проблема произошла у предков однажды в дневное время? Необходимость защитного покрова ночи? Военные, уголовные события или побеги? Я или мои предки вытесняем что-то чудовищное? (Напр., убийство, инцест). Кто-то закрылся от (Божьего) света и ищет спасения в темноте?
Терапия	Найти и разрешить конфликт, „рельсы“ и отпечатки.

БЛИЗОРУКОСТЬ (МИОПИЯ)

ТМ различает два основные вида близорукости:

• При так называемой осевой близорукости (myopia axialis) глазное яблоко имеет более вытянутую форму. Из-за этого фокус оказывается не на сетчатке, а перед ней. > Удаленные предметы видны нечетко > близорукость. (Удлинение глазного яблока на 1 мм приводит к близорукости прим. в 3 диоптрии).

• Вторым, более редким типом близорукости является рефракционная близорукость (myopia refractiva). Роговица и хрусталик преломляют световые лучи слишком сильно, из-за чего оптический фокус также оказывается не на сетчатке, а перед ней > близорукость.

Ниже я описываю три возможные органические изменения при близорукости. Затем я остановлюсь на конфликтах, лежащих в основе близорукости и на случаях из практики.

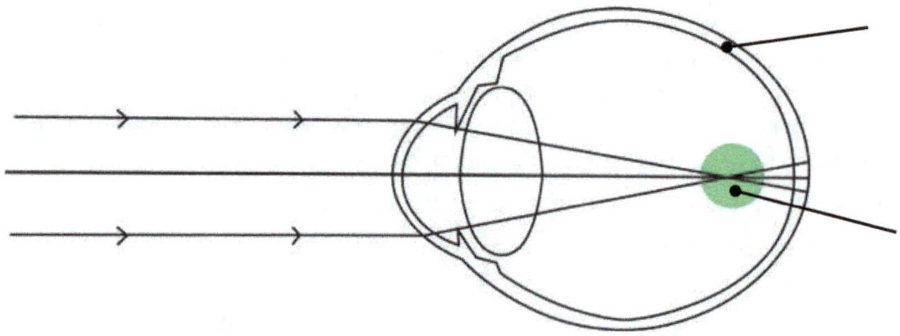

ОРБП цилиарной мышцы

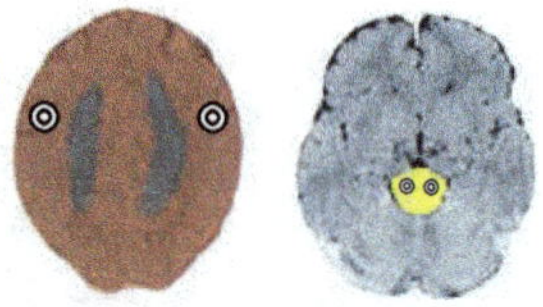

ОХ в среднем мозге - топография еще неизвестна

Близорукость, обусловленная цилиарной мышцей

В ТМ цилиарная мышца (m. ciliaris) - это гладкая кольцевая мышца. Однако кажется, что она включает и поперечнополосатые части. Взаимодействие кольцевой мышцы, иннервированной парасимпатически, зонулярных волокон (крепление) и хрусталика: в состоянии покоя хрусталик представляет собой округлый диск, связанный с цилиарной мышцей зонулярными волокнами. При напряжении цилиарной мышцы диаметр цилиарного тела уменьшается > напряжение зонулярных волокон спадает. > Хрусталик принимает форму круглого диска = ближнее зрение. Расслабление цилиарной мышцы, наоборот, приводит к увеличению диаметра > натяжение зонулярных волокон усиливается, хрусталик превращается в плоский диск = дальнее зрение. Таким образом, напряжение цилиарной мышцы обратно пропорционально напряжению хрусталика. Напряженная мышца > расслабленный, округлый хрусталик, расслабленная мышца > напряженный, плоский хрусталик. «Антагонистом» цилиарной мышцы является собственное внутреннее напряжение хрусталика.

ЭКТО −+

Процесс: Гладкие составляющие – усиление мышечного напряжения в активной фазе. > Улучшение зрения вблизи (= биосмысл) > близорукость, если конфликт затянулся.
Поперечнополосатые составляющие: некроз или паралич в активной фазе. Восстановление в фазе ремонта. > В конце фазы ремонта или при зависшем ремонте цилиарная мышца укрепляется > близорукость.

ЭНТО +−

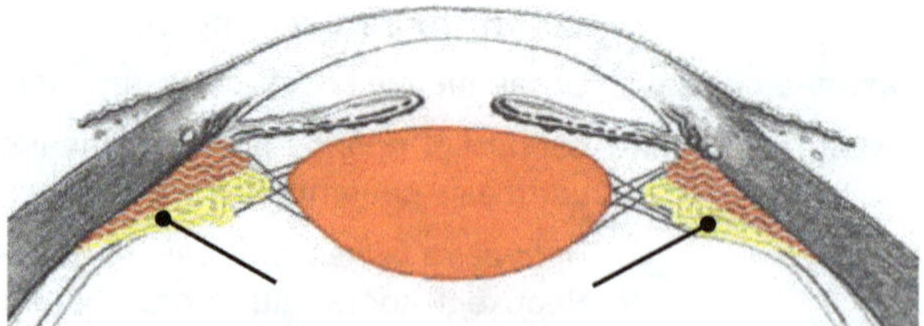

Цилиарная мышца

Неактивная фаза: Вполне вероятно, что близорукость может развиться и без конфликта: из-за постоянного приспособления к ближнему зрению (школа, компьютер.).

ОРБП наружных глазодвигательных мышц

ОХ в среднем мозге - топография еще неизвестна

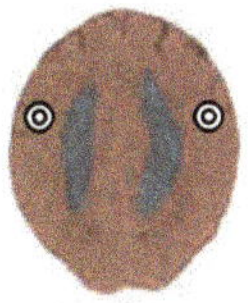

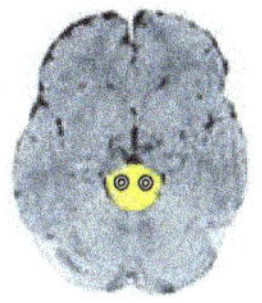

экто −+ энто +−

Близорукость из-за косых глазодвигательных мышц

ТМ недооценивает влияние внешних глазодвигательных мышц на остроту зрения. Принято говорить лишь об «аккомодации». Ньюйоркский офтальмолог и создатель упражнений для глаз Бейтс (1860-1931) более сорока лет изучал причины близорукости. Наблюдая на своих студентах различную степень остроты зрения, он обратил внимание на то, что даже у пациентов с удаленным хрусталиком наводят резкость (аккомодируют) достаточно хорошо,что противоречит учебнику.

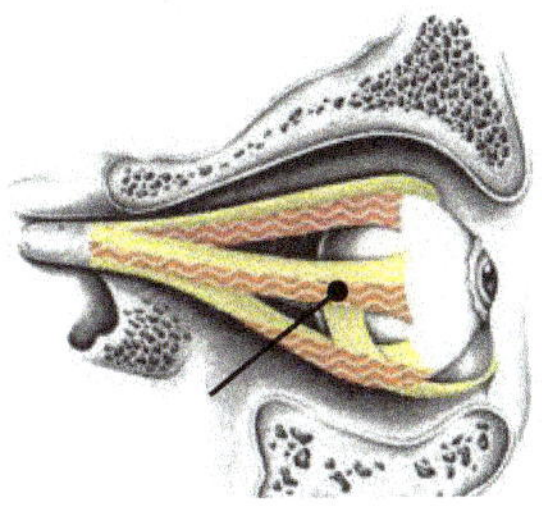

нижняя косая мышца

Его вывод: *«Хрусталик не является ключевым фактором процесса аккомодации!»* Он обнаружил также, что в процессе аккомодации участвуют верхняя и нижняя косые глазодвигательные мышцы. Они образуют кольцо вокруг глазного яблока. При одновременном их сокращении глазное яблоко вытягивается. > Повышение остроты зрения вблизи. При постоянном напряжении этих мышц появляется близорукость.

Д-р Бейтс и другие офтальмологи считают, что постоянная стрессовая установка на зрение вблизи держит в напряжении обе эти мышцы. Организму ничего не остается, как адаптироваться к необходимости аккомодации на короткие расстояния. (Близорукость - адаптационный процесс). «Упражнения для глаз» призваны снять напряжение. Гипотеза Бейтса подтверждается статистикой: процент близоруких тем выше, чем выше степень «цивилизованности» общества. В Японии более 90% молодежи страдает близорукостью (у отсталых народов – крайне редко).

ОРБП роговицы

ОХ сенсорика лица невысоко в коре головного мозга

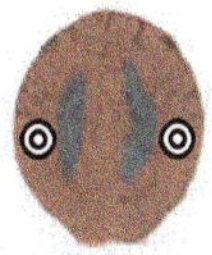

экто −+

Близорукость, обусловленная истончением роговицы (кератоконус)

При зависшем активном конфликте роговица все более истончается и из-за этого постепенно утрачивает сферическую форму, обретая коническую = кератоконус, - как правило, с астигматизмом и близорукостью. Чем сильнее искривление роговицы, тем сильнее преломление света > близорукость.Этот тип близорукости диагностируется однозначно. Не корректируется очками полностью.

Конфликт	Сильный визуальный конфликт расставания: потеря кого-то из виду.
Фаза	Зависшая фаза активного конфликта.

Близорукость: конфликт, примеры, терапия

Конфликт	<u>Вариант 1</u>: Нет ощущения включенности. Нехватка того, кто слишком далеко. Хотелось бы иметь его в радиусе зрения. Визуальные ограничения (скобки). Близорукость создает иллюзорный маленький, здоровый, безопасный мир (= биосмысл).
Конфликт	<u>Вариант 2</u>: Нежелание видеть кого-либо или что-либо вдали, так как это пугает. Вуалирование. Желание видеть рядом то, что дает уверенность и спокойствие. *«Я не вижу то, что далеко, поэтому и не боюсь его»* (по Одуму).
Тип личности	Интроверты, боязливые, спокойные, замкнутые люди.
Примеры	❁ *Во время 3-недельного пребывания в летнем лагере один мальчик третирует и бьет другого. По окончании каникул у пострадавшего обнаруживается близорукость 1,5 диоптрии* (архив Одума). ❁ *Ребенка отдают в детский сад. Он там плохо себя чувствует и предпочел бы остаться дома с мамой* (архив автора). ❁ *Беременная женщина с нетерпением ждет появления на свет ребенка. К сожалению, она согласилась выйти на работу на полставки через три месяца. = Конфликт, поскольку она предпочла*

	*бы остаться в маленьком безопасном мире с ребенком. Еще до рождения ребенка у нее развивается близорукость (*архив автора).
Терапия	Выявить конфликт, «рельсы» и убеждения и избавиться от них. Психологическая установка: «Я могу чувствовать себя в безопасности там, снаружи». «Я силен, ведь меня ведет Бог и я верю в себя». Отставить слишком раннюю нагрузку на ближнее зрение и давление на учебу! Больше времени проводить на природе, меньше - с телефоном, компьютером и книгами. Тренировка глаз (см. «Список литературы»). Цветы Баха: осина, губастик и др. Коллоидное золото (приобретение, информация: info@5bn.at). До 1850 года, справедливо опасаясь, что очки снижают остроту зрения, их не выписывали. Целесообразной представляется частичная коррекция зрения с помощью очков, - чтобы оставалось поле для самокоррекции.

Дальнозоркость (гиперметропия)

При дальнозоркости глазное яблоко становится слишком коротким для преломления света. > Оптический фокус оказывается не на сетчатке, а за ней. > Недостаточная резкость вблизи, нормальное зрение вдаль.

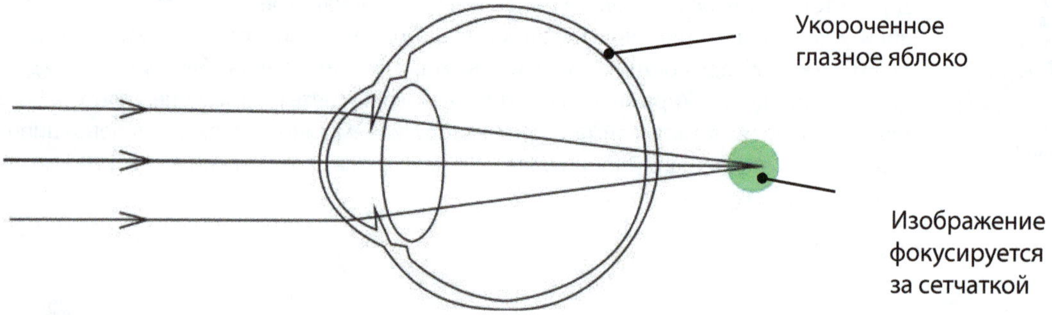

Возможные причины

- Дальнозоркость - явление возрастное? Да, если речь о пациентах старше 45 лет. Нет, в случае молодых людей, которые тоже иногда ею страдают.

Факт: жесткое ядро хрусталика с возрастом увеличивается, это происходит за счет снижения эластичности, ослабевают мышцы, удерживающие его. Как результат – затрудняется аккомодация.

- ОРБП наружных глазодвигательных мышц: При сокращении прямых мышц длина глазного яблока уменьшается = происходит настройка на зрение вдаль (стр. 90). В случае конфликта кратковременное напряжение мышц может перейти в перманентное = дальнозоркость.
- ОРБП цилиарной мышцы: Ослабление или паралич цилиарной мышцы вследствие конфликта > напряжение зонулярных волокон > натяжение хрусталика > мышца обретает форму плоского диска = дальнозоркость.

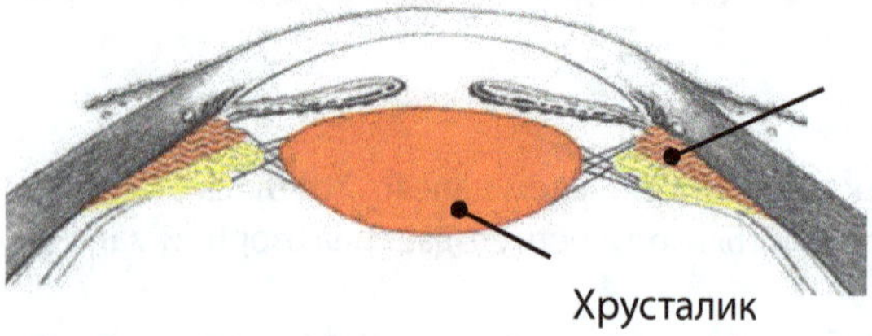

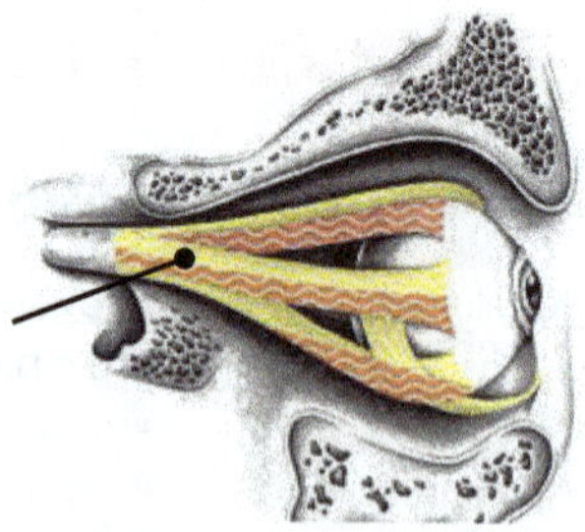

Конфликт	По д-ру Одуму: Не мочь увидеть кого-то или что-то, находящееся далеко от меня. Визуальный поиск. *«Хочу разглядеть, что там снаружи, поскольку это может быть опасным!»*
Пример	❁ *Малыш всегда держал свою любимую игрушку при себе. Неожиданно родители ее забирают. За очень короткое время у ребенка развивается дальнозоркость +7 диоптрий. Мальчик ищет и ищет* (Одум).
ОРБП	Наружные прямые глазодвигательные мышцы и/или цилиарная мышца.
Биосмысл	Острое зрение вдаль, чтобы лучше разглядеть что-то или кого-то.
Фаза	**Зависший активный конфликт.**

Тип личности	Как правило, экстровертные, активные, деятельные, «сильные» личности.
Вопросы	Дальнозоркость после 45 лет? (> Искать причину конфликта). Что там, снаружи, пугает меня? Что я ищу вдали? Какие отпечатки лежат в основе этого? (Родители, предки).
Терапия	Выявить и разрешить конфликт, «рельсы», отпечатки и убеждения. Систематические упражнения способствуют снижению степени потери зрения, по крайней мере, стабилизируют его. При этом важна самоотдача, прилежание и выдержка (см. «Список литературы»). Психологическая установка: *«До конца жизни я останусь любознательным и гибким!» «Я прощаю!»*

Возрастная дальнозоркость (пресбиопия)

ТМ считает пресбиопию (старческую дальнозоркость) частью общего процесса старения. После 45 лет острота зрения вблизи постепенно снижается. Однако бывают и исключения - люди, которым и в глубокой старости очки не нужны.

Возможные причины

- ОРБП хрусталика: Потеря эластичности вследствие визуального конфликта расставания или в процессе возрастного затвердения > потеря эластичности затрудняет аккомодацию > (старческая) дальнозоркость (см. также стр. 92).
- ОРБП цилиарной мышцы: Ослабление или паралич цилиарной мышцы вследствие конфликта или возрастных изменений. > Хрусталик не может больше сохранять форму круглого диска > (старческая) дальнозоркость.

Конфликт	По д-ру Одуму: Страх перед будущим. Неизвестно, как все сложится («кризис среднего возраста»). Остается все меньше времени до неизбежного конца - у меня было еще столько планов.
Примеры	➜ *Хватит ли здоровья? Смогу ли обеспечить свою старость?* ➜ *Насколько надежно мое рабочее место?* ➜ *Что станет с моим отцом/матерью? Что будет с моими детьми?*
ОРБП	Хрусталик и/или цилиарная мышца.
Фаза	Зависший активный конфликт.
Вопросы	У меня конфликт расставания? Я часто беспокоюсь о будущем? Выход на пенсию? Работа? Дети, внуки? В чем я вижу задачу моей жизни? Могу ли я изменить то, что меня беспокоит? Почему же я ломаю над этим голову? Во что я верю? Я доверяюсь?
Терапия	Найти и разрешить конфликт и отпечатки. Психологическая установка: «То, что я могу изменить, я изменяю; то, что я не могу изменить, я отпускаю». «Не волнуйся, живи». Посредством тренировок можно существенно снизить уровень старческой дальнозоркости.

Астигматизм, искривление роговицы

При астигматизме фокусная точка лежит не перед сетчаткой (как при близорукости), или за ней (как при дальнозоркости), а образуется две или несколько таких точек, т.н. феномен «потери фокуса». Искривление роговицы - самая распространенная причина астигматизма. Реже встречаются астигматизм хрусталика и сетчатки.

Возможные причины

При астигматизме фокусная точка лежит не перед сетчаткой (как при близорукости), или за ней (как при дальнозоркости), а образуется две или несколько таких точек, т.н. феномен «потери фокуса». Искривление роговицы - самая распространенная причина астигматизма. Реже встречаются астигматизм хрусталика и сетчатки.

Конфликт	По д-ру Одуму: Несоответствие внутренне созданного образа (своего или других) реальности. Несовместимость двух противоположных образов.
Примеры	❁ *У мальчика сформирован образ сильного отца. На самом деле тот тяжело болен. Однажды мать берет ребенка с собой в больницу, и сын видит беспомощного отца, подключенного к аппарату искусственного очищения крови* (архив д-ра Одума). ❁ *Отец 5-летнего ребенка стал алкоголиком. Как-то выпивая с друзьями дома, он начал хвастаться гимнастическими способностями сына: «Смотрите, он может стоять на голове, опираясь на водочную рюмку!» Ребенку ужасно не хочется, но он вынужден показать свое искусство, находясь в одной ночной рубашке. Образ отца в сознании ребенка резко отличался от реального* (архив автора).
ОРБП	Роговицы и/или наружных глазодвигательных мышц.
Биосмысл	Искаженное восприятие защищает личность от «суровой действительности».

Фаза	Зависший конфликт.
Вопросы	Когда появились симптомы? Первичный конфликт должен был произойти до этого. Диагноз, как правило, ясен после появления первых симптомов > определить, когда началась ОРБП). Какие ожидания не соответствовали действительности? Конфликт еще имеет место? Что могло стать рецидивом? Почему у меня слишком высокие ожидания? Какие отпечатки сформировали меня? (Беременность, роды, родители).
Терапия	Найти конфликт, «рельсы», отпечатки и убеждения и избавиться от них. Психологическая установка: «Я - одно с потоком жизни, - не ожидаю ничего, принимаю все и делаю из этого лучшее». «Бог направляет мой путь». Тренировка глаз может значительно улучшить астигматизм.

УХО

Различают наружнее ухо человека, которое состоит из ушной раковины и наружнего слухового прохода. Ушная раковина - это упругий хрящ, нижняя часть которого называется мочкой. Барабанная перепонка отделяет от него среднее ухо, где находятся три слуховые косточки: молоточек, наковальня и стремечко, которые передают звуковые колебания из наружнего уха во внутреннее, одновременно усиливая их. Евстахиевы трубы соединяют среднее ухо с носоглоткой. Во внутреннем ухе расположена улитка (орган слуха) и вестибулярный аппарат.

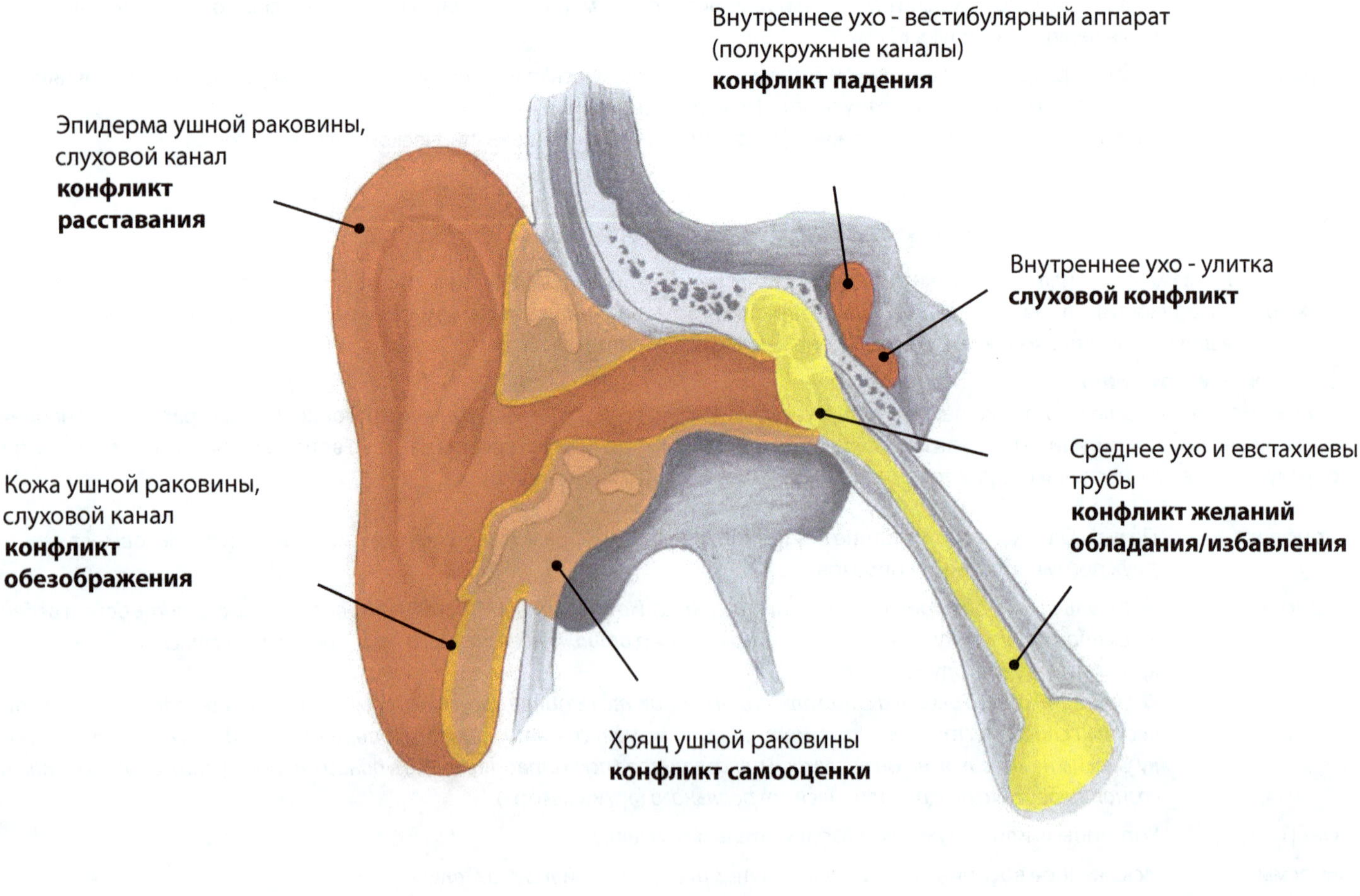

ОРБП среднего уха

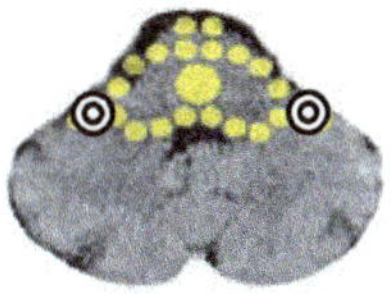

Воспаление среднего уха, ушные полипы[1]

Конфликт
Конфликт куска: Правое ухо - не получить ожидаемой информации;
Левое ухо - не иметь возможности избавиться от недоброй, мешающей новости или пропустить сообщение об опасности.
Проще говоря, не услышать желаемое или не хотеть слышать нежелательное. Не мочь получить информацию или избавиться от нее. Пропустить важное сообщение, что может нанести ущерб.

Пример
➜ *Ребенок не получает в подарок игрушку, которую хотел.*
➜ *Младенец хочет слышать голос матери, а из детских яслей его не слышно.*
❁ *9-летняя дочь 36-летней женщины-правши плохо учится в школе. Однажды учительница сообщает матери, что уровень успеваемости девочки еще больше упал. = Слуховой ассоциативный конфликт желания избавления. - Ей хотелось бы услышать нечто совсем иное, а именно, что дела с учебой у дочери пошли на поправку. > Правое среднее ухо оказалось затронутым.*
*Разрешение конфликта: пациентка случайно слышит от приятельницы, у которой трое детей, о похожих проблемах в школе. Между ними происходит основательная и целительная беседа, в ходе которой пациентка смогла полностью излить душу. Вскоре после разговора у нее развивается воспаление среднего уха (*архив автора).
➜ *От подруги женщина узнает, что ее возлюбленный флиртовал с другой. = Конфликт нежелания воспринимать негативную информацию. В фазе ремонта – воспаление среднего уха. – В данном случае пострадало левое среднее ухо.*

Активная фаза
Активизация функции «первичных клеток», рост опухоли резорбтивного качества (= утолщение слизистой) или разрастание в форме цветной капусты секреторной опухоли (ушные полипы). Закупоривание слухового прохода «первичными клетками».

Биосмысл
Лучшее «переваривание» «услышанного куска». Лучший слух.

Ремонт/исцеление
Нормализация слуха, диссимиляция опухолевых клеток грибками или бактериями. = Воспаление среднего уха (отит). Отечность, боли, разрыв барабанной перепонки или выбухание ушного полипа во внешний слуховой канал, гнойный экссудат, озноб, потливость ночью.

Кризис исцеления
Озноб, сильные боли.

Примечание
Рецидивы воспаления среднего уха могут поразить слуховые косточки и привести к тугоухости. (Образования рубцов из известково-соединительной ткани).

Вопросы
Воспалениие среднего уха впервые? (Если нет > выяснить первый эпизод, потом обратиться к настоящему. Если да > слуховой конфликт должен был войти в фазу исцеления непосредственно перед этим). Какое событие вызвало исцеление? (Напр., хороший разговор, хорошие новости, примирение. - Это исцеляющее событие прокладывает путь к конфликту). С чем у меня были проблемы перед этим? Что я не мог больше слышать/чего я не услышал? Какой отпечаток является причиной? (Родители, беременность, детство).

Терапия
Конфликт разрешен, сопровождение пациента в фазе исцеления. При рецидивах разрешить конфликт и отпечатки. Психологические установки: «*Жизнь – это не концерт по заявкам». «Все иметь невозможно, а все слушать не обязательно». «Я ничего не ожидаю, следую течению жизни»*. Закапывать в ухо, затыкая его ватой, отвар ромашки с полынью или оливковое масло, а также 4-х недельный настой цветков коровяка в оливковом масле, перекись водорода. Прикладывать мелко нарезанный лук и отбитые до мягкого листья белокочанной капусты. Творожный компресс, ферментный препарат, MMS, лимфодренаж. Коллоидное серебро внутрь и наружно.

ТМ-антибиотики – кратковременно при обострениях, напр., ночью, и, по возможности, единоразово. Не рекомендуются при хроническом течении (стр. 63).

---

1 Хамер. Научная таблица Германской Новой Медицины. Стр. 18, 33.

ЭНТО

Воспаление евстахиевых труб[1]

ОРБП аналогична предыдущей (см. выше).

Активная фаза	Постепенная закупорка евстахиевых труб вследствие утолщения слизистой (аденокарцинома). Втянутая барабанная перепонка из-за недостаточной вентиляции. > Снижение слуха.
Биосмысл	Лучшее «переваривание услышанного куска» большим количеством клеток.
Ремонт/исцеление	Диссимиляция клеток слизистой грибками или бактериями. При попадании секрета в глотку или среднее ухо может создаться впечатление воспаления среднего уха. Отечность, боли, озноб, ночная потливость.
Терапия	Конфликт разрешен, сопровождение пациента в фазе исцеления, предотвращение рецидивов. Меры - см. выше.

СТАРАЯ МЕЗО

ОРБП эпиневрия

ОХ в мозжечке - топография еще неизвестна

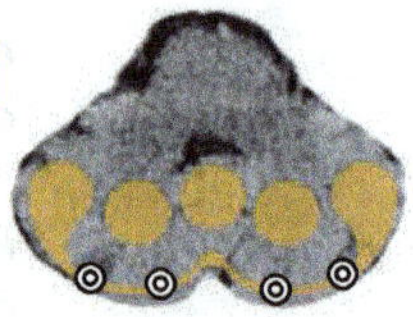

Опухоль вестибулярного нерва (вестибулярная шваннома - ложная «акустическая невринома»)

Д-р Хамер связывает вестибулярную шванному с мозговым стволом, т. к. «опухоль» обнаруживается именно там (на границе с мозжечком). Я причисляю эту ОРБП к новой мезодерме, т. к. опухоль состоит из «шванновских клеток» - т.е. речь об «опухоли эпиневрия». Ими обрастает вестибулярный нерв между мостомозжечковым углом, внутренним слуховым проходом и внутренним ухом. При его разрастании помимо вестибулярного нерва может быть затронут слуховой и лицевой.

Конфликт	Вероятно, «болезненный конфликт равновесия». Болезненная/неприятная/негативная информация выводит из равновесия.
Пример	*Взрослая дочь матери-правши всякий раз при встрече отчитывает женщину за все, что она делает неправильно или должна была бы сделать по-другому. = Болезненный конфликт равновесия. Мать не может больше слышать это «пиление», оно выводит ее из равновесия. Ей хочется от дочери хоть чуточку понимания. С годами у нее развивается вестибулярная шваннома слева (сторона «мать-дитя») = активная фаза. Жалобы пациентки: ухудшение слуха и головокружение. Опухоль удаляют хирургическим путем* (архив автора).
Активная фаза	Рост шванномы вестибулярного нерва на оболочках нерва во внутреннем слуховом канале пирамиды височной кости. Оттуда рак может распространиться в мозг - в мостомозжечковый угол. Чем дольше длится конфликт, тем больше становится шваннома. Опухоль, однако, по опыту растет очень медленно (т.е., согласно традиционной медицине, она доброкачественна). Симптомы: одно- или двухстороннее нарушение равновесия, тугоухость, нарушения работы вестибулярного аппарата, головокружение. **Возможен рецидивирующий конфликт.**
Биосмысл	Благодаря утолщению изолирующей нервы ткани непереносимая информация блокируется.
Ремонт/исцеление	Воспаление > ухудшение симптомов. Разрушение опухоли бактериями. Восстановление происходит только на начальной стадии, пока опухоль мала. После достижения определенных размеров исчезновение маловероятно. В наилучшем случае рост прекращается.
Вопросы	Когда поставили диагноз? (Конфликтоактивная фаза могла длиться уже месяцы/годы). Что давно уже выводит меня из равновесия? Что я хочу подсознательно блокировать? Что я не могу «выключить»? Если эти вопросы не дают результата: Что беспокоит меня больше всего в моей жизни в течение вот уже долгого времени? Какие отпечатки и черты характера являются причиной? (К примеру, повышенная чувствительность, отсутствие стабильности). Какие предки похожи в этом отношении? Что заставило их стать такими?
Терапия	Выявить и разрешить конфликт, отпечатки или убеждения, если они еще активны. Искать, где любовь - там и выход. Установка: «В моей власти сменить вещи, которые вредны для меня». В случае, если опухоль продолжает расти или уже достигла больших размеров, неизбежно хирургическое вмешательство.

ОРБП эпидермы

ОХ сенсорика лица невысоко в коре головного мозга

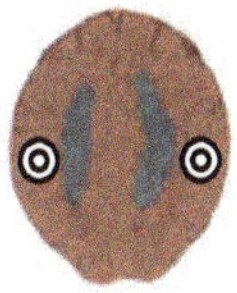

ЭКТО

Воспаление наружнего уха или слухового прохода – наружный отит

Конфликт	Желание услышать что-то определенное или нежелание слышать что-либо неприятное. Возможно желание/нежелание прикосновения в области уха (локальный конфликт).
Пример	❁ *Мужчину долго ругает по телефону друг. = Конфликт нежелания слышать неприятное. Во время этого монолога он ест орехи. С этого времени у него возникает аллергия на орехи = механизм конфликта. - Через день после их употребления в фазе ремонта появляется зудящая экзема слухового канала* (архив автора). ➜ *Хозяину нравится, когда кошка трется о его ухо. Кошка умирает. = Конфликт расставания, связанный с потерей тактильного контакта в области уха.*
Активная фаза	Разрушение клеток плоского эпителия (эпидерма) ушной раковины и наружнего слухового прохода. Шелушение, сухость кожи, нечувствительность к боли.
Биосмысл	Путем редукции чувствительности нежелательный слуховой контакт глушится, разлука забывается.
Ремонт/исцеление	Воспаление наружнего уха или слухового прохода. Восстановление эпителия, сверхчувствительность. Сыпь (нейродермит), зудящая экзема, шелушение (детрит). Отсутствие гноя и практически отсутствует неприятный запах (диагностическое отличие).
Примечание	Учитывать сторону («мать-дитя», партнерство или локальный конфликт - напр., неприятный звонок).
Вопросы	Когда это началось? (Перед этим слуховой конфликт должен был войти в стадию разрешения). Чего я не хотел слышать? (Обвинений, назойливой болтовни, критики). С чем у меня были проблемы? Это связано с конкретным человеком?
Терапия	Конфликт разрешен, сопровождение пациента в фазе исцеления. В случае рецидивов – выявить конфликт и отпечаток. Психологические установки: *«Мне ничего не нужно», «Я счастлив тем, что имею». «Говорю жизни «да»!»* Компрессы и травы (см. «Воспаление среднего уха»). Закапывать сок живучки, перекись водорода, ДМСО. Чешуйки кожи могут вызвать воспаления, поэтому желательно регулярно очищать проход или обратиться за помощью к врачу.

ОРБП хряща ушной раковины

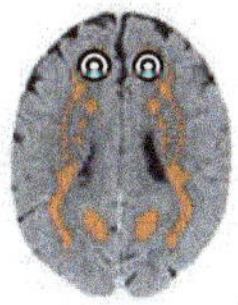

НОВАЯ МЕЗО

Воспаление хряща ушной раковины (перихондрит ушной раковины), подагра

Конфликт	Конфликт самооценки в отношении уха или восприятия информации + конфликт беженца.
Пример	➜ *Из-за тугоухости кто-то больше не может следить за ходом застольной беседы.*
Активная фаза	Диссимиляция клеток, болевой синдром отсутствует.
Ремонт/исцеление	Рост клеток хрящевых тканей. Воспаление хряща. Отечность, покраснение, боли. В случае синдрома – образование подагрических узелков на хряще ушной раковины.
Биосмысл	Укрепление хряща с целью лучшего улавливания звуковых колебаний/информации.
Примечание	ОРБП «подагра в ухе». Учитывать сторону («мать-дитя», партнерство или локальный конфликт - напр., партнер сидит всегда с одной и той же стороны и непрерывно жалуется).
Терапия	Конфликт разрешен, сопровождение в фазе ремонта. При рецидивах – выявить и разрешить конфликт или отпечаток. Разрешить активный конфликт беженца (стр. 234), чтобы убрать избыток кислоты. Щелочная диета, отказ от мяса. Лимфодренаж, наложение творога или капустных листьев, холодные компрессы и души, опрыскивания настоем ладана или мирры, ДМСО.

ОРБП мышцы барабанной перепонки и стременной мышцы

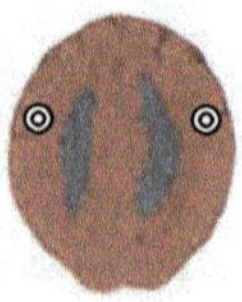

Мышца, напрягающая барабанную перепонку
невозможность заглушить шум

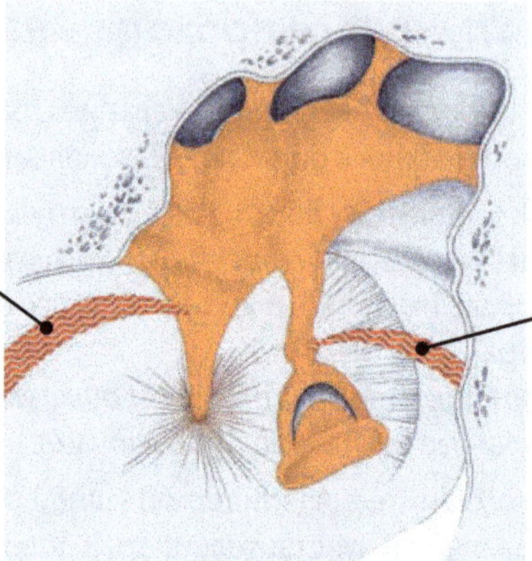

Стременная мышца
невозможность заглушить шум

Тугоухость, связанная с мышцей, напрягающей барабанную перепонку и стременной мышцей

Обе эти мышцы, сокращаясь, гасят амплитуду колебаний барабанной перепонки, чтобы защитить внутреннее ухо. Звук взрыва или выстрела не всегда может быть погашен, так как время реакции слишком короткое. > Подобные звуки могут вызвать тугоухость. ТМ говорит о поперечнополосатых мышцах. (Можно произвольно «натянуть» барабанную перепонку, если ожидается взрыв). Но, как правило, обе мышцы работают непроизвольно, как гладкие. Любопытно, что в случае конфликта они тоже реагируют, как гладкие.

Конфликт	Невозможность заглушить шум (реальный или в переносном смысле, напр. нытье жены), повторения слабоумного человека, болтовню коллеги).
Примеры	❁ *30 лет назад, в Новый год рядом с пациентом (сейчас ему 67) взорвалась петарда. = Конфликт невозможности приглушить шум. В течение 4-х месяцев у нее ухудшается слух (правое ухо). = Активная фаза мышц, напрягающих барабанную перепонку, и стременной. Затем слух нормализуется = ремонт. Но с той поры сильный шум (проезжающий грузовик, концерт) вызывает у него короткие, в несколько минут, приступы глухоты. = Рецидив с напряжением мышц. Аудиометрия показывает у пациента очень хороший слух (*архив автора). ➜ *Человек работает на дискотеке и страдает от постоянного шума.* ➜ *Кто-то вынужден «держать ухо востро» со своим партнером.*
Активная фаза	Гипертонус мышцы, напрягающей барабанную перепонку, или стременной > тугоухость. Хроническая тугоухость вследствие зависшей конфликтоактивности > хронический гипертонус мышц.
Биосмысл	Подавление шума для защиты внутреннего уха и психики.
Ремонт/исцеление	Снижение мышечного напряжения. Нормализация слуха.
Кризис исцеления	«Шелчки» в ухе вследствие нескоординированныхсокращений указанных мышц.
Примечание	«Поведение, как у гладких мышц»: не исключено, что любые поперечнополосатые мышцы, работа которых происходит непроизвольно (напр., диафрагма или внешние глазодвигательные мышцы) в случае конфликта ведут себя как гладкие?
Вопросы	Имело ли место реальное событие, сопровождаемое экстремальным шумом? Или что-то хронически нервирует? (Офис, люди). В каких ситуациях наблюдается улучшение? (Указание на конфликт).
Терапия	Выявить и разрешить конфликт, вызывающие его отпечатки или убеждения. Руководящий принцип: *«Шум мне больше не мешает! Все прошло!» «Я готов слушать все снова!»* Закрыть ситуацию с любовью. Цветы Баха: бук, дикая яблоня. Лимфодренаж, акупунктура, акупунктурный массаж.

ЭКТО
−+

СТАРАЯ МЕЗО

ОРБП дермы

ОХ в мозжечке - топография еще неизвестна

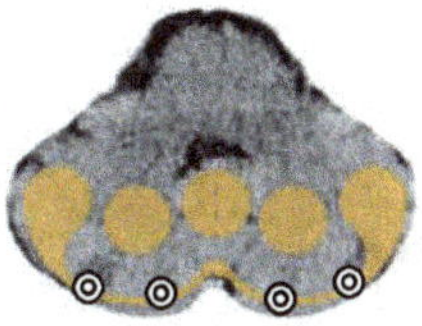

Фурункул в слуховом проходе (наружный отит)

= воспаление волосяного фолликула или воспаление дермы слухового прохода. Отличие от ОРБП плоского эпителия: зловонная сера в фазе ремонта. Повышенное выделение серы при обеих ОРБП.

Конфликт	Конфликт обезображения или оскверненного слуха. Ощущение соприкосновения с грязными оскорблениями или ругательствами.
Пример	➜ *Кого-то ругают или оскорбляют.* ❁ *Пациент страдает от повышенного образования серы. Его жена жалуется на неприятный запах из его уха. = Конфликт обезображения* (архив автора).
Активная фаза	Как правило, неприметное утолщение кожи (кориум).
Биосмысл	Более надежная защита от загрязнения или обезображения благодаря толстой коже.
Ремонт/исцеление	Воспаление. Диссимиляция клеток повышенное выделение зловонной серы.
Примечание	Опасность замкнутого круга из-за зловония. Иногда вызывается гистаминами (стр. 153) или определенными продуктами питания («рельсы»). **Обычно рецидивирующий конфликт.**
Вопросы	Когда появились симптомы? Какие проблемы были до этого? Что заставляет меня чувствовать себя заатакованным? Это связано с едой? («Рельсы»). Какая проблема была у меня перед последним эпизодом зуда? (Самоанализ).
Терапия	Конфликт разрешен, сопровождение пациента в фазе исцеления. При рецидивах – выявить конфликт и отпечаток. Промыть слуховой проход или почистить ушной ложечкой, чтобы избежать рецидивов. ДСМО, перекись водорода наружно. При повторяющимся конфликте психологические установки: *«Вокруг меня хрустальная сфера», «В одно ухо влетает, из другого – вылетает». «Я останусь собой».* Цветы Баха: дикая яблоня, компрессы и травы (см. «Воспаление среднего уха»).

+ –

ЭКТО

ОРБП внутреннего уха

ОХ слуховых канавок сбоку в коре головного мозга

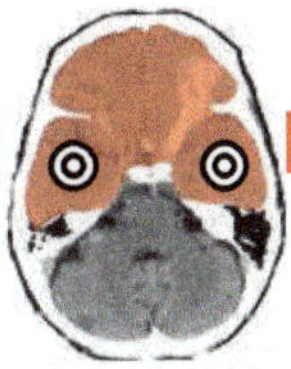

Тугоухость, связанная с внутренним ухом, шум в ушах (тиннитус)[1]

Конфликт	Не хотеть слышать что-то услышанное. Акустический конфликт. Часто на том основании, что люди бессознательно, как правило, не любят слушать других. Причины: защита от критики, отсутствие уверенности в себе, комфорт, гордость. - Человек просто не хочет слушать другого. Нем. поговорка: «Для глухого напрасна любая проповедь». Он установлен на «отправить», а не «получить», поэтому мужчины страдают глухотой чаще.
Примеры	➜ *«Не верю, я ослышался».* ✍> *«То, что я слышу, не может быть правдой.»* ➜ *«Этот тип все время у меня на слуху».* ❁ *У моложавой 50-летней пациентки, правши, в течение пяти дней наблюдаются шум в правом ухе (сторона партнера) и головокружение. История конфликта: старшая сестра пациентки страдает психическими расстройствами. За 4 месяца пребывания в психиатрической клинике, казалось, ее состояние стабилизировалось. Но когда неделю назад женщина заглянула к старшей сестре, чтобы вместе позавтракать, то сразу заметила ухудшения: та снова стала копаться в своем печальном прошлом. = Акустический конфликт: «Я больше не могу это слышать!» и конфликт безвыходного положения: «Она никогда не стабилизируется». Стало ясно, что помочь сестре выкарабкаться она не в силах. Терапия: понять, что здоровье сестры в руках Божьих* (архив автора). ❁ *41-летний мужчина, правша, работает директором гостиницы. Однажды его вызывает на беседу шеф и сообщает, что гостиница скоро будет закрыта и продана. Пациенту становит-*

– +

1 Хамер. Научная таблица Германской Новой Медицины. Стр. 141, 145.

ся понятно, что он лишится своего места. = Акустический конфликт: «Что я слышу! Не может быть!» С этого времени пациент страдает двухсторонним тиннитусом (архив автора).

Активная фаза Ограничение функции внутреннего уха = снижение слуха, сопрождаемое в некоторых случаях тиннитусом (жужжание, шум, шипение, свист или звон в ушах. Рецидивы усиливают тугоухость.

Биосмысл Тугоухость: маскировка услышанного через снижение функции внутреннего уха. Тиннитус: предупредительный сигнал в случае возникновения такой же или похожей ситуации. По Фрауэнкрон-Хоффман: шум в ушах помогает прервать невыносимую тишину в полном одиночестве. (Шум морской раковины успокаивает).

Ремонт/исцеление Восстановление или улучшение слуха, если конфликт разрешен. Иногда развивается кондуктивная тугоухость.

Примечание Частая ОРБП тугоухости. Часто тиннитус замечают только после развития кондуктивной тугоухости: имел место хронический акустический конфликт, вошедший незадолго до этого в фазу ремонта (кондуктивная тугоухость).

Отдельные слова, фразы или музыка, вновь и вновь приходящие на ум, действуют по такой же схеме. («Вербальный тиннитус» или «музыкальный тиннитус» = навязчивая мелодия).

Восприятие «голосов» происходит из-за т.н. слуховой констелляции (стр. 326).

Вопросы При глухоте: когда это началось? (Конфликт имел место до этого, обычно продолжается до сих пор). Что конкретно я не мог больше слышать, какая ситуация раздражает меня? Я сопротивляюсь тому, чтобы слушать? Потому что это может причинить боль? (Критика, возражения). Я обычно наставлен на «передавать»? У моих предков тоже были проблемы со слухом? Это тот/а, на кого я больше всех похож? (Указание на семейную тему). При звоне в ушах: когда это началось? Какой звук/ситуацию мне напоминает мой звон в ушах? В каких ситуациях это ухудшается? (Указание на конфликт). Когда становится лучше? (Выходные, праздники, вечером или утром, при нахожлении в компании определенных людей > указания на конфликт).

ЭКТО

−+

Терапия Выявить конфликт, отпечатки и разрешить их. Психологические установки: *«В том, что прозвучало, было и хорошее». «Теперь мне уже все равно!» «Я настраиваюсь на то, чтобы с удовольствием выслушать других».*

Лимфодренаж, акупунктура, акупунктурный массаж.

Препараты из гингко для улучшения кровообращения. Уилфорт: Окуривание уха эфирным маслом иссопа. Настои: плаун, омела, иссоп, фиалка. ТМ назначает при остром тиннитусе высокие дозы кортизона в течение длительного периода времени. Более полезна так называемая переучивающая терапия (существуют соответствующие программы).

Кондуктивная тугоухость[2]

Та же ОРБП, что и предыдущая - см. выше. Внезапная безболезненная легкая или полная потеря слуха, обычно на одно ухо. Возможно невосприятие всех или отдельных звуковых частот.

Ремонт/исцеление или временная фаза ремонта (**хронический рецидивирующий конфликт**). Отек во внутреннем ухе и слуховом центре коры головного мозга. > Кратковременное или длительное снижение слуха. Усиление симптомов синдромом (стр. 234).

Согласно моим наблюдениям, порядок, сначала тиннитус, затем кондуктивная тугоухость, имеет место редко. В большинстве случаев это наоборот (вопрос пока не ясен). Ясно, что конфликт должен быть найден и разрешен.

Терапия Вопросы см. выше. Найти и разрешить конфликт, отпечатки и «рельсы». Психологическая установка: «Никакой паники, симптомы исчезнут». Щелочная диета, лимфодренаж. Принимать внутрь 3%-ую перекись водорода.

При кондуктивной тугоухости ТМ применяет препараты, стимулирующие кровоснабжение и разжижающие кровь и кортизон. Новая Медицина считает их целесообразными лишь кратковременно. Я лично предпочитаю средства, описанные на стр. 61 и 236.

2 Хамер. Научная таблица Германской Новой Медицины. Стр. 141, 145.

ОРБП капсулы лабиринта

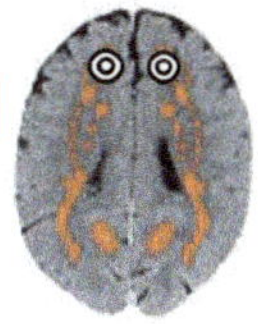

Окостенение капсулы лабиринта (отосклероз, анкилоз стремечка)

Окостенение может постичь овальное или круглое окно, улитку или полукружные каналы. Обычно происходит следующее: подвижное основание стремечка затвердевает и фиксируется. > Редукция передачи акустических колебаний во внутреннее ухо. > Тугоухость.

НОВАЯ МЕЗО

Конфликт	Конфликт самооценки: неправильно получить информацию или легкомысленно ею поделиться (напр., забыть, недопонять, разболтать) и причинить тем самым вред себе или другим. Конфликт: не выдерживать информации.
Пример	➜ Муж забывает сообщить жене, что он налил растворитель во фляшку. Ребенок пьет из фляшки и ему плохо. ➜ Чувствительная сотрудница не переносит грубых манер начальника. *Тугоухость после слухового конфликта, постоянно слышится свист в ухе.*
Активная фаза	Разрушение костной ткани (остеолиз) лабиринта.
Ремонт/исцеление	Восстановление ткани, боли, отосклероз, кальциноз в основании стремечка, тугоухость вследствие рецидива или зависшего исцеления. **Обычно рецидивирующий конфликт.**
Биосмысл	Усиление, чтобы мочь лучше передавать звук (= информацию).
Примечание	Причиной окостенения могут быть также частые воспаления среднего уха (проверить). Учитывать сторону («мать-дитя», партнерство или локальный конфликт).
Вопросы	Когда появились симптомы? (Конфликт, вероятно, произошел месяцы тому назад). Какую важную информацию я не передал или легкомысленно передал? У меня есть проблемы с бранными/грубыми словами? Кто в семье имеет подобную ситуацию? Подобные инциденты в семье?
Терапия	Выявить и разрешить конфликт, «рельсы» или отпечатки, чтобы прекратить возращающийся конфликт. Психологическая установка: *«Я прощаю себе - у этого наверняка был смысл». «Грубость - часть жизни. - Я смирюсь с этим и приму к сведению»*. Лимфодренаж, акупунктура, акупунктурный массаж. Принимать натуральную буру и чесночно-лимонный напиток. При хроническом течении возможно лишь незначительное улучшение. > Показана операция (имплантат - стапедотомия).

Тугоухость (гипакузия)

Возможные причины

• Наркотическая или медикаментозная интоксикация: антибиотики, диуретики, обезболивающие, большие дозы ацетилсалицловой кислоты, психотропные вещества, химиотерапия, противомалярийные средства, йод (в поваренной соли или зубной пасте) и др. могут вызвать тугоухость.

• Улитка - слуховой конфликт: нежелание слышать что-либо. В фазе зависшего конфликта - тугоухость в результате снижения функции внутреннего уха и/или тиннитуса. В фазе ремонта - тугоухость по причине отека в области внутреннего уха (резкое падение слуха), стр. 109.

• Слизистая оболочка среднего уха или евстахиевых труб: слуховой конфликт куска. Тугоухость из-за частых воспалений. Образований рубцов и известковых отложений в среднем ухе > ограничение функций слуховых косточек.

• Мышцы среднего уха: конфликт самооценки, невозможность заглушить шум. Вероятность тугоухости в активной фазе конфликта.

• Капсула лабиринта: конфликт самооценки из-за ухудшения слуха. Тугоухость при зависшем исцелении или после нескольких повторений конфликта (рецидивов).

• Механическая закупорка наружнего слухового прохода ушной серой (пробка). Заметное ухудшение после контакта с водой (разбухание серы).

Понять, какая именно из перечисленных выше причин лежит в основе конкретного случая, непросто.

Легче всего диагностируются ОРБП среднего уха, поскольку имеют место многочисленные воспаления. Тиннитус однозначно указывает на второй пункт.

Терапия

• В соответствии с причиной. Выявить и разрешить конфликт и вызывающие его отпечатки и убеждения.

• Чесночно-лимонный напиток. Растворить горчичный порошок в воде и намазывать получившейся кашицей за ухом (стимуляция кровообращения).

• Акупунктура или акупунктурный массаж, лимфодренаж.

• Принимать внутрь 3%-ую перекись водорода и натуральную буру (www.institut-ernaehrung-gesundheit.com).

ОРБП полукружных каналов

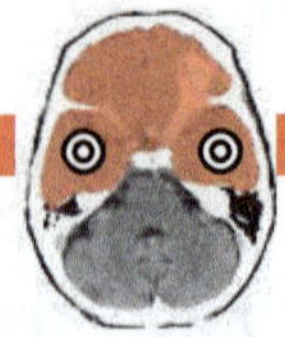

Головокружение, вертиго как результат конфликта падения[1]

ЭКТО

−+

Конфликт	Конфликт, связанный с падением или равновесием (самого пациента или кого-то другого). В переносном смысле: потерять опору в жизни, зависнуть, скатиться в яму. *«Я, когда это услышал, упал со стула!»* С другой стороны, может присутствотать тема лукавства, хитрости, приукрашивания, манипуляции, неверности (в отношении себя самого или других), активно или пассивно.
Пример	❁ *Женщина 40 лет, зарабатывая мало и нерегулярно, едва находит средства, чтобы оплатить жилье. Услышав о надвигающемся экономическом кризисе, она совсем теряет почву под ногами (конфликт «падения») и две недели страдает от головокружения – не может ходить и управлять автомобилем (= фаза активного конфликта). Ей удается разрешить конфликт, вернувшись в дом отца. После принятия решения головокружение прекратилось* (архив автора). ❁ *У 55-летней женщины головокружения возникают всякий раз, когда нарушается режим сна и бодрствования. Она чувствует потерю баланса* (архив автора).
Активная фаза	Ограничение функции вестибулярного аппарата > Головокружение, склонность к падениям навзничь. Опыт автора показывает, что головокружение часто начинается не после конфликта, а после первого расслабления.
Биосмысл	Головокружение заставляет отступить на безопасную территорию и таким образом избежать опасность. = Защита от дальнейших неприятностей или нового падения.
Ремонт/исцеление	Уменьшение/прекращение головокружений.
Вопросы	1. Побочный эффект лекарств? (Проверьте, совпадает ли начало приема с появлением симптомов). > Прекратить прием медикамента). 2. Когда появились головокружения? (Конфликт должен был иметь место до этого). 3 Уточнить, появились ли головокружения в симпатикотонии (активный конфликт падения) или в ваготонии (мозговое давление - общий симптом ремонта). Бывают ли головные боли? (= Указание на ваготонию). Руки холодные или теплые? Плохой или хороший сон? Какой аппетит? Кружащие мысли? Если в симпатикотонии: были ли в этот период падения или несчастные случаи? Потеря равновесия: причины? Если в ваготонии: как я пришел к исцелению? Какие проблемы были до этого? У предков также были головокружения? Если да, какие сходства присутствуют (например, характер)? Я хочу продолжать жить по этим образцам, или я позволю себе избавиться от них?
Терапия	Выявить и разрешить конфликт и вызывающие его отпечатки и убеждения. Не подвергать себя риску, занять «безопасную позицию». Психологическая установка: *«Помни о безопасности своей жизни!»* «Приземленная» деятельность: садовые работы, рукоделие, прогулки босиком, физические нагрузки, ритуал «заземления». Цветы Баха: клематис, осина, склерантус, жимолость; настои: зверобой, омела.

[1] Хамер. Научная таблица Германской Новой Медицины. Стр. 141, 145.

Болезнь (синдром) Меньера

Согласно ТМ, симптомами болезни Меньера являются: периодические приступы вращательного головокружения; односторонняя потеря слуха и шум в ухе. Как минимум из двух разных ОРБП, находящихся в разных фазах, ТМ создает единую болезнь. Мы, как обычно, ищем конфликты на основе симптомов и стараемся их разрешить.

Другие причины головокружения

- **Наркотическая или медикаментозная интоксикация**, вызванная приемом бета-блокаторов, обезболивающих, антиконвульсантов, транквилизаторов, антидепрессантов, противосудорожных и противогрибковых средств, антибиотиков, диуретиков, антиаллергетиков, контрастных веществ и др. > Яды ввергают организм в состояние искусственного стресса > Симпатикотония > «Успешное действие лекарства» > позднее, когда организму удастся нейтрализовать яды, он войдет в фазу исцеления (ваготонию), > головокружения, головные боли.
- **Внутричерепное давление** = общий симптом исцеления: нарушение взаимодействия органов зрения, вестибулярного аппарата (внутреннее ухо), а также мышечных и суставных рецепторов из-за новообразований в мозге (давление) > головокружение.
- **Шейный отдел позвоночника или кости черепа** в (зависшей) фазе ремонта. > Новообразование давит на внутреннее ухо > головокружение (стр. 302).
- **Повышенное кровяное давление** (стр. 65).
- **Гипогликемия** (стр. 229).
- **Опухоль в слуховом или вестибулярном аппарате** (стр. 115).

ГИПОФИЗ

Бобовидный гипофиз расположен у основания промежуточного мозга. Различают переднюю, энтодермальную долю гипофиза (аденогипофиз) - расположенную в мозге вырабатывающую гормоны железу и эктодермальную, заднюю долю - нейрогипофиз = часть промежуточного мозга. Некоторые гормоны, вырабатываемые аденогипофизом, обладают непрямым действием, то есть они управляют деятельностью других желез, к которым относятся: фолликулостимулирующий гормон (ФСГ), лютеинизирующий гормон (ЛГ), управляющие созреванием яйцевых клеток или сперматозоидов в половых железах, адренокортикотропный гормон (АКТГ), стимулирующий кору надпочечников, тиреотропный гормон (ТГ), стимулирующий щитовидную железу. Каждой из этих гормональных функций соответствует свой конфликт, и его содержание связано с органом-адресатом.
К сожалению, у меня мало опыта с гипофизом. Следует с осторожностью относиться к нижеследующей главе, т.к. она не подкреплена опытом.

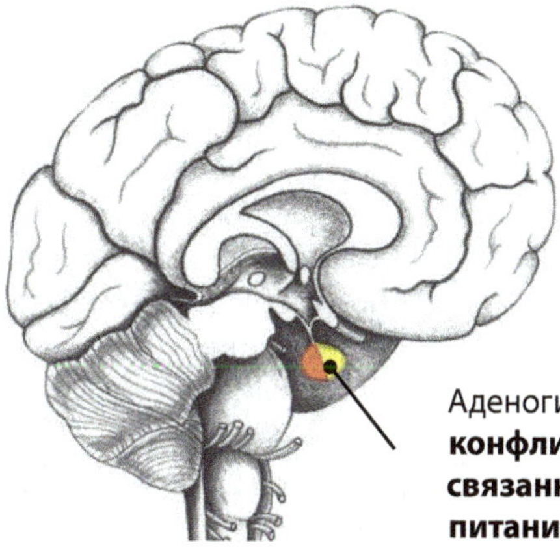

Аденогипофиз **конфликт куска, связанный с питанием, размерами тела, темпом**

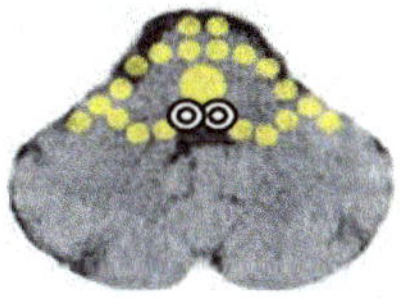

ОРБП аденогипофиза

Опухоль клеток, стимулирующих молочные железы (пролактинома)[1]

Конфликт	Вероятно, конфликт куска: сильный компонент (старший в семье, родители, организация) обеспокоен, не будучи в состоянии прокормить ребенка или свою семью.
Примеры	➜ *Мать-одиночка не знает, как поднять детей.* ➜ *Семья получает социальное пособие - его отменяют.*
Активная фаза	Наиболее часто - опухоль гипофиза. Рост дополнительных клеток, стимулирующих молочные железы = секреторная аденокарцинома гипофиза. > Выброс гормона пролактина (лютеотропный гормон = ЛТГ). Из-за близости зрительного нерва может наблюдаться выпадение поля зрения > У женщин: повышение выработки молока в период лактации. Вне периода лактации - галакторея - самопроизвольное истечение молока из молочных желез. Снижение полового влечения (либидо), прекращение овуляции и менструации (аменорея). У мужчин: снижение полового влечения, возможно развитие импотенции и бесплодия.
Биосмысл	Повышение выработки пролактина для того, чтобы дети или партнер получили достаточное питание. Высокий уровень пролактина стимулирует материнский инстинкт, редуцирует половое влечение, оказывает контрацептивное действие. (Беременность и дополнительное потомство не желательны).
Ремонт/исцеление	При наличии грибков или грибковых бактерий: рассасывание опухоли по ТБЗ-некротизирующему типу > нормализация выработки пролактина > снижение выработки молока. Воспаление, давление опухоли, головные боли, раздвоение в глазах.
Вопросы	Когда появились симптомы? (Конфликт имел место до этого). Моя роль кормильца под вопросом? Что мне мешает в этом? Были ли предки в подобной ситуации? (Их опыт - мой отпечаток).
Терапия	Выявить и разрешить конфликт и отпечатки. Психологическая установка: осознать, что обеспечение семьи не является делом исключительно одного ее члена. Есть еще родственники, друзья и организации социальной защиты. *«Еды хватит всем, все будут сыты, а это главное!»* Цветы Баха: вяз, конский мясокрасный каштан, возм. сосна, льняное масло (омега-3), коллоидное золото. Хирургическое вмешательство, если опухоль поблематична (напр., давит на зрительный нерв).

ЭНТО

+ -

Соматотропинома, гигантизм (гиперсомия), гигантизм конечностей (акромегалия)

Конфликт	Конфликт куска, связанный с невозможностью получить что-либо, потому что собственные размеры не позволяют сделать это. Человек слишком маленький. Или: на человека смотрят свысока (родители, представители власти).

1 Хамер. Научная таблица Германской Новой Медицины. Стр. 17, 34.

Примеры ➜ *Детеныш млекопитающего слишком мал и ему достается мало молока.*

➜ *Ученика дразнят в школе из-за того, что он самый маленький в классе.*

Активная фаза Вторая по распространенности опухоль гипофиза. Повышение функции, разрастание секреторной аденокарциномы гипофиза. > Повышение выброса гормона роста (соматотропина). Конфликт в подростковом возрасте > быстрый рост или гигантизм. Во взрослом возрасте > увеличение верхних и нижних конечностей, нижней челюсти, рта, носа, половых органов = акромегалия. Часто наблюдаются проблемы сердечно-сосудистой системы.

Биосмысл Повышенное производства гормона роста ради увеличения размеров тела.

Ремонт/исцеление Нормализация уровня производства соматотропина, возможно рассасывание опухоли. По причине воспаления опухоль кратковременно увеличивается: давление опухоли > головные боли, нарушения зрения.

Терапия Выявить и разрешить конфликт и отпечатки. Хирургическое вмешательство при опухоли угрожающих размеров.

Отставание роста вследствие недостатка соматотропина

Та же ОРБП, что и предыдущая (см. выше).

Фаза **Зависший ремонт:** диссимиляция гормонопродуцирующей ткани > недостаток соматотропина. > Задержка в развитии, задержка роста. Недостаточный рост мышечной ткани, избыток жировой ткани.

Терапия Отказ от вечернего приема пищи, занятия спортом, достаточная продолжительность сна повышают уровень соматотропина. Волейбол, баскетбол: у высоких игроков есть преимущество. > У низкорослых возникает конфликт, стимулирующий выработку - соматотропина > рост. Прием ценных белков, напр., яичного. Льняное масло. Солнечные ванны, Вит. Д3.

Кортикотропинома

Конфликт Вероятно, конфликт куска, при котором человек вынуждается кем-то изменить направление своей жизни. Нежелательное влияние на собственную жизнь.

Активная фаза Относительно редкая опухоль гипофиза. Рост дополнительных клеток, стимулирующих кору надпочечников > повышение выделения аденокортикотропного гормона > болезнь Кушинга (стр. 116).

Биосмысл За счет повышения уровня кортизола и альдостерона у человека много энергии. Это позволяет найти правильный путь или продолжать по нему двигаться.

Ремонт/исцеление Нормализация уровня выработки гормона, возм. рассасывание опухоли, если присутствуют бактерии.

Терапия Найти и разрешить конфликт, отпечатки и убеждения. Хирургическое вмешательство, если опухоль становится слишком большой.

Тиреотропинома

Конфликт Возможен конфликт куска, когда человеку навязывают извне слишком быстрый темп.

Активная фаза Очень редкая опухоль. Рост дополнительного клеток> гипертиреоз или гипотиреоз.

Биосмысл Путем увеличения секреции тироксина щитовидной железы человек становится быстрее.

Ремонт/исцеление Нормализация уровня выработки гормона, возм. рассасывание опухоли, если присутствуют бактерии.

Терапия Найти и разрешить конфликт, отпечатки и убеждения. Хирургическое вмешательство, если опухоль становится слишком большой.

Гормононейтральная опухоль передней доли гипофиза

30% опухолей гипофиза не производят (или больше не производят) гормоны. Одна из ОРБП, описанных выше, истекла и подошла к концу. Конфликт был разрешен, производство гормона снова упало (вернулось в норму).

Задержка роста (гипосомия)

Если исключить недостаточное и несбалансированное питание, дефицит витамина D, нарушение усвоения пищи (см. «Кишечник»), отравление организма химио- и радиотерапей, то возможны следующие причины задержки роста:

- Констелляции конфликта ареала (кора головного мозга) в период роста: Одновременно активные очаги Хамера (ОХ) справа и слева в области ареала приводят, помимо психических изменений, к замедлению физического развития (= ретардация). Признаки: субтильное телосложение, узкие плечи, мало мышц, позднее половое созревание, т. н. «лицо младенца» (стр. 323 и работы д-ра Хамера).
- **ОРБП костей в период роста**: длительный, активный, генерализованный конфликт самооценки – редукция обмена веществ и роста костных тканей вследствие зависшей конфликтоактивности (стр. 134). Признаки: малокровие (анемия).
- **Яички** – активная фаза конфликта в период роста. Некроз тканей яичек, снижение выработки тестостерона из-за зависшей конфликтоактивности. > Ослабление полового влечения, замедление роста мышечной массы и тела (стр. 262).
- **Гипофиз** – зависшая фаза ремонта в период роста (стр. 113).

ТАЛАМУС

Парное образование размером с голубиное яйцо, таламус является частью промежуточного мозга. Структура считается «воротами в сознание». Ядра таламуса передают информацию из органов чувств, которая должна стать свядомой, коре головного мозга. Таламус фильтрует эту информацию с точки зрения ее важности, без него мы погрязли бы в потоке чувственных ощущений. Конфликт еще не ясен, но, исходя из функции, это неозможность: Не мочь отличить главное от второстепенного и, как результат, сам или другие попадают в опасность. Таламус также обрабатывает моторные сигналы. Содержание конфликта с точки зрения этой функции пока не совсем ясно.

ГИПОТАЛАМУС

Гипоталамус расположен под таламусом в области зрительного перекреста и третьего желудочка головного мозга. Гипофизарная ножка связывает его с гипофизом. Этот небольшой непарный орган является наиболее важным звеном между нервной и гормональной системами. Он производит различные гормоны (напр., адиуретин и окситоцин) и играет решающую роль в контроле вегетативной нервной системы (кровообращения, дыхания, температуры тела, обмена веществ, полового поведения).

ОРБП гипоталамуса

Гормональные и вегетативные нарушения, опухоль гипоталамуса

ЭКТО

−+

Конфликт	Отказаться от себя. Бросить все. Помимо страха смерти, классический конфликт диагностического шока.
Примеры	❁ *Женщину обследуют по поводу большого уплотнения в груди. Врач говорит, что ей осталось жить четыре месяца. Мир для женщины крушится (архив автора).*
Активная фаза	Различные гормональные и вегетативные нарушения: беспокойство, бессонница, потеря аппетита, сексуальные аномалии/расстройства и мн. др. Опухоль гипоталамуса, однако, крайне редка (синдром Фрелиха).
Биосмысл	Только основательные перемены могут спасти положение (аналогично сбросу компьютера). Сбрасывая все ценности, человек может прийти к радикально новым взглядам.
Ремонт/исцеление	Медленная нормализация уровня гормонов/вегетативной нервной системы, отек головного мозга (давление опухоли).
Терапия	Терапия найти и разрешить конфликт, отпечатки и убеждения. Психологическая установка: *«Я перепроверяю все, что я делал и думал до этого. В чем смысл моей жизни? Может быть, я могу остаться, если я изменюсь."*

НАДПОЧЕЧНИКИ

Надпочечная железа (Glandula suprarenalis) весит всего 5 - 10 г – это парная эндокринная железа, расположенная в виде пирамиды внутри почечной капсулы над полюсами обеих почек. В энтодермальном мозговом веществе надпочечников вырабатываются гормоны стресса – допамин, норадреналин и адреналин. Мезодермальная кора надпочечников производит из холестерина кортизол и альдостерон (также гормоны стресса), а также мужские половые гормоны.

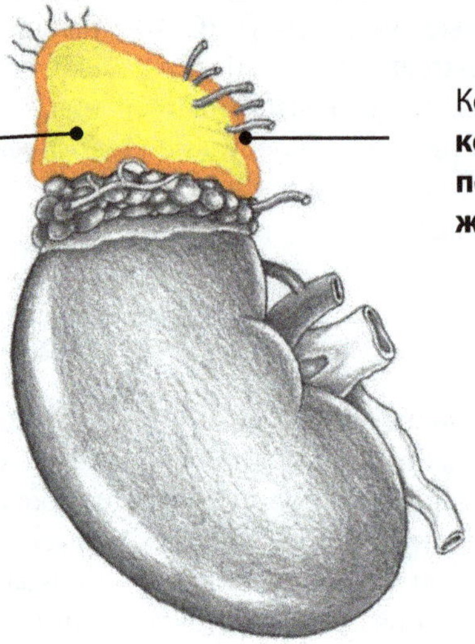

Иллюстрация по рисунку д-ра Хамера в „Научная таблица Германской Новой Медицины", стр. 15.

ОРБП коры надпочечников

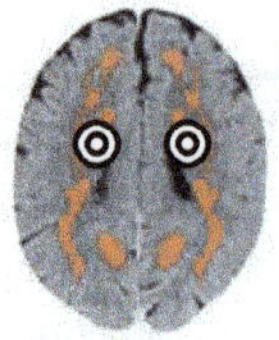

Хроническая усталость, гипофункция коры надпочечников (недостаточность надпочечников, болезнь Аддисона)[1]

НОВАЯ МЕЗО

−+

Конфликт — Сбиться с пути, поставить не на ту карту, принять неправильное решение. Попасть в плохие руки.

Примеры
- *Антилопа по неосторожности отбивается от стада (жизненная опасность, запуск ОРБП. Продвигаясь все дальше в неправильном направлении, программа активируется - антилопа устает. Когда же она случайно направляется в сторону стада, тормоз исчезает - уровень кортизола мгновенно вырастает - и она галопирует все быстрее в правильном направлении. > Так у нее больше шансов настичь стадо.*
- *Молодую женщину, выросшую в ласке и заботе, после замужества и рождения одного за другим троих детей одолевают бытовые проблемы: дети ни на минуту не дают покоя, муж слишком мало уделяет внимания. Доходит до того, что она начинает сильно сомневаться в этом партнерстве. = Конфликт: связалась с неправилной дорогой. В больнице у нее диагностируется гипофункция надпочечников = активный конфликт* (архив автора).
- *Немец женится на турчанке. На свадьбе его сравнивают с турецким женихом. - Ему это не нравится. Возникает чувство сомнения: кажется, с этой женитьбой я погорячился, я не на верном пути.* (Райнер Кернер, БиоЛогическое целительство, стр. 257).

Активная фаза — Разрушение ткани (некроз), пониженная выработка кортизола > «стрессовая усталость».

Индивидуум силой удержаться от движения по неверному пути. Важная ОРБП при синдроме хронической усталости. Острую гипофункцию надпочечников ТМ называет «синдромом Ватерхауза-Фридрихсена». Хроническая гипофункция надпочечников = зависшая активная фаза = «болезнь Аддисона» > нарастающая слабость и усталость, отсутствие аппетита (анорексия), тошнота, рвота, потеря веса, понижение давления (гипотония), гипогликемия, коричневатый оттенок кожи. Важ-

1 Хамер. Научная таблица Германской Новой Медицины. Стр. 67, 78.

НОВАЯ МЕЗО

но учитывать, что в фазе ремонта любой ОРБП временно снижается уровень кортизола.

Ремонт/исцеление — Восстановление тканей, повышенная выработка кортизола или альдостерона.

Биосмысл — Повышенный уровень кортизола или альдостерона означает дополнительную порцию энергии. > Несмотря на ваготонию, у человека поддерживается активная работоспособность, а значит, ему скорее удастся вернуться на правильный путь и наверстать упущенное.

Вопросы — При усталости: когда это началось? (Конфликт перед этим). Что я тогда изменил в моей жизни? (Смена партнера, место жительства, место работы). Или я тогда принял неправильное решение? Какие у меня проблемы с тех пор? Сегодня я бы решил по-другому? Усталость только в повседневной жизни или на отдыхе? (Указание на конфликт). Усталость связана с определенными людьми? Я сам принял решение? Я уверен? Если «нет», то почему я тогда сказал «да»? Существуют ли аналогичные модели в семье? Я несу что-то за моих предков? Если да, я позволю себе оставить эту модель позади?

Терапия — Выявить и разрешить конфликт и вызывающие его отпечатки и убеждения. Искать, где любовь - там и решение. Психологическая установка: *«Я остановлюсь, сориентируюсь заново. Я могу изменить решение. Я всегда свободен. Теперь я продолжу путь».*

Сок грейпфрута. Принятая в ТМ гормональная терапия кортизолом или флюдрокортизоном (альдостероном) показана, если не происходит изменение гормонального уровня к лучшему, и симптомы делают ее необходимой (неразрешимый зависший активный конфликт).

−+

Гиперфункция надпочечников: гиперкортизолизм - синдром Кушинга или гиперальдостеронизм - синдром Конна)

Та же ОРБП, что и выше (см. выше).

Перманентно повышенный уровень кортизола идентичен долговременной терапии кортизолом – высокое кровяное давление, округлое отечное лицо, бычья шея, ожирение туловища (живот), повышенный уровень глюкозы в крови, атрофия мышц. = Синдром Кушинга, болезнь Кушинга.

Перманентно высокий уровень альдостерона: высокое кровяное давление, снижение уровня калия (гипокалиемия), вследствие чего снижается мышечный тонус, возможны нарушения сердечного ритма, постоянная жажда (полидипсия), частые позывы на мочеиспускание (полиурия), особенно в ночное время = синдром Конна.

Ремонт/исцеление — Восстановление ткани. Повышенная выработка кортизола или альдостерона. **Зависший ремонт** = болезнь Кушинга (избыток кортизола), синдром Конна (избыток альдостерона).

Примечание — В активной фазе любой ОРБП рост уровня кортизола является временным явлением. При болезни Кушинга (задержка жидкости) возможна активность почечных лоханок.

Терапия — Вопросы см. выше. Выявить и разрешить конфликт и вызывающие его отпечатки и убеждения, чтобы зависший ремонт завершился. Психологическая установка: *«Я снова иду правильным курсом и теперь могу «сбавить газ»», «божественная сила ведет меня», «все снова будет хорошо».* Цветы Баха: граб, дуб. При необходимости, обусловленной симптоматически, хирургическое вмешательство.

Опухоль коры надпочечников

Та же ОРБП, что и предыдущие (стр. 116 - 117).

Фаза — Ремонт - восстановление ткани. Вырастает надпочечная киста размером с кулак, вначале она наполнена жидкостью. > Постепенное прорастание в функциональную ткань = в соответствии с терминологией ТМ, «аденома или карцинома» надпочечника весом до нескольких килограммов. > Избыточная выработка кортизола или альдостерона = гиперфункция коры надпочечников. **Возможен рецидивирующий конфликт.**

Терапия — Вопросы см. выше. Выявить и разрешить конфликт и вызывающие его отпечатки и убеждения, если он еще не разрешен. Искать, где любовь - там и решение. Хирургическое вмешательство показано в случае, если размер опухоли становится проблематичным.

ОРБП мозгового вещества надпочечников

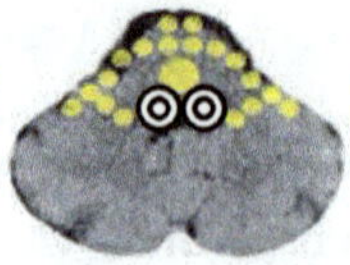

ЭНТО

Опухоль мозгового вещества надпочечников (феохромцитома, нейробластома)[1]

Конфликт	Очень сильное напряжение, сильный стресс. Иметь в распоряжении слишком мало времени на выполнение какого-то задания на работе, в учебе или в личной сфере жизни.
Пример	➜ *Слишком много всего. Человек не знает, за что хвататься.* ➜ *Сотрудника фирмы «загоняли». Ему дают множество поручений и одновременно жесткие временные рамки; на него оказывается давление, он все вынужден делать очень быстро.* ➜ *Кто-то становится виновником тяжелого дорожно-транспортного происшествия.*
Активная фаза	Тенденция к гиперфункции, рост секреторной аденокарциномы (= феохромоцитома, нейробластома) > повышение выработки допамина, норадреналина или адреналина = гиперфункция мозгового вещества надпочечников. Симптомы: приступообразная гипертония, тахикардия, повышение уровня глюкозы в крови, потливость, тремор.
Примечание	В активной фазе любой ОРБП уровень адреналина также временно повышается.
Биосмысл	Повышенный гормональный уровень позволяет лучше преодолеть избыточный стресс. Может быть достигнута необычайно высокая производительность («био-допинг»).
Ремонт/исцеление	Нормализация функций, рассасывание опухоли грибками или бактериями. В результате этого процесса в тканях могут сохраняться пустоты (каверны). При больших опухолях рассасывание мало реалистично. Зависший ремонт: гипофункция мозгового вещества надпочечников. В фазе ремонта любой ОРБП уровень адреналина на некоторое время снижается.
Вопросы	Когда появились симптомы? (Искать конфликт в этот период). Искать знаки активного конфликта: сон, аппетит, холодные руки, сны, жизнерадостность и др. С чем у меня тогда были проблемы (и, вероятно, есть до сих пор)? (Новая работа, требовательный начальник, проблемы с партнером). Что изменилось в моей жизни? (Дополнительная работа, недовольный партнер). Почему я не могу с этим справиться? Я разговаривал об этом с этим человеком? Что я могу изменить во мне, чтобы было легче?
Терапия	Выявить и разрешить конфликт и вызывающие его отпечатки и убеждения. Искать, где любовь - там и решение. Психологическая установка: *«Я меняю то, что я в состоянии изменить, я не несу ответственности за остальное»*. *«Ничто не лишит меня покоя и равновесия»*. *«Из-за этого пустяка я должен волноваться?»* Терапия «Млечным путем». Цветы Баха: маслины, благородный каштан. Операция показана в случае, если размер опухоли становится проблематичным.

1 Хамер. Научная таблица Германской Новой Медицины. Стр. 17, 27.

ЩИТОВИДНАЯ И ПАРАЩИТОВИДНАЯ ЖЕЛЕЗЫ

Щитовидная железа имеет форму бабочки и расположена под гортанью перед трахеей. Главной задачей энтодермальной ткани эндокринной железы является выработка тироксина и накопление йода.

Кроме того, щитовидная железа производит гормон кальцитонин, снижающий содержание кальция.

Кальцитонин является антагонистом паратормона паращитовидной железы, ответственного за поднятие уровня кальция.

В истории эволюции энтодермальная щитовидная железа и паращитовидная железа выбрасывали вырабатываемые гормоны в кишечник, в наше время – в кровь.

Эктодермальные каналы щитовидной железы некогда выводили в кишечник тироксин.

Эти протоки щитовидной железы подобны желчным протокам, доставляющим желчь из печени в кишечник.

Сегодня эти протоки, насколько я знаю, бездействуют, но они все еще продолжают существовать.

Д-р Хамер выявил, что они реагируют на т. н. конфликт бессилия.

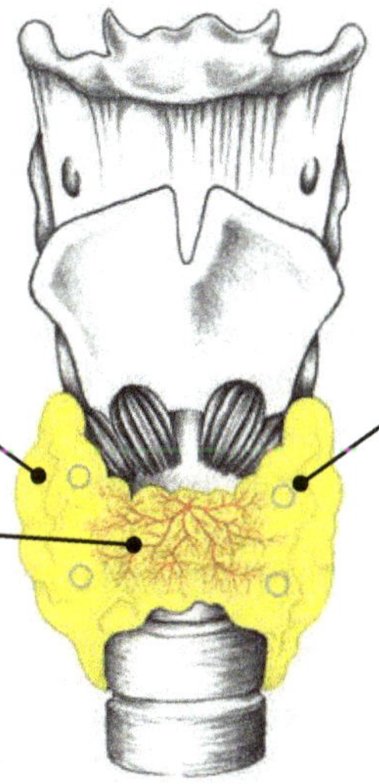

ОРБП паренхимы щитовидной железы

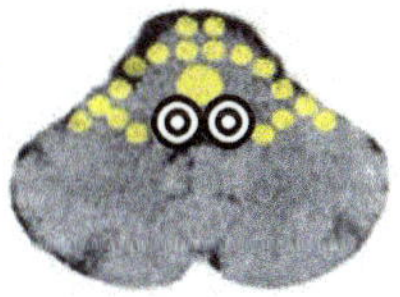

Увеличение щитовидной железы, ее опухоль (аденокарцинома, автономная аденома, токсический узел)[1]

Конфликт — Конфликт куска. Правая доля щитовидной железы: не получить некое благо вследствие собственной медлительности. Левая доля щитовидной железы: не быть в состоянии избавиться от чего-то плохого вследствие собственной медлительности. Человек находится в ситуации давления с точки зрения скорости выполнения заданий или требует этого от себя самого. Слишком мало времени на все.

Примеры — ✪ *Пенсионерка много лет работает помощницей по хозяйству в одной семье и чувствует себя почти что ее членом. Но ее неожиданно увольняют со следующим обоснованием: «Ты все делаешь слишком медленно!» > Невозможность сохранить за собой «кусок хлеба» из-за нерасторопности. У нее наблюдается рост опухоли щитовидной железы в активной фазе. Опухоль удаляют хирургическим путем* (архив автора).

✪ *Пожилой сотрудник фирмы однажды осознает, что отстает в работе от более молодых коллег. Его старомодно-основательный стиль не укладывается в строгие временные рамки. Руководство фирмы с удовольствием бы избавилось от него, отправив на пенсию. Через какое-то время у него диагностируют карциному щитовидной железы. > Не получить «кусок пищи-рабочее место» из-за медлительности. Опухоль удаляют хирургическим путем* (архив автора).

➜ *Человек присмотрел дом и решил его купить. Но пока он обсуждал с банком условия кредита, дом перехватил другой покупатель, заплативший наличными. > Не получить желанный «кусок» из-за собственной нерасторопности (правая доля щитовидной железы).*

➜ *Человек слишком долго тянет с продажей акций и в результате теряет половину своего состояния. > Не суметь быстро избавиться от «куска» (левая доля щитовидной железы).*

Активная фаза — Усиление функции, рост компактной секреторной аденомы наподобие цветной капусты = твердый зоб (струма) > повышенная выработка тироксина > повышенные показатели содержания Т3 и Т4 в крови. > Ускорение обмена веществ, внутреннее беспокойство, иногда - ощущение комка в горле, удушье без кашля или охриплость из-за неоплазии. Возможен рецидивирующий конфликт.

Биосмысл — Повышенный уровень тироксина в крови улучшает скорость реакции.

Ремонт/исцеление — Воспаление щитовидной железы с еще более высоким показателем содержания тироксина в крови. Рассасывание опухоли по ТБЗ-казеозному типу, затем нормализация функций = нормализация уровня тироксина. В случае отсутствия грибков или бактерий > инкапсу-

1 Хамер. Научная таблица Германской Новой Медицины. Стр. 20, 30.

ляция опухоли. В этом случае уровень тироксина остается высоким.

Вопросы — Когда вырос узел? (Конфликт несколько недель/месяцев тому назад). Я чувствую себя слишком медленным? Я давлю на себя? Все всегда должно происходить одновременно? Зоб в семье? (Обратить внимание на семейную тему). Что повлияло на меня с точки зрения конфликта? (Родители, предки, детство). Какую внутреннюю перегруппировку я хочу предпринять? Что я могу изменить во внешности?

Терапия — Выявить и разрешить конфликт и вызывающие его отпечатки и убеждения.

Психологическая установка: *«Я достаточно ловок и доволен своей скоростью. Я сам определяю темп работы. Поспешишь – людей насмешишь. Торопись медленно!»* Цветы Баха: бальзамин, вербена. Операция, если опухоль велика. Для нас, людей, внешнее важно. > Опухоль на видном месте несет большой конфликтный потенциал, поэтому лучше не тянуть с операцией.

Гиперфункция щитовидной железы (гипертиреоз, Базедова болезнь)

Та же ОРБП, что и предыдущая (см. выше).

Фаза — Как правило – **конфликт, зависший в активной фазе**. Повышенная выработка тироксина из-за увеличения числа клеток щитовидной железы (аденокарцинома). Симптомы: зоб, интенсификация обмена веществ, волчий голод, учащенный пульс, поверхность кожи теплая, влажная, красноватая, глаза выпучены (эксофтальм) и широко раскрыты; часто – потеря веса из-за большой потребности в энергии, чувствительность к теплу, внутреннее беспокойство, нарушения сна и концентрации.

Примечание — В активной фазе любой ОРБП уровень тироксина временно повышается. При ОРБП протоков щитовидной железы тоже происходит незначительное повышение уровня тироксина в активной фазе конфликта.

Терапия — Выявить и разрешить конфликт или отпечатки. Вопросы, терапевтические указания - см. выше. Избегать употребления «энергетиков» - кофе, чая (зеленого и черного), йодированной соли, препаратов железа, длительного пребывания на солнце. При необходимости – хирургическое вмешательство.

Острое воспаление щитовидной железы (тироидит)

Та же ОРБП, что и выше.

Фаза — **Фаза ремонта** - разрушение ткани щитовидной железы. Боли, покраснение, припухлость, возможно – озноб, повышенное потоотделение в ночное время. Кратковременно – еще более высокие показатели тироксина из-за распада фолликул щитовидной железы.

Терапия — Конфликт разрешен, сопровождение пациента в фазе исцеления, предупреждение рецидивов. Лимфодренаж, компрессы, холодные обертывания (напр., с соленой содой).

Гипофункция щитовидной железы I (гипотиреоз, микседема)

Та же ОРБП, что и выше, если предшествовало воспаление щитовидной железы. В противном случае вероятна ОБРП протоков щитовидной железы (см. следующую стр).

Симптомы: задержка развития (в детском возрасте), слабость, отсутствие мотивации, разбитость, восприимчивость к холоду, отсутствие аппетита, запоры; сухая, тестообразная, припухшая, слегка вздутая кожа (микседема); запавшие глаза (эндофтальм), пониженное потоотделение, уменьшение частоты сердечных сокращений и замедление рефлекторных реакций, низкое кровяное давление, поверхностное дыхание, прибавка в весе, высокий уровень холестерина в крови.

Фаза — **Зависшая фаза ремонта или состояние после нее.** Чрезмерная диссимиляция опухоли щитовидной железы > падение уровня тироксина ниже нормы > гипофункция щитовидной железы.

Примечание — В фазе ремонта любой ОРБП показатель уровня тироксина временно снижается.

Терапия — Выявить и, по возможности, разрешить конфликт или «рельсы», чтобы зависший ремонт завершился. Медикаментозное замещение тироксина в случае, если после разрешения конфликта выработка организмом собственного тироксина не восстановилась. Если же начать прием тироксина слишком рано, то щитовидная железа еще сильнее сократит его выработку, и обратного пути не останется. > Возникнет необходимость пожизненного приема препарата. Это относится и к случаю удаления щитовидной железы хирургическим путем.

ОРБП протоков щитовидной железы

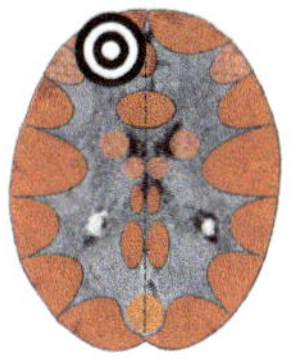

Эутиреоидный зоб, эутиреоидная киста, медиальная киста шеи[1]

Конфликт — Конфликт обморока или конфликт «встречи лицом к лицу со страхом» (зависит от стороны и гормонального фона). Опыт показывает, что при конфликте обморока всегда присутствует элемент нерасторопности. Пояснение: потеря сознания является женской пассивной реакцией на приближающуюся опасность. Нужно что-то срочно предпринять, но человек чувствует себя бессильным/беспомощным. Нет возможности предотвратить нечто плохое. Время стремительно бежит. Ничего не предпринимается, и от этого напряженность еще больше возрастает.

Примеры — конфликта обморока: Конфликт «встречи лицом к лицу со страхом» – стр. 170.

➜ *Следовало бы срочно что-то предпринять, но никто ничего не делает. «У меня связаны руки, я ничего не могу сделать».*

❁ *У 9-летней умной ученицы начальной школы в течение года вырастает под гортанью подвижный узел. УЗИ показывает кисту размером 3 x 2 см (в ТМ - «медиальная киста шеи» или «лимфангиома»).*

История конфликта: Примерно три года тому назад девочка узнает, что у отца возникли близкие отношения с лучшей подругой ее матери. После долгих колебаний родители все же разводятся. = Конфликт обморока у дочери. Охотнее всего дочь вернула бы папу назад, к маме. Но в реальности она ничего сделать не может. После 2-х лет активного конфликта она постепенно входит в фазу исцеления (когда поняла, что родители больше не будут жить вместе, но оба любят ее). Из-за рецидивов («Почему мама и папа больше не живут вместе?») у нее вырастает медиальная киста. Когда матери удается понять причину этого явления, она устраивает семейный ритуал «у костра», в котором участвует и отец (архив автора).

❁ *Дирекция письменно извещает отца, что его дочь будет исключена из школы. Хотя девочка уже не раз вызывала неудовольствие учителей, все же такое развитие событий стало для него неприятной неожиданностью* (архив автора).

Активная фаза — Диссимиляция плоскоэпителиальной ткани (изъязвление) между закрытыми протоками щитовидной железы. Тянущие боли, слегка повышенный выброс тироксина из-за объединения функций с тканью железы.

Биосмысл — Увеличение поперечного сечения протоков с целью лучшего вывода тироксина. > Человек становится быстрее.

Ремонт/исцеление — Восстановление плоского эпителия, припухлость, прекращение болей и кистозного роста. Могут возникнуть трудности с глотанием или дыханием. Эта припухлость диагностируется как «зоб». Очень большая киста может вырасти при синдроме. Так как в этом случае речь идет не о клетках, которые вырабатывают тироксин (тиреоциты), а о клетках плоского эпителия, то показатели уровня тироксина в крови обычно остаются в норме. (В ТМ: «эутиреоидная струма», «эутиреоидные кисты щитовидной железы», «ретростернальные или медиастенальные кисты щитовидной железы»). Однако уровень TSH часто значительно выше или ниже нормы. **Обычно рецидивирующий конфликт.**

Вопросы — Когда появились симптомы/поставили диагноз? (Конфликт произошел раньше). В какой ситуации я бессильна? Что следует поменять? По какой семейной модели я живу?

Терапия — Конфликт разрешен. Сопровождение пациента в фазе исцеления. При рецидивах – конфликт и «рельсы». В случае активного конфликта беженца - разрешить его. Искать, где любовь - там и решение.

Психологическая установка: *«Я не должен отвечать за все на свете!» «Я делаю все, что нужно». «Все в руках Божьих!» «Все снова будет хорошо!»*

Лимфодренаж, прикладывание творога, холодные примочки (напр., с соленой водой).

Цветы Баха: ладанниковые, осина, мимулус. Шею опрыскивать коллоидным серебром, настоем ладана или мирры. Операция, если размер опухоли становится проблематичным.

ЭКТО

–+

1 Хамер. Научная таблица Германской Новой Медицины. Стр. 124.

Хроническое воспаление щитовидной железы, ее гипофункция II (Хасимото)

ЭКТО

В ТМ болезнь Хашимото – аутоиммунное заболевание. Согласно 5 Биологическим Законам такого не бывает (см. «Иммунная система», стр. 22). Клиническая картина характеризуется кратковременной гиперфункцией в начальной стадии, обычно проходящей незаметно, а затем – продолжительной гипофункцией щитовидки.

−+

Фаза	**Гипофункция из-за повторяющегося конфликта.** Симптомы: склонность к запорам, отсутствие мотивации (возможны депрессии), выпадение волос, сухость кожи, замедленный пульс. Уровень тиреотропного гормона в большинстве случаев оказывается значительно выше, иногда ниже нормы.
Примечание	Часто трудно определить, какая ОРБП (красная или желтая группа) активна. Рекомендуется рассмотреть обе возможности и разработать индивидуальный конфликт.
Вопросы/терапия	См. предыдущую страницу.

Горячие/холодные узлы

Горячие узлы – это обнаруживаемые с помощью сцинтиграфии участки ткани щитовидной железы с активным обменом веществ, как правило - с высоким показателем тироксина. Холодные узлы – области с менее активным обменом веществ. Они вырабатывают мало тироксина или не вырабатывают его вовсе, отчего в большинстве случаев их связывают с гипофункцией щитовидной железы.

Обе ОРБП подлежат рассмотрению (см. выше):
- ОРБП паренхимы щитовидной железы
- ОРБП протоков щитовидной железы.

ОРБП паращитовидной железы

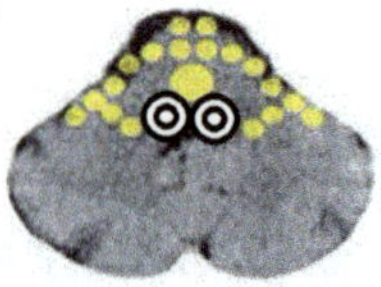

Опухоль паращитовидной железы (аденоКа), повышенный уровень паращитовидного гормона (гиперпаратиреоз) или кальция (гиперкальциемия)[1]

ЭНТО

+−

Конфликт	Невозможность получить желанное (правая сторона тела) или избавиться от нежелательного (левая сторона тела) по причине слабости мышц. Иначе говоря, оказаться бессильным получить/убрать «кусок» из-за слабости, пассивности, инертности или лени.
Активная фаза	Рост функции, рост компактной, секреторной аденомы наподобие цветной капусты. Увеличение числа клеток, продуцирующих гормон паращитовидной железы = «твердый зоб (струма)». > Повышенный выброс паратгормона (гиперпаратиреоз) > Повышение уровня кальция вследствие высвобождения кальция костной ткани. Длительная активность конфликта может привести к декальцинации костей (фиброостеоклазия).
Биосмысл	Стабилизация мышечной активности посредством повышения уровня кальция.
Ремонт/исцеление	Нормализация функций, рассасывание опухоли по ТБЗ-казеозному типу и нормализация уровня гормона паращитовидной железы или инкапсуляция опухоли – в случае, если грибки или бактерии отсутствуют.
	Снижение уровня паратгормона (гормона паращитовидной железы) - гипопаратиреоз – вследствие зависшего исцеления (чрезмерная диссимиляция опухоли).
Примечание	Как слишком низкий, так и слишком высокий уровень гормона щитовидной железы может указывать на дефицит кальция в организме.
Терапия	Выявить и разрешить конфликт и вызывающие его отпечатки и убеждения. Снабжение организма кальцием следует всегда комбинировать с приемом витамина D, желательно органически связанного.

1 Хамер. Научная таблица Германской Новой Медицины. Стр. 20, 30.

СЕРДЦЕ

Сердце человека (размером примерно в кулак) располагается за грудиной в околосердечной сумке – перикарде.

Его левая половина состоит из более сильных мышц, а стенки правой тоньше. Их разделяет перегородка (септум).

Состоит сердце из четырех отдельных полостей, называемых камерами: левое предсердие, правое предсердие, левый желудочек и правый желудочек, разделенные мезодермальными створчатыми клапанами.

Мезодермальные полулунные клапаны находятся между желудочками и артериями, легочной и аортой.

Д-р Хамер отметил, что предсердия образуются преимущественно гладкой мускулатурой и управляются средним мозгом, в то время, как желудочки – поперечнополосатой мускулатурой и управляются белым веществом больших полушарий (обмен веществ) и корой больших полушарий (моторика). Мезодермально-мозжечковая околосердечная сумка (перикард) выполняет функцию скользящей опоры и защитную функцию. Его внутренний слой (эпикард) сросся с поверхностью сердца, а внешний слой выполняет функцию собственно околосердечной сумки.

ТМ известен только ОДИН инфаркт миокарда, который объясняется следующим образом: снижение проходимости коронарных сосудов вызывает кислородное голодание сердечной мускулатуры, ведущее к ее гибели (некрозу). При значительном объеме некротического очага человек погибает.

Но почему, с одной стороны, на вскрытии многих умерших от инфаркта миокарда пациентов обнаруживаются *«девственно чистые коронарные артерии»*, а с другой, – достаточно большое число людей со сниженной проходимостью коронарных сосудов (атеросклеротическими изменениями) живут, ни на что не жалуясь?

Почему после операций по восстановлению проходимости сосудов, при том, что, спустя несколько лет, их эндопротез полностью зарастает, пациенты тоже не жалуются?

И снова д-р Хамер разрешил эти противоречия. Он обнаружил, что существуют две разновидности инфаркта. Они различаются содержанием конфликта и управляющей ими частью мозга, и каждая может привести к смерти, но обе можно и пережить: все зависит от остроты и продолжительности конфликта. Управляемый белым веществом больших полушарий конфликт, связанный с перегрузкой или завышенными требованиями, затрагивает сердечную мышцу и приводит в фазе активности к некрозу ее ткани. Управляемый корой больших полушарий конфликт утраты жизненного просранства (ареала) затрагивает коронарные сосуды и приводит в активной фазе к артериосклерозу.

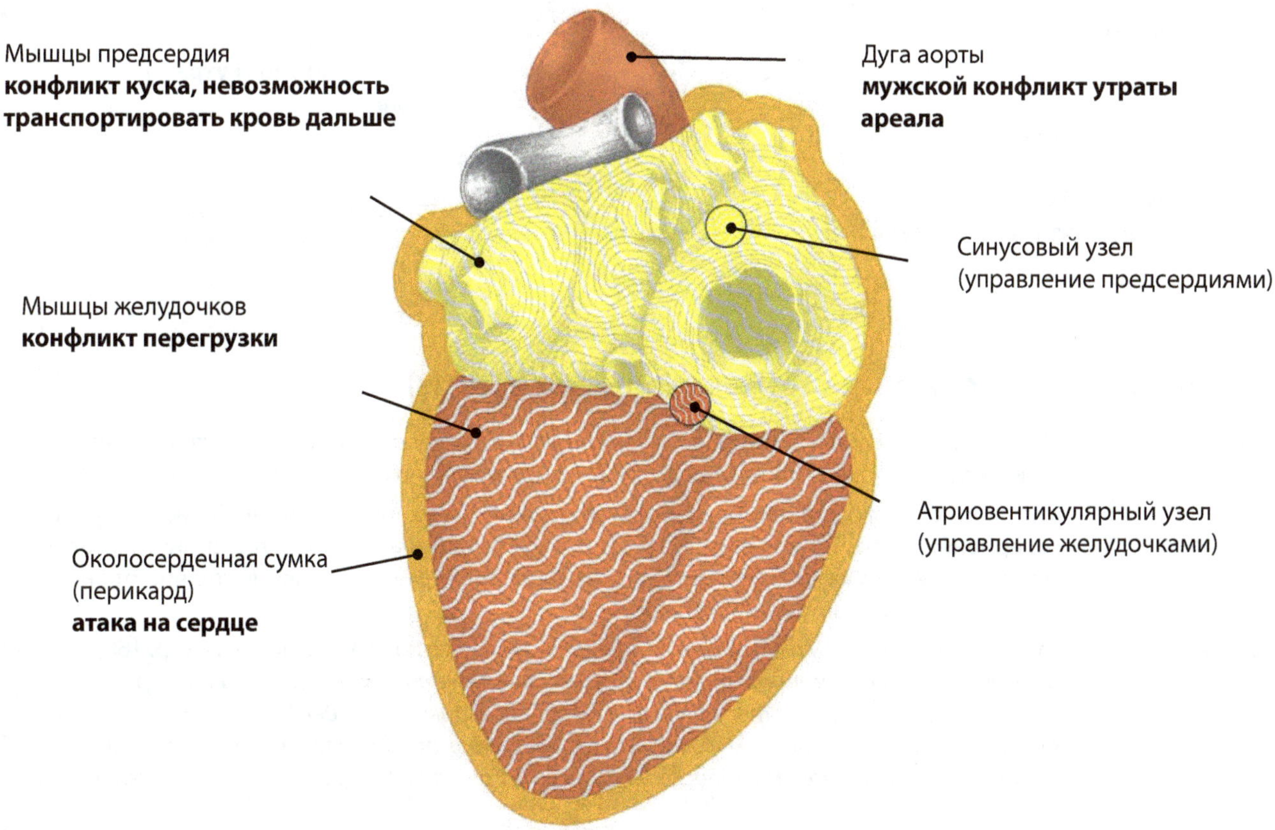

Небольшое отступление: сердце – это не насос

«Технические данные» сердца и кровеносной системы заставляют основательно усомниться в правильности принятой в ТМ «теории насоса». Выходит, что насос, вес которого составляет всего 300 г, при мощности в 70 ватт перекачивает кровь, вязкость которой в пять раз выше, чем у воды, на расстояние, равное (по представлению ТМ) суммарной длине кровеносной системы - от 1000 до 100000 километров? Большую часть кровеносной системы составляют капилляры, 99% которых настолько малы, что красные кровяные тельца, чтобы протиснуться через них, прижимаются друг к другу.

Еще в 1860 году Шаво и Лорте обнаружили, что давление в левом желудочке в фазе выброса крови (систола) ниже того, которое существует в аорте, чего технически не может быть.

Бремер наблюдал кровообращение эмбрионов цыплят до формирования сердечных клапанов, и ему удалось выяснить, что кровь без участия какого-либо приводящего ее в движение механизма движется вперед, совершая спиралеобразное движение, а при прохождении пульсирующего сердца кровоток лишь усиливается. В однородной среде не может возникнуть спиралеобразного движения, для этого необходимы вещества с различной плотностью. Кровь, кроме прочего, содержит свободный кислород, диоксид углерода, азот. Эти газы могут играть решающую роль при создании турбулентности.

Австрийский исследователь Виктор Шаубергер, изучая речные водовороты, пришел примерно к тем же выводам, что и Шаво, Лорте и Рудольф Штайнер при изучении кровообращения.[1]

Резюме: мощности сердца в качестве насоса хватает на пару метров. Остальные, скажем, 10000 километров кровь движется по кровеносной системе благодаря перистальтическим импульсам сосудов, турбулентности и другим, пока не изученным силам. Сердце вполне можно было бы рассматривать как орган, задающий импульсы и ритм всей системе.

1 Журнал «Raum und Zeit», № 91, 92, 93, 1998, серия статей «Сердце – не насос».

ОРБП коронарных артерий

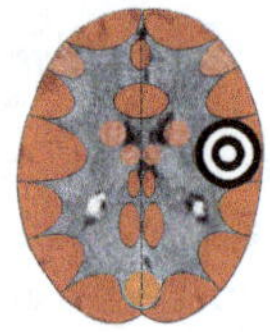

ЭКТО

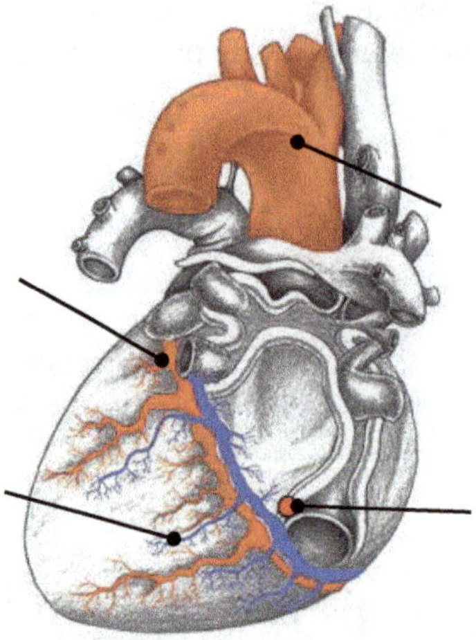

Коронарная недостаточность, боли (angina pectoris)[1]

Конфликт

Мужской конфликт утраты ареала или, реже, женский сексуальный конфликт утраты ареала (в зависимости от пола, стороны, предыдущих конфликтов, гормонального уровня и возраста).

Мужской конфликт утраты ареала означает потерю всего ареала или какой-либо части его содержания; напр., потеря партнера, места работы или звания, дома, предприятия, сбережений. В случае мужского конфликта речь идет о «внешнем ареале», в отличие от аналогичного женского (внутренний ареал).

Пример

мужского конфликта утраты ареала (примеры женского конфликта ареала – стр. 168):

❁ *50-летний мужчина-правша поругался со своим начальником. = Конфликт утраты ареала. Он чувствует посягательство на его территорию, его отдел* (архив автора).

❁ *Отец 9-летнего школьника изменяет матери. Брак родителей начинает разваливаться. Между ними постоянно происходят ссоры. = Конфликт утраты ареала для мальчика,*

1 Хамер. Научная таблица Германской Новой Медицины. Стр. 113.

ЭКТО

затронувший коронарные артерии. Разрушился семейный ареал (архив автора).

❁ *Всякий раз, когда 56-летняя, рано вышедшая на пенсию учительница-левша думает о своем бывшем руководителе, авторитарном директоре школы, у нее наступает angina pectoris. А началось это три года назад, с момента ее опоздания на занятия, когда директор грубо отчитал ее за это. Хотя она и сохраняла внешнее спокойствие, внутри все кипело, поскольку по дороге в школу она чудом избежала автомобильной аварии. Кроме того, за несколько дней до этого ее бросил партнер, ее «большая любовь». Все это вместе заставило женщину пережить мужской конфликт утраты ареала, отразившийся на коронарных артериях* (архив автора).

❁ *Работник типографии, 55 лет, правша, в течение двух с половиной лет страдает аритмией сердца. История конфликта такова: пять лет назад его старый станок, к которому он за годы работы прикипел всем сердцем, был заменен на новый, обслуживаемый одновременно несколькими специалистами. В связи с этим ему снизили зарплату. = Конфликт утраты ареала, затронувший коронарные артерии и вызвавший легкую депрессию. И когда два с половиной года тому назад пациент получает новое назначение, он ввергается в состояние зависшего исцеления. > Нарушение сердечного ритма. Терапия: расставание с фирмой, стропантин* (архив автора).

Активная фаза Ограничение функции, одновременно вялость подлежащих гладких мышц (кольцевидная часть), позже диссимиляция (язва) чувствительного плоского эпителия на внутренней поверхности коронарных артерий (интима коронарных артерий). > Увеличение поперечного сечения. Такие внутренние дефекты сосудов редко обнаруживаются, так как ТМ настроена на поиск сужающих сосуды наростов, а не мест с увеличившимся диаметром. Боли, вызванные коронарной недостаточностью (angina pectoris). Возможен рецидивирующий конфликт. Активный конфликт ареала вызывает тенденцию к авторитарности, доминированию, подчеркиванию силы.

Биосмысл Увеличение просвета коронарных артерий. > Интенсификация кровоснабжения сердца. > Повышение его производительности с целью возвращения утраченного ареала (напр., чтобы хватило сил вернуть себе рабочее место или заново завоевать девушку); второй шанс, своего рода «биотюнинг».

Ремонт/исцеление Регенерация, восстановление плоского эпителия коронарных артерий, сужение (стеноз) коронарных артерий сердца в связи с отеком в процессе исцеления. = «Коронарная недостаточность или артериосклероз» в ТМ. Если конфликт часто повторяется, образуются крупные отложения (бляшки).

Кризис исцеления Микроинфаркт (небольшая конфликтная масса): замедленный, нерегулярный пульс в состоянии покоя. В противном случае - инфаркт через 2-6 недель после начала фазы ремонта, если не констелляция.

Fragen Когда началось ощущение тесноты в груди? (Конфликт произошел незадолго до этого). О какой области идет речь? (Партнер, семья, работа). Есть улучшения во время отпуска? (Указание на конфликт в повседневной жизни). Когда происходит ухудшение? (Ядро конфликта). Какая проблема наиболее болезненна для меня? Что я при этом чувствую? Подобные чувства в детстве? (Найти отпечатки, например: Мама меня оставила, когда я нуждался в ней больше всего. Меня в детстве избегали). У предков также были проблемы с сердцем? (Указание на семейную тему). У меня есть сходства с этими предками? (Найти общие поведенческие образцы).

Терапия Выявить конфликт и определить, нужно ли его разрешать. Если один конфликт (без констелляции) был активен в течение 6-9 месяцев, то разрешать его нельзя, так как через 2-6 недель после начала фазы ремонта возникает опасность инфаркта. Нужно поставить себе вопрос: «Настолько ли важно для меня развитие, что я готов пойти на риск инфаркта?» Я лично думаю, что ответ должен быть «да», стоит пойти на риск. При меньшей продолжительности и интенсивности или при констелляции кризис исцеления протекает обычно незаметно (например, покалывание в сердце в состоянии покоя). Успокаивает то, что большинство из нас находятся в состоянии надежной констелляции. Опыт автора показывает, что процесс разрешения или неразрешения конфликта мало управляем. (Гете: «Теория, мой друг, суха, но зеленеет жизни древо». Психологическая подготовка: сохранять спокойствие.

Физическая подготовка: стропантин (инфо, приобретение: info@5bn.at), а также любые оздоровительные и укрепляющие меры: достаточная продолжительность и хорошее качество сна, полноценное питание (продукты, укрепляющие сердце: спаржа, мед, лук, красное вино, сок темных сортов винограда, вит. Д. Отвары: розмарин, боярышник, омела, арника, лепестки роз и др. Натуральная бура внутрь. Св. Хильдегарда: порошок калгана, средства из петрушки с медовым вином и из калгана с медом.

Инфаркт миокарда, обызвествление коронарных артерий сердца (атеросклероз), панические атаки, панические расстройства[2]

Та же ОРБП, что и предыдущая (см. предыдущую страницу).

Фаза

Кризис исцеления. Через 2-6 недель после начала фазы ремонта может произойти инфаркт, обусловленный состоянием коронарных артерий сердца («инфаркт миокарда» в ТМ) – страх, ощущение разрушения, сильные боли в груди, иногда отдающиеся в спину или в левую руку, озноб. Однако гораздо чаще происходят микроинфаркты, которые проявляются гораздо менее агрессивно.
Боли вызываются не сужением или закупоркой коронарных сосудов сердца, а управляемым корой больших полушарий головного мозга судорожным симпатикотоническим сокращением их стенок.
= Локальная «эпилепсия стенок сосудов», которая может распространиться.
При этом виде инфаркта находят «атеросклероз» коронарных сосудов сердца, но никак не «некроз» или поврежденную мышечную ткань. Возможны состояния «отсутствия» или потери сознания. Во многих случаях повторяющиеся кризисы исцеления коронарных сосудов сердца выражаются в форме панических атак/расстройств, возникающих обычно в состоянии покоя. Органически не может произойти ничего плохого, поскольку при каждой панической атаке снижается масса конфликта.
В области коры больших полушарий, отвечающих за мужской ареал, находится также центр, управляющий замедлением сердечного ритма, поэтому пульс оказывается неравномерно-медленным. Частота его может упасть до 3-4 ударов в минуту, что вызывает поверхностное дыхание (анабиоз, «мнимая смерть»).

Терапия

Если ожидается инфаркт: См. выше. Сохранять спокойствие, достать стропантин. Во время/перед инфарктом: принять стропантин. При необходимости вызвать скорую помощь, хотя возникают сомнения, не слишком ли много предпринимают/назначают в отделении скорой помощи. После этого: в ТМ при этой ОРБП после интенсивной терапии проводится сосудистое эндопротезирование (стент) или шунтирование, что с точки зрения пяти Биологических Законов имеет смысл лишь в исключительных случаях, тогда, когда закупоренным оказывается один из трех главных сосудов. Важно знать, что в организм немедленно образует параллельные или обходные пути для кровотока (анастомоз), если сосуд непроходим по причине отложений или повреждений = «естественное шунтирование». Весьма тщательно оберегаемой тайной кардиологии является тот факт, что стенты или шунты уже через несколько месяцев после стентирования или шунтирования вновь оказываются закупоренными, но, несмотря на это, пациент чувствует себя хорошо. См. также стр. 133. > Поэтому важно тщательно взвешивать операции.

Хотя инфаркт является симптомом фазы ремонта, по его окончании следует проработать предыдущий конфликт. Нужно исключить рецидивы (они приведут в противном случае к новым эпизодам) - и это возможно лишь в том случае, когда известна причина конфликта. > *«Я воспользуюсь вторым шансом»*.

Атриовентрикулярная блокада (АВБ)

Та же ОРБП, что и предыдущие. (стр. 124 - 126). АВБ - это бесполезное, основанное на ложных представлениях понятие из арсенала ТМ. В его основе - предположение о том, что частота сердечных сокращений падает при нарушении прохождения импульса из предсердий в желудочки. С точки зрения 5 Биологических Законов, атриовентрикулярный узел, управляющий пульсом желудочков, сам управляется корой левого и правого полушарий (области мозга, отвечающие за ареал). Атриовентрикулярный узел - «свеча зажигания» желудочков.

Симптом

Критическое падение частоты сердечных сокращений (брадикардия) или остановка сердца).

Фаза

Кризис исцеления в фазе ремонта. Пульс может упасть очень сильно, дыхание при этом станет поверхностным («мнимая смерть»). При длительной активности конфликта происходит остановка сердца.

Терапия

В ТМ после неотложных мер принята имплантация кардиостимулятора, которая, часто оправдана при хронически рецидивирующих неразрешимых конфликтах. Применение кардиостимулятора в каждом отдельном случае должно быть хорошо взвешенным. С точки зрения автора, определяющими здесь должны стать симптомы и в меньшей степени – измеряемые показатели пациента. Другие терапевтические меры стр. 133.

2 Хамер. Научная таблица Германской Новой Медицины. Стр. 113.

Экто

ОРБП мышечной иннервации

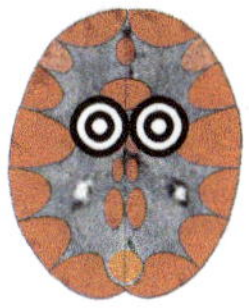

Инфаркт миокарда, синдром Ремхельда[1]

При этом втором, более часто встречающемся, виде инфаркта затронута сердечная мышца, а не сосуды.

Конфликт
Перегрузка, чувствовать себя использованным, обман.

Пояснение: перегрузка всегда имеет социальным контекст, т. е. она связана с другими существами (людьми, животными). «Вещественной» перегрузки (например, спорт, чистка снега) недостаточно. Тот факт, что у кого-то *«много работы»*, еще не ведет к конфликту перегрузки. Для этого нужен, напр., начальник, оказывающий на своего подчиненного некое давление. Или, как отмечает целитель Райнер Кернер, человек хочет кому-то помочь, но оказывается не в силах. > Синдром «помощника», желание всегда всех выручать, не уметь сказать *«нет»* > выгорание на работе.

Примеры
➜ Кого-то обманывают или он проигрывает (= конфликт, связанный с мошенничеством).

❁ *Сын пациентки-правши – «вечный студент». = Конфликт, связанный с перегрузкой, затрагивающий правую сердечную мышцу. > Клеточная диссимиляция мышечной ткани, инфаркт миокарда во время кризиса исцеления в рамках фазы ремонта* (архив автора).

❁ *Пациент после 7 лет совместной жизни с женщиной узнает, что она его просто использует, живя за его счет. = Конфликт, связанный с обманом и три других конфликта (*архив автора).

❁ *Отец узнает, что сын, скорее всего, потеряет работу из-за своей ненадежности и не знает, как помочь парню избежать жизненного краха. – Конфликт, связанный с перенапряжением (*архив автора).

❁ *Пациентка 64-х лет, правша, разведенная, знакомится с мужчиной и влюбляется в него. В начале их отношений все идет хорошо, но со временем партнер начинает все больше отдаляться и изменять ей. Между ними часто возникают ссоры, женщина чувствует себя одураченной, страдает из-за потери партнера. Вес ее тела уменьшается до 49 кг. = Конфликт, связанный с обманом или перенапряжением, затрагивающий сердечную мышцу левой («партнерской») части сердца* (архив автора).

❁ *54-летний дедушка-правша обожает своего маленького внука и видит в нем «собственного ребенка». Но когда внуку исполнилось 5 лет, дочь знакомится с немцем и решает вместе с ребенком переехать к нему из Австрии на север Германии. = Конфликт, связанный с перенапряжением из-за отъезда внука. Затронутой оказывается мышца правой части сердца (сторона «мать-дитя»). Душераздирающие сцены прощания сопровождают каждую их дальнейшую встречу. Через полтора года отношения дочери с немцем прекращаются, и она вместе с сыном возвращается на родину. Все счастливы – разрешение конфликта. А через три месяца у пациента начинаются тяжелые сердечные приступы, продолжающиеся в течение около полугода = кризисы исцеления = инфаркты. Затем все снова налаживается (*архив автора).

Активная фаза
Гибель (некроз) клеток сердечной мышцы на одном или нескольких ее участках = диссимиляция мышечной ткани. Спортивная и физическая форма в целом заметно снижается. В это время необходим щадящий режим, так как возникает опасность разрыва истонченной сердечной стенки - только в случае конфликта перегрузки.

Ремонт/исцеление
Восстановление ткани сердечной мышцы на участке с некротическим поражением сверх изначального уровня. = Утолщение сердечной мышцы (в ТМ: «миокардит», «саркома миокарда»).

Кризис исцеления
Инфаркт миокарда или микроинфаркт, в зависимости от конфликтной массы = локальный эпилептический приступ сердечной мышцы: ускоренный, нерегулярный пульс, трепетание и аритмия желудочков, возможен озноб.

При легком течении: повышение частоты сердечных сокращений (тахикардия), *«стук сердца отдается в горле, сотрясая грудь»*.

Инфаркт левого желудочка: приступы падения кровяного давления, т. н. *«сосудистый коллапс»*.

Инфаркт правого желудочка: приступы повышения кровяного давления. Из-за связи сердечной мышцы правой части сердца с левой частью диафрагмы, участвующей в дыхательном

экто

−+

1 Хамер. Научная таблица Германской Новой Медицины. Стр. 61, 72.

	процессе, и бронхиальной мускулатурой инфаркт сказывается на дыхании: апноэ, нехватка воздуха (удушье), иногда – остановка дыхания.
Биосмысл	Утолщение и усиление сердечной мышцы, чтобы в будущем она смогла лучше удовлетворять возрастающую потребность в кровоснабжении. Сердце более продуктивно. (Только в случае двухфазного протекания, но не при повторяющихся конфликтах).
Примечание	В процессе эмбрионального развития зачатки сердца вращаются. Поэтому у сердечной мышцы и других мезодермальных частей сердца (клапанов) стороны «мать-дитя» и «партнерская» меняются местами. Это означает, что в случае конфликта, связанного с обманом или перегрузкой применительно к матери-ребенку у правши затронутой оказывается правая сторона сердца, применительно к партнеру – левая, а у левши – наоборот.
	Коронарные артерии сердца при этом виде инфаркта не имеют признаков атеросклероза. В этом случае ТМ не прибегает ни к эндопротезированию сосудов, ни к шунтированию; обнаруживается лишь необъяснимая некротизированная ткань сердечной мышцы.
	Связь сердечной мышцы с диафрагмой становится особенно очевидной при т. н. синдроме Ремхельда. Инфаркт сердечной мышцы может распространяться, то есть сокращения сердечной мышцы могут передаться поперечнополосатой мускулатуре опорно-двигательного аппарата. > Картина «обычной» эпилепсии.
Вопросы	Коронарные артерии и сердечная мышца: Была ли выполнена коронарография? (Если с артериями все в порядке > сердечная мышца). Боль при инфаркте? (Если да> коронарные артерии). Замедленный пульс при инфаркте? (Если да> коронарные артерии). Когда была аритмия/инфаркт? (Незадолго до этого должен был быть решен конфликт перенагрузки). Симптом выступил в первый раз? (Если нет: Вернитесь к первому эпизоду и найдите конфликт в прошлом). С чем была связана проблема? Это было связано с помощью? Почему я не мог справиться с этим? (Найти отпечаток, напр., во время беременности, родов, в детстве). Кто в семье функционирует подобным образом? (Найти отпечаток). Что сформировало этого члена семьи? Я позволю себе оставить этот отпечатов в прошлом? Конфликт окончательно решен? (Оценка рецидивов). Что конкретно я хочу изменить в себе/в жизни?
Терапия	Стр. 133.

Воспаление сердечной мышцы (миокардит)

Та же ОРБП, что и предыдущая.

Фаза	**Ремонт.** Восстановление мышечной ткани. Симптомы: слабость, утомляемость, одышка, тахикардия (= инфаркт). Возможен рецидивирующий конфликт.
Терапия	Конфликт разрешен, сопровождение пациента в фазе исцеления. Щадящий режим. 3% раствор перекиси водорода внутрь. Строфантин, например, в гомеопатической форме как g-strophantin (приобретение, информация: info@5bn.at).

Внезапная сердечная смерть (ВСС)

У 80% умерших при аутопсии ТМ находит сниженную проходимость коронарных артерий. Это однозначно говорит в пользу мужского конфликта, связанного с ареалом, затронувшего коронарные артерии. Остальные 20% (возможно и больше) приходится на долю конфликтов, связанных с перегрузкой, затрагивающих сердечную мышцу. Характерным для ВСС является то, что она происходит в состоянии ваготонии, а именно – во сне, в отпуске, в состоянии покоя, в фазе расслабления после спортивной нагрузки.

Возможны оба вида инфаркта:

• Инфаркт по вине коронарных артерий (80%), конфликт утраты ареала – кризис исцеления: центр медленного пульса (правоцеребрально) снижает частоту сердечных сокращений до нуля > мнимая или истинная смерть.

• Инфаркт сердечной мышцы (частота примерно 20%), конфликт, связанный с перегрузкой – кризис исцеления.

• ВСС при физической нагрузке (напр., футболист прямо во время матча замертво падает на поле): как правило, разрыв сердца в активной фазе конфликта, связанного с перегрузкой > истончение сердечной стенки > разрыв при интенсивной нагрузке.

ОРБП сердечных клапанов

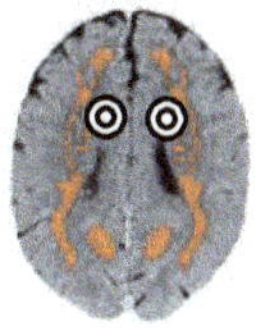

Воспаление сердечных клапанов (Endokarditis valvularis)

Четыре сердечных клапана являются теми вентилями, которые препятствуют обратному току крови. С точки зрения ткани они относятся к мезодермальной внутренней оболочке сердца (эндокарду).

Конфликт	Конфликт самооценки применительно к сердцу (напр., плохо работающее сердце).
Пример	➜ *Пациент страдает стенокардией или другим кардиологическим недугом.* ➜ *Пациенту диагностируют проблемы с сердцем. «Мое сердце никуда не годится».*
Активная фаза	Незаметная диссимиляция (некроз) ткани клапанов сердца.
Ремонт/исцеление	Восстановление ткани путем интенсификации обменных процессов и клеточного деления = воспаление клапанов сердца = заполнение «дыр».
Биосмысл	Усиление клапана.
Терапия	Вопросы см. ниже. См. средства для поддержки сердца на стр. 133. ТМ-терапия антибиотиками показана в случае тяжелой симптоматики.

Кальциноз кольца, сужение митрального клапана (стеноз митрального клапана, сужение аортального клапана вследствие кальциноза (стеноз аортального клапана)

Та же ОРБП, что и предыдущая. Эти заболевания относятся к числу пороков сердечных клапанов.

Фаза	**Зависший ремонт**. Вследствие рецидивов наблюдается рубцовый кальциноз, как правило, по краям клапанов. Рубцы способны нарушить герметичность клапанов, т. е. их запирающую функцию (= клапанная недостаточность) или уменьшить величину просвета = стеноз.
Примечание	Сужение аортального клапана (стеноз) означает нарушение выброса крови из левого желудочка в большой круг кровообращения. > Из-за этого желудочек может быть патологически гипертрофирован (ГЛЖ). Митральный клапан находится между левым предсердием и левым желудочком. Вследствие сужения митрального клапана (стеноз) или его недостаточности, левый желудочек используется не полностью > организм увеличивает объем левого предсердия или левого желудочка (дилатация). Хроническая недостаточность митрального или аортального клапана проявляются в виде одышки при нагрузке.
Вопросы	Когда появились симптомы? (Конфликт начинается обычно задолго до появления первых симптомов). Что я тогда думал о своем сердце? Я очень сочувствовал человеку с больным серцем? У меня или кого-то из близких плохой диагноз, связанный с кровью или системой кровообращения? Были ли подобные проблемы во время беременности или в детстве? Были ли проблем с сердцем в семье? Если да, я похож на этого члена семьи? У меня этот симптом из солидарности? (Разработать причину).
Терапия	Выявить и разрешить конфликт и вызывающие его отпечатки и убеждения, чтобы зависший ремонт завершился. Искать, где любовь - там и решение. Психологическая установка: *«Я доверяю своему сердцу»*. *«Никто не убедит меня в противном»*. См. «Сердце – не насос», стр. 124. Строфантин, возможно – в гомеопатической форме как g-strophantin (приобретение, инфо: info@5bn.at). Хирургическое вмешательство при болезненной симптоматике, и если работа над конфликтом не приносит успеха.

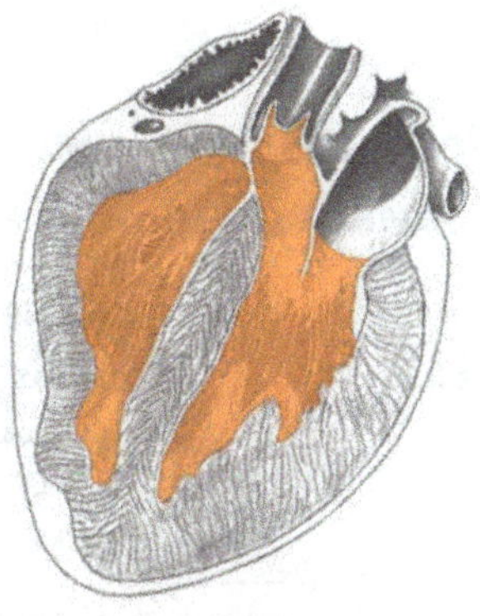

Н О В А Я М Е З О

−+

ОРБП сердечной сумки

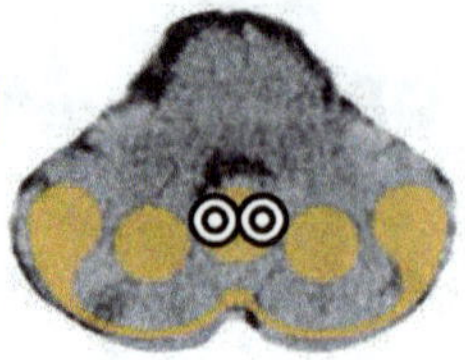

Воспаление сердечной сумки (перикардит)[1]

Конфликт
Атака на сердце или страх за него. *«Это разбивает мне сердце!»*

Примеры
➜ *Реальный удар, укол, электрошок, страх перед операцией на сердце.*
➜ *Психическая атака: «У Вас кардиологическое заболевание!» «Я - сердечник!» Или: «Это поразило меня в самое сердце!» Уведомление о своей или чьей-то предстоящей операции на сердце.*
➜ *Боли в области сердца при стенокардии или инфаркте миокарда (очень часто).*
❁ *Маленький мальчик любит своего отца-сердечника больше всех на свете. С двух лет он наблюдает, как отец переносит приступы стенокардии, принимая все близко к сердцу. Однажды «скорая» увозит отца в больницу с «подозрением на инфаркт миокарда». = Конфликт, атака на сердце, замещение отца. В школе конфликт разрешается* (Хамер, Золотая книга, т. 1, стр. 246).
❁ *75-летняя женщина в течение 30 лет постоянно чувствует покалывание в сердце. Представитель Новой Медицины выясняет, что они являются результатом конфликта атаки на сердце 30-летней давности. Тогда у пациентки был инфаркт. В скорой помощи ей сделали укол непосредственно в сердце. Женщина не может справиться с этой травмой потому, что ей не сказали, что ей ввели, и потому, что она сомневалась в смысле процедуры. Врач объяснил ей, что ей, по всей вероятности, сделали инъекции строфантина, которая, вероятно, спасла ее жизнь. После этого разговора хроническое воспаление околосердечной сумки проходит и симптомы мгновенно исчезают (из практики одного врача).*
❁ *43-летняя женщина просыпается в три часа ночи из-за острой боли в сердце (кризис исцеления - инфаркт правого сердца). Пациентка думает, что пробил ее последний час. И так продолжается несколько ночей подряд. При этом она переживает конфликт «атаки на сердце»* (архив автора).

Активная фаза
Клеточное деление, рост опухоли перикарда (= мезотелиома перикарда).

Биосмысл
Утолщение и усиление сердечной сумки, чтобы быть готовым встретить атаку на сердце в будущем.

Ремонт/исцеление
Разрушение клеток опухоли по ТБЗ-типу (туберкулез перикарда) = воспаление сердечной сумки. Боли за грудиной, озноб, ночное потоотделение. Если у пациента нет синдрома, то воспаление перикарда в первой части фазы ремонта остается сухим или фибринозным (pericarditis sicca). Затем оно обязательно перейдет в выпотноое – pericarditis exsudativa. Возможен рецидивирующий конфликт. Граница между ними нечеткая.

Кризис исцеления
Озноб, сильные боли.

Примечание
По завершении исцеления могут остаться отложения кальция. После рецидивов находят точечные или поверхностные спайки листков перикарда (облитерация перикарда). Сильно выраженная омозолелость перикарда приводит к снижению работоспособности сердца, ограничивая его подвижность. Есть опасность возникновения «замкнутого круга» из-за диагноза.

Терапия
Конфликт разрешен, сопровождение пациента в фазе исцеления, предупреждение рецидивов.
Психологическая установка: *«Мое сердце ослабело лишь временно. Сердце само по себе в порядке. Это просто воспаление, служащее добрым знаком. Все снова будет хорошо».*
Строфантин, например, в гомеопатической форме (приобретение, информация: info@5bn.at). Лимфодренаж, ферментный препарат, MMS. При необходимости – болеутоляющие средства из арсенала ТМ, перекись водорода.

Перикардиальный выпот (экссудативный или транссудативный перикардиальный выпот)[1]

Та же ОРБП, что и предыдущая (см. выше), но в сочетании с синдромом (активный конфликт беженца - лоханки почек).

Фаза
Ремонт: накопление жидкости между обоими листами сердечной сумки (перикарда) во время рассасывания опухоли. = Перикардический выпот. Обычно истолковывается ТМ как «сердечная слабость» (= сердечная недостаточность). Но сердце не слабое, оно просто не может оптимально перемещаться в натянутой сердечной сумке (а в случае тампонады перикарда - вообще как-либо

1 Хамер. Научная таблица Германской Новой Медицины. Стр. 47, 52.

двигаться) > повышенная частота сердечных сокращений, чтобы компенсировать уменьшенное количество одного выброса крови, одышка при нагрузке.

У некоторых людей разделяется на левую и правую половину, у других он открыт. Соответственно, право -и левосторонний или циркулярный перикардиальный выпот. Правосторонний вызывает приступы одышки, так как затронутой оказывается правая половина сердца, снабжающая кровью легкие.

При синдроме (активные почечные лоханки) может произойти тампонада полости перикарда (= массивный перикардиальный выпот). - Возможная причина смерти, связанной с сердцем.

Примечание — Перикард может наполниться жидкостью, выделенной в фазе ремонта окружающими тканями, напр., ребрами, грудиной. Эту разновидность перикардиального выпота называют транссудативным выпотом. Опасность возникновения замкнутого круга, т. к. диагноз «сердечная недостаточность» воспринимается зачастую как новая атака на сердце.

Вопросы — Когда появился выпот? Какая атака-против-сердца была отвращена тогда? (Например, диагноз или жалобы). Есть ли признаки активных почечных коллекторных каналов? (Удержание воды, проблемы с весом, повышенный уровень креатинина). Когда это началось? (Напр., уже давно). Что тогда случилось? (Ребенком я чувствовал себя одиноко или одноклассники не принимали меня? У родителей были финансовые проблемы?)

Терапия — Разрешить конфликт беженца. Терапия стр. 236. Психологическая установка: «Я защищен и у меня все есть». «Думаю о совершенно одиноких людях без крыши над головой». Представить себе выход жидкости с лимфой.

Исключить кортизол. Возможны нестероидные противовоспалительные препараты, диуретики, при необходимости пункция. См. также выше.

ОРБП мускулатуры предсердий

ОХ в среднем мозге - топография еще неизвестна

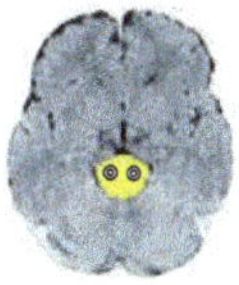

Мерцание предсердий (параксимальное мерцание предсердий, абсолютная аритмия)[1]

По д-ру Хамеру, предсердия управляются средним мозгом через синусно-предсердный узел. Желудочки управляются корой больших полушарий через атриовентрикулярный узел. Предсердия состоят по большей части из ткани гладкой мускулатуры, произошедшей от кишечника. Кишечник сокращается, продвигая дальше свое содержимое - ритмично-волнообразный (перистальтический) принцип. Сокращение и расслабление предсердий работает так же.

Конфликт — Конфликт куска, пациент убежден, что сердце не справляется с кровоснабжением органов, слабо качает. «Конфликт фанатика спорта». Страх, что с ним что-то не так. Такой же конфликт может возникнуть и как заместительный – страх за кого-нибудь из родственников или друзей. В переносном смысле: конфликт, что в фирме дела пойдут плохо (работа сотрудников как параллель к сердечной деятельности).

Примеры — ➜ *«Ваши коронарные сосуды на 80% закупорены!» или «... сонная артерия сужена!»*

➜ *Усиленная тренировка выносливости, экстремальная нагрузка на кровеносную систему + неправильная установка.*

✪ *Альпинист на пенсии, 61 год, проходит обследование по поводу паховой грыжи, в ходе которого врач измеряет пульс и замечает некоторую аритмию. Пациента кладут на каталку и отвозят в кардиологическое отделение, хотя он приехал в больницу на велосипеде. Два раза в сутки ему делают ЭКГ. = Конфликт, связанный с убеждением, что сердце слабо качает кровь. Пациента не отпускает мысль: «Что же такое случилось с моим сердцем?». С этого времени он страдает фибрилляцией предсердий из-за присутствия проводящего конфликт механизма = кризисы исцеления мускулатуры предсердий* (архив автора).

ЭНТО +–

1 Хамер. Научная таблица Германской Новой Медицины. Стр. 37-38.

	❁ *Честолюбивый велогонщик-любитель в возрасте 69 лет старший в своей велогруппе. Этим летом ему трудно успевать за товарищами (пульс до 190 ударов/мин). = Конфликт страха, что сердце не справится со снабжением органов кровью. С тех пор фибрилляция предсердий* (архив автора). ❁ *Отец 60-летнего предпринимателя настраивает его на производительность. В последние годы тот все время старается поддерживать устойчивую работу фирмы. Когда на выходных он расслабляется, у него появляется фибрилляция предсердий. Выявив причину и относясь к делу спокойнее, он исцеляется (архив автора).*
Активная фаза	Усиление и утолщение гладкой мускулатуры предсердий. Повышенное напряжение мышц.
Биосмысл	Более мощная мускулатура предсердия может сильнее «проталкивать» кровь, благодаря чему улучшится ее общая циркуляция.
Ремонт/исцеление	Нормализация мышечного напряжения, утолщение мышц сохраняется.
Кризис исцеления	Приступообразное ускорение перистальтики («сердечные колики») = трепетание и мерцание предсердий: тахикардия, чувство беспокойства. Пульс до 600 уд/мин. Однозначно определяется по ЭКГ, т. к. отсутствуют «зубцы Р». Иногда озноб. Обычно рецидивирующий конфликт.
Примечание	Мерцание предсердий является одним из наиболее частых нарушений ритма, но оно не представляет угрозы для жизни. Иногда такой «неравномерный пульс» даже не замечают. Опасность возникновения «замкнутого круга»: *«У меня проблема с сердцем».* > Часто потребность непрерывно контролировать работу сердца (измерение давления, пульса, посещения кардиолога и т.д.).
Вопросы	Когда началась фибрилляция предсердий? (Конфликт имел место раньше) Были ли проблемы с сердцем или циркуляцией крови? Я хочу быть навсегда остаться здоровым? (Конфликт фанатика спорта) Я беспокоюсь о ком-то? (Переданный конфликт) Усть ли предки с подобными ситуациями? Были ли у матери или у отца во время беременности и в период моего раннего детства проблемы с сердцем/кровообращением? (Отпечаток)
Терапия	Конфликт разрешен. При рецидивах выявить и разрешить конфликт и отпечатки. Искать, где любовь - там и решение. Психологическая установка: *«Мое кровообращение работает безукоризненно». «Никому не дам убедить себя в обратном». «Я сбавлю скорость и наслажусь этим».* Строфантин, напр. в гомеопатической форме (приобретение, информация: info@5bn.at). В фазе кризиса – см. «Инфаркт миокарда». Принятая в ТМ импульсно-токовая терапия (в электрокардиоверсии) редко эффективна, поэтому не рекомендуется. Медикаментозная версия на основе антиаритмиков применима лишь кратковременно.

ЭНТО

+ −

Сердечная недостаточность

Возможные причины

• **Перикардиальный выпот**: сердечная недостаточность по причине снижения наполненности сердца (= диастолическая сердечная недостаточность). Из-за скопления в перикарде жидкости полости сердца в фазе расслабления (диастола) не наполняются как положено кровью > снижение производительности сердца, хотя силы у сердечной мышцы вполне достаточно. Выпот в левой части перикарда - «недостаточность левого сердца» > ослабление кровотока большого круга кровообращения > пониженное кровяное давление, при особой интенсивности - отек легких. Выпот в правой части перикарда: «недостаточность правого сердца» > ослабление кровотока малого круга кровообращения.

• **Слабость сердечной мышцы** (= систолическая сердечная недостаточность): ОРБП сердечной мышцы (миокарда) в состоянии активности: гибель клеток сердечной мышцы = диссимиляция мышечной ткани > снижение производительности сердца (стр. 127).

• **Порок клапанов сердца**: самые разрушительные последствия наступают при неработающем аортальном клапане (стр. 129).

Нарушение сердечного ритма (аритмии), экстрасистолия

Возможные причины:

• **Кризис исцеления коронарных артерий: мужской конфликт потери ареала. З**амедленный, неравномерный пульс (= брадикардическая аритмия). Управляет замедлением пульса кора правого большого полушария = область мужского ареала (стр. 124).

• **Кризис исцеления коронарных вен:** Женский **конфликт потери ареала.** ускоренный, неравномерный пульс (тахикардическая аритмия). Управление ускорением пульса осуществляет кора левого большого полушария = область женского ареала (стр. 168).

• **Кризис исцеления желудочков:** конфликт перенагрузки. Учащенный равномерный или неравномерный пульс, *«сердце бьется в горле»*, тахикардия (стр. 127).

• **Кризис исцеления предсердий:** фибрилляция предсердий (стр. 131).

Порок клапанов сердца, негерметичность клапанов (приобретенный порок сердца, недостаточность клапанов сердца)

Возможные причины:

• **Рубцовая синехия клапана**: рецидивирующий конфликт, связанный с самооценкой, применительно к сердцу > устойчивая недостаточность сердечных клапанов (см. выше).

• **Перикардиальный выпот**: деформация сердца вследствие давления на него извне. Синехия листков перикарда (Obliteratio pericardii) вызывает растяжения сердца > временная негерметичность сердечных клапанов. > «Недостаточность сердечных клапанов» (см. ниже).

• **Клеточная диссимиляция или клеточный рост ткани сердечной мышцы** (миокарда). Сокращение в объеме ткани миокарда (активная фаза) или утолщения в мышечной ткани (фаза ремонта) могут привести к механическим напряжениям в сердце, что, в свою очередь, приведет к временной или перманентной негерметичности сердечных клапанов (стр. 129).

Терапия при инфаркте миокарда (оба вида)

Традиционная медицина

Препараты, способствующие расширению коронарных сосудов (нитроглицерин), седативные препараты против страха (бензодиазепин), обезболивающее (морфин), бета-блокатор для стабилизации сердечного ритма. После этого - операция по эндопротезированию сосудов или операция с балонным катетером и/или антикоагулянты (гепарин) и ферментосодержащие препараты. Д-р Хамер выступает противником столь массированого вмешательства. Он считает, что лучше признать ритм, установленный матерью-природой и подождать, пока кризис исцеления пройдет. Справедливости ради следует отметить, что из-за отсутствия клиник Новой Медицины мы все еще слишком мало знаем о терапевтической стратегии при остром инфаркте миокарда. Фактом однако является то, что неверные исходные предпосылки ТМ приводят к бессмысленному лечению,которое не увеличивает шансы не выживание (стенты, шунты). По опыту автора и тысяч пациентов, растительный гормон строфантин помогает не только при инфаркте миокарда, но и при всех прочих видах кардиологических заболеваний. Это удивительно действенное средство было вытеснено с рынка фармоиндустрией из коммерческих соображений. По состоянию на 2018 год строфантин еще находится в продаже (приобретение, информация: info@5bn.at).

Уход за пациентом в период восстановления

В ТМ широко применяются кроворазжижающие средства. Они «действуют», потому что поддерживают организм в состоянии постоянного стресса (отравление). Кумарины (маркумар) используются даже в крысином яде и считаются еще более ядовитыми, чем ацетилсалициловая кислота. С точки зрения пяти Биологических Законов, более целесообразен щадящий режим, разжижение крови допустимо в течение максимум пары недель.

Как рекомендует применяет пять Биологических Законов Природы автор

• Успокоить пациента, уложить его так, чтобы верхняя часть тела была приподнята.

• Дать пациенту био виноградный сахар и мальтодекстрин-19 с небольшим интервалом.

• Остудить голову: холодное обливание или обертывание, пузырь со льдом.

• Строфантин.

• При необходимости – инъекции кортизона, ферментный препарат (напр., Вобэнзим), «аварийные капли» (Цветы Баха).

• В случае прекращения дыхания (правая половина сердца) – инъекция дыхательными аналептиками и обливание холодной водой.

• Психологическая установка: *«Хорошо, что я разрешил свой конфликт! Кризис исцеления я тоже как-нибудь переживу! Я постараюсь сохранить выдержку и спокойствие, несмотря на боли!» «Я доверяюсь Богу»*.

• Строгий постельный режим, при необходимости, в течение шести недель, т. к. при вставании в состоянии сильной ваготонии кровь может прилить к ногам, что приведет к отказу сердца.

Общеукрепляющие кардиологические препараты

Строфантин, в т. ч. в гомеопатической форме как g-строфантин, лучше всего в сочетании с хлормагниевыми ($MgCl2$) ванночками для ног и приемом 3%-перекиси водорода внутрь. Рыбий жир, льняное масло, коллоидное золото. Настои: розмарин, боярышник, омела, арника, лепестки роз, пустырник и др. Натуральная бура внутрь. Продукты питания: спаржа, мед, лук, красное вино, сок из темных сортов винограда и др. Чесночно-лимоный или хлебный напиток Канне. Св. Хильдегарда: калган в порошке, средства из петрушки с медом и из калгана с медом. Лечебное дыхание (приобретение, информация: info@5bn.at).

КРОВЬ

Кровь более чем на 40 % состоит из форменных элементов и чуть меньше чем на 60% –из плазмы. Все форменные элементы крови – это мезодермальная ткань, что неудивительно, т. к. и кости, в которых эти элементы образовались, тоже состоят из мезодермальной ткани.
Мы различаем красные кровяные тельца (эритроциты) и белые кровяные тельца (лейкоциты), а так же кровяные пластинки (тромбоциты). Показатели крови смотри в разделе «Лабораторные анализы», стр. 38.
Кровь символизирует земную жизнь и семейные связи. Красные кровяные тельца символизируют энергию, белые - очищение проблем, пластинки - связь.

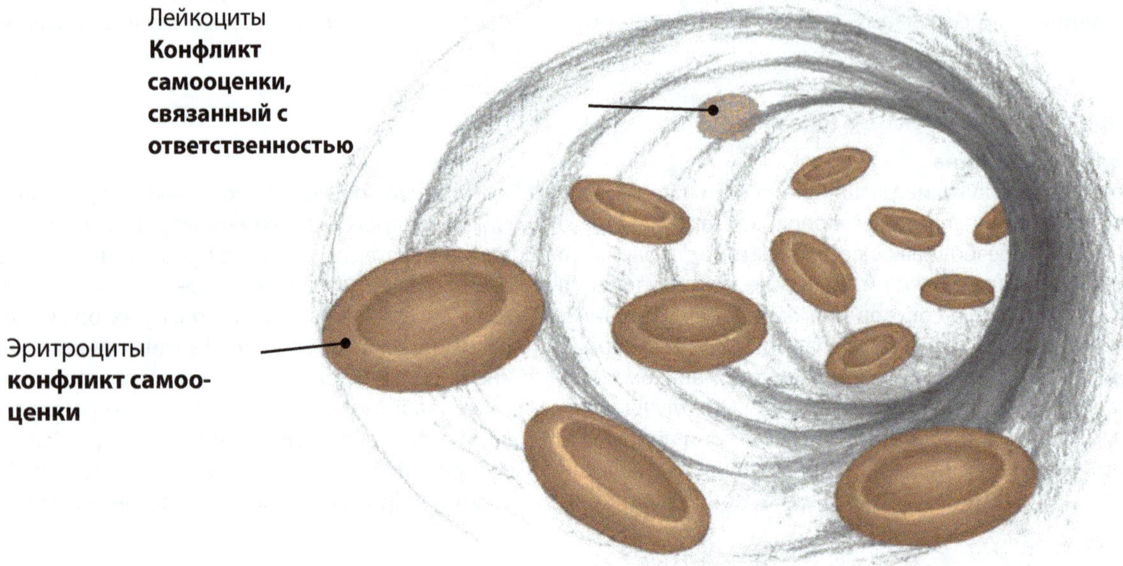

ОРБП костного мозга, производящего кровь

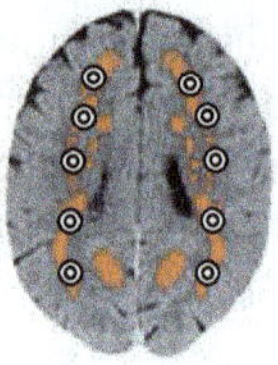

НОВАЯ МЕЗО

Малокровие (анемия)[1]

В ТМ под малокровием понимают дефицит красных кровяных телец (эритроцитов) или красного красящего вещества крови, гемоглобина. Такой дефицит делает кровь жиже, и у пациента не хватает сил. Красный - символ энергии и борьбы - двух важных аспектов жизни (энергия Марса).

Конфликт — Конфликт самооценки. Мало веры в себя и чувства собственного достоинства, ничтожная воля к жизни, мало готовности бороться. Причина обычно скрывается в детстве: Человек чувствовал себя недостаточно любимым или оцененным. Женщины затронуты недугом чаще - рождение: «Всего лишь девочка!»

Примеры — ❁ *Ребенок (сейчас ему 9 лет) рождался с помощью вакуум-экстрактора. Поскольку состояние было критическим, ему пришлось два месяца провести в больнице. Мать была рядом не всегда, чаще он оставался один. Когда младенцу исполнился год, родители начали строить дом, отправив его к бабушке. = Обширный конфликт самооценки, сопровождающийся рецидивами, как только мальчик пошел в школу. По будним дням у него, как правило, холодные руки, в выходные они теплеют. Ему все время хочется спать в маминой постели. У ребенка наблюдается дефицит красных кровяных телец и низкий гемоглобин (угнетение процесса кроветворения - гемостаза = анемия). Кроме того, он слишком мал для своего возраста (угнетение роста костной ткани). Лучшей терапией для самооценки мальчика была бы возможность быть рядом с мамой, как только он захочет* (архив автора).

−+

1 Хамер. Научная таблица Германской Новой Медицины. Стр. 65. 77.

Отец семейства после многолетних ссор наконец разводится с женой. Из-за предвзятого, как ему кажется, отношения к нему судьи жене удается выиграть дело. = Обширный конфликт самооценки (кости) и половой конфликт (простата). При прохождении профилактического обследования выясняется, что показатель ПСА повышен и равен 6,5. Пациент попадает в жернова ТМ: операция на простате > импотенция, недержание мочи > дальнейшие проблемы с самооценкой > снижение гемостаза > диагноз - анемия > необходимость применения большого количества консервантов крови. Когда пациент вступает в фазу ремонта от своего конфликта самооценки, начинаются сильные боли в костях (архив автора).

Активная фаза Диссимиляция костной ткани, ограничение процесса кроветворения (гематопоэз) в костном мозге. > Уменьшение числа циркулирующих кровяных телец в фазе активного конфликта или при повторяющемся конфликте = малокровие. Симптомы: усталость, бледность, озноб, проблемы с концентрацией. Анализы стр. 38.

Ремонт/исцеление В первой фазе ремонта малокровие становится еще более выраженным, но это только кажется - из-за того, что кровь вследствие обусловленного ваготонией расширения сосудов оказывается «разбавленной» дополнительным количеством сыворотки (низкий гематокрит). На самом деле выработка эритроцитов уже идет полным ходом, вследствие чего их истинное (абсолютное) количество растет.

Биосмысл В активной фазе: Тех, кто не может дать достаточно, исключают из соревнований. После фазы ремонта: Тот, кто вступил в бой, сильнее, чем до этого.

Примечание Анемия может развиться и при низком потреблении железа (неправильное питание) и хронических кровотечениях (напр. сильные менструации, кровотечение из пищевода, желудка или кишечника).

Вопросы Исключить другие причины (очень сильные менструальные кровотечения, другие кровотечения, дефицит железа). Когда началась анемия? (Конфликт имел место раньше) Почему самооценка низка? (Девочка вместо мальчика, детство, учитель). Что с самооценкой у родителей? (Искать отпечатки). Что повлияло на родителей? Я борюсь, если это необходимо?

Терапия Выявить и разрешить конфликт и отпечатки. Психологическая установка: *«Я уверен в себе, единственен и ценен. Я иду по жизни и готов бороться»*. Разбудить энергию Марса. 3 раза в неделю суп на говяжьих костях, есть рыбу и птицу. Ежедневно 1 ст. л. рыбьего жира. Настои: девясил, крапива, яснотка, золототысячник, аир, тимьян, хвощ полевой, женьшень. Питание: красная свекла, чеснок, помидоры, красное вино, яблоки, черная смородина, мед, льняное масло (Омега 3). Раствор 3% перекиси водорода внутрь. Коллоидное золото, вит. Д3, натуральная бура внутрь (приобретение, информация: info@5bn.at). Цветы Баха: лиственница, дуб, золототысячник. Св. Хильдегарда: экстрагон (пряность). Солнечные ванны, солярий, красный свет. Лечебное дыхание. Соли Шюсслера № 2 и 8. Спирулина. Чесночно-лимонный напиток. При необходимости – ТМ-вливания эритроцитарной массы.

Уменьшение содержания лейкоцитов (лейкопения)

Как и красные кровяные тельца, белые вырабатываются преимущественно костным мозгом плоских костей. Организм вызывает их к воспалениям (как пожарную команду). Там они помогают в разрушении инородных тел или тканей.

Конфликт Конфликт самооценки, при котором человек чувствует себя ответственным за все. Человек думает, что он лично ответственен за все строительные площадки (как пожарная команда и как лейкоциты) и переходит границы возможного. Человек берет на себя заботу обо всем. Напр., инвалиды, проблемы в отношениях других людей, разрешение споров на рабочем месте) Типичный конфликт первенца, или если брат или сестра инвалиды (ранняя ответственность).

Пример *Знакомая с пятью Биологическими Законами терапевт становится свидетельницей сильного приступа астмы у собственного сына. При этом она испытывает заместительный конфликт самооценки применительно к грудной клетке, поскольку не в состоянии помочь своему ребенку. В активной фазе конфликта у нее ограничивается процесс кроветворения. ТМ в этом случае ставит диагноз «лейкоцитопения», на которую и возлагается ответственность за подверженность пациентки инфекционным заболеваниям. Когда ей удается выйти из этого состояния, у нее начинаются сильные боли в области грудины и четвертого ребра. = Фаза ремонта с избыточной выработкой белых кровяных телец (ср. www.germanische-heilkunde.at).*

Активная фаза	Ограничение процесса кроветворения в костном мозге (гематопоэз) > снижение количества белых кровяных телец = лейкоцитопения. Если кровотворение не повышается: **рецидивирующий конфликт.**
Ремонт/исцеление	Небольшая незамеченная или действительно диагностицированная лейкемия. См. ниже и «Лабораторные анализы» стр. 38.
Вопросы	Когда появилась лейкопения? (Конфликт продолжается с тех пор). Почему я считаю себя всегда ответственным? (Искать отпечатки в детстве). Мне нравится быть нужным? Почему?
Терапия	Найти и разрешить конфликт и отпечатки. Искать, где любовь - там и решение. Психологическая установка: *«Я полон легкости и вверяю себя в руки Господа»*. Указания по лечению см. выше.

Рак крови (лейкоз, острый или хронический миелоидный лейкоз, хронический нейтрофильный лейкоз, хронический эозинофильный лейкоз, истинная полицитемия, мастоцитозный лейкоз, лифобластный лейкоз, хронический лимфолейкоз, волосатоклеточный лейкоз)[2]

Та же ОРБП, что и выше (см. лейкопения). Под лейкозом понимают усиленную выработку белых кровяных телец, причем преимущественно в форме незрелых лейкобластов.

Конфликт — Конфликт самооценки (см. выше), но в зависшей форме: человек настаивает на принятии ответственности/взятии всего на себя, иногда с чувством вины. Диагноз - уже дилемма.

Примеры

➜ *Ребенок думает, что он ответственен за постоянные ссоры родителей.*

❁ *У 50-летней пациентки 18 месяцев тому назад диагностируют хронический лимфолейкоз (ХЛЛ).*
История конфликта: четыре года тому назад у мужа пациентки случилось кровоизлияние в мозг – он, потеряв дар речи, лежит в постели. Врачи в клинике объясняют пациентке, что улучшения возможны только в течение первого года после инсульта, дальше все останется без изменений. С этого момента она денно и нощно трудится над реабилитацией мужа, мало спит, совмещает уход за мужем, работу, домашнее хозяйство и детей, на границе возможного. = Общий конфликт самооценки - я не справлюсь. > Ограничение процесса кроветворения в спинном мозге. > Наряду с синдромом эмоционального выгорания ей ставится диагноз «анемия». Когда через два года ее муж полностью восстанавливается и даже начинает ездить на велосипеде, она впадает в глубокую ваготонию. Обычно очень активная и оптимистичная, она становится вялой, усталой, от былой энергии не остается и следа. На основании лейкоцитоза на уровне 10800-13500 (при норме не более 9000) ей ставится диагноз «лейкоз». Следует целый ряд детальных исследований крови, а вместо химиотерапии избирается обычная для ТМ тактика выжидания. В это время пациентка знакомится с 5 Биологическими Законами и видит свою «болезнь» другими глазами (архив автора).

❁ *Мужчина чуть старше 30-ти лет проходит испытательный срок в качестве дворника, в конце которого слышит жесткий приговор руководителя: «Очень жаль, но Вы, оказывается, даже не в состоянии подметать улицы. Вам придется искать себе другую работу». = Обширный конфликт самооценки. В течение полугода он пребывает в совершенно подавленном состоянии, после чего находит место торгового представителя, которое ему очень подходит = разрешение конфликта. В лейкозной фазе ремонта возникают боли в костях всего тела* (Клаудио Тупиано, «Спасибо, доктор Хамер», стр. 253).

❁ *Молодая мать отнимает двухлетнего сына от груди, чтобы хватало молока годовалой дочери. Малыш, которого некоторое время кормили параллельно с сестрой, очевидно воспринял это как «мама меня больше не любит» = конфликт самооценки (челюсть) - «мне больше нельзя сосать». После разрешения конфликта у него начинается озноб, температура дохо-*

НОВАЯ МЕЗО

−+

2 Хамер. Научная таблица Германской Новой Медицины. Стр. 65, 77.

НОВАЯ МЕЗО

	дит до 40, он спит по 48 часов подряд. В течение шести недель наблюдаются все симптомы лейкоза: слабость (он не может встать), боли в костях, особенно в челюсти, длительный сон. Через шесть недель мальчик полностью восстанавливается (ср. www.gnm-forum-eu/board).
Фаза	**Зависший ремонт.** Продолжительное повышенное выделение лейкоцитов. Лейкозу предшествует лейкоцитопения в активной фазе. Вследствие их интенсивного выделения в кровь попадает большое количество незрелых клеток. Одновременно у пациента часто наблюдаются симптомы ваготонии (усталость, головные боли и т. д). Усиление синдромом (активные почечные лоханки).
Биосмысл	С большим числом лейкоцитов человеку легче справляться с проблемами.
Вопросы	У детей, как правило, приобретенный конфликт (сфокусироваться на ситуации родителей). Когда появились симптомы? (Тогда должно было разрешиться что-то большое, что угнетало раньше). Почему я беру на себя так много? Что могло оставить этот отпечаток? Какие преимущества у меня от этой болезни? (Не нужно ничего больше доказывать, потому что я болен; получить внимание/любовь).
Терапия	Найти и разрешить конфликт и отпечатки. Искать, где любовь - там и решение. Психологическая установка: *«Мне не нужно больше нести это - теперь мне легче». «Я остаюсь позитивным, даже если придется подождать». «Бог даст мне терпения».* Дыхательная гимнастика. Сопутствующие мозговые симптомы стр. 60. 3%-ый раствор перекиси водорода, натуральная бура внутрь. В случае необходимости – вливания элементов крови. Трансплантация стволовых клеток нерекомендована.

−+

Малярия - серповидно-клеточная анемия (дрепаноцитоз)

Малярия вызвана инфекцией простейших паразитов (плазмодиев). Ее переносит определенный тип тропических комаров. Серповидноклеточная болезнь также встречается только в малярийных районах и представляет собой адаптацию к этой инфекции. При этом заболевании находят - видимые под микроскопом - искривленные в форме серпа эритроциты. «Недостаток» этой болезни, что некоторые из больных умирают (от так наз. гемолитического кризиса). «Преимущество», что выжившие больше не заболевают малярией, потому что плазмодии -малярийные паразиты - не переносят деформации эритроцитов.

Конфликт	Нужно сопротивляться малярийному паразиту.
Активная фаза	В некоторых случаях смерть.
Ремонт/исцеление	Искривление эритроцитов, чтобы отнять у плазмодиев средства к существованию.
Биосмысл	Защита против угрожающих жизни паразитов, чтобы сохранить вид.
Терапия	При малярии и серповидно-клеточной анемии, на мой взгляд, симптоматически ориентированные меры ТМ полезны, как и защита от укусов насекомых. Химиопрофилактика сомнительна. Какие психические причины подготавливают почву для инфекции, мы еще не знаем.

Анемия, вызванная дефицитом витамина B12 (пернициозная анемия)

Для нормального протекания процесса кроветворения организму необходимо достаточное количество витамина B12 (кобаламина). Он вырабатывается кишечными бактериями и извлекается из пищи в тонкой кишке с помощью желудочного белка (гастромукопротеид). Симптомы, как у обычной анемии: усталость, слабость, бледность кожи.

Возможные причины:

- Конфликт самооценки в активной фазе + активный конфликт ареала (язва желудка, стр. 194).
- Обкладочные клетки желудочных желез вырабатывают слишком мало гастромукопротеида > рецидивирующий конфликт или зависший ремонт слизистой оболочки желудка - конфликт невозможности переварить что-либо (стр. 196).
- Нарушение процесса усвоения витамина B12 в тонкой кишке (синдром мальабсорбции): рецидивирующий конфликт слизистой тонкой кишки. - Конфликт невозможности переварить что-то, как правило, с аспектом истощения (стр. 200).
- Удаление желудка или тонкой кишки.
- Недостаточное поступление витамина B12 вследствие несбалансированного питания.

Терапия: в соответствии с причиной.

Склонность к кровотечениям (гематомы, кровотечение из носа), гемофилия

Свертывание крови представляет собой один из наиболее сложных биохимических процессов в организме и не может быть связано с одной ОРБП. Печень, селезенка, почки, костный мозг и кровеносные сосуды при этом сотрудничают, так что следует говорить о комплексе ОРБП. Цель организма - жидкая кровь, которая в случае кровотечения - в месте кровотечения - тем не менее быстро свертывается. К этой картине болезни относится и синдром Ослера.

Нет четкой границы между склонностью к кровотечениям и гемофилией. Наследственная гемофилия встречается почти исключительно у мужчин.

Конфликт	1. Конфликт, когда человек был слишком тесно связан с семьей или группой, и поэтому оказался в опасности. Хочется меньше семьи (дистанцирование). Конфликт, когда следовало бы идти собственным путем (подальше от семьи). 2. Конфликт, когда сам человек или его предки испытывали невыносимые мучения, желая истечь кровью.
Примеры	❁ Пациент счастлив, что у него мало общего с семьей. > Постоянные синяки, кровотечения из носа.
Активная фаза	Снижение свертываемости крови. Тяжесть расстройства коагуляции коррелирует с интенсивностью конфликта.
Ремонт/исцеление	Повышение свертываемости крови. Кровь снова становится более густой за счет факторов свертывания крови.
Биологическое значение	1. Попытка организма сделать связь между членами семьи (клетки крови) более свободной. 2. Быстрая/безболезненная смерть в случае травмы.
Вопросы	Что я думаю о бытии членом группы или семьи? Горький опыт? Что я думаю о рабстве и свободе? Что могло оставить этот отпечаток? Как к этому относились предки? Обстоятельства смерти предков? Кто-то страдал от раны/мучился? Как я сам чувствую себя с этим? Как я себя чувствую при просмотре фильмов о войне/видя чьи-то страдания?
Терапия	Найти и разрешить конфликтов и отпечатки. Терапия ТМ при гемофилии, несомненно, действенна.

Повышенная кровоточивость (геморрагический диатез) другие причины

• **Костный мозг, производящий кровь, конфликт самооценки** - в активной фазе показатель гематокрита снижается вследствие уменьшения выработки кровяных телец. > Разжижение крови. В начале фазы ремонта кровь становится еще более жидкой из-за расширения сосудов и увеличения содержания сыворотки крови. > Склонность к кровоточивости (стр. 134).

• **Сосуды: конфликт самооценки:** Возвращающиеся конфликты делают сосуды хрупкими и способствуют кровотечениям. Обычно затронуты капилляры > пурпурные пятна (петехии). Стр. 141.

• **Почечные собирательные трубочки:** конфликт беженца в активной фазе и > Накопление жидкости не только в тканях, но и в крови. Разжижение крови, снижение гематокрита. > Легкая клонность к кровоточению (стр. 234).

• **Селезенка, конфликт самооценки (кровь)** в активной фазе: тромбоциты «захватываются» селезенкой и в ней же «откладываются». > Количество тромбоцитов в периферической крови снижается > склонность к кровоточению (стр. 151).

• **Антикоагулянты:** маркумар, аспирин и др. Химиотерпия также влияет на свертываемость крови.

Склонность к тромбозам (тромбофилия) Повышение свертывания (гиперкоагуляция)

Очень важная ОРБП - вернее, комплекс ОРБП (поскольку затрагиваются несколько органов). Повышенное свертывание распространено и является противоположностью к склонности к кровотечениям. Есть тенденция к образованию тромбов, что плохо, так как создаются условия, способствующие венозным тромбозам, инсультам, сердечным приступам, легочным эмболиям и инфарктам - что является определяющим фактором продолжительности жизни. Конфликт, ведущий к тромбозам, более распространен, чем тот, что вызывает гемофилию.

Конфликт	Что-то грозит распасться. Чувство, что семья/группа должна быть более связанной, чтобы защитить себя и других членов семьи/группы. Типично для семей, проживающих за рубежом: Одни в чужой стране, нужно держаться вместе.
|Примеры	❁ У 50-летней женщины было уже 2 тромбоза вен (явный признак этого комплекса ОРБП). Француженка, она вышла замуж в Австрии, у них 4 ребенка. Из-за сильной ностальгии возникает желание очень тесной связи с семьей. На каждый день рождения и праздник собирается вся семья - только тогда она счастлива. =

	Конфликт необходимости держать вместе членов семьи (архив автора).
Активная фаза	Повышенное выделение факторов свертывания крови (например, тромбина) в печень. Факторы свертывания крови представляет собой крошечные частицы белка с высокой связывающей способностью (как мука в супе). > Условия, благоприятствующие плазматической коагуляции, формирование «красных» тромбов, когда поток крови замедляется (например, при варикозном расширении вен или при фибрилляции предсердий).
Биосмысл	Улучшенная связь между клетками крови. - Попытка тела укрепить связь между членами семьи (клетки крови).
Ремонт/исцеление	Этот комплекс ОРБП протекает более или менее стабильно в качестве фона. Я предполагаю, что при разрешении конфликтов улучшается качество кровотока. Вероятность тромбозов должна в любом случае уменьшиться.
Примечание	Распад семей и стран, к сожалению, ведется нацеленно (младенцы в яслях, старики в домах престарелых, индивидуализм, пропаганда гомосексуализма и мультикультурализма). Наиболее широкое применение антикоагулянтов у пожилых людей (один из наиболее часто назначаемых лекарственных средств) является аналогом на уровне медицины > разрушение естественных связей.
Вопросы	Сплоченность моей семьи была/находится под угрозой? Предки были вынуждены покинуть дом? Мне бы хотелось более сильных связей? (Больше контакта с членами семьи, чаще встречаться, больше обмена). Что наложило на меня отпечаток? (История предков, спросить у родителей). Что я могу извлечь из этого? Что я хочу конкретно изменить, чтобы разрешить конфликт?
Терапия	Найти и разрешить конфликт и отпечатки. Искать, где любовь - там решение. Щелочная диета, регулярные аэробные упражнения на открытом воздухе, водные процедуры, сауна, проантоцианиды, чеснок, перекись водорода, бура внутрь, разжижающие кровь препараты назначаются в ТМ слишком быстро. По мнению автора, их долговременное применение редко имеет смысл. Варфарин вытесняет витамин К из печени и подавляет выработку факторов свертывания крови. Кумарины (варфарин) также используют в качестве крысиного яда. Менее вредна ацетилсалициловая кислота.

СПИД

СПИД не является самостоятельным «заболеванием». Это продукт пропаганды ВОЗ, вобравший в себя симптомы около 30 различных заболеваний, начиная от воспаления легких и заканчивая грибком на ногах.

СПИД также не является «инфекционным заболеванием». Вирус иммунодефицита до сегодняшнего дня не обнаружен и его болезнетворные свойства не доказаны, как и всех прочих «инфекций».

СПИД или ВИЧ изобрели в 1986 году врачи Монтанье и Галло. Беглого взгляда на «историю вопроса» достаточно, чтобы стало ясно, о каких прибылях идет речь. Вскоре после того, как тесты на антитела к ВИЧ заполонили мировой рынок, д-р Галло вместе с коллегами из национального онкологического института заявил об открытии некоей субстанции, подавляющей ВИЧ. Успех, вызвавший восхищение всего научного мира - одно за другим величайшие открытия: вначале возбудитель СПИД - ВИЧ, затем дифференцированный тест для «ВИЧ-инфицированных», а затем еще и спасительное «лекарство» азидотимидин (зидовудин), сокращенно – AZT, ZDV, в торговле -«ретровир» (Ср. Генрих Кремер, «Тихая революция онкологии и СПИД-медицины», на нем.: Dr. med. Heinrich Krämer, Die stille Revolution der Krebs- und AIDS-Medizin, 1. Aufl. 2001, Ehlers Verlag). Бессмысленно говорить, для кого полезно это открытие (о тестах на СПИД стр. 42). В соответствии с данными д-ра Хамера, положительный результат на СПИД демонстрируют испытуемые, пережившие конфликт, при котором «запах мужского члена висит в воздухе», что и откладывается в подсознании.

Почему люди умирают от СПИДа?

- От последствий шока, вызываемого диагнозом: конфликт страха смерти > круглоочаговый рак легких, конфликт страха за ареал > бронхогенный рак, неперевариваемый конфликт ярости > рак кишечника и т. д.
- От социальной изоляции (десоциализации) и вытекающих из нее конфликтов: *«Будь с ним поосторожнее, у него СПИД!»*
- От реального, существовавшего еще до диагноза «СПИД» недомогания, которое в связи с диагнозом приобретает особый вес.
- От коктейля «мультихимиотерапии».

Выжившие в течение длительного времени пациенты поголовно являются «отказниками» от химиотерапии и людьми, спокойно принявшими диагноз, каким-либо образом понявшими его абсурдность или хотя бы усомнившимися в нем и вытеснившими его из сознания.

Терапия

- Важнейшим моментом терапии является осознание пациентом бессмыслицы диагноза, избавление его от страха и прерывание отравляющего его ТМ-лечения.
- Обогащенные знанием пяти Биологических Законов, мы рас-

сматриваем отдельные симптомы у себя, равно как и у других пациентов, и пытаемся выявить, а затем и разрешить относящиеся к этим симптомам конфликты.

• После длительного применения химиотерапии необходима очистка организма: отказ от наркотиков, движение на свежем воздухе, чистое, сбалансированное натуральное питание, водные процедуры, сауна, перекись водорода в виде 3% раствора и натуральная бура для внутреннего применения (www.institut-ernaehrung-gesundheit.com), курс лечения чесночно-лимонным напитком, льняное масло (омега-3) и др.

Полиглобулия

Полиглобулия - это повышенное содержание эритроцитов в периферической крови вследствие их повышенного выделения костным мозгом.

Возможные причины:

• ОРБП костей: в конце фазы ремонта число красных кровяных телец кратковременно повышается.

• ОРБП легких или сердца: малая производительность сердца или легких. > Приспособление к обусловленному внутренними причинами кислородному голоданию.

• Нахождение на большой высоте > приспособление к обусловленному внешними факторами кислородному голоданию (высотные тренировки, горные восхождения).

КРОВЕНОСНЫЕ СОСУДЫ

Сосудистая система протяженностью 1000-100000 км восхитительна: сердце проталкивает лишь несколько начальных метров, «остаток» пути кровь должна преодолеть сама за счет перистатических ритмических сокращений сосудов и неизвестных двигательных сил. С точки зрения 5 Биологических Законов, при кальцинозе артерий речь идет не об «ошибке природы», а о ремонтно-восстановительных (отчасти избыточных) мероприятиях организма в рамках Особых Рациональных Биологических Программ. Следует внимательно отнестись к локализации кальциноза сосудов, поскольку конфликтов, ставших причиной их появления, два: отдельные артерии (в эволюционном смысле т. н. жабернодужные) реагируют на конфликты ареала, остальные артерии и вены реагируют на конфликты, связанные с самооценкой. По д-ру Сабба, кровь и сосуды связаны с конфликтами в семье.

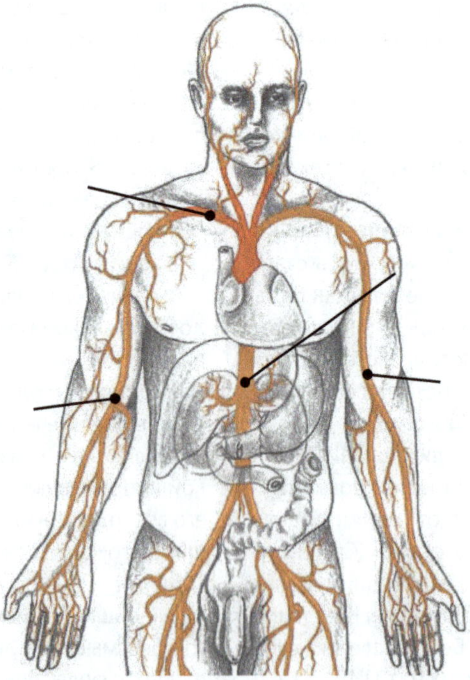

ОРБП других артерий

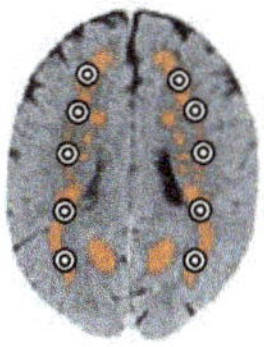

Индурация (атеросклероз) других артерий

Конфликт	1. Конфликт самооценки, затронувший кровоснабжение. Недостаточная циркуляция: Ощущение отрезанности от жизненных событий или от самьи (напр., детей, внуков). Жизнь проходит мимо. Человек считает, что от него хотят больших достижений (в спорте или в бизнесе). 2. Человек чувствует себя стиснутым, как в корсете (семьей, событиями).
Примеры	❁ *Муж запрещает жене водить их машину, встречаться с подругами, пользоваться интернетом. Из-за этого хронически повторяющегося конфликта (№1) на правой ноге (сторона партнера) - и только там – возникает сильный артериосклероз* (архив автора). ❁ *Рабочий весь день монтирует конструкцию с чувством неудовлетворенности: «Мог бы и побыстрее!» = Конфликт самооценки. После очередного периода стресса, приуроченного к новому году (= ремонт), он обнаруживает у себя закупорку артерии на ноге > операция* (архив автора).
Активная фаза	Диссимиляция клеток (некроз) внутренней сосудистой оболочки (intima), обычно бессимптомно.
Ремонт/исцеление	Восстановление и утолщение внутренней сосудистой оболочки посредством клеточного деления. Боли, припухлость = воспаление артерий (артрит). Остаточное явление - локальные утолщения. Вследствие рецидивов образуются отложения (бляшки), уменьшающие просвет сосуда. = Атеросклероз.
Биосмысл	Усиление стенок артерии для лучшей циркуляции крови.
Примечание	Питание играет важную роль в возникновении и терапии заболеваний сосудов. Учитывать сторону («мать-дитя», партнерство или локальный конфликт).
Вопросы	Когда был поставлен диагноз? (Конфликт, вероятно, произошел задолго до того). Левша или правша? Какая часть тела? Что этой частью тела делают? Меня касались сердечно-сосудистые заболевания (меня самого или членов семьи)? Что меня беспокоит с точки зрения здоровья? Я чувствую себя отрезанным от жизни или от моей семьи? Были ли какие-либо споры, которые меня изолировали? Я несу что-то за моих предков? Почему я чувствую себя таким образом?
Терапия	Стр. 126.

НОВАЯ МЕЗО

−+

«Болезнь витрин» = облитерирующее заболевание периферических артерий

Та же ОРБП, что и предыдущая.

Пример	❁ *У 70-летней бодрой женщины, в течение нескольких дней правая нога (партнер) синеет. Когда она идет в больницу, ей немедленно вшивают байпас - нога сохраняется. История: Она страдает, потому что ее муж становится все более пессимистичным в последние месяцы и ничего не хочет делать. Он сидит целый день в квартире. = Конфликт, она чувствует себя отрезанной от потока жизни - зависший конфликт (архив автора).*
Фаза	**Рецидивирующий конфликт** или зависший ремонт: избыточный ремонт стенок сосудов. > Образование атеросклеротических бляшек в бедренной артерии. > Уменьшение диаметра сосуда. > Нарушение кровоснабжения ног. > Боли в ногах или холодные конечности из-за недостатка кислорода. > Ходьба возможна только с вынужденными перерывами (остановками у витрин), поскольку мышцам не хватает кислорода = «болезнь витрин».
Примечание	Возможно в комбинации с острым конфликтом расставания в отношении надкостницы > плохое кровоснабжение > недостаточное снабжение тканей ног (холодные ноги, боли в симпатикотонии). При закупорке больших сосудов периферические части тела - концы пальцев конечностей - могут приобретать темную окраску или отмирать (гангрена).
Терапия	Вопросы см. выше. Выявить и разрешить конфликт, вызвавшие проблему отпечатки, убеждения. Психологическая установка: *«Я доверяю моему телу и кровообращению» Представление, что я плыву в реке.* Гимнастика, движение, водные процедуры, классический и акупунктурный массаж, лимфодренаж. Св. Хильдегарда: обувь или стельки из шкурки барсука. Перекись водорода в виде 3%-раствора внутрь и наружно. Спирулина. Рыбий жир. См. также раздел «Атеросклероз коронарных артерий сердца» на предыдущей странице.

Опухоль кровеносного сосуда (гемангиосаркома, ангиосаркома)[1]

Обычно расположенные на лице или губах, в 75 % случаев врожденные, красновато-синюшные пузыри. В отличие от родовых пятен и винных пятен, расширены большие и глубоколежащие кровеносные сосуды (кавернозные гемангиомы), и существует тенденция раста. > Поэтому следует разрешить конфликт.

Конфликт	Семейный конфликт самооценки по отношению к речи (губам), мышлению (голова), слуху (ухо). У детей, причина всегда лежит в родителях/предках.
Фаза	**Зависший ремонт** - деление клеток сосудистой стенки = гемангиосаркома.
Вопросы	Есть ли предки, которые также страдают от этого симптома? Как проходила беременность? Что меня тронуло? Проблемы в семье в связи с данным вопросом? У меня есть подобные убеждения, как у моих предков? Аналогичные ситуации в жизни? Что поможет разрешению?
Терапия	Выявить и разрешить конфликт и вызывающие его отпечатки и убеждения. Вит. Д3, перекись водорода, возм. В-блокатор ТМ.

Аневризма аорты, стеноз брюшной аорты или общей подвздошной артерии

НОВАЯ МЕЗО

Конфликт	Конфликт самооценки, связанный с убеждением, будто кровь циркулирует плохо или слишком медленно. По д-ру Сабба: конфликт с членом семьи, который требует чего-то.
Пример	➜ *Пациент узнает в ходе обследования о сильном обызвествлении его коронарных сосудов* ❁ *Пациентка переносит инфаркт миокарда, после чего врач сообщает ей, что ее сердце работает лишь на 45%. Теперь она уверена, что циркуляция крови нарушена. В фазе ремонта случается почти полная закупорка брюшной артерии* (архив автора).
Фаза	При з**ависшем активном конфликте** - диссимиляция ткани стенки артерии > ослабление > аневризма. При з**ависшем ремонте** - деление клеток и утолщение внутренней оболочки аорты > постепенное сужение. Закупоривание аорты после многочисленных рецидивов.
Примечание	Обычно аневризмы обнаруживаются в брюшной аорте. Как правило, эти участки атеросклеротически изменены, что указывает на существование продолжительного конфликта. Многие аневризмы остаются незамеченными. При разрыве такой стенки сосуда возникает угроза жизни, т. к. в брюшной полости происходит обильное кровотечение (массивное кровоизлияние).
Терапия	**Вопросы см. выше.** Выявить и разрешить конфликт и вызывающие его отпечатки и убеждения. Психологическая установка: «Циркуляция моей крови не вызывает опасений». «Успокоимся с семьей». Перекись водорода 3% внутрь и наружно. Спирулина. При разрыве стенки сосуда экстренная операция.

Вазодилатация на лице (купероз), розацеа (розовые угри), ринофима

Из купероза может развиться розацеа и, наконец, ринофима. Эти три заболевания - ступени одной и той же ОРБП. Разрешение конфликта может привести к исцелению/улучшению на каждом из этапов.

Конфликт	самооценки: семья (кровные родственники) не признают/ не принимают. Если затронут нос (ринофима), пациент, по опыту, чувствует себя недостаточно в центре (семейной жизни/событий; нос = центр лица).
Пример	Кто-то чувствует себя исключенным из семьи. ❁ *60-летняя мать троих детей разведена с мужем. К сожалению, ее не приглашают на некоторые семейные праздники. Она чувствует себя снаружи - больше не в центре внимания семьи, где она хотела бы быть. В результате - розацеа на носу (архив автора).*
Фаза	Ослабление капилляров (новая мезодерма) при активном конфликте (днем), реконструкция в фазе ремонта (ночью). Рецидивирующий конфликт. Вазодилатация (купероз) через нескольких месяцев > в течение года розацеа. > Возможно образование увеличенного

1 Хамер. Научная таблица Германской Новой Медицины. Стр. 67, 79.

красного носа (ринофима).

Биосмысл — Покраснение лица/красный нос притягивает внимание (как светофор). Показать родственникам, что в венах течет та же самая кровь.

Вопросы — Откуда отпечаток, что меня не принимают? Кто в семье реагирует подобным образом?

Терапия — Найти и разрешить конфликт и отпечатки. Искать, где любовь - там решение. Щелочное питание. Средства для сосудов: олигомерные проантоцианидины, гинкго, конский каштан, в случае необходимости удаление лазером. Разрешение конфликтов.

ОРБП микромышц сосудов

ОХ в среднем мозге - топография еще неизвестна

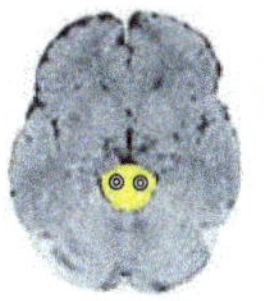

Гипертензия из-за напряжения сосудов

Наиболее распространенный тип высокого кровяного давления. Низкое или высокое кровяное давление крайне зависят от семьи. Следовательно, речь идет о семейной проблеме, конфликте, затрагивающем поколения.

Конфликт — Конфликт напряженности. Считать, что только напрягаясь, «делая», можно идти по жизни. Позволять давить на себя другим и оказывать давление на других. Д-р Сабба: Необходимость терпеть давление/ограничение со стороны семьи (семья символизирует кровь). В некоторых семьях есть тот, кто требует порядка и остальные, которые от этого страдают. Это трение повышает кровяное давление - обычно у обеих сторон.

Активная фаза — Непрерывное напряжение гладких мышцах сосудов > повышенное артериальное давление.

Биосмысл — Дополнительное напряжение сосудов упорядочивает кровоток (семейную жизнь). Напр., при резком поднятии не затекают члены. Человек оказывается всегда готовым к действию.

Ремонт/исцеление — Нормализация сосудистого тонуса и артериального давления. Возможно колеблющееся кровяное давление при кризисе исцеления.

Примечание — Часто речь идет о направленности на результат и давлении в течении нескольких поколений. Люди, которые постоянно находятся «под напряжением» и волнуются из-за каждой мелочи. Некоторые из них внешне спокойны, но внутри они напряжены. = Недостаток спокойствия

Вопросы — Почему я думаю, что я должен вмешиваться во все? Как я отношусь к мнению других людей? Каковы неписанные правила семьи? Кто в семьи судья? Дисциплина имеет смысл?

Терапия — Меньше суждений, порядка, дисциплины. Больше толерантности - «оставить в покое» других. На фоне конфликта становится ясным позитивное влияние спорта на выносливость при гипертонии: человек бежит/выходит за рамки, вдаль, без принуждений и ограничений > расслабление мышц сосудов > снижение кровяного давления. См. также стр. 65.

Болезнь Рейно

У людей с синдромом Рейно белеют пальцы или концы пальцев, как будто они собираются отмереть, приступообразно, особенно в холодную погоду (их называют в народе „пальцами покойника“).

Конфликт — Не хочу трогать/чувствовать смерть или холодные трупы (животных).

Фаза — **Зависший активный конфликта/кризис исцеления.** Напряжение мышц сосудов > недостаточное кровоснобжение > побеление, боли в симпатикотонии.

Пример — ❁ Ныне 53-летняя женщина до 25 лет была вынуждена работать в мясной лавке родителей. Ей было непрерывно противно. = Конфликт - не хотеть чувствовать мясо (туши животных). В холодную погоду она регулярно страдает от болезни Рейно. В 43 она прошла курсы по профессии ее мечты, массажистки. С тех пор симптомы исчезли (архив автора).

Вопросы — Когда появились симптомы? Опыт с мертвым человеком/животным. Опыт с трупами у предков? Когда я вошел контакт с мертвым существом? Я мог справиться с этим? Был ли отработан опыт?

Терапия — Найти и, по возможности, разрешить конфликт, „рельсы“ и отпечатки. Согревать.
Психологическая установка: «Я признаю, что было и полностью смиряюсь с происшедшим.»

ОРБП вен нижних конечностей

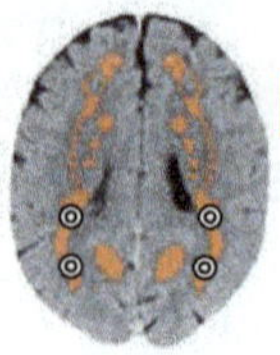

Воспаление вен нижних конечностей (флебит, тромбофлебит)[1]

Конфликт — Конфликт утраты самооценки, «гиря на ноге». Ограничение личной свободы. Человек таскает за собой тяготы прошлого как ненужный балласт. Конфликт невозможности вернуться назад (как кровь), или человек чувствует, что семья отягощает его.

Пример — *Молодая женщина беременна и воспринимает ребенка как «гирю на ноге». Ее личная свобода сильно ограничен, днем и ночью она «приставлена» к будущему младенцу. В активной фазе клетки подверглись диссимиляции, восстановление = воспаление вен в фазе ремонта* (архив автора).

Пациент чувствует себя «прикованным» к своему рабочему месту. Он постоянно думает о том, чего он из-за этого лишается «на воле». Образуются варикозные вены на правой ноге (партнер) (архив автора).

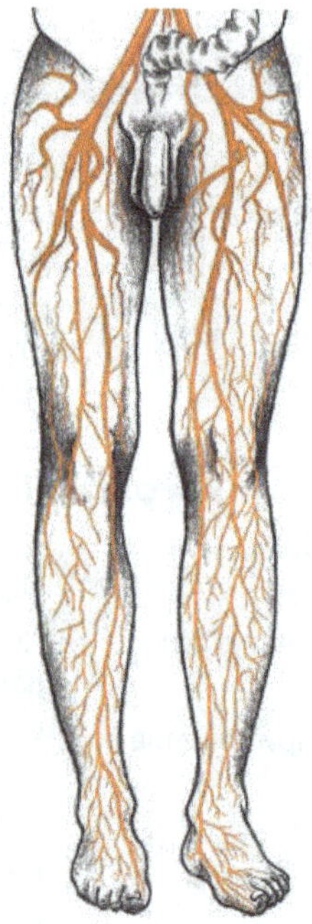

Активная фаза — Незаметная диссимиляция клеток (некроз) внутренней сосудистой оболочки (intima).

Ремонт/исцеление — Восстановление и утолщение внутренней сосудистой оболочки посредством деления клеток. Вена горячая и покрасневшая, боли, припухлость = воспаление вены.

Кризис исцеления — Сильные пульсирующие боли вен, озноб.

Биосмысл — Усиление стенки вен.

Примечание — При сильной припухлости часто ставится диагноз «тромбофлебит» (закупоривание тромбом + воспаление. См. «Склонность к тромбозам», стр. 138. Усиление синдромом. Учитывать сторону: мать-дитя или партнерство.

Терапия — Конфликт разрешен. Сопровождение пациента, избежание рецидивов. Компрессионные чулки, приподнятое положение ноги, холодные обливания, плавание в холодной воде, лимфодренаж, ферментный препарат, соли Шюсслера № 1, 3. Щелочная диета, часто гречка. Вит. Д3. Коллоидное серебро внутрь и наружно. 3% раствор перекиси водорода внутрь и наружно. Натуральная бура, льняное масло и спирулина внутрь. Курс лечения чесночно-лимонным напитком. Св. Хильдегарда: компрессы с крапивным соком и коноплей. Целесообразны ТМ-инъекции гепарина.

Тромбоз вен нижних конечностей, флеботромбоз вен нижних конечностей

Та же ОРБП, что и выше.

Фаза — Рецидивирующий конфликт - **зависший ремонт**. Тромбоз вен нижних конечностей происходит в том случае, если атеросклеротически сузившаяся вена вступает в фазу исцеления: припухлость вследствие восстановления + атеросклеротические бляшки + **синдром** = тромбоз. См «склонность к тромбозам», стр. 138.

Терапия — Выявить и разрешить конфликт и отпечатки, чтобы зависший ремонт завершился. При активности конфликта беженца - разрешить его. Психологическая установка: *«Я свободен и независим», «Я имею право наслаждаться»*. Терапия – см. «Воспаление вены». Целесообразны ТМ-инъекции гепарина.

Расширенные вены (варикозы)[1]

Та же ОРБП, что и выше.

Термин «варикоз» происходит от латинского varix – «вздутие».

Конфликт — Конфликт «гири на ногах», потеря самооценки (см. выше).

1 Хамер. Научная таблица Германской Новой Медицины. Стр. 68, 79.

НОВАЯ МЕЗО −+

НОВАЯ МЕЗО

−+

Пример

59-летняя пациентка с нетерпением ждет выхода на пенсию и заранее радуется предстоящей свободе, планируя путешествия и развлечения. Но через два года заболевает мать, которой требуется постоянный уход. И хотя мать живет в доме престарелых, дочери не до путешествий; ее мучает совесть, если не удается часто проведывать больную. Мать становится для нее «гирей». Когда пациентке удается справляться с ситуацией, конфликт вступает в фазу ремонта, а по прошествии ряда лет возникает варикозное расширение вен (архив автора).

Фаза

Рецидивирующий конфликт, зависший ремонт. – Вялотекущее воспаление вен > утолщение вены. Эта ОРБП затрагивает и венозные клапаны, из-за чего часто возникает рубцовое перерождение ткани. > Неплотные клапаны не могут противостоять давлению столба крови. > Расширение, утолщение и извилистость вены = варикозное расширение вен.

Примечание

Свою роль играет и гладкая сосудистая мускулатура: ее утолщение в конфликтоактивной фазе компенсируется природой через истончение сосудистой стенки. После завершения ОРБП гладкая мускулатура остается утолщенной. > Утолщенная вена - «извилистая вена» - «варикозно расширенная вена».

Учитывать сторону («мать-дитя», партнерство или локальный конфликт) (напр., при ранах).

Вопросы

Варикозное расширение вен появилось постепенно или неожиданно? (Внезапно - указание на конкретное запускающее событие). Что меня ограничивает? (Ребенок, инвалидность). Чего мне не хватает? (Путешествий, свободных дней). Что было бы ценой свободы? Какие черты характера можно развить при этом ограничении? У моих предков было варикозное расширение вен? Какие общие закономерности существуют? Какие конкретно ограничения были у предков? Я должен продолжать нести это?

Терапия

Выявить и разрешить конфликт и вызывающие его отпечатки и убеждения, чтобы исцеление завершилось. Психологическая установка: *«Я свободен и независим, как птица». «Я сбрасываю балласт». «Моя семья имеет и позитивные легкие стороны». «Развитие или удовлетворение эго?»* Движение, спорт, гимнастика, плавание и т.д. Компрессионные чулки. 3% раствор перекиси водорода внутрь и наружно. Щелочная диета, особенно гречка, льняное масло, следить за весом. Не сидеть и не стоять слишком долго, размещать ноги повыше. Курс водолечения по методу д-ра Кнайппа, холодные обливания. Коллоидное серебро внутрь и наружно. Лимфодренаж, массаж, соли Шюсслера № 4, 9,11. Курс чесночно-лимонной терапии. Кейси: обертывание с листьями коровяка, чай из коровяка. Втирания или обертывания из холодного отвара дубовой коры. Хирургическое вмешательство при необходимости: не оперировать на ранней стадии, но и не слишком поздно. Вышеназванные процедуры рекомендованы также для послеоперационного периода.

Открытая рана на ноге – язвы на нижних конечностях

Комбинация конфликтов

- **Интенсивный конфликт расставания**, действующий на надкостницу – активная фаза или рецидивирующий конфликт > плохое кровоснабжение – недостаточное кровоснабжение тканей ног > холодные ноги, боли в симпатикотонии (стр. 301).
- Если затронуты **вены** (чаще всего): **конфликт «гири на ногах»** – рецидивирующий конфликт – белое мозговое вещество - мезодерма > плохая проводимость дегенерирующих вен и клапанов > воспаления вен, варикозные вены, в основном на внутренней стороне ног.
- Если затронуты **артерии** (реже): **конфликт самооценки** относительно кровоснабжения и его локализации – рецидивирующий конфликт > плохое кровоснабжение – недостаточное снабжение кислородом – гибель тканей > проявление по большей части на внешней стороне ног.
- **Конфликт обезображения**, касающийся кожи («Посмотри на эти вены!») – зависший ремонт или рецидивирующий конфликт. Истончение кожи вследствие казеоза.

Примечание

Ухудшение наступает из-за повышенной кислотности, гиподинамии, постоянного положения стоя, избыточного веса.

Терапия

- Разрешить конфликты, чтобы начался процесс исцеления.
- Облегченное, богатое основаниями питание, особенно гречка, спирулина.
- Движение, гимнастика, бандаж для уменьшения нагрузки.
- Листья белокочанной капусты отбить до мягкости и приложить.
- При необходимости - компрессионные чулки, перекись водорода.
- Коллоидное серебро, натуральная бура для внутреннего и наружного применения.
- Витамины B3 или лечение керосином.
- Другие методы см. «Варикозное расширение вен».

ОРБП коронарных артерий сердца

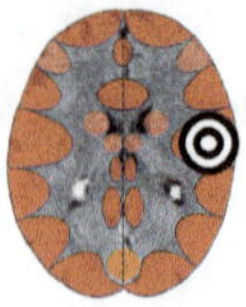

Атеросклероз коронарных артерий сердца, левой и правой сонных артерий, восходящей аорты, правой подключичной артерии и в дуге аорты[1]

Конфликт Конфликт утраты ареала у мужчин или, реже, женский сексуальный конфликт утраты ареала (учитывать сторону, гормональный фон и предшествующие конфликты – стр. 124 и примеры).

Ткань Внутренняя сосудистая оболочка – эктодерма. Эти короткие участки сосудов эволюционно развились из жаберной дуги и их внутренняя поверхность покрыта слоем чувствительного плоского эпителия. Относится ли сюда и левая подключичная артерия и брюшная аорта, неясно.

Активная фаза Ограничение функции, одновременно онемение подлежащей гладкой мускулатуры (кольцевидные ее части), позже диссимиляция клеток (язва) внутренней поверхности (intima) сосудов на затронутых участках > увеличение сечения. Эти «провалы» практически никогда не диагностируются, потому что приверженцы ТМ ищут сужения, а не расширения внутреннего диаметра. Боли в активной фазе конфликта по глоточно-слизистой схеме = стенокардия.

Биосмысл Увеличение сечения > больший прилив крови (био-тюнинг). Повышение жизнедеятельности с целью возврата утраченного ареала или его содержания. Напр., возврата себе рабочего места или девушки (= второй шанс).

Ремонт/исцеление Ремонт, восстановление слоя плоского эпителия изнутри = атеросклероз в ТМ. Обычно это – зависший ремонт. Припухлости при выздоровлении > локальные сужения сосудов (стенозы). **При рецидивах конфликтов отложения (бляшки) утолщаются и становятся более компактными, со временем делая сосуды более жесткими = картина атеросклероза.**

Примечание Важнейший стройматериал для такого ремонта – холестерин. Это жиро-белковое соединение является сырьем для выработки почти всех гормонов и других важных веществ (стр. 38).

Атеросклеротические сужения сонной артерии (стенозы) выявляются с помощью ультразвука. Зачастую это вызывает у пациентов совершенно необоснованный страх, т. к. небольшое сужение сосудов в зрелом возрасте - нормальное явление. Кальциноз сонной артерии считается фактором риска инсульта, что сомнительно.

ТМ склонна преувеличивать последствия образования кровяных сгустков (тромбов). Вне сомнения, образующиеся в фазе ремонта сгустки в состоянии вызвать закупорку сосуда, напр., при легочной эмболии. Но в этом случае кровь пойдет по параллельным или соустным сосудам («естественное шунтирование»). Через некоторое время организм сам растворит кровяной сгусток, произойдет «реканализация» и/или будет и впредь использоваться соустный сосуд. Тромбы становятся проблемой в больших сосудистых стволах, напр., в нижних конечностях.

Терапия Вопросы стр. 125 («Сердце»). При хроническом процессе: Выявить и разрешить конфликт и отпечатки, чтобы не образовывались бляшки. Щелочная диета, включать яблоки, чеснок, черемшу, полбу, гречку, рыбий жир. Перекись водорода в виде 3%-раствора, и натуральная бура внутрь. Коллоидное золото (приобретение, информация: info@5bn.at). Льняное масло, листья гинкго, ферментный препарат, соль Шюсслера № 1. Спирулина. Антиагрегантные средства не рекомендуется принимать долго. Целесообразно их кратковременное применение.

ЭКТО

1 Хамер. Научная таблица Германской Новой Медицины. Стр. 113, 126.

ЛИМФАТИЧЕСКАЯ СИСТЕМА

В отличие от кровеносной, лимфатическая система - это «улица с односторонним движением». В венозном углу (надключичная впадина) происходит передача лимфы в кровь.

Как жемчужины на нитке, лимфатические узлы «нанизаны» на лимфатические сосуды. Эти узлы являются местом рождения и «проживания» лимфоцитов.

Лимфатическую систему можно назвать мусоропроводом организма, т. к. она собирает конечные продукты обмена веществ, шлаки, остатки клеток, избыток тканевой жидкости. Затем эти вещества выводятся через почки.

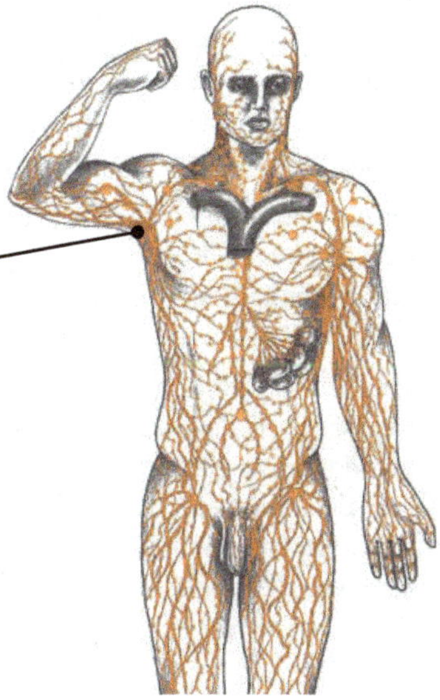

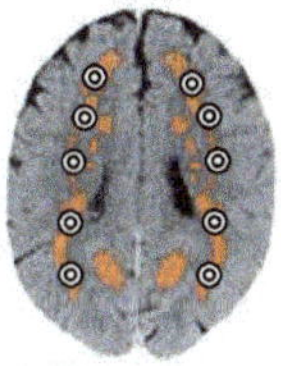

ОРБП лимфатических узлов

НОВАЯ МЕЗО

Воспаление или припухлость лимфатических узлов (лимфаденопатия, лимфоденит, инфекционный мононуклеоз), воспаление лимфатических сосудов (лифангиит), рак лимфатических узлов (злокачественная лимфома, лимфома Ходжкина

Конфликт	Конфликт, связанный с самооценкой, невозможность избавиться от чего-либо, задержавшегося в системе, очиститься. По д-ру Хамеру, локальный конфликт утраты самооценки. В буквальном смысле, это пугающая опухоль, от которой хочется избавиться. В переносном смысле - не мочь избавиться от проблемы. Не мочь убрать что-то неприятное или неудобное или очиститься.
Примечания	Обычно речь идет об опухоли, вызывающей страх, от которой хотят избавиться. В переносном смысле: невозможность избавиться от какого-либо обременительного обстоятельства, чего-то неприятного, нехорошего.
Пример	❁ *Пациентка в постоянном страхе из-за опухоли правой груди > рост подмышечного лимфатического узла, чтобы лучше унести раковые клетки.* ТМ говорит в этом случае уже о «метастазах» (архив автора). ➜ *Кто-то не может избавиться от яда, который ему вводят.* ➜ *Кто-то не может завершить начатое дело и, наконец «смахнуть его со стола».* (Пример из практики стр. 156).
Активная фаза	Диссимиляция клеток (некроз) в лимфатических узлах - «дырки, как в швейцарском сыре». Боли, как правило, отсутствуют. Если конфликт воспринимался на локальном уровне, то и процесс затронет только локальные лимфатические железы. Если конфликт воспринимался как всеохватывающий, то затронуты могут быть лимфатические узлы по всему организму и селезенка.
Ремонт/исцеление	Заполнение образовавшихся дыр посредством деления клеток (митозы) в лимфатическом узле > ТМ обнаруживает «злокачественную» болезнь Ходжкина. Воспаление лимфатических узлов, боли, отечность, покраснение. Усиление симптоматики синдромом. После завершения исцеления лимфатический узел остается увеличенным по сравнению со своим первоначальным размером. **Возможен рецидивирующий конфликт.**
Биосмысл	Усиление и увеличение лимфатического узла для лучшего вывоза шлаков.
Примечание	Учитывать сторону («мать-дитя», партнерство или локальный конфликт). Лимфоузлы и лейкоциты работают вместе, поэтому стр. 38.
Другие причины	Другая причина опухания лимфатических желез: фаза ремонта «вверх по течению». Любое воспаление (= ремонт) сопровождается интенсификацией обмена веществ и образования жидкости в межклеточном пространстве. Лимфоузлы в области стока набухают, поскольку нужно вывести боль-

НОВАЯ МЕЗО

	шое количество жидкости и отходов жизнедеятельности. > Собственная ОРБП лимфоузлов отсутствует (не происходит деление клеток), а вместо него - «наводнение» на соответствующем участке лимфатической системы. Напр., утолщенные шейные лимфоузлы вследствие воспаления миндалин, слизистой глотки или гнойного процесса в зубе. Утолщение пахового лимфоузла из-за воспаления коленного сустава (см. разделы, посвященные соответствующему органу).
Вопросы	Когда появилась лимфаденопатия? (Незадолго до этого должен был быть решен конфликт). Где? Что случилось на этом месте? (Операция, воспаление, боль, беспокойство о больном органе). Или переданный конфликт (кто-то болен, и человек хочет избавиться от этого или кто-то хочет избавиться от обвинений). У детей всегда нужно концентрироваться на родителях/предках. Какие убеждения были тому причиной?
Терапия	Конфликт разрешен. Опека над пациентом в фазе ремонта, предупреждение рецидивов. Полусидячее положение в постели, щадящий режим, лимфодренаж, прикладывание размягченных листьев белокочанной капусты. Комплекс «лимфомиозот», соли Шюсслера № 2, 4, 10. Настои: корень стальника, бузина, пажитник, спирулина, лимонно-чесночный лечебный курс. Коллоидное серебро внутрь и наружно. Вит. Д3. Рак лимфатических узлов: очень большие лимфоузлы вырезать без химиотерапии.

Токсоплазмоз

Та же, ОРБП, что и выше. Маловероятно, что симптомы на самом деле вызваны одноклеточным паразитом токсоплазма гондии. Как маловероятен и предполагаемый риск для плода. С точки зрения Новой Медицины, мы - как всегда - исходим из клинической картины: опухание лимфатических узлов и лихорадка - однозначно симптомы фазы ремонта.
Лечение антибиотиками лишьт на основании положительных тестов на антитела не является оправданным.

ОРБП жаберных дуг

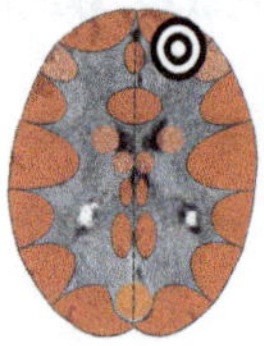

Неходжкинская лимфома, боковая шейная киста (латеральная киста, брахиогенная киста)[1]

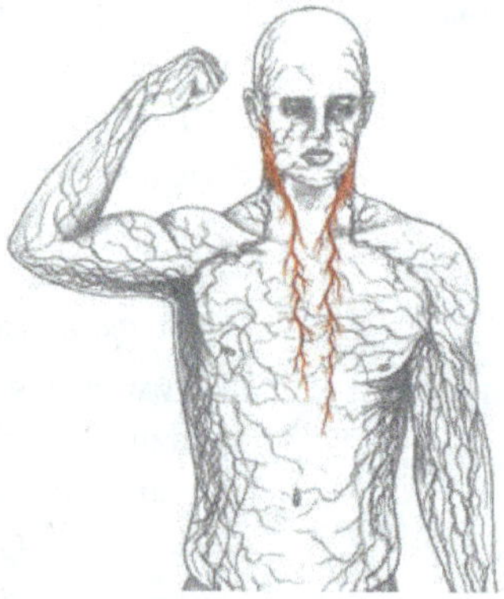

В ТМ неходжкинские лимфомы трактуются как рак лимфатических желез. Однако д-р Хамер выяснил, что при этом заболевании затронуты не лимфатические узлы, а жаберные щели (=дуги). Жаберные дуги реминисценцией из мира обитателей водной среды. У рыб и амфибий из жаберных дуг формируются жаберные хрящи и кости, которые мы находим также и у эмбриона человека.

У человека было шесть жаберных дуг. Эти рудиментарные трубочки находятся в средостении (mediastinum) и простираются от шеи до, примерно, диафрагмы. Они выстланы эктодермальным плоским эпителием и реагируют болями по глоточно-слизистой схеме в активной фазе. Кроме эмбриологии и в связи с черепномозговым нервом в ТМ практически ничего не говорится об этих каналах.

ЭКТО

Конфликт	Конфликт фронтального страха. Испуг перед лицом опасности, неудержимо приближающейся к субъекту. Или - редко - конфликт бессилия (в зависимости от стороны, гормонального фона и пережитых ранее конфликтов).
Примеры	➜ Очень распространен страх перед онкологическими заболеваниями. Опасность налицо, и ее нельзя избежать. ❁ *Молодая женщина не хочет иметь детей и каждый раз во время секса испытывает страх перед нежелательной беременностью = конфликт страха лицом к лицу. > Диссимиляция клеток висцеральных дуг в фазе активного конфликта, неходжкинская лимфома в фазе ремонта* (архив автора). ❁ *Пациентка-правша, 46 лет, страдает от конфликта страха лицом к лицу, когда у мужа обна-*

1 Хамер. Научная таблица Германской Новой Медицины. Стр. 111.

Экто

руживают рак почек. Все свои силы она бросает на борьбу за его жизнь и находит в литературе по онкологии данные о «5-летней границе выздоровления». «Если он проживет эти пять лет, все будет хорошо!» Через 5 лет муж снова здоров, и пациентка входит в фазу исцеления: шея сильно опухает с обеих сторон, женщина страдает от слабости и сухого кашля. Компьютерная томография и плоховышедшая эндоскопия средостения показывают неходжкинскую лимфому. Но 2 года тому назад муж снова заболевает раком = рецидив конфликта страха лицом к лицу. Оба супруга знакомы с Германской Новой Медициной, делают все необходимое, но состояние мужа постоянно ухудшается. Конфликт угрозы жизни (синдром) и страха за супруга. > У пациентки начинаются сильные отеки. За два месяца до смерти мужа давление в ее шее вырастает настолько, что пациентка отправляется на обследование. КТ органов грудной клетки выявляет, что полая верхняя вена из-за неоплазии висцерального протока полностью компримирована (пережата). В это время сердце работает только на 25% (архив автора).

Активная фаза — Ограничение функции и позже диссимиляция клеток (язва) в висцеральных ходах, одновременно вялость подлежащей гладкой мускулатуры (кольцевидные части) > увеличение сечения. Легкие боли в области шеи, возможны головные боли в лобовой части.

Биосмысл — Лучшая проходимость и лучшее дыхание благодаря расширению ходов, что становится понятно только с историко-эволюционной точки зрения.

Ремонт/исцеление — Восстановление плоского эпителия, сопровождаемое припухлостью и воспалением. Боли и во время кризиса исцеления. В ТМ обозначается как «неходжкинская лимфома», «латеральная киста шеи» или «мелкоклеточная бронхиальная карцинома». При кризисе исцеления возможны мигрени и головные боли в лобовой части. При повторяющемся конфликте могут возникать кисты, кото рые могут достигать довольно большого размера, особенно при синдроме.

Вопросы — Когда диагносцировали опухоль? (Искать конфликт до этого). Я был в опасности? Произошла авария? Что изменилось тогда в моей жизни? (Проблемы на работе, в партнерстве, в семье). Какие убеждения привели меня в эту ситуацию? Каковы самые ранние отпечатки по этому вопросу? (Беременность, роды, дети). Как чувствовали себя мои родители в этой связи?

Терапия — При диагностицированной опухоли найти и разрешить конфликт и отпечатки. Лимфодренаж, дыхательные упражнения, 3%-ая перекись водорода внутрь. Опухоли в области средостения считаются неоперабельными и подвергаются в ТМ химиотерапии (без особого успеха). Естественно, не рекомендуется.

ОРБП жировой клетчатки

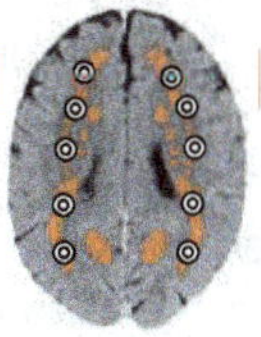

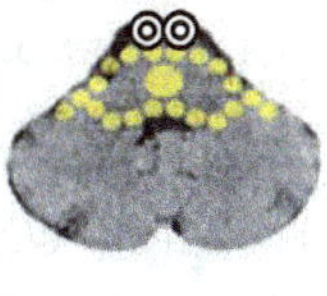

Новая мезо

Лимфатический отек, целлюлит на ногах, слоновая болезнь

Конфликт — Конфликт самооценки, ощущение эстетических недостатков собственных ног или ягодиц + синдром.

Примеры
- ➜ *У женщины толстые ноги, из-за чего она чувствует себя непривлекательной.*
- ➜ *Ребенок еще в утробе матери ощущает, что она недовольна формой своих ягодиц и ног и одинока. > Подобные конфликты и симптомы в последующей жизни.*

Активная фаза — Диссимиляция жировой клетчатки (некроз жировых клеток).

Ремонт/исцеление — Восстановление жировой клетчатки. В природе нет «слишком толстых». Кругленький человек красив и желанен, легко добывает пропитание. Похудеть всегда можно. При зависшем исцелении - избыточное образование жировой ткани. **Обычно конфликт нескольких поколений.**

Биосмысл — Увеличение жировой ткани и жировой прослойки, ведь «быть упитанным – значит быть красивым». Опасность возникновения замкнутого круга.

Примечание — Из этой ОРБП очень тяжело выйти вследствие ежедневного расстройства при взгляде на себя в зеркало (осмотр «проблемных зон») – замкнутый круг.

Причины — сопутствующие заболеванию: 1. Нарушение функции вен: ОРБП вен – конфликт «гири на ногах» (стр. 144). Если возвратное движение крови по венам затруднено, лимфатической системе прихо-

НОВАЯ МЕЗО

дится стать «системой переливания». Ее возможности быстро исчерпываются. > Жидкость остается в межклеточном пространстве. 2. Избыточное и несбалансированное питание, гиподинамия, напр., постоянное сидение или стояние, недостаток тепла и холода в качестве естественных раздражителей, изнеженность. Всегда в связке с активными почечными собирательными трубочками. Без синдрома не бывает толстых ног.

Вопросы	Почему я чувствую себя некрасивой? (Низкая оценка со стороны отца или матери?). Я находила красивой мать? Бабушку? (Нет > семейная проблема, которая должна быть разрешена. Например, в ходе бесед, медитации, семейных расстановок). Как я отношусь к еде? (Чувство вины, стыда). Может быть, у меня есть преимущества от моего веса? (Например, чтобы оставили в покое мужчины, чтобы не считаться конкуренткой, щит, чтобы никто не подходил ко мне слишком близко). Какую роль играет тело в целом по отношению к смыслу жизни?
Терапия	Выявить и разрешить конфликт беженца и конфликт самооценки, отпечатки и убеждения. Искать, где любовь - там и решение. Напр., убрать зеркало. Принять свое тело. Движение и спорт вместо длительного сидения. При необходимости (обострении симптоматики) – медицинские компрессионные чулки. Самодисциплина в еде и коррекция рациона. 3%-раствор перекиси водорода внутрь и наружно. Вит. Д3. Курс водолечения д-ра Кнайппа, плавание, лимфодренаж, массаж, комплекс «лимфомиозот».

−+

Опухание после ранения или хирургического вмешательства

После растяжения или разрыва связок, сотрясения, раздробления, ушиба или хирургического вмешательства соответствующая область тела опухает = восстановление интенсификации обменных процессов. Поврежденные структуры «погружаются в жидкость», чтобы оптимизировать снабжение питательными веществами, вывод шлаков, а также предупредить возникновения агглютинации (спаек).

Кроме того, отек ограничивает свободу движения, > обеспечивает покой = биологический смысл. Сильная опухоль при синдроме!

Терапия

- Приподнятое положение ног, лед, лимфодренаж.
- Холодные обертывания с творогом или ацетатом алюминия.
- Только щадящие движения, возм. легкая гимнастика.
- Ферментный препарат.

СЕЛЕЗЕНКА

Селезенка – орган размером прим., с кулак, расположенный слева под диафрагмой. Долго не было известно, для чего она нужна, если ее удаление практически не оказывает воздействия на организм. Сегодня важнейшие функции селезенки открыты:

1. В красной пульпе селезенки (пропитанная кровью ткань) накапливаются кровяные пластинки – тромбоциты и белые кровяные тельца, которые в экстренных случаях выбрасываются в систему кровообращения. Кроме того, там происходит фильтрация и «пожирание» (фагоцитоз) старых и разрушенных клеток крови.

2. Белая лимфатическая ткань (белая пульпа селезенки) выполняет, в принципе, те же функции, что и лимфатические узлы вне селезенки: здесь фильтруются и обезвреживаются продукты обмена веществ, шлаки, поврежденные клетки.

Селезенка полностью состоит из мезодермальной ткани. Число тромбоцитов у здорового человека колеблется в пределах 150 000 – 350 000 мкл.

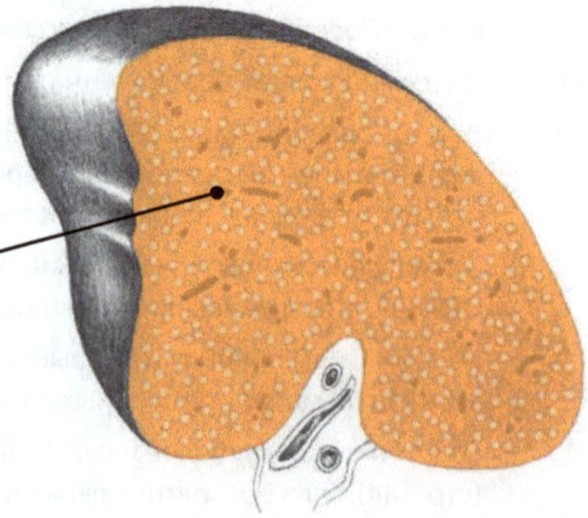

Селезенка

красная А:
конфликт самооценки, применительно к крови

белая пульпа:
конфликт самооценки, невозможность что-то унести, очистить

ОРБП селезенки

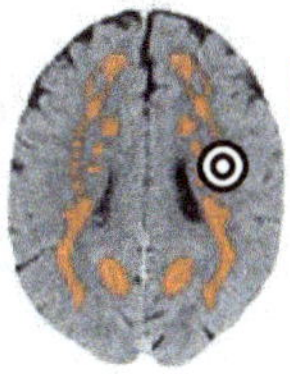

Увеличение селезенки (спленомегалия), воспаление селезенки (спленит), абсцесс селезенки, кисты селезенки

Конфликт

1. Красная пульпа: конфликт самооценки, связанный с кровью, кровотечением.
2. Белая пульпа: конфликт самооценки, невозможность увезти или очистить что-либо.

Примеры

➜ Человек или животное ранен или кровоточит = конфликт самооценки (кровотечение).

-➜ *Ставят* диагноз «рак крови» или делают переливание крови = конфликт самооценки.

❁ Вследствие ОРБП кишечника у молодой женщины на протяжении пяти недель в стуле присутствует большое количество крови = конфликт самооценки, связанный с кровью. Уровень тромбоцитов в это время падает ниже 5000 = активная фаза. В фазе ремонта селезенка увеличивается в размере (архив автора).

❁ Очень заботящаяся о здоровье женщина делает анализ крови. Выясняется, что уровень липидов повышен. В страхе, она постоянно ходит к врачу для измерения этих показателей. > «У меня что-то не в порядке с кровью» = конфликт самооценки, связанный с кровью (архив автора).

❁ 28-летний студент завершает учебу, осталось написать дипломную работу. Хотя тема давно определена, в течение долгих месяцев ему не удается написать ни строчки. «Работа давно должна была быть готова, а я все еще не знаю, с чего начать». = Конфликт, связанный с невозможностью сдвинуть дело с мертвой точки, «доставить» дипломную работу. Исцеление начинается в тот момент, когда ему удается превозмочь себя и начать писать. > Деление клеток в лимфатических железах и белой пульпе селезенки. Согласно ТМ: «Многочисленные патологические измененные лимфатические узлы до 4 см в диаметре ... длина селезенки достигает 14,5 см, что существенно превышает норму... массивная всеобъемлющая лимфоаденопатия». Поскольку пациент знаком с Новой Медициной, ему удается сохранять спокойствие. После окончательного разрешения конфликта лимфатические узлы сами собою уменьшаются вполовину (архив автора).

Активная фаза

К 1. диссимиляция клеток (некрозы селезенки), в результате чего возникают пустоты для депонирования большего числа формоэлементов крови. > Число тромбоцитов в периферической крови падает, они «улавливаются» селезенкой и накапливаются в образовавшихся пустотах. При локальном ранении в раневом отверстии тромбоциты отвечают за быструю свертываемость крови.

К 2: диссимиляция клеток в белой пульпе селезенки (некрозы) – дыры. Только если конфликт воспринимается всеобъемлюще, затрагивается селезенка, в других случаях реагируют лимфатические узлы в соответствующей части тела (стр. 147). Как правило, активная фаза протекает незамеченно и безболезненно.

Ремонт/исцеление

Повышенный обмен веществ, клеточное деление = воспаление селезенки (спленит). Ярко выраженная спленомегалия (увеличение селезенки). После этого селезенка остается слегка увеличенной. Абсцесс селезенки может возникнуть из-за рецидива конфликта в период фазы ремонта. Кисты селезенки свидетельствуют о законченнной ОРБП или о рецидивирующем процессе.

Биосмысл

В конце фазы ремонта селезенка больше, чем была > К 1: Усиление фильтрующих и накопительных свойств. > Отныне организм может считать себя более подготовленным к сильным кровотечениям или отравлениям, «изымая из оборота» больше поврежденных формоэлементов крови. К 2: Лучшие характеристики лимфоузлов.

Вопросы

Для 1: Определение фазы: анализ крови. (Повышенное/пониженное количество тромбоцитов). Воспаление, боль? (> Фаза ремонта). Какое событие излечило меня? Кисты селезенки: Мне угрожало кровоистечение? Я сочувствовал кому-то, у кого было кровотечение? Для меня слишком важны показатели крови? Я нормально справляюсь с несчастными случаями? У моих предков были драматические эпизоды кровотечений, которые оставили на меня отпечаток? Сновидения? К 2: Увеличенные лимфатические узлы? Да > Что я не могу вынести? (Опухоль, проблема).

Терапия

При воспалении или абсцессе селезенки конфликт разрешен. > Опека над пациентом в фазе ремонта: лимофдренаж, компресс на селезенку: перед сном обернуть живот теплым влажным полотенцем, поверх него – сухим. При необходимости воду для компресса посолить. 3% раствор перекиси водорода. Настои: пажитник, семя фенхеля, печеночница, льнянка, яснотка, полынь. Чесночно-лимонная терапия. Св. Хильдегарда: теплые каштаны в пищу, еловая мазь. Рыбий жир. Спирулина.

НОС И ПРИДАТОЧНЫЕ ПАЗУХИ

Говорят, что обоняние имеет самую тесную связь с подсознанием. Возможно, это и есть причина, по которой нос чаще других органов реагирует на внешние раздражители своими ОРБП, а «рельсы» (аллергии) так распространены.

Носовая полость (Cavum nasi) соединяется канальцами с четырьмя наполненными воздухом придаточными пазухами (Sinus paranasales). Верхнечелюстная (устаревшее название = гайморова), лобная и клиновидная пазухи, решетчатый лабиринт и носовая полость выстланы энтодермальной слизистой, а сверху эктодермальным плоским эпителием.

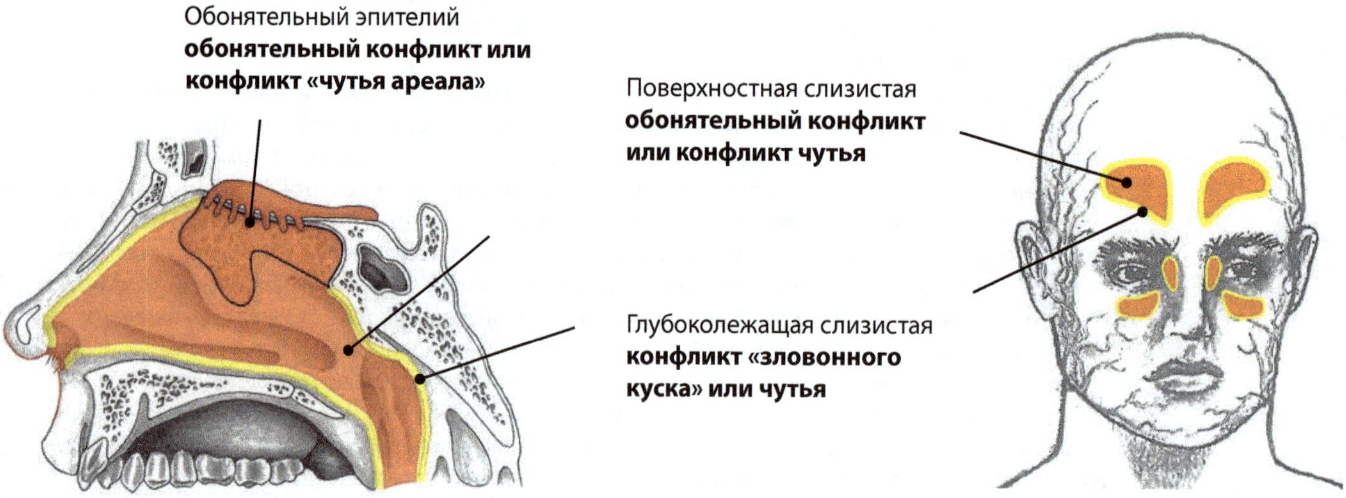

ОРБП поверхностного обонятельного эпителия

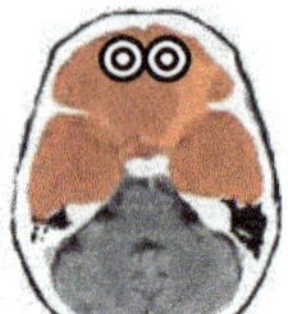

Насморк (ринит), воспаление придаточных пазух носа (гайморит)[1]

Конфликт — Обонятельный конфликт: невозможность выносить какой-либо запах «не выносить что-то. Или конфликт, связанный с чутьем: *«потерять нюх»*, не мочь учуять (предвидеть), что или когда произойдет. (Собака тянет носом, чтобы почуять запах и оценить обстановку).

Примеры —
➜ *Кто-то не курит, а коллеги его регулярно «обкуривают».*
➜ *Кому-то отравляют жизнь сослуживцы, и ему трудно становится их выносить. > «Они мне все опротивели!»* (архив автора).
• *Мужчина, 31 год, рядом с выгребной ямой пилит дрова. В это время появляется фермер на тракторе, начинает перемешивать навоз и откачивать его из ямы. Распространяется страшное зловоние, а мужчина не может уйти, потому что ему обязательно нужно в срок закончить работу. = Конфликт, связанный со зловонием. Через два дня он вступает в фазу ремонта = насморк* (архив автора).
❁ *В конце учебного года школьники узнают, что в сентябре у них будет другая учительница. = Конфликт, связанный с чутьем (неизвестность): они не знают, что их ожидает. А через три недели после начала учебного года, когда они убеждаются, что новая учительница такая же хорошая, как и прежняя, сразу у нескольких учеников начинается исцеление > коллективный насморк* (архив автора).

ЭКТО

−+

1 Хамер. Научная таблица Германской Новой Медицины. Стр. 122, 134.

❁ *Накануне Рождества школьников перегружают учебой. Многие из них не справляются с контрольной по математике. = Обонятельный конфликт. (В нем. идиоматическое выражение «полон нос» = перебор). На каникулах половина ребят болеет. = Ремонт* (архив автора).

Активная фаза — Ограничение функции и позже диссимиляция (язва) плоского эпителия слизистой оболочки полости носа или полости придаточных носовых пазух. Чем продолжительнее конфликт, тем сильнее дефекты тканей. Высыхание слизистых оболочек, отсутствие кровоточения, возм. образование сухих корочек.

Биосмысл — Обонятельный конфликт: перекрытие невыносимого запаха посредством снижения функции.

Ремонт/исцеление — Восстановление тканей, отечность, заложенный нос > насморк. Хрипы, зуд, возможны кровотечения. Усиление синдромом. Кризис исцеления Чихание, кровотечения из носа, ощущение холода или озноб.

Вопросы — Когда был последний раз насморк? (Должно было случиться что-то хорошее, к примеру, выходные, хороший разговор). Какие проблемы были перед этим? (Что-то надоело или невозможно оценить что-то). Прояснить предпоследний и самый первый эпизоды насморка: какая общая проблема? Она связана с определенными людьми или ситуациями? Почему я не могу справиться с этим? Какие отпечатки или убеждения стоят за этим? (Например: «Я слишком глуп». «Со свекровью все ссорятся». «Я должен планировать все, иначе все пойдет не так»). Когда сформировалось убеждение? Она исходит от родителей или предков? Как я могу выйти? Могу ли я изменить внешнюю конфликтную ситуацию? Как? Какое новое отношение я хочу развить?

Терапия — В случае рецидивов, выявить и разрешить конфликт и вызывающие его отпечатки и убеждения. Психологические установки: *«Все могло быть и хуже. Что поделаешь, в жизни не все благоухает!» «Буду смотреть на вещи проще и радоваться жизни!» «Пусть я не знаю, что меня ждет, зато уверен, что все хорошо кончится, потому что вверяю себя воле Божьей».* Чай: алтей, мята, шалфей, будра плющевидная, бузина, душица, тысячелистник. Полоскание носовой полости соленой водой, ингаляции соленой водой или чаем. Коллоидное серебро внутрь. Смесь масел для ингаляции: каяпут, эвкалипт, лаванда, тимьян. Вит. Д3. Лимфодренаж, горячие ножные ванны, прогулки на свежем воздухе, соли Шюсслера № 3, 8, 10. При хроническом течении – облучение красным светом. Спрей для носа – только при крайней необходимости (напр., перед сном) и всего пару дней. При более длительном его применении возникает опасность повреждения слизистой носа и постоянного отека после его отмены.

ЭКТО

−+

Непереносимость гистамина

Гистамин находится в основном в тучных клетках (белых кровяных клетках) и в качестве гормона ткани. Но и в некоторых повергшихся ферментации продуктах его можно найти в высоких концентрациях (вино, шампанское, пиво, уксус, сыр, оливки, квашеная капуста). Гистамин действует в основном как усилитель аллергий.

Конфликт — Ожидания опасности: мир непредсказуем. Вы всегда должны быть осторожны, чтобы ничего не произошло. Обычно ассоциируется с холерически-агрессивными людьми. «Нужно всегда быть начеку.»

Пример — ❁ Непредсказуемый и агрессивный коллега. Пациент всегда пытается нейтрализовать его приступы ярости с помощью уговоров. За это время вырабатывается непереносимость гистамина. Когда сотрудник увольняется, симптомы исчезают (архив автора).

Фаза — Гистамин усиливает симптомы фазы ремонта. Они проявляются в основном на слизистых оболочках носа, глаз и кишечника. Тем не менее, любая экзема (эпидермис) усиливается гистамином. Аналогия: В ткани гистамин зажигает «огонь» (воспаление), которое пациент испытал при «агрессии».

Вопросы — Когда это началось? (Датировать как можно точнее, по календарю). Какой орган? (Если затронута конъюнктива: сочетание конфликтов визуального разделения и готовности к опасности). Почему/от чего я должен защищаться? Почему я часто в состоянии боевой готовности? Что оставило этот отпечаток? У моих предков тоже есть аллергия? Существуют ли какие-то общие закономерности? Какие убеждения я должен оставить позади? Какие новые установки могут исцелить? Медитация? Могу ли я изменить реальную ситуацию?

Терапия — Найти и разрешить конфликт, «рельсы» и отпечатки. Если это не удается: избегать подобных ситуаций, избегать гистамин в пище. В случае необходимости, антигистаминные препараты (непродолжительно).

Аллергия, сенная лихорадка, аллергия на пыль, анафилактический шок

Та же ОРБП, что и выше, если затронут нос. В ТМ аллергии считаются нарушениями иммунной системы. Защитные клетки организма (Т-лимфоциты и В-лимфоциты), по мнению врачей, должны «наброситься и уничтожить» безобидные вещества вроде пыльцы, выделений клеща и т. д. С нашей точки зрения, аллергии всегда «запускаются» «рельсами» (стр. 24). Чаще всего от них страдает нос. При анафилактическом шоке была опасность смерти во время конфликта.

Примеры — *66-летний пенсионер 34 года страдает ярко выраженной аллергией на пыльцу, возбуждающей слизистые оболочки носа и глотки. Она ежегодно проявляется в мае и переносится лишь благодаря регулярным инъекциям кортизона и других тяжелых медикаментов. История конфликта: примерно 40 лет назад, когда пациенту было 24 года, они с женой ждали ребенка. Но случились преждевременные роды и ребенок умер. Когда через 5 лет жена снова забеременела, она уже на третьем месяце легла на сохранение, и заведующий родильным отделением пообещал сделать все возможное, чтобы на сей раз все обошлось. Но на 6,5 месяце,15-го мая, опять случились преждевременные роды. = Конфликт, связанный с предчувствием недоброго, затронувший слизистую оболочку носа. Невозможность «проглотить» эту трагедию – слизистая оболочка глотки и визуальный конфликт расставания – конъюнктива глазного яблока. В качестве проводящего конфликт механизма в подсознании твердо закрепилась майская пыльца. Новорожденный весил всего 1,5 килограмма, и его отправили в другую больницу, поместив в камеру для недоношенных младенцев. Врач «не был уверен, что ребенок перенесет переезд». Сегодня сыну пациента 35 лет, и он, возможно, из-за родовой травмы, тоже страдает аллергией, как и его отец* (архив автора).

Аллергия на вино: «первый раз». Учащийся влюблен в одноклассницу. На каникулах школьникам разрешают устроить вечеринку без взрослых. В складчину те покупают двухлитровую бутылку вина и напиваются. Девушка берет своего обожателя за руку и ведет на склад матрацев, чтобы там заняться сексом. Но он «не справляется» с задачей = обонятельный конфликт. После чего, всякий раз, когда он пьет вино, срабатывает сигнал с аллергическим насморком в фазе ремонта (архив автора).

Фаза — Активный конфликт обычно продолжается совсем недолго (часто нескольких секунд). Это объясняет, почему при контакте с аллергеном симптомы появляются мгновенно. Т.е. конфликт начинается быстро, а фаза ремонта продолжается дольше = **зависший ремонт** – «аллергический насморк».

Примечание — Домашняя пыль обычно связана с проблемами в спальне/квартире. Сопутствующее воспаление слизистой оболочки глаза (конъюнктива) указывает на присутствие визуального конфликта расставания, отекшие ткани глотки – на конфликт, связанный с нежеланием что-то «проглотить», суженные бронхи – на конфликт ареала. (Один конфликт может включить несколько ОРБП).

Вопросы — Смотри также предыдущую страницу. Когда это началось? Разработать сопровождающие обстоятельства: пыльца - это «рельсы»? Какие? В каком месяце у меня аллергия? Какие проблемы у меня были на открытом воздухе? (Соответствие конфликта по времени). «Рельсы» холод/тепло? (Сезон, улучшение на отдыхе или во время путешествий). «Рельсы» домашняя пыль: проблемы в доме в соответствующий период? Переезд? «Рельсы» пища? (Стресс во время еды/питья, спор за столом/в баре/в буфете). В семье только у меня аллергия? (Найти семейную проблему). Что меня сенсибилизировало (беременность, рождение, детство > спросить мать, с чем у нее были проблемы. Я позволю себе оставить этот отпечатов в прошлом? Что могло бы помочь? (Беседы, ретроспективная целительная медитация).

Терапия — Выявить и разрешить конфликт, «рельсы» и отпечатки. «Теперь я могу выключить сигнализацию». Если ничего не помогает, попытаться ТМ-средствами добиться гипосенсибилизации. При острых или опасных состояниях – антигистаминные препараты, но не для длительного приема. Сначала следует попробовать мягкие средства.

ЭКТО

ОРБП глубокорасположенной слизистой оболочки носа

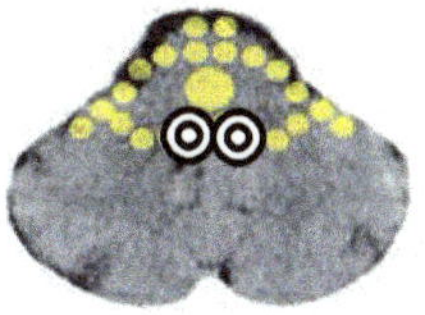

Гнойный насморк, полипы, нагноение придаточных пазух (напр., эмпиема лобных пазух)

Желтый гнойный ринит и воспаление придаточных пазух указывают на то, что либо остаточные острова энтодермальной слизистой кишечника, либо мезодермальная соединительная ткань (лежащим под плоским эпителием) разлагается бактериями. Полипы являются выступами этой энтодермальной слизистой оболочки. Они могут образовываться в носовой полости или в придаточных пазухах и препятствуют дыханию.

ЭНТО

+ –

Конфликт	Обонятельный конфликт куска – нежелание чувствовать некий запах. *«Мне это опротивело!»* или конфликт чутья: невозможность учуять, что именно и когда случится.
Примеры	❁ *У молодой женщины постоянные ссоры с родителями. Ни одна встреча не протекает гармонично. С партнером тоже одни разочарования = обонятельный конфликт - ссоры опротивели. Через три года, когда отношения с родителями улучшаются, нагноения придаточных пазух носа внезапно исчезают = разрешенный конфликт* (архив автора). ❁ *Ведущий специалист технического бюро наблюдает, как шеф принимает ряд неверных решений, ведущих фирму к потере клиентов и банкротству. Раз в месяц у него случается гнойное воспаление полости и лобных пазух носа. «Мне противно от такого бездарного руководства!» = рецидивирующий обонятельный конфликт. После банкротства пациентка находит новую интересную работу (окончательное разрешение конфликта). Жалобы больше не повторяются* (архив автора).
Активная фаза	Повышение функции, рост плоскорастущей резорбтивной секреторной опухоли в форме цветной капусты (= полип носа). При активном конфликте из носа может выделяться прозрачный секрет. Хроническое воспаление придаточных пазух может вызывать головные боли. **Обычно рецидивирующий конфликт.**
Биосмысл	Большим количеством обонятельных клеток слизистой можно точнее распознать запах и избавиться от него.
Ремонт/исцеление	Нормализация функции, воспаление придаточных пазух носа, диссимиляция утолщений слизистой или полипов грибками или бактериями. Гнойные желтые выделения из носа, возможна температура и повышенная потливость ночью.
Кризис исцеления	Боли, ощущение холода, возможен озноб.
Терапия	Вопросы см. выше. Конфликт разрешен. Сопровождение пациента в фазе исцеления. В случае рецидивов, выявить и разрешить конфликт и отпечатки. Очистка или лечение кишечника может помочь при проблемах с придаточными пазухами (подобная ткань). См. также терапию стр. 213. Если разрешить конфликт не удается, крупные полипы следует удалить, чтобы освободить дыхание (инфундибулотомия), хотя они, вероятно, появятся снова, если конфликт не будет разрешен.

ОРБП обонятельной слизистой оболочки

ОХ обонятельных луковиц в коре головного мозга

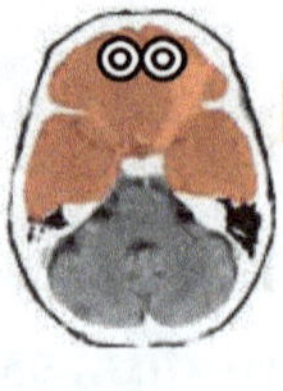

Потеря или снижение обоняния (гипоаносмия или аносмия)[1]

При насморке возникает дефицит вентиляции слизистой оболочки обонятельной области (regio olfactoria) полости носа. Но и без насморка при конфликте в отношении обонятельной слизистой (fila olfactoria) обоняние ограничивается.

ЭКТО

−+

Конфликт	Обонятельный конфликт: нежелание нюхать что-либо. *«Мне противно!»* или конфликт, связанный с чутьем – невозможность предчувствовать (предвидеть), что и когда случится. (Собака тянется носом, чтобы взять след. Если это удается, она точно ориентируется). Возможно, у этого обонятельного конфликта есть еще и составляющая, связанная с жизненным пространством (конфликт, связанный с чутьем и жизненным пространством одновременно).
Примеры	❁ *Единственный сын звонит матери и, смущаясь, сообщает, что женится, но свадьба планируется в тесном кругу, поэтому он не приглашает мать в ЗАГС, а лишь на праздничный обед. = Конфликт, связанный с предчувствием, затронувший обонятельные клетки слизистой. Во время этого телефонного разговора на кухне ощущается запах из мусорного ведра. В течение 2-х последующих недель этот запах преследует ее, и она предполагает, что дурно пахнет какая-то вещь из ее гардероба, опрашивая знакомых, чувствуют ли они это = обонятельная паранойя в активной фазе. Примечание: в подобном случае имеет место т. н. обонятельная констелляция: один очаг Хамера справа, а другой – слева, на обонятельной части коры больших полушарий головного мозга* (архив автора).
Активная фаза	Снижение обонятельной функции слизистой оболочки носа (гипо- или аносмия) без диссимиляции клеток. Восприятие запахов прекращается или сильно редуцируется. Острые запахи (как нашатырный спирт или уксусная кислота) распознаются, т. к. они раздражают всю остальную слизистую.
Биосмысл	Притупление невыносимого зловония (в прямом и переносном смысле).
Ремонт/исцеление	Восстановление обоняния без насморка.
Кризис исцеления	Резкое исчезновение обоняния. = Внезапное, кратковременное снижение остроты обоняния.
Примечание	В случае констелляции могут возникать обонятельные галлюцинации (обонятельная паранойя, напр. какосмия).
Терапия	Вопросы стр. 153. Выявить и разрешить конфликт, причинные отпечатки и убеждения. Искать, где любовь - там и решение. См. раздел «Насморк» стр. 153.

1 Хамер. Научная таблица Германской Новой Медицины. Стр. 141, 145.

Кровотечения из носа

Возможные причины

• Склонность к носовым кровотечениям в фазе ремонта/кризиса исцеления, кризиса обонятельного конфликта или конфликта погоды.

• Сильные носовые кровотечения, кровь очень жидкая. См. «склонность к кровотечениям», стр. 138.

Терапия

В соответствии с причинами. При кровотечении: голову слегка наклонить вперед, зажать нос большим и указательным пальцами и подержать в течение около 10 минут, охлаждать затылок.

ГОРТАНЬ

Гортань (larynx) расположена между глоткой и трахеей в виде связанных между собой хрящей, один из которых образует т. н. «адамово яблоко» или кадык.

Две функции гортани

1. Глотательная: надгортанный хрящ (надгортанник) закрывает доступ размельченной пищи в дыхательные пути и направляет ее в пищевод.
2. Звукообразовательная: голосовые связки играют важную роль в процессе звукообразования и речи.

Полость гортани и голосовых связок выстлана слизистой оболочкой, покрытой плоским эпителием, под которым находятся поперечнополосатые и гладкие мышцы. Гортань – небольшой по размеру, но, с точки зрения пяти Биологичесих Законов, важный орган, т. к. затрагивающие ее конфликты связаны с жизненным пространством (ареалом).

Слизистая оболочка гортани
конфликт «внезапного страха» или «потери дара речи»

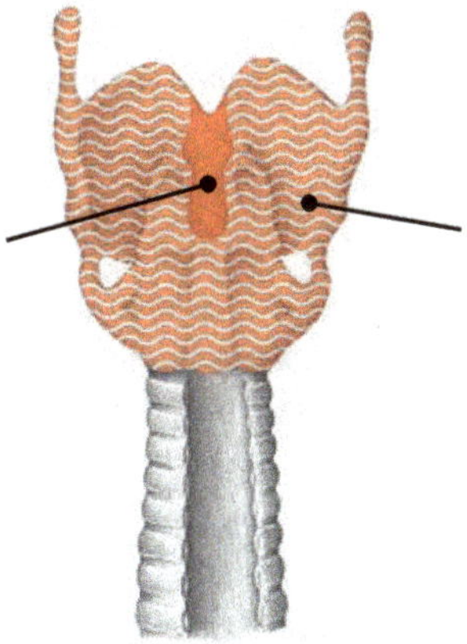

Мускулатура гортани
моторный конфликт «внезапного страха» или «потери дара речи»

ОРБП слизистой оболочки гортани

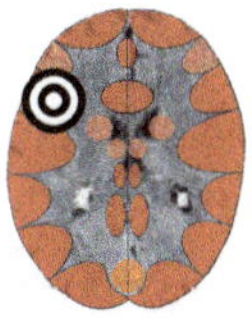

Ларингит, рак гортани (карцинома гортани)[1]

Конфликт

Конфликт внезапного страха или потери дара речи (учитывать сторону, гормональный уровень и предшествующие конфликты).

Пациент испытывает внезапный страх из-за внезапно появившейся опасности или резкого звука. Невозможность говорить или кричать достаточно громко (типично для учителей и футбольных тренеров). *«От неожиданности я лишился дара речи!» «Перепугался до смерти», «онемел и остолбенел от ужаса», «слова застряли в горле»*. Конфликт внезапного страха - женская пассивная реакция на угрозу. Активная реакция мужчины - конфликт угрозы личному ареалу. (Самец реагирует атакой, самка – испугом).

Примеры

Примеры конфликтов внезапного страха (конфликты страха за ареал – стр.168).

➜ *Кому-то нужно срочно высказаться, а ему не дают слова.*

➜ *Кто-то оказывается в цейтноте или под давлением множества плановых встреч.*

❁ *Беременная врезается на своей машине в другой автомобиль. При этом ее вышвыривает из машины. Она испытывает сильнейший страх за ребенка. = Конфликт. Диссимиляция клеток слизистой оболочки в активной фазе, восстановление в фазе ремонта = воспаление гортани* (Гизела Хомпеш, «Мое исцеление от рака» - на нем., Hompesch, Meine Heilung vom Krebs durch das «goldene» Buch - Wenn man die Eigenverantwortung wieder übernimmt, стр. 57).

❁ *Получить печальное известие по телефону = конфликт внезапного страха* (архив автора).

❁ *Муж 60-летней пенсионерки (левши) долгие годы страдает сердечными недугами и его состояние ухудшается. Он постоянно донимает жену указаниями, что еще ей нужно сделать, уладить и о чем позаботиться. Она вдруг понимает, что муж лишает ее личной жизни и времени. = Конфликт внезапного страха или конфликт утраты ареала. Проблема усугубляется тем, что муж действительно все больше нуждается в уходе - ее пространство уменьшает-*

1 Хамер. Научная таблица Германской Новой Медицины. Стр. 124.

ся все больше. Когда его посылают на несколько недель в санаторий, жена вступает временно в фазу исцеления > у нее начинается воспаление и сужение гортани (архив автора).

❁ *В течение 4-х лет предприниматель неохотно, шаг за шагом передает дела в фирме, развитию которой посвятил всю жизнь, преемнику. Но однажды один из бывших партнеров, с которым они сотрудничали 30 лет, сообщает, что совместная работа будет прервана к концу года. = Конфликт внезапного страха (гортань), конфликт утраты жизненного пространства (мочевой пузырь) и конфликт куска (кишечник). Через несколько дней он вступает в фазу ремонта, поскольку занимается самовнушением: «Это больше не моя фирма, не я отвечаю за ее дела, я ни в чем не виноват, поэтому нечего сходить с ума!»* (www.germanische-heilkunde.at).

Активная фаза	Ограничение функции, позже диссимиляция клеток плоского эпителия слизистой гортани или голосовых связок. Одновременно вялость подлежащей, по Хамеру, поперечнополосатой мускулатуры. – Голос может ослабеть или изменить тембр. Активная фаза конфликта протекает, как правило, бессимптомно и безболезненно. Возможна повышенная потребность говорить или, наоборот, блокировка речи.
Биосмысл	Расширенная гортань (расслабленные мышцы) облегчает дыхание и способствует побегу (женская реакция).
Ремонт/исцеление	Восстановление слизистой оболочки гортани = воспаление гортани (ларингит) или рак гортани: отечность, покраснение, боли, изменение тембра голоса, хриплость голоса, потеря голоса. Сильная отечность, затрудненный вдох при наличии синдрома. Сухой кашель, вызываемый першением в горле. Кризис исцеления: кашель, приступы кашля, часто с участием мускулатуры гортани, боли, ощущение холода, озноб.
Примечание	Рак гортани диагностируют в фазе ремонта. В основном, в связи с синдромом.
Вопросы	Когда появился ларингит? (Незадолго до этого должен был быть разрешен конфликт ареала. Например, отпуск, примирение, встреча). Какие проблемы у меня были до этого? О чем я мог/не мог выговориться? Это был первый эпизод? (Если нет, разработать источник конфликта, потому что более поздние эпизоды основаны на нем). Что оставило на меня этот отпечаток, так что я не могу выносить этого вопроса? (Первые детские впечатления, стресс матери во время беременности/родов или проблемы у предков в подобных ситуациях > Выслушать истории предков). Какие новые психологические установки необходимы? Я готов оставить старое позади?
Терапия	Конфликт разрешен. Сопровождение пациента в фазе исцеления. При рецидивах – выявить и разрешить конфликт и вызывающие его отпечатки и убеждения. Психологические установки: *«Я спокоен и доверяю божественному Провидению»*. *«В следующий раз я все выскажу»*. Прогулки в холодную погоду. Обертывания с творогом или соленой водой. Настои: мальва, черника, медуница, шалфей с медом. Соли Шюсслера № 3, 4, 8. Коллоидное серебро внутрь. Вит. Д3 (ежедневно рыбий жир).

ЭКТО

−+

Бородавки на голосовых связках (полипы голосовой щели)

Та же ОРБП, что и выше. Главным симптомом является устойчивая потеря голова. Иногда рефлекторный кашель.

Фаза	**Рецидивирующий конфликт** – зависший ремонт: избыточный рост плоскоэпителиальных клеток слизистой оболочки > рост полипов голосовой щели.
Терапия	Вопросы см. выше. Выявить и разрешить конфликт и отпечатки, чтобы зависший ремонт завершился. Возм. удаление полипов, если после разрешения конфликта не наступило улучшение.

Заикание

Конфликт	По Фрауэнкрон-Хоффман: Человек пугается, но не кричит - не выпускает.
Биосмысл	Выиграть время - подождать с ответом.
Фаза	**Активный конфликт.** Импульс заикания приходит исключительно из головного мозга (без органических изменений).
Терапия	Вопросы см. выше. Найти и разрешить конфликт и отпечатки (например, предок не говорил о чем-том, подавлял важные слова). Оглядываясь назад, крик должен быть наверстан в конкретной ситуации. > Хороший прогноз, потому что практически только должен быть переключен мозг.

ОРБП мускулатуры гортани

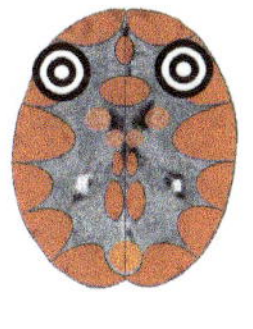

Сужение гортани (ларингеальная астма)[1]

При ларингеальной астме особые затруднения вызывает вдох. Возникает необходимость его интенсификации и удлинения процесса (хватание ртом воздуха). Упомянутая при этом ОРБП мышц гортани очень часто сочетается с ОРБП слизистой оболочки гортани. При таком сочетании обнаруживаются одновременно и ларингит, и астма.

Конфликт — Моторный конфликт внезапного страха, потери дара речи или же страха утраты ареала плюс активный конфликт на противоположной стороне коры головного мозга (примеры выше).

Активная фаза — Ограничение иннервации, управляемое корой больших полушарий головного мозга > двигательный паралич. Одновременно – управляемая белым мозговым веществом диссимиляция клеток мышечной ткани гортани (некроз) > мышечная слабость > причина «слабого голоса», что по большей части остается без внимания.

Биосмысл — Увеличение просвета гортани благодаря расслаблению мышц, облегчение процесса дыхания.

Ремонт/исцеление — Восстановление мышечной ткани гортани и возврат иннервации. Возм. ларингит.

Кризис исцеления — Приступ ларингеальной астмы или длительное напряжение мышц гортани, длящееся от нескольких минут до многих дней, ощущение холода. В общем, речь идет о зависшем конфликте.

ЭКТО −+

Примечание — Приступ случается только тогда, когда на противоположной стороне коры головного мозга присутствует активный конфликт или он также переживает кризис исцеления (= констелляция). опасный астматический статус создается, если область бронхиальной мускулатуры (кора правого полушария) находится в кризисе исцеления одновременно с областью мышц гортани.
При аллергенной ларингеальной астме конфликт запускается на короткое время «рельсами» (в ТМ - аллерген), а во время кризиса исцеления вновь начинается приступ.

Терапия — Вопросы см. выше. Выявить и разрешить конфликт и отпечатки. Искать, где любовь - там и решение. Психологическая установка: «Я спокоен, я доверяюсь высшей силе». Прогулки в холодную погоду. Натертая редька в рационе (можно вырезать из нее сердцевину, положить в углубление коричневый сахар или мед и пить получившийся сок. Вит. Д 3. Настои: белокудренник, алтей, малиновый лист, первоцвет, подорожник ланцетный, мать-и-мачеха, исландский мох, фиалка с медом. Цветы Баха: капли скорой помощи, осина, алыча, мирабель. Кейси: сироп белокудренника смешать с виски и пить малыми дозами. Принятые в ТМ ингаляторы (кортизон, спазмолитические средства) целесообразны при острых приступах. Длительное применение не рекомендуется из-за побочных действий.

Гортанный кашель, воспаление гортани с кашлем (круп = дифтерический ларингит, ложный круп = субхордальный стенозирующий ларингит)

Та же ОРБП, что и выше (констелляция конфликтов).

Круп и ложный круп, с точки зрения ТМ, различаются тем, что при «истинном крупе» обнаруживаются дифтерийные бактерии. Новая Медицина учит, что бактерии можно обнаружить и при т. н. «ложном крупе».

Терапия — См. выше. При необходимости – препараты, растворяющие слизь и ускоряющие ее выделение (секретолитики и муколитики). В случае особо тяжелых приступов кашля – успокаивающие, если это не помогло – кортизол (ингалянт). Внимание: подавляющее большинство синтетических сиропов от кашля содержат производное морфия - кодеин, вызывающий привыкание и зависимость.

1 Хамер. Научная таблица Германской Новой Медицины. Стр. 124.

Дифтерия

ТМ считает, что дифтерия вызывается токсином, вырабатываемым бактериями (бацилла Леффлера). Картина проявления многообразна: воспаление гортани, ротоглотки и носоглотки, нёбных миндалин, увеличение шейных лимфоузлов, температура.

Установление диагноза «дифтерия» мало что дает. Гораздо целесообразнее изучить симптоматику пациента и, как обычно, выявить конфликты.

Фаза: одна или несколько различных ОРБП в **стадии исцеления.**

ЛЕГКОЕ, БРОНХИ, ТРАХЕЯ

Легкое (pulmo) - парный орган, поверхность которого снаружи покрыта висцеральной плеврой (viscerales peritoneum), занимающий почти всю грудную полость. Правое и левое легкое сообщаются друг с другом через трахеи (trachea) и оба главных бронха. Правое легкое состоит из трех долей, а левое - из двух. Самыми маленькими структурными элементами легких являются 300-400 миллионов энтодермальных легочных пузырьков (альвеол), вместе образующих дышащую поверхность общей площадью 80-100 кв.м. В альвеолах кровь отдает углекислый газ CO_2 и обогащается кислородом O_2, то есть, происходит газообмен.

Трахеи и бронхи являются мышечнохрящевыми трубками, выстланными эктодермальным плоским эпителием. Они реагируют на конфликты, связанные с личным ареалом, и управляются корой головного мозга.

Продуцирующие энтодермальную слизь бокаловидные клетки расположены по всей длине трахей и бронхов и отвечают за увлажнение дыхательных путей.

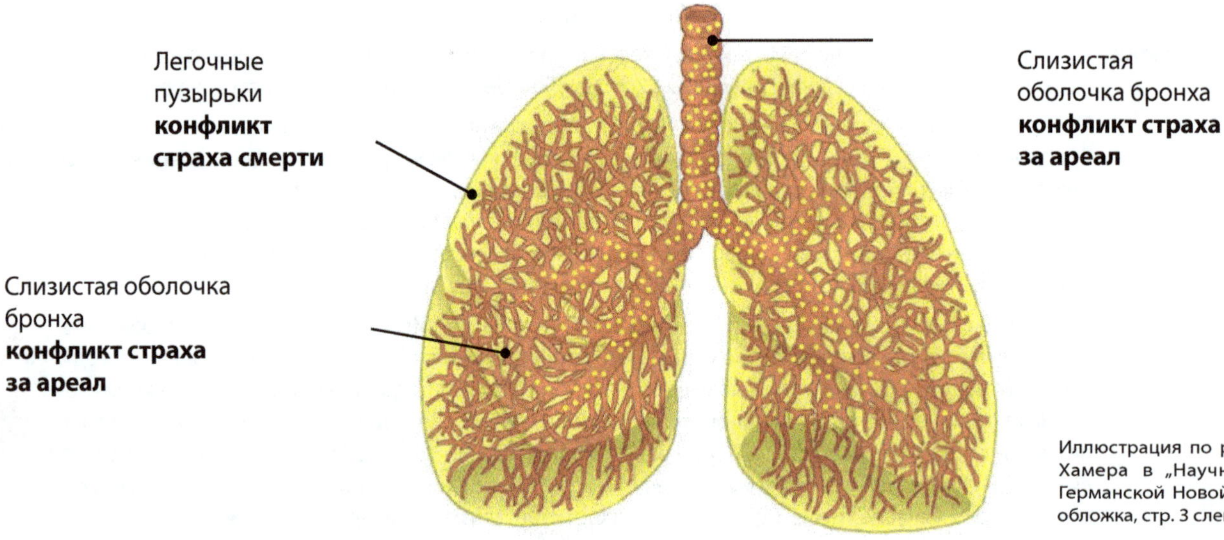

Иллюстрация по рисунку д-ра Хамера в „Научная таблица Германской Новой Медицины", обложка, стр. 3 слева внизу.

ОРБП легочных пузырьков

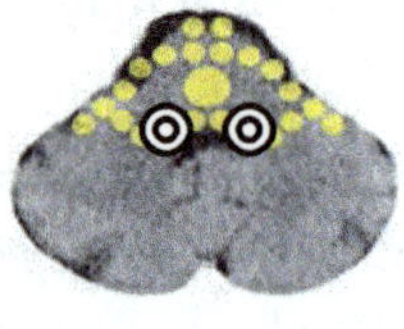

Легочный круглоочаговый рак (альвеолярная аденокарцинома), туберкулез легких, воспаление легких (грибковая или пневмоцистная, стафилококковая, легионеплезная, альвеолярная пневмония, п. Фридлендера), абсцесс легкого[1]

ЭНТО

Без еды и питья можно обходиться относительно продолжительное время. А вот без воздуха мы уже в течение трех минут мертвы. Не получить воздух для дыхания в природе равнозначно смерти. Поэтому именно легочные пузырьки при смертельном страхе запускают ОРБП.

Конфликт	Страх смерти или страх умирания, состояние паники.
Примеры	➜ *Чаще всего – шок из-за диагноза или медицинского прогноза: «Ваш рак чрезвычайно злокачественен! С помощью химиотерапии его, возможно, еще удастся притормозить».*
	❂ *11-летний мальчик спит со своими братьями и сестрами в общей спальне. Как младшему ему достается кровать у входа.*

1 Хамер. Научная таблица Германской Новой Медицины. Стр. 21.

К несчастью, его старший брат - алкоголик. Ему 24 года, и он все еще живет в родительском доме. Вся семья в страхе, когда он приходит пьяный, поскольку в этом состоянии он очень агрессивен и непредсказуем. Однажды, вернувшись домой в сильном опьянении, он схватил кухонный нож и бросился с ним на младшего брата. = Конфликт, связанный со страхом смерти. После этого мальчик долго не может успокоится, и ему разрешают спать в постели родителей. Опасные ситуации со старшим братом неоднократно повторяются, но родители ничего не могут сделать. Когда он приходит домой пьяный, в доме всю ночь горит свет. Младшему парню исполнилось 15, когда старший уезжает на заработки в Швейцарию. = Разрешение конфликта. Диагноз: «открытая форма туберкулеза легких» = фаза ремонта. Мальчика из-за высокой заразности его болезни отправляют в интернат. Он чувствует там себя очень одиноким. При его невысоком росте вес тела достигает 85 кг - накопление жидкости вследствие активного конфликта беженца (архив автора).

❁ *Молодой, сильный, некурящий водолаз-любитель становится свидетелем несчастного случая: на всплытии у его друга внезапно происходит легочная эмболия, и тот умирает в воде у него на руках = страх перед смертью друга. В легком образуется только один круглый очаг, поскольку речь идет о другом человеке, а не о самом пациенте.*

После продолжавшейся в течение месяца одышки ТМ диагностирует карциному (Клаудио Трупиано, «Спасибо, доктор Хамер»).

❁ *Женщине 62 лет делали 4 года назад рентген легких, тогда все было нормально. На этот раз врач видит тень. Результат биопсии: альвеолярная аденокарцинома. Оказывается, что она попадет в жуткую панику, когда у ее мужа - кормильца - три года назад был угрожающий жизни рак кишечника. Исцеление (кашель, ночная потливость) начинается, когда она решает вновь заняться предпринимательством (архив автора).*

Активная фаза Повышение функции, клеточный рост в легочных пузырьках. Рост легочных очагов альвеолярная аденокарцинома) резорбтивная (принимающая кислород) или экскреторная (выделяющая углекислый газ), обычно - бессимптомная. Возм. рецидивирующий конфликт. При страхе смерти других возникает единственный круглый очаг. При страхе за себя образуются множественные очаги.

Биосмысл Большим количеством ткани легочных пузырьков воздух может быть лучше «впитан». > Интенсификация газообмена > лучшие шансы на выживание.

Ремонт/исцеление При нормальном биологическом процессе - ТБЗ-казеозная диссимиляция опухолевых клеток туберкулами = в ТМ - туберкулез легких, воспаление легких, абсцесс) > кровохарканье (гемоптизис), температура, затруднение дыхания, недостаток кислорода. Температура, сильное потоотделение по ночам, запах изо рта. Остаются каверны.

В случае отсутствия грибов или бактерий опухоль окружается соединительной тканью и исключается из обменных процессов. Но и здесь следует учитывать, что слишком долгая активность конфликта ведет к возникновению больших опухолей, которые не поддаются самоисцелению. > В таких случаях необходима операция. ТБЗ стал редкостью в развитых странах, поскольку обнаруживается еще в активной фазе и не развивается.

Кризис исцеления Сильные боли, озноб.

Вопросы Прежде всего, выяснить по результатам гистологического исследования ТМ, является ли это аденовирус-карциномой (страх смерти) или бронхиальной карциномой (страх за ареал). Кровавая мокрота? (Указание на исцеление аденокарциномы). Ночная потливость? (Указание на исцеление, скорее всего, аденокарцинома). Когда последний раз делался рентген легких? (Указание на дату конфликта). Когда появился кашель, ночная потливость? (Указание на частичное разрешение). Я паниковал? Страх за себя? За других (за члена семьи, друга)? Почему я реагировал так чутко? (Детские переживания, стресс матери во время беременности > выяснить все детали). Какая новая установка способна излечить меня?

Терапия Выявить и разрешить конфликт и отпечатки, если этого не произошло ранее. Искать, где любовь - там и решение. ТБЗ не безобиден. Ткань легкого временно утрачивает свою прочность. Области очагов разрушаются, как «изъеденные молью» > никакой физической нагрузки, полный покой, по крайней мере, до прекращения фазы потливости по ночам. Психологическая установка: *«Я осознал взаимосвязи». «У меня хватит терпения и доверия к природе».*

«Все снова будет хорошо!» Чистая, полноценная, богатая белками пища. Настой: белокудренник (шандра), плаун, окопник, розмарин, тимьян, подорожник ланцетный. Раствор 3% перекиси водорода. Св. Хильдегарда: рецепт на основе вина из девясила и порошка лаврового листа. Операция, если опухоль растет - как можно раньше.

Гибель альвеолярной ткани (энфизема легких)

Та же ОРБП, что и выше. При энфиземе легких площадь эффективного газообмена уменьшена, вследствие чего наступает хронический недостаток воздуха (диспноэ) и нехватка кислорода (гипоксия).

Фаза

Рецидивирующий конфликт - результат многократно наступавших некротических фаз: после рассасывания очагов в ткани обычно остаются пустоты (каверны), видимые на рентгеновском снимке как «кольцевидная тень». При прогрессирующей энфиземе легких все большее число альвеол утрачивают способность выполнять свои функции.

Терапия

Вопросы см. выше. Выявить конфликт и отпечатки и разрешить его, чтобы ОРБП завершилась. Психологическая установка: *«Я спокоен». «Опасность миновала». «Я в руках Божьих».* Дыхательные упражнения, гимнастика на растяжение, йога. Раствор 3% перекиси водорода внутрь. Льняное масло. Св. Хильдегарда: настой из медуницы - залить ее водой, дать закипеть, остудить и пить получившийся настой на голодный желудок в течение продолжительного времени. См. средства для укрепления легких стр. 171.

Увеличение легочных лимфатических узлов и образование узелков соединительной ткани - гранулем (легочный саркоидоз, болезнь Бека)

Та же ОРБП, что и выше (стр. 160 - 163). Возможен конфликт с элементом самооценки: «Не могу хорошо дышать». ТМ в данном случае говорит о «системном заболевании» мезодермальной ткани, поражающем в основном легкие. С точки зрения пяти Биологических Законов, таких «системных заболеваний» не существует, поэтому обратимся к симптомам. Увеличение легочных лимфатических узлов свидетельствует о фазе ремонта. (ТМ считает это саркоидозом в I стадии). Перерождение функциональной легочной ткани в соединительную указывает на рецидивирующее событие (саркоидоз в III стадии по классификации ТМ).

Пример

❁ *Студент едет на велосипеде и на одном из светофоров, слишком рано начав движение, чуть не попадает под машину. Ничего не произошло, но в какой-то момент он осознает, что вся жизнь могла оказаться в прошлом. = Конфликт страха смерти.*
Конфликт рецидивирует ежедневно, поскольку ему ежедневно приходится пересекать эту улицу между домом и университетом. Через два года он обращается к врачу, т. к. при нагрузке задыхается. Диагноз: легочный саркоидоз. Ему прописывают инъекции кортизона до 35 мг/день, но объем действующих легких остается на уровне 70%. Конфликт разрешается после того, как студент знакомится с пятью Биологическими Законами и в качестве терапии начинает планомерно избегать этот светофор. Саркоидоз проходит почти бесследно (www.germanische-heilkunde.at).

Фаза

Рецидивирующий конфликт применительно к альвеолам > образование рубцовой ткани.

Примечание

Диагноз «саркоидоз» мог быть также поставлен на основании наличия множественных рубцовых образований в бронхах, но это был бы рецидивирующий конфликт страха потери ареала.

Терапия

Вопросы см. выше. Выявить и разрешить конфликт и вызывающие его отпечатки и убеждения, чтобы рецидивирующий конфликт завершился. Искать, где любовь - там и решение.
Психологическая установка: *см. выше.*
Дыхательные упражнения, гимнастика, двигательная активность на свежем воздухе. В ТМ при астме, энфиземе легких и саркоидозе легких дают практически одни и те же медикаменты (бронхорасширяющие средства, кортизон). В экстренных случаях (кризис исцеления) их применение, вне сомнения, целесообразно. Длительный прием не рекомендуется из-за побочных эффектов.

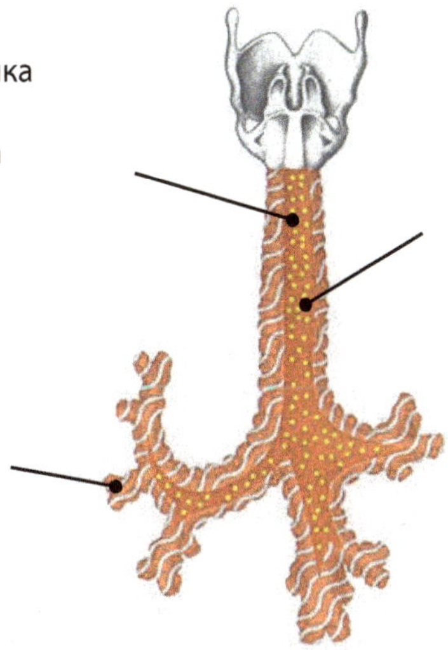

Иллюстрация по рисунку д-ра Хамера в „Научная таблица Германской Новой Медицины“, обложка, стр. 3 слева внизу.

ОРБП слизистой оболочки бронхов и трахеи

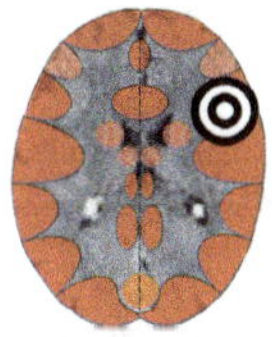

Бронхиальная опухоль (плоскоклеточная бронхокарцинома, язвенная бронхокарцинома)[1]

Конфликт

Конфликт страха за ареал или конфликт внезапного испуга. (Учитывать сторону, гормональный уровень. Страх потерять свой ареал, окружение, место (напр., партнера, работу) или положение в ареале (ранг, должность). Возможно, ничего не случилось, но опасность витает в воздухе, вызывая крайнюю степень беспокойства. *«Охватывает смертельный, панический страх», «ужас берет», «он жутко боится».*

Конфликт страха за свой ареал - это активная, мужская реакция на угрозу личному пространству. Конфликт внезапного испуга - это пассивная женская реакция на ту же угрозу. (Самец реагирует атакой, самка - испугом).

Примеры

❁ *Муж постоянно изменяет жене. Она никогда не уверена, что он не обманывает ее. = Конфликт, связанный со страхом за ареал с диссимиляцией клеток слизистой бронхов в период активности конфликта. Исцеление начинается, когда она разводится с мужем и знакомится с другим мужчиной, который ее любит. - Восстановление клеток слизистой бронхов = бронхит или бронхиальная карцинома* (Урсула Хомм, Лечебное питание для Новой Медицины - на нем. Ursula Homm, Lebensmittelheilkunde für die Neue Medizin, стр. 38).

❁ *Отец семейства работает в небольшой мастерской, и ему остается два года до пенсии. С шефом он поддерживает дружеские отношения. Но вот однажды шеф принимает решение объединиться с бизнесом партнера, который терпеть не может пожилого человека. Негативная атмосфера с каждым днем все больше накаляется, и работник в ужасе, что его уволят, а это опасно, у него две несовершеннолетние дочери, и в его возрасте трудно найти новую работу. = Конфликт страха за ареал. Перед самым выходом на пенсию, через 2 года, его страх проходит, у него начинается кашель, он подозревает бронхит. По результатам рентгена ставится диагноз «бронхиальная карцинома», вызвавший у пациента конфликт страха смерти. В конце концов после всех возможных терапий он действительно умирает* (Клаудио Трупиано, «Спасибо, доктор Хамер», стр. 327).

➜ *Часто также угроза «личному времени». Напр., человек оказывается в цейтноте или под давлением временных договоренностей, кто-то лишает его личного времени или распоряжается им по своему усмотрению.*

❁ *26-летний бизнесмен, левша, вместе с другом открывает фирму. Но вскоре между ними возникает разлад из-за рабочих часов: один считает, что имеет право на свободный распорядок дня, появляясь на рабочем месте только тогда, когда этого требуют интересы дела, а компаньон*

ЭКТО

−+

1 Хамер. Научная таблица Германской Новой Медицины. Стр. 111.

настаивает на строгом расписании. = Конфликт утраты ареала, затронувший гортань, т.к. пациент - левша. После некрасивого расставания с партнером парень снова самостоятельно планирует свое время, и конфликт кажется разрешенным.

К сожалению, остаются «рельсы»: как только на глаза попадается плотный график частных или деловых встреч, у пациента снова возникает страх потери ареала. В течение нескольких дней после этого его гортань заполнена слизью, голос хрипит = Фаза ремонта (архив автора).

❁ *47-летняя женщина в течение 30 лет два раза в неделю встречается с «лучшей подругой». А полгода назад подруга внезапно прерывает с нею отношения. Женщина пытается возобновить контакт, но безуспешно. = Конфликт страха потери личного пространства – «подруга больше не является моим окружением». Когда по случаю дня рождения этой подруги они все же созвонились и поговорили по душам, началось исцеление, поскольку ситуация внутренне разрешились. Неделю спустя у нее начинается воспаление легких. Когда оказывается, что антибиотики не помогают, ей делают бронхоскопию. Диагноз: бронхиальная карцинома* (архив автора).

Активная фаза	Ограничение функции, позже диссимиляция ткани (язва) слизистой оболочки бронхов - обычно протекает незаметно. Одновременно вялость подлежащей, по Хамеру, поперечнополосатой мускулатуры. Область поражения может распространиться от начала трахеи до мельчайших частиц бронхов = ТМ говорит о «язвенной бронхиальной карциноме». В активной фазе повышенная потребность в общении.
Биосмысл	Вследствие разрушения клеток увеличивается просвет дыхательных путей, облегчается процесс дыхания, что необходимо для более эффективной защиты жизненного пространства.
Ремонт/исцеление	Восстановление слизистой оболочки бронхов или трахеи = бронхит, воспаление легких, бронхиальный рак. Отек, покраснение, кашель, иногда - признаки крови в мокроте, боли. Сильный отек, затрудненность выдоха при синдроме. Из-за отека целый фрагмент легкого может оказаться исключенным из дыхательного процесса (= ателектаз, обусловленный недостаточностью вентиляции легких). После спадания отечности, просвет дыхательных путей вновь восстанавливается и ателектаз проходит. Более длительный бронхит при наличии рецидивов. **Возможен рецидивирующий конфликт.**
Кризис исцеления	Кашель, кашлевой спазм из-за сопричастности бронхиальной мускулатуры, озноб.
Примечание	Бронхиальный рак диагностируется обычно в фазе ремонта. Зачастую в соединении с синдромом.
Вопросы	Когда появились симптомы? О каком ареале речь? (Партнер, жилье, работа) Что меня волновало в тот период? О чем я думаю, когда я не могу спать? Сновидения? (Указание на конфликт). Почему я не могу справиться с этим? Кто-либо из моих предков сталкивался с подобным? Что тянется через поколения? Какой отпечаток вызывает у меня эту чувствительность? Какие убеждения привели к дилемме? Я готов начать все сначала?
Терапия	Если конфликт активен, найти и разрешить конфликт, отпечатки и убеждения. Ферментный препарат, лимфодренаж. Вит. Д3. 3% раствор перекиси водорода внутрь. (См. также легочные средства стр. 171). Операция - в случае большой опухоли или площади поражения.

Воспаление бронхов (бронхит)[2]

Та же ОРБП, что и выше.

Фаза	**Ремонт**: восстановление плоскоэпителиальных клеток слизистой оболочки. Боли, сужение бронхов (стеноз) или полное спадение и безвоздушность (ателектаз) вследствие отечности при исцелении, шумы при дыхании (стридорозное дыхание - stridor). Откашливание мокроты. Кашель = кризис исцеления бронхиальной мускулатуры. Биологический смысл кашля состоит в удалении из дыхательных путей мокроты.
Примечание	При рецидиве или при зависшем исцелении в ТМ принято говорить о «хроническом гипертрофическом бронхите». Точно так же можно было бы диагностировать «бронхиальную карциному». При рецидивах с продолжительными фазами активности ТМ-диагноз может быть «хронический деструктивный бронхит» (разрушение структур стенок бронхов).
Терапия	Конфликт разрешен, сопровождение пациента в фазе исцеления, предотвращение рецидивов.

2 Хамер. Научная таблица Германской Новой Медицины. Стр. 111.

Ингаляции соленой водой или чаем. Настой: белокудренник (шандра), алтей (кенаф), исландский мох, просвирник (мальва), первоцвет (примула), коровяк, бузина. Коллоидное серебро внутрь. Во время кризиса исцеления - черный чай или кофе, при необходимости - кортизон, спазмолитические ТМ-средства. См. также легочные средства стр. 171.

Расширение бронхов (бронхоэктазия)

Та же ОРБП, что и выше (стр. 163 - 165). Диссимиляция каркасных структур стенки бронхов, вызванная хронически рецидивирующим воспалением. Симптомы: обильное отделение мокроты по утрам.

Фаза	**Рецидивирующе-зависший активный конфликт** с локальной диссимиляцией слизистой оболочки бронхов. > Выпячивание из-за истончения слизистой оболочки бронха. В промежутках между активными фазами происходит покрытие слизью, кашель во время кризисов исцеления.
Терапия	Вопросы см. выше. Выявить и разрешить конфликт и вызывающие его отпечатки и убеждения, чтобы рецидивы прекратились. (См. легочные средства стр. 171).

Воспаление трахеи (трахеит), рак трахеи (карцинома трахеального плоского эпителия)

Та же ОРБП, что и выше (стр. 163 - 165). Слизистая оболочка трахеи с точки зрения конфликтов относится к бронхам.

Фаза	**Ремонт:** восстановление плоскоэпителиальной слизистой. Боли за грудиной, возможно сужение трахеи (стеноз трахеи, трахеостеноз), связанный с отечностью, возникающей при исцелении, особенно при наличии синдрома. Если диссимиляция была длительной и интенсивной, то исцеление тоже может происходить соответственно дольше. **Возможен и рецидивирующий конфликт.** В обоих случаях может быть поставлен диагноз «рак трахеи».
Терапия	Конфликт разрешен, сопровождение пациента в фазе исцеления, предотвращение рецидивов. См. легочные средства стр. 171. Во время кризиса по необходимости - кортизон, спазмолитики. Возм. операция.

ОРБП бронхиальной мускулатуры

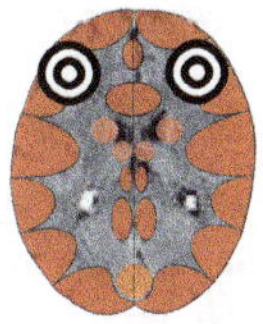

Сужение бронхов (бронхиальная астма), спастический бронхит[1]

При бронхиальной астме затруднен выдох. > Более интенсивный и продолжительный выдох. Если затронутыми оказываются одновременно слизистая и мускулатура, то обнаруживается как воспаление бронхов, так и их сужение.

Конфликт	Страх за ареал, внезапный испуг или конфликт «потери дара речи» в стадии кризиса исцеления. Дополнительно активный конфликт или кризис исцеления на противоположной, левой стороне коры головного мозга (объяснение конфликта стр. 163).
Примеры	❁ *Будучи ребенком, 33-летний астматик, правша, был свидетелем частых ссор родителей. В конце концов родители разводятся. = Конфликт страха за ареал, затронувший бронхи. Конфликт внезапного испуга, затрагивающий гортань и обонятельный конфликт, затрагивающий слизистую оболочку носа. При всех трех ОРБП в активной фазе происходит разрушение клеток, а в фазе ремонта - их восстановление. «Рельсов» у пациента множество: влажность или теплая, влажная погода, спор, расставания и различного рода дисгармонии. Из-за них вновь и вновь происходит запуск кратковременной активности, после чего - исцеление, сопровождающаяся астмой и насморком* (архив автора). ❁ *Пенсионер 60-ти лет, правша, отец двоих детей с 18-летнего возраста страдает аллергией на кошек. Если ему приходится находиться вблизи кошки дольше, чем полчаса, его бронхи сужаются, и он оказывается не в состоянии вздохнуть. При этом он очень любит кошек и не может без слез вспоминать историю более чем сорокалетней давности, ставшую причиной его недуга. Его любимая кошка повадилась красть со стола еду. Однажды мать застала ее на месте престу-*

1 Хамер. Научная таблица Германской Новой Медицины. Стр. 111, 112.

пления и побила так сильно, что животное убежало в подвал и позволяла дотрагиваться до себя только парню. = Конфликт страха за ареал. Он стал часто спускаться вниз и гладить там свою любимицу. А она из благодарности вылизывала его виски. Через некоторое время кошка погибает. У пациента обнаруживается базалиома именно на том самом участке кожи, который лизала кошка = продолжающийся в течение 40 лет зависший конфликт расставания с животным - прерывание тактильного контакта.

Примечание: Аллергия на кошек у пациента, как и все аллергии вообще, запускается «рельсами». Для подсознания этого человека кошки - сигнал опасности: внимание, как и тогда, может произойти что-то плохое. > Включение бронхиальной ОРБП > атония бронхиальной мускулатуры в активной фазе > судороги во время кризиса исцеления = «астма» в ТМ (архив автора).

Активная фаза — Диссимиляция клеток бронхиальной мускулатуры (мышечный некроз) > мышечная слабость. Одновременно - ограничение иннервации > паралич. Возм. одновременная диссимиляция клеток слизистой оболочки бронхов. - Все протекает в основном бессимптомно.

Биосмысл — Увеличение просвета бронхов. > Более легкое и быстрое снабжение воздухом бронхов при конфликте ареала.

Ремонт/исцеление — Восстановление ткани бронхиальной мускулатуры, возвращение иннервации, кашлевое раздражение. Обычно в связке с воспалением бронхов.

Кризис исцеления — Приступ бронхиальной астмы, длящийся от нескольких минут до трех дней: кашлевые судороги, удлиненный или шумный выдох. Сужение бронхов или трахеи с возможным появлением при дыхании хрипов.

Примечание — Приступ происходит, если на противоположной, левой половине коры головного мозга имеется активный или находящийся в состоянии кризиса исцеления конфликт. Эта констелляция вызывает бронхиальную астму. Опасный «астматический статус» возникает тогда, когда мускулатура гортани (кора левого полушария) находится в состоянии кризиса исцеления одновременно с бронхиальной мускулатурой (кора правого полушария). При аллергенно-обусловленной бронхиальной астме конфликт запускается «рельсами» = («аллерген» в ТМ).

Терапия — Вопросы стр. 164. Выявить и разрешить конфликт и отпечатки. Психологическая установка: *«Я в безопасности», «Я в руках Божьих!»* Дыхательные упражнения, танцы, пение. 3%-й раствор перекиси водорода внутрь. Витамин D. Масло черного тмина. Во время кризиса - черный чай или кофе, при необходимости - кортизон, спазмолитические, бронхорасширяющие средства. Длительный прием нежелателен из-за побочных эффектов.

ОРБП бокаловидных клеток

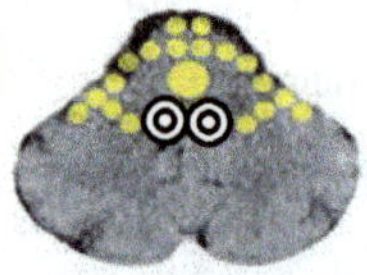

Крайне интенсивное покрытие слизью бронхов (хронический катаральный бронхит), аденокарцинома бокаловидных клеток[1]

Эволюционно бокаловидные клетки являются производными желез слизистой оболочки кишечника. Они отвечают за увлажнение дыхательных путей.

Конфликт — Конфликт куска. Невозможность вдоха или невозможность увлажнения воздуха. На практике: Страх удушья, забитые дыхательные пути (чуждое тело, интубация). *«Нечем дышать»*.

Примеры — *У 28-летней матери вот уже год как столько слизи, что ее регулярно рвет. Их единственный сын родился преждевременно и страдает, в числе прочего, проблемами с дыханием. Однажды ночью он почти задыхается у нее на руках - она вызывает скорую помощь слишком поздно. С тех пор она по ночам всегда прислушивается, нормально ли дышит ребенок. = Воспринимаемый за сына конфликт недостатка воздуха, затрагивающий бокаловидные клетки. Когда ей объясняют ситуацию, она примиряется с инвалидностью сына и начинает ценить себя как мать, она силь-*

1 Хамер. Научная таблица Германской Новой Медицины. Стр. 21.

ЭНТО

	*но потеет в течение нескольких ночей и у нее выходит желтая слизь. После этого она излечивается (*архив автора). ➜ *Страх удушья от искусственного дыхания (после деинтубации часто воспаление легких).* ➜ *Во время приступа астмы пациенту кажется, что наступает удушье.* ➜ *Кто-то имеет дело с сильной пылью или дымом (пожарный, шахтер, полировщик камня).*
Активная фаза	Повышение функции, рост числа бокаловидных клеток (опухоль) = хронический катаральный бронхит в ТМ, внутрибронхиальная аденокарцинома, гиперплазия бокаловидных клеток = появление в бронхах большого количества слизи.
Биосмысл	Улучшение качества дыхания, более тщательная сепарация пыли посредством выделения большего количества внутрибронхиальной слизи.
Ремонт/исцеление	Нормализация функции. При наличии грибка или бактерий > диссимиляция небольших опухолей бокаловидных клеток по ТБЗ-казеозному типу. Выделение желтоватой (гнойной) слизи, температура, ночная потливость, запах изо рта. **Возможен рецидивирующий конфликт.**
Примечание	Эта ОРБП встречается довольно редко. Ее трудно отличить от бронхита (страх за ареал), при котором тоже возникает слизь. Отличительный признак: лабораторное доказательство присутствия грибковых бактерий, желтая гнойная мокрота, ночная потливость при рассасывании аденокарциномы из бокаловидных клеток. Эта ОБРП объясняет, отчего астматики, регулярно испытывающие страх удушья, страдают от большого количества слизи.
Вопросы	Когда появилась слизь? (Конфликт до этого). Удушье от чего? (Астма у самого человека или близкого, пыль на работе, искусственное дыхание и т.д.). Что сенсибилизировало меня? Что пережили родители/предки? (Шахтеры, болезни легких). Играет роль беременность или роды?
Терапия	Выявить и разрешить конфликт и вызывающие его отпечатки и убеждения. Настои: шандра, анис, вероника, льняное семя, будра плющевидная (собачья мята). Вит. Д3 (рыбий жир), масло чернушки. Коллоидное серебро внутрь.

Иссякание бронхиальной слизи (муковисцидоз)

Та же ОРБП, что и выше (смотри выше).

Фаза	**Зависший ремонт**, чаще всего - рецидивы в грудном возрасте > все большее количество ткани, состоящей из бокаловидных клеток, перерождается в соединительную ткань, поэтому производство слизи снижается или прекращается вовсе = муковисцидоз.
Терапия	Выявить и разрешить конфликт и вызывающие его отпечатки и убеждения, чтобы зависший ремонт завершился и пошел процесс регенерации бокаловидных клеток. Лимфодренаж, акупунктура, акупунктурный массаж, классический массаж. Коллоидное серебро внутрь. См. также легочные средства стр. 171.

Жидкость в легком (интерстициальный или альвеолярный отек легкого)

Пациенты с отеком легкого могут спать только в сидячем положении - так хотя бы в верхней его части остается место для дыхания. При прослушивании обнаруживаются типичные хрипы. Этот симптом является признаком ухудшения общего состояния. Почти всегда в процесс вовлечены почечные собирательные трубочки. В качестве возможных причин можно назвать:

- **Слабость левого желудочка** (сердечная недостаточность). Конфликт перегрузки > застой крови в малом круге кровообращения > выделение плазмы крови в легочных капиллярах > жидкость в легком. = Наиболее распространенная причина отека легкого (стр. 127).
- **Ремонт слизистой оболочки бронхов**

Страх за ареал в фазе исцеления: воспаление слизистой бронхов = бронхит. > Интерстициальный отек легкого при синдроме (стр. 163).

- **Ремонт легочных пузырьков**

Конфликт смертельного страха: воспаление альвеол = ТБЗ легких > выпот гноя и жидкости > отек легкого при синдроме (стр. 160).

- **Отек легких вследствие отравления.** Газы раздражающего действия (хлор, аммиак, пары соляной кислоты и мн. др. = острый отек легких), наркотики (героин, метадон), химиотерапия > разрушение альвеол и капилляров > выделение жидкости в легкое = отек легкого.

Терапия в соответствии с причиной.

Активные терапевтические мероприятия необходимы как при остром, так и при хроническом отеке легкого. Во всех случаях учитывать терапию, указанную в главе «ОРБП почечных собирательных трубочек», стр. 236.

Коронарные вены (выделены синим цветом)
женский сексуальный конфликт потери ареала

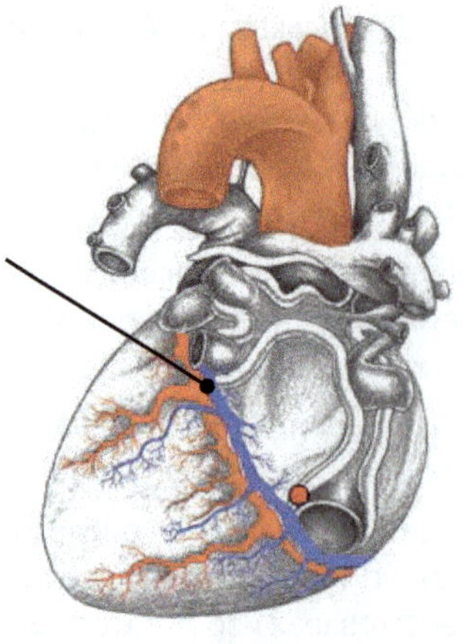

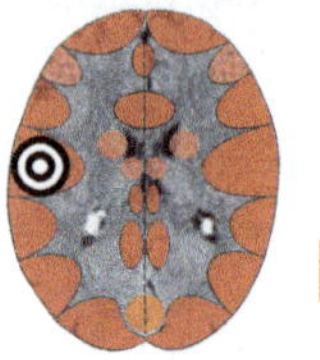

ОРБП коронарных вен сердца

Непроходимость легочной артерии (легочная эмболия, легочная тромбоэмболия)[1]

По большому счету, эти недуги относится к разделу «Сердце», поскольку легкое всего лишь принимает на себя последствия ОРБП сердца. ТМ считает, что тромбы, вызывающие легочную эмболию, вымываются из вен нижних конечностей. Однако д-р Хамер выяснил, что при легочной эмболии тромбы выходят из сердечных коронарных сосудов (коронарных вен).
По опыту автора, это объяснение верно не во всех случаях легочной эмболии. Вероятно, в некоторых случаях тромбы выходят из глубоких вен нижних конечностей (см. «ОРБП вен нижних конечностей» стр. 144). Выяснение в каждом отдельном случае должно исходить из симптомов. Далее следует описание выхода тромбов из коронарных вен.

Кровоснабжение сердца: по коронарным артериям происходит снабжение сердечной мышцы кровью, обогащенной кислородом. По завершении процесса газообмена бедная кислородом кровь попадает в коронарные вены, затем - в правое предсердие, оттуда - в правый желудочек и по легочной артерии - в легкое, где вновь совершается процесс обогащения этой крови кислородом. Решающий момент: если тромб отрывается в коронарной вене, то застревает он в легочных артериях = легочная эмболия.

Конфликт — Женский конфликт утраты ареала или конфликт сексуальной фрустрации, страх не выйти замуж. «Это разрывает мне сердце!»
Или - реже - мужской конфликт утраты ареала (учитывать сторону, гормональный фон и предыдущие конфликты). За женским конфликтом потери ареала всегда стоит тема партнерства, т. е. он имеет сексуальный окрас. Речь идет о «внутреннем пространстве». Партнер и есть «ареал» женщины. Поэтому лучше, если женщина приходит жить на территорию мужчины. Тогда он имеет свой ареал, а она партнера. Если же мужчина оказывается в ареале женщины, то она получает партнера, а он теряет «свою территорию».

Примеры — ➜ *Мужчина бросает женщину, насилует ее или принуждает к половому акту.*
❁ *15-летняя школьница-правша в первый раз занимается сексом с молодым человеком. К ее ужасу, презерватив рвется. Чтобы избежать беременности, она принимает пероральный контрацептив. Но больше всего ее задевает и оскорбляет то, что парень на каждом углу рассказывает эту историю. Даже мать девушки узнает обо всем от случайных людей. = Сексуальный конфликт, связанный с фрустрацией, затрагивающий коронарные вены сердца и шейку матки. В активной фазе - диссимиляция клеток коронарных вен. Через месяц пациентка вступает в фазу ремонта с восстановлением коронарных вен сердца. В дальнейшем она периодически впадает в глубокую прострацию, сопровождающуюся тахикардией* (архив автора).
❁ *У воспитанной в христианских традициях 32-летней женщины есть партнер, который ее любит, но из принципа не женится. = Сексуальный конфликт, связанный с фрустрацией. После 10 лет гражданского брака он наконец делает ей предложение, после чего у пациентки наблюдаются слабость и усиливающаяся одышка (= начало фазы ремонта). Еще через шесть недель у нее развивается легоч-*

экто

−+

1 Хамер. Научная таблица Германской Новой Медицины. Стр. 126.

ная эмболия и интенсивные, не прекращающиеся в течение последующих двух месяцев кровотечения из шейки матки = ремонт (архив автора).

❁ *Сегодня пациентке-правше, которая в возрасте двух с половиной лет пережила уход из семьи отца, уже 35. Между родителями тогда часто случались ожесточенные ссоры, и матери приходилось защищать ребенка от агрессии мужа. Позже она встретилась с отцом один единственный раз, но не может забыть это по сей день. Ей было 7 лет, когда однажды открылась дверь гостиницы (собственность ее матери), в холле которой девочка в этот момент играла, вошел мужчина и с порога заявил: «Привет, я твой папа!» Затем повернулся к ней спиной и сел к барной стойке. Через два года она узнает, что отец умер. = Женский сексуальный конфликт, связанный с ареалом, плюс к нему - конфликт протеста, страха и отвращения. (Вскоре после этого у нее диагностируют диабет). В стрессовых ситуациях у пациентки регулярно наблюдается коронарная недостаточность (= активный конфликт ареала). При подъеме по лестнице сердце буквально «выскакивает из груди». Кроме того, она жалуется на болезненные менструации* (архив автора).

Активная фаза — Ограничение функции, позже диссимиляция клеток (язва) на внутренних поверхностях коронарных вен. Одновременно вялость подлежащей мускулатуры (кольцевидные части). > Увеличение сечения, возм. легкие стесняющие боли в груди = коронарная недостаточность. Одновременно диссимиляция клеток слизистой оболочки шейки матки (не всегда).

Биосмысл — Вследствие вялых мышц сосудов увеличивается просвет коронарных вен. > Лучший отток крови от сердца. > Повышение производительности сердца для того, чтобы отвоевать утраченное жизненное пространство (напр., партнера).

Ремонт/исцеление — Регенерация, восстановление плоского эпителия коронарных вен, образование бляшек.

Кризис исцеления — Через 3-6 недель после начала фазы ремонта развивается легочная эмболия: удушье, страх и ощущение гибели, возможен озноб. Во время кризиса происходит судорожное сокращение находящейся под плоским эпителием поперечнополосатой сосудистой мускулатуры (= локальная эпилепсия). Вследствие этого образовавшиеся ранее бляшки отделяются от венозных стенок и с кровотоком через правый желудочек вымываются в легочную артерию. = Легочная эмболия. Более крупные сгустки закупоривают крупные сосуды, сгустки меньшего размера попадают в мелкие ответвления легочной артерии. Блокада кровотока в мелких и средних сосудах не представляет собой большую проблему, т.к. кровоток продолжается по «обходным путям» (анастомоз). Тромб обычно растворяется в течение нескольких недель без какого-либо терапевтического воздействия (реканализация). Проблемы возникают на уровне мозга: связанное с процессом исцеления разрастание очага Хамера и резкое его сокращение во время кризиса.

Примечание — В реле коронарных вен и шейке матки расположен также центр ритма быстрого сердцебиения. Поэтому во время кризиса исцеления и возникают приступы учащенного сердцебиения (тахикардия), иногда в сочетании со сбоями ритма (тахиаритмия). Смертельно опасное трепетание желудочков сердца возникает, если конфликт слишком долго находился в состоянии активности.

Вопросы — Какой конфликт ареала разрешился 3 - 6 недель до эмболии? (Партнер, дружба, дом и т.д.). С чем у меня проблемы? (В то время активного конфликта человек слегка маниакален, теперь он спокойнее). Менструации прерывались в этот период? (Да > признак активности конфликта). Какие эмоции сопровождали конфликт? Каким образом я оказался в этих трудностях? Какие убеждения стоят за этим? Что оставило этот отпечаток? (Например, детские впечатления). Можно ли провести параллели с предками? (Послушать жизненные истории предков). Какие внутреннее перестройки помогут избежать рецидивов? Какие старые шаблоны и убеждения я хочу выбросить?

Терапия — Конфликт разрешен, сопровождение пациента в фазе исцеления, проанализировать конфликт во избежание рецидивов. Спокойствие. При необходимости - кортизон в конце кризиса исцеления. Щадящий режим, покой, 3% раствор перекиси водорода. Св. Хильдегарда: порошок галгана. Натуральная бура внутрь (www.instituternaehrung-gesundheit.com). Вит. Д3. Антикоагулянты при необходимости в острой фазе. Но они обладают тем недостатком, что могут усиливать кровотечение из шейки матки (если наблюдается). > Кратковременный прием возможен в случае его отсутствия.

ЭКТО

ОРБП каналов жаберных дуг

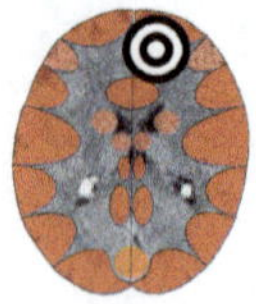

Мелкоклеточная бронхогенная карцинома[1]

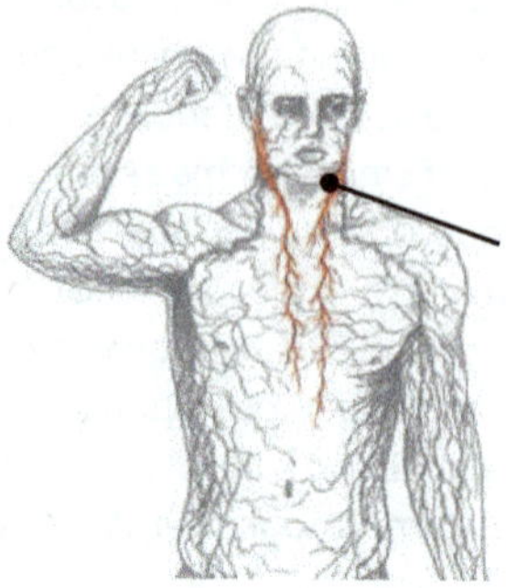

Жаберные дуги **конфликт встречи со страхом лицом к лицу**

Эту опухоль ТМ относит к бронхиальной. Д-р Хамер же считает, что это ОРБП каналов жаберных дуг или каллюс (костная жидкость), выплывшая из-за повреждения близлежащей кости, например, позвоночника, ребра или грудины. (См. «Остеосаркома» стр. 299).

Из-за ее труднодоступного положения в центре грудной клетки эта опухоль считается в ТМ неоперабельной и малоизлечимой.

ЭКТО

−+

Конфликт	Конфликт встречи со страхом лицом к лицу. Страх перед лицом неотвратимой угрозы.
Пример	❁ *У счастливого в семейной жизни 43-летнего пациента-правши есть 12-летний сын. Однажды отец ложится на операцию мениска и, очнувшись после наркоза, узнает от жены, что сын, нырнув в воду, тяжело поранил голову и находится в больнице. На следующий день он узнает, что ребенку делается экстренная операция, и его жизнь в опасности. > У отца, еще в больнице, конфликт фронтального страха и страха смерти (заместительно за сына). Он готов покончить с собой, если сын умрет (высокая интенсивность конфликта). В фазе ремонта он ощущает натяжение в области левого уха в направлении шеи, а за грудиной - стеснение и давление. Поверх ключицы у него появляется киста (канал жаберной дуги в фазе ремонта). Кроме того, у него наблюдается сильное ночное потоотделение и кровохарканье (легочные пузырьки в процессе исцеления). При обследовании диагностируется альвеолярная карцинома* (архив автора).
Ремонт/исцеление	Клеточный рост, восстановление каналов = в ТМ - «мелкоклеточная бронхиальная карцинома». Ее течение подробно описано на стр. 148 («Неходжкинская лимфома»). **Обывно рецидивирующий конфликт.**
Вопросы	Было чувство потягивания за грудиной, возможно, задолго до того, как был поставлен диагноз (= начало конфликта)? О какой опасности была речь? Дело окончательно урегулировалось? (Исключить рецидивы).
Терапия	Конфликт разрешен, сопровождение пациента в фазе исцеления, предотвращение рецидивов. Психологическая установка: *«Опасность миновала. Я защищен. Все снова хорошо!»* Лимфодренаж. Важно преодолеть шок от диагноза и избавиться от страха.

1 Хамер. Научная таблица Германской Новой Медицины. Стр. 111.

Коклюш (Pertussis)

ТМ считает, что коклюш вызывается коклюшной палочкой и относится к так называемым «детским болезням». Коклюш может происходить как от гортани, так и от бронхиальной мускулатуры.

• **Причина – гортань:** кризис исцеления мускулатуры гортани или раздражение области слизистой гортани в стадии исцеления = конфликт, связанный с внезапным испугом (стр. 157).

• **Причина – бронхи:** кризис исцеления бронхиальной мускулатуры или раздражение слизистой бронхов в стадии исцеления = конфликт страха за ареал (см. выше).

В обоих случаях биологический смысл кашля состоит в том, чтобы быстрее избавиться от мокроты. Приступы коклюша особенно опасны в комбинации с синдромом.

Терапия

• Конфликт разрешен, сопровождение пациента в фазе исцеления.

• При приступе (кризис исцеления): встать, выйти на холод, холодные напитки, черный чай или кофе, при необходимости – предлагаемые ТМ кортизол, противосудорожные, бронхорасширяющие средства.

• Настой: корень алтея (кенаф), плющ, тимьян обыкновенный (чабрец), подорожник ланцетный, перечная мята.

• При рецидивирующем конфликте: дыхательные упражнения, солнечные ванны, солярий, сауна, инфракрасное облучение. Обертывание груди.

Хроническая обструктивная болезнь легких (ХОБЛ)

ХОБЛ - собирательный термин для целого ряда хронических заболеваний легких. К ним относятся, прежде всего, энфизема легких и хронический бронхит.

С нашей точки зрения, диагноз мало что говорит, кроме понятия «хронический». > Рецидивирующая ОРБП легочных пузырьков (стр. 160) и/или рецидивирующая ОРБП бронхов (стр. 163).

Терапия – см. соответствующую ОРБП. Конопляное масло.

Пневмокониоз (силикатоз, асбестоз)

Это типичные профессиональные недуги, связанные с вдыханием пыли, которая «улавливается» слизистыми оболочками носа, глотки, трахеи и бронхов и выводится наружу подвижными ресничками или через откашливание. Маленькие или тонковолокнистые частички могут проникать в бронхиолы и накапливаться там. Микро частицы способны пройти даже в альвеолы. Организм окружает эти инородные для него тела защитной пленкой из соединительной ткани, что само по себе не является угрозой. Но если в течение многих лет вдыхать пыль, то рубцовая ткань займет большой объем, что увеличит и объем легкого. В этом случае говорят о «пылеиндуцированном фиброзе легкого». > Здесь нет конфликта, а есть механическое повреждение. Образования капсул из соединительной ткани часто интерпретируются как «рак». Вдыхание пыли может к тому же спровоцировать конфликт «посягательства на внутреннее пространство грудной клетки», это же касается и диагноза «пневмокониоз» (см. «Плевра» стр. 172).

Терапия

Остановить процесс отравления пылью. Психологическая установка: *«Мои легкие наполнены светом и энергией»*. Дыхательная гимнастика, физические упражнения, спорт для очищения легких. См. также далее легочные средства.

Курение и легкие

То, что курение не способствует здоровью, ясно. Оно ведет к загрязнению дыхательных путей смолами и сажей. Никотин, усваиваясь организмом, постепенно отравляет его изнутри. Он, как и другие наркотики, приводит нас в состояние временной симпатикотонии = «кайфа».

За это «приятное чувство» при курении нам приходится дорого платить:

- потерей свободы (зависимость);
- потерей жизненной активности из-за чувства вины;
- локальным и общим отравлением организма.

Расхожее утверждение о том, что курение в принципе ведет к раку легких, неверно. Сигнал для клеточного роста в бронхах или легочных пузырьках подает мозг. Почему тогда у курильщиков рак диагностируется чаще?

- Курильщики чаще проходят пульмонологические обследования из-за кашлевого синдрома, связанного с отравлением или в качестве «профилактической меры».
- Врачи сознательно ищут у курильщиков рак легких. Гиперемированная, воспаленная, покрытая сажей или рубцами плоскоэпителиальная ткань бронхов интерпретируется как «рак».
- Некоторые курильщики верят в то, что из-за курения у них разовьется рак легких. Тот, кто так думает, уже притягивает к себе беду и может испытать конфликты, связанные со страхом смерти.

Терапия при курении

По возможности без принуждения бросить курить. Резкое прекращение таит в себе мощный потенциал для конфликтов. Психологическая установка: *«Я молод и независим! А это самое главное»*.

Терапевтические средства для легких

- Регулярные дыхательные упражнения, гимнастика.
- Настои: шандра, медуница, сосновые иголки, репейник, шалфей, подорожник ланцетный, птичья гречиха.
- Классический массаж, похлопывания, акупунктура.
- Экстракт из корня пеларгонии.
- Солнечные ванны. Вит. Д3 (рыбий жир).
- Каннабис
- Кейси: сироп из шандры. Св. Хильдегарда: козье молоко.
- Раствор 3% перекиси водорода внутрь.

ПЛЕВРА

Полость грудной клетки выстлана плеврой, которая управляется мозжечком и целиком состоит из мезодермальной ткани. Различают два ее слоя: пристеночная плевра, выстилающая стенки грудной полости, и висцеральная, или легочная, покрывающая наружную поверхность легких. Между этими слоями содержится некоторое количество серозной жидкости, позволяющей легкому беспрепятственно двигаться при дыхании.

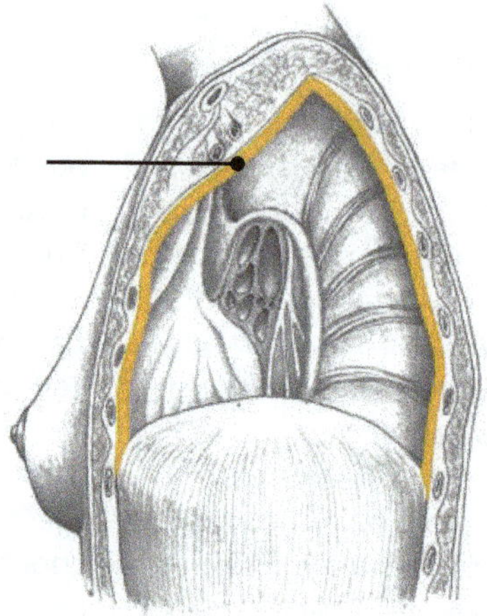

ОРБП плевры

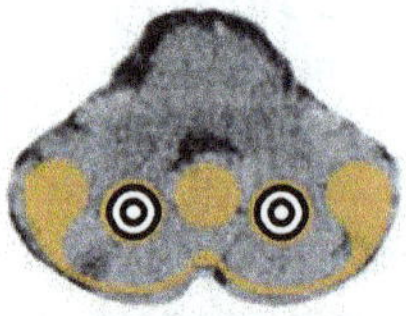

Рак плевры (плевральная мезотелиома, карцинома плевры)[1]

Конфликт	Атака на грудную клетку или на ее внутреннее пространство. Страх за легкое, ребра, грудной отдел позвоночника. Физическая или воображаемая агрессия/ранение или ее угроза.
Примеры	➜ *Сильные боли в грудной клетке (легкое, грудь, сердце, ребра, позвоночник).* ❁ *У пациента находят легочные очаги (легочная карцинома). = Конфликт атаки на грудную клетку. Во время активной фазы конфликта развивается плевральная мезотелиома* (архив автора). *15 лет назад у стройной женщины обнаружили рак груди (аденокарцинома). Но так как она была знакома с пятью Биологическими Законами, то оставила эту опухоль в покое и жила с нею очень неплохо, пока шесть лет назад ей не сделали биопсию, и рана в течение трех лет оставалась открытой. Из-за этого пациентка испытала страх и пережила конфликт атаки на грудную клетку > рост плевральной мезотелиомы. После того, как рану оперативно закрывают кожным лоскутом, пациентка вступает в фазу ремонта с плевральным выпотом* (архив автора).
Активная фаза	Клеточный рост в плевре, рост плевральной мезотелиомы - по всей поверхности или точечный, в зависимости от вида воспринятой угрозы грудной клетке.
Биосмысл	Более надежная защита внутреннего пространства грудной клетки через утолщение плевры.
Ремонт/исцеление	Рассасывание опухоли по ТБЗ-казеозному типу: воспаление плевры (плеврит), боли, температура, ночная потливость, одышка. Плевральный выпот вследствие синдрома.
Кризис исцеления	Озноб, сильные боли.
Примечание	Большинство случаев рака плевры вызваны диагностическим шоком, и интерпретируются ТМ как «метастазы» - плохой прогноз. С распространением знания 5 Биологических Законов в будущем будет меньше случаев рака плевры и меньше смертей от этого заболевания.
Вопросы	Когда появились симптомы (уточнить фазу, потому что жалобы обычно приходят только на стадии ремонта). Какой вид атаки я испытал? (Операция, диагноз, драка, авария и т.д.). Я вообще справляюсь с диагнозами? Какие отпечатки лежат в основе? (Детство, предки).
Терапия	Выявить и разрешить конфликт и вызывающие его отпечатки и убеждения, если это не произошло ранее.

СТАРАЯ МЕЗО

+ −

1 Хамер. Научная таблица Германской Новой Медицины. Стр. 47, 52.

Знание биологических взаимосвязей успокоит.

Психологические установки: *«Вокруг меня надежная кристаллическая сфера». «Я в безопасности». «Никто и ничто не сможет навредить мне»*. Лимфодренаж, акупунктурный массаж, дыхательные упражнения.

ТМ в этом случае прибегает к скальпелю, химиотерапии и облучению, довольствуясь продлением жизни пациента на ок. 3-х месяцев. Как правило, сразу после операции мезотелиомы вновь врастают в рану, что, с нашей точки зрения и «с точки зрения плевры», вполне объяснимо, т. к. операция просто стала новой угрозой для грудной клетки. >В силу малых шансов на успех нерекомендуется.

Воспаление плевры (плеврит), скопление гноя в плевральной полости (эмпиема плевры), фибринозный или гранулематозный плеврит[2]

Та же ОРБП, что и выше.

Фаза — **Ремонт:** диссимиляция опухоли в груди. Воспаление, сильные боли при дыхании, особенно при сухом (фибринозном) плеврите, температура, ночная потливость.

Деформации вследствие рецидивирующего конфликта («рельсы»).

Терапия — Конфликт разрешен, сопровождение пациента в фазе исцеления, предотвращение рецидивов. Самая большая проблема - боли. Каннабис действует болеутоляюще, но, к сожалению, недостаточно сильно. Коллоидное серебро внутрь. Влажные соленые компрессы на грудь или все тело, ферментные препараты, лимфодренаж. Обезболивающие ТМ.

СТАРАЯ МЕЗО

Воспаление плевры и спайки, обусловленные пылью (напр., асбестоплеврит)

Та же ОРБП, что и выше.

Фаза — **Ремонт или зависший конфликт:** диссимиляция опухоли. Хотя плевра и не имеет прямого контакта с вдыхаемой пылью, она может конфликтообразно на нее реагировать - вдыхание пыли неприятно каждому. Перманентное или очень интенсивное вдыхание пыли может спровоцировать конфликт страха: *«Эта пыль ядовита, а мне постоянно приходится ее глотать!»* > Образование мезотелиомы плевры > воспаление плевры в стадии исцеления, сопровождающееся температурой, потливостью по ночам, образованием плевральных бляшек вследствие рецидивов.

+−

Терапия — При рецидивах: Выявить и разрешить конфликт и вызывающие его отпечатки и убеждения. Вероятно, будет необходимо избегать источники пыли. Массаж, лимфодренаж, дыхательные упражнения для очищения и укрепления, ферментный препарат. Обезболивающие ТМ.

Скопление в плевральной полости избыточной жидкости, вырабатываемой самой плеврой (экссудативный плевральный выпот)

В этом случае содержание белка выше 30 г/л. Та же ОРБП, что и выше (стр. 172), но имеет место синдром.

Пример — ❁ *У пациента обнаружены кисты протока жаберной дуги. Диагноз, поставленный ТМ, - «неходжкинская лимфома». Ему предлагается вскрытие грудной клетки, чтобы через ее полость получить двухсторонний доступ к опухоли = локальный конфликт, посягательство на грудную клетку. Пациент умирает после операции от массивного двухстороннего плеврального выпота.* (Д-р Хамер, «Золотая книга», т. 2, стр. 135).

Фаза — **Ремонт или зависший конфликт -** между листками плевры по мере исчезновения опухоли накапливается жидкость = «плевральный выпот». До известной степени это нормально, т. к. при всяком воспалении образуется жидкость. Но усиленный синдромом выпот может стать опасным.

Экссудативный плевральный выпот насыщен белком, что делает проблематичными пункции. Вследствие многократного отсасывания плевральной жидкости организм теряет значительное количество белка. > Снижение уровня альбумина в крови. Низкий уровень белка в крови приводит к снижению коллоидно-осмотического давления плазмы и способствует скоплению жидкостей. = 1-й порочный круг.

На психическом уровне пункции способны породить второй, значительно худший порочный круг,

---

2 Хамер. Научная таблица Германской Новой Медицины. Стр. 47, 52.

	в том случае, если болезненный и связанный с риском пневмоторакса процесс будет воспринят пациентом как посягательство на грудную клетку. = 2-й замкнутый круг. Несмотря на это, пункции часто необходимы.
Терапия	Конфликт, связанный с посягательством, разрешен. Сопровождение пациента в процессе исцеления. Разрешение конфликта беженца. Не вводить физиологический раствор. Каннабис, ферментный препарат, лимфодренаж. Коллоидное серебро внутрь. Ванны с соленой водой или компрессы. Настои: крапива, хвощ полевой, золотарник. Вся терапия раздела «Почечные собирательные трубочки» (стр. 236). Обеспечение организма биологически ценными белками (напр., яйца, творог). 3%-ая перекись водорода. Вит. Д3. Пункция как крайняя мера. При необходимости - инъекции альбумина с целью компенсации потери белков при пункции. Постепенное увеличение интервалов между пункциями.

Скопление в плевральной полости жидкости из окружающих тканей (транссудативный плевральный выпот)

При транссудативном плевральном выпоте (уровень белка ниже 30 г/л) жидкость поступает в плевральную полость из соседних, воспаленных или находящихся в состоянии застоя, тканей. Наряду с сердечной недостаточностью (стр. 132), причиной может быть слишком низкий уровень белка в крови (голодный отек), а более всего - ребра, грудина, позвонки грудного отдела, легкое или бронхи в стадии исцеления. Существенные скопления жидкости образуются только при наличии синдрома.

Конфликт	Не связан с ОРБП плевры, это другая ОРБП в фазе ремонта (чаще всего кости) с синдромом.
Пример	❁ *Пациентка с раком груди подвергается облучению и химиотерапии, из-за чего ее грудь становится маленькой и некрасивой. = Локальный конфликт самооценки в отношении грудины. Когда наступает исцеление, грудина вытесняет образующуюся жидкость в плевральную полость = транссудативный плевральный выпот.* (Д-р Хамер, «Золотая книга», т. 2, стр. 364).
Терапия	См. выше «Терапия при экссудативном плевральном выпоте».

ГУБЫ, РОТОВАЯ ПОЛОСТЬ И ГЛОТКА

Ротовая полость и глотка являются началом «пищеварительного тракта», и, кроме того, органами речи. Поверх глубоко лежащей энтодермальной «слизистой кишечника» располагается эктодермальный плоский эпителий, произошедший от внешней кожи. Большинство ОРБП губ, рта и глотки проходят в этой поверхностной слизистой оболочке.

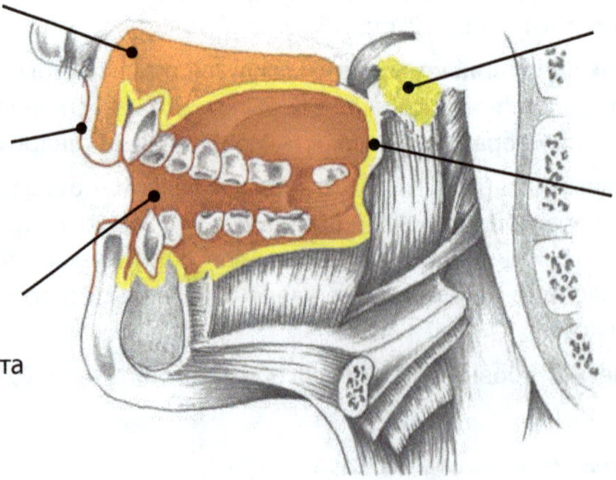

ОРБП поверхностной слизистой губ и ротовой полости

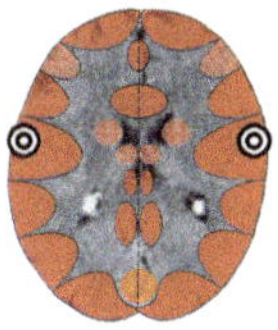

Болезненные эрозии или язвы (афтозные язвы) в полости рта

Афты - болезненные точечные эрозии или язвы слизистых оболочек ротовой полости.

Конфликт — Конфликт расставания применительно к губам, рту или языку. Быть разлученным или хотеть расстаться. Нежелание, невозможность или запрет сказать что-то. Сожаление о сказанном. Желание (нежелание) поддерживать контакт (прикосновение, поцелуй). Также в отношении еды или диеты (отказывать себе в какой-то пище).

Примеры — ➜ «Мне следовало бы прикусить язык». «С губ сорвалось».
❁ *Замужняя женщина-правша, 45-ти лет, обожает сад. Ее муж, чтобы состричь побеги виноградника, берет канцелярские ножницы. Увидев это, жена произносит: «Разве ты не знаешь, что нужны садовые ножницы?». На что муж, сунув ей ножницы, грубо бросает: «Иди и режь сама!» = Конфликт расставания. Прикусив язык, пораженная женщина уходит, а про себя думает: «Никогда больше не стану его критиковать, все равно не поймет!» = Активная фаза, диссимиляция клеток слизистой оболочки языка, боли. Когда два дня спустя она забывает об этом маленьком конфликте, у нее с правой стороны (партнер) возникает афта = ремонт с восстановлением слизистой* (архив автора).

Активная фаза — Повышение чувствительности слизистой ротовой полости. Появление мелких или более крупных дефектов слизистой оболочки (афтов). Чем дольше продолжается конфликт, тем более глубокими они становятся. Боли в активной фазе и во время кризиса исцеления.

Биосмысл — Повышение чувствительности, чтобы не говорить лишнего и чувстовать больше при поцелуях/еде.

Ремонт/исцеление — Восстановление плоского эпителия слизистой полости рта = волдыри, воспаление, опухлость, покраснение.

Кризис исцеления — Сильные боли, непродолжительая кровоточивость волдырей.

Примечание — Активные фазы и фазы ремонта могут быстро сменять друг друга (возращающийся конфликт).Иногда небольшие по площади очаги воспаления глубоколежащей энтодермальной слизистой оболочки ротовой полости принимаются за афты. В этом случае боли и запах изо рта в фазе ремонта (см. далее «ОРБП глубоколежащей слизистой оболочки ротовой полости» стр. 177).

Вопросы — Когда появились симптомы? (Конфликт незадолго до этого). Проверить три основных варианта: говорить/целовать/есть? (Обычно речь). В каких ситуациях лучше/хуже? Конфликт связан с человеком? Почему я чутко реагирую на эту тему? Какой тяжелый опыт моих предков я ношу в этом отношении? (Узнать историю). Должен ли я позволить себе отпустить это?

Терапия — Выявить и разрешить конфликт и отпечатки. Психологическая установка: *«Мои слова давным-давно забыты». «В будущем я немедленно выскажу то, что вертится на языке»*. Полоскание настоем шалфея, маслом чайного дерева, коллоидным серебром, ЭМ, ДСМО, разбавленный раствор перекиси водорода.

Плоскоэпителиальный рак губ, ротовой полости, неба, языка[1]

Та же ОРБП, что и выше.

Идиомы — *«Язык чешется», «сболтнуть лишнее», «прикусить язык», «вертится на языке», «развязать язык».*

Примеры — ❁ *Замужняя женщина-левша во время визита к родственникам видит, как ее 4-летний внук камнем разбивает оконное стекло. Она хочет рассказать обо всем родителям, но муж категорически против, потому что не желает ссоры = конфликт запрета. Через две недели бабушка все же посылает матери ребенка е-майл = разрешение конфликта. Через два дня после этого с правой стороны языка (сторона «мать-дитя») у нее возникает припухлость размером 1,5 см = ремонт. А еще через две недели процесс исцеления завершается* (www.germanische-heilkunde.at).
❁ *У 67-летней замужней женщины, матери пятерых детей, в центре языка в течение нескольких недель разрастается папиллома и достигает размера около 8 мм = зависший ремонт после конфликта, связанного с невозможностью высказаться.*
История конфликта: муж пациентки обладает взрывным темпераментом и, чтобы сохранять

1 Хамер. Научная таблица Германской Новой Медицины. Стр. 122, 135.

*гармонию в большой семье, она все время сдерживается. Ей очень часто хотелось вставить и свое слово (буквально вертелось на языке), но, чтобы лишний раз не раздражать мужа, она останавливала себя. И когда со временем муж стал спокойнее, нашел себе новое хобби – кулинарию, у пациентки появилась возможность говорить то, что она думает (*архив автора).

Фаза — **Ремонт или зависший ремонт:** восстановление плоского эпителия (плоскоэпителиальный рак). Белый налет (лейкоплакия), припухлость, возможна кровоточивость без болей. Боли (напр., чувство жжения на языке) в активной фазе и во время кризиса исцеления. Большие опухоли, создающие проблемы, могут возникнуть только при длительном конфликте.

Терапия — **Выявить и разрешить к**онфликт и вызывающие его отпечатки и убеждения. Вопросы, рекомендации см. выше. При необходимости операция без химиотерапии и облучения.

Скарлатина в ротовой полости

Та же ОРБП, что и выше (стр. 175) и другие ОРБП.

Главными симптомами скарлатины являются покрасневшая, воспаленная слизистая ротовой полости и языка, типичный «скарлатиновый язык» и воспаленные миндалины.

Примеры — ➜ *Ребенок желает непременно получить лакомство и не получает его.*
➜ *Ребенка отучают от соски.*

Фаза — Воспаленная слизистая оболочка ротовой полости, «скарлатинный язык»: **Ремонт конфликта расставания** - восстановление плоскоэпителиальной слизистой оболочки. Воспаленные миндалины: **Ремонт конфликта куска.** Кожная сыпь на теле: р**емонт конфликта расставания**.

Терапия — Конфликт разрешен, сопровождение пациента в фазе исцеления, предотвращение рецидивов. См. также лечение афтов выше.

«Лихорадка на губах» - лабиальный герпес, обыкновенный герпес

Та же ОРБП, что и выше (стр. 175 - 176).

Примеры — ➜ *Ребенок не хочет, чтобы тетя целовала его, но каждый раз при встрече она его смачно чмокает. > Ребенок желает, чтобы его с нею «разлучили».*
➜ *Человек любит плотно поесть, а затем всякий раз сожалеет об этом. > Желание предотвратить контакт губ с обильной едой.*
❁ *Мужчина потягивает напиток через соломинку, а кто-то вдруг сообщает ему, что до него эту соломинку облизывала кошка. Ему противно. = Лабиальный конфликт расставания. В фазе ремонта у него образуется герпес. Примечание: на самом деле никакой кошки не было, над ним просто пошутили (www.germanische-heilkunde.at). Это показывает, настолько субъективными могут быть восприятия.*
❁ *Женщина с ужасом замечает, что своими необдуманными словами обидела партнера. = Конфликт желания вернуть сказанное назад. Теперь всякий раз через два дня после подобных обстоятельств у нее возникает герпес. = Ремонт (*архив автора).

Фаза — **Ремонт:** герпес, припухлость, корочки, почти без боли.

Кризис исцеления — Боли, кровоточивость при отделении корочек.

Примечание — Боли в стадии диссимиляции клеток (язва), то есть до появления герпеса.
Учитывать сторону («мать-дитя», партнерство или локальный конфликт).

Терапия — Вопросы см. выше. При рецидивах - выявить конфликт и отпечатки и разрешить их. Психологическая установка: см. выше. Смазывать губы мазью, содержащей прополис (обладает запечатывающим действием). Перекись водорода наружно. Мазь с иссопным маслом: добавить несколько капель иссопа в натуральную мазевую основу. ДСМО, коллоидное серебро.

Трещины кожи в углах рта

Конфликт — Расставания по причине молчания в решающий момент. Следовало бы что-то сказать, но человек молчит. Учитель в школе: «Открой, наконец, рот!»

Пример — ❁ 25-летняя продавщица, постоянно страдает трещинами в уголках рта с тех пор, как она и ее

ЭКТО

−+

ЭКТО

	новый партнер вместе. Он взрывается из-за каждой мелочи. Для того, чтобы не раздражать его, и от страха, она ведет себя очень тихо в таких ситуациях. = Конфликт, что она не должна раскрывать рта (архив автора).
Фаза	Болезненные трещины в **фазе активного конфликта**, корочки и струпья в ремонтной фазе.
Биосмысл	Увеличение чувствительности рта > внимание направляется на губы, чтобы, наконец, открыть рот и что-то сказать.
Терапия	Найти и разрешить конфликт, отпечатки и убеждения. Учиться открыто высказывать свое мнение. Наносить на уголки рта, например, мазь с прополисом.

ОРБП глубоколежащей слизистой рта

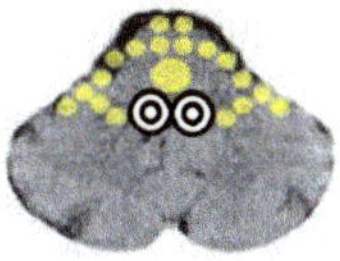

ЭНТО

Афтозный стоматит (кандидоз, молочница, лейкоплакия), географический язык[1]

Афтозный стоматит - типичная детская болезнь: слизистая рта покрывается беловато-желтой зловонной пленкой.

Конфликт	Конфликт куска: невозможность проглотить желанное (напр. игрушку, автомобиль, квартиру) или выплюнуть что-то плохое из-за недостатка слизи. Проще: конфликт, когда не получают желаемое или не могут избавиться от нежелаемого.
Примеры	❁ *Молодая женщина давно хочет перейти на вегетарианское питание. Но это все никак не происходит из-за нехватки времени она часто ест бутерброды с колбасой и т. п. = Конфликт неполучения правильного «куска». В один прекрасный день они с партнером все же принимают твердое решение стать вегетарианцами. = Начало фазы ремонта, сопровождающееся болезненной молочницей неба* (архив автора). ❁ *Юная мать поначалу не справляется с кормлением ребенка грудью, и в течение нескольких дней он голодает. = Конфликт, связанный с неполучением «куска», (молочной) пищи. Когда же он, наконец, по-настоящему насыщается, то у него обнаруживается афтозный стоматит. Очень распространенная ситуация* (архив автора).
Активная фаза	Рост плоской «опухоли» под плоскоэпителиальной слизистой оболочкой ротовой полости (как правило – бессимптомный).
Биосмысл	Большее количество слизи помогает перемещать кусок.
Ремонт/исцеление	ТБЗ-казеозная диссимиляция, при которой образуются белесый налет, т. н. «бляшки», которые ТМ часто диагностирует как лейкоплакию. Запах изо рта = афтозный стоматит.
Терапия	Вопросы, терапия см. тонзиллит стр. 178.

Рак неба (аденокарцинома неба)[1]

Конфликт	Тот же, что и при ОРБП глубоколежащей слизистой рта. См. выше.
Пример	❁ *Человек уверен, что выиграл в лотерею, однако лотерейный билет по недоразумению оказался неправильно зарегистрированным при предъявлении выигрыша. Конфликт: лакомый «кусок» в виде лотерейного выигрыша не может быть проглочен* (Хамер, «Научная таблица Германской Новой Медицины», стр. 19).
Активная фаза	Рост секреторной опухоли, напоминающей по форме цветную капусту, или плоской резорбтивной опухоли (аденокарциномы) под плоскоэпителиальной слизистой ротовой полости.
Биосмысл	Большее количество слизи помогает перемещать кусок.
Ремонт/исцеление	Зловонная ТБЗ-казеозная диссимиляция опухоли грибками, бактериями. Возможны белесые налеты (лейкопакия), боли, неприятный запах изо рта, гнилостный привкус во рту.
Терапия	Выявить и разрешить конфликт и вызывающие его отпечатки и убеждения, если он еще активен. При необходимости - хирургическое вмешательство. См. также стр. 183.

1 Хамер. Научная таблица Германской Новой Медицины. Стр. 19, 31.

ОРБП миндалин

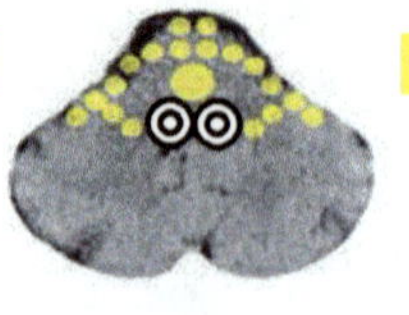

Воспаление миндалин (ангина, тонзилит, тонзиллярная ангина), рак миндалин (аденокарцинома), полипы в глотке

Глоточные, трубные, нёбные и язычная миндалины образуют вместе с боковыми лимфоидными валиками т.н. вальдейерово лимфатическое кольцо. Миндалины - пронизанные лимфой датчики, которые проверяют, хорошо ли то, что будет поглочено. С возрастом, миндалины сжимаются, потому что они сделали свою работу (детская фаза обучения и импринтинга).

ЭНТО

+ −

Конфликт	Не быть в состоянии достаточно проверить входящий «кусок». Проще: Нельзя проверить (оценить), то, что глотается. Конфликт, когда ставятся перед свершившимся фактом (не будучи в состоянии проверить). («Ешь!») Невозможность отдаться потоку жизни, необходимость делать все по-своему. («Я хочу..., я хочу...»).
Пример	➜ *Ребенка заставляют есть то, что ему не нравится. > Инстинкт форсируется. Конфликт невозможности оценить, что приносит пользу.* ❁ *В 6-месячном возрасте девочку отнимают от груди. При этом она испытывает конфликт куска применительно к миндалинам и глубоколежащей слизистой ротовой полости. Три месяца спустя она смиряется с ситуацией, и у нее начинается молочница полости рта, а чуть позже – воспаление миндалин. = Ремонт обоих конфликтов куска (архив автора).*
Активная фаза	Повышение чувствительности ствола мозга благодаря увеличению поверхности миндалин = увеличение миндалин, полипы глотки. При длительной активности конфликта затруднения глотания и дыхания.
Биосмысл	Большие поверхность и чувствительность позволяют лучше анализировать поступающее.
Ремонт/исцеление	Нормализация функций, разложение опухоли грибком и бактериями по ТБЗ-типу, сопровождающееся неприятным запахом = ангина. Сужение глотки из-за ее припухлости в фазе ремонта (усиление синдромом). Боли, опухание, неприятный запах изо рта, гнойные миндалины, абсцесс миндалин, потливость по ночам. Хронический тонзиллит из-за повторяющихся конфликтов.
Примечание	Часто ставится диагноз «рак миндалин» вместо «тонзиллит» и «увеличение миндалин». Часть миндалин состоит из лимфатической ткани > комбинация ОРБП миндалин и ОРБП лимфатической системы (стр. 147).
Вопросы	Если ребенок: когда была первая ангина? (Поиск изначального конфликта, но имейте в виду, что это может быть переданный конфликт (у родителей конфликт, а ребенок носит/материализует его. > Расспросить о проблемах ребенка и родителей: например, не получить игрушку/любимую еду, ссоры родителей. Что принесло разрешение конфликта (например, игрушки/получить питание) в этом эпизоде? (Разработать сходство с изначальным конфликтом). Какое событие сенсибилизировало ребенка (отпечаток)?
Терапия	В случае рецидива найти и разрешить конфликт, отпечатки и убеждения. Психологическая установка: «Я открыт для сюрпризов - жизнь прекрасна». «Иногда дело идет не так, как ожидалось - я хочу войти в унисон с этим». У детей тонзиллит обычно прекращается в определенном возрасте, если они учатся принимать то, что они не могут изменить. (Например, что они должны подчиняться родителям, что мороженого они не получат). Если у ребенка переданный конфликт, родители должны с этим разобраться, а затем объяснить ребенку, что он больше не должен носить это (стр. 25 и последующие). Полоскание коллоидным серебром, перекисью водорода, ДМСО. В случае необходимости носить ночью повязку на подбородке, чтобы рот оставался закрытым. Это увеличивает шансы исчезновения увеличенных миндалин. Хирургическое вмешательство, если конфликт слишком часто дает рецидивы, и миндалины становятся сильно поврежденными. Стр. 183 внизу.

ОРБП слизистой оболочки глотки

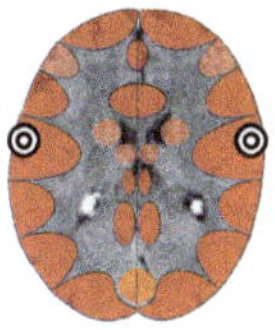

Воспаление глотки (фарингит)

Самая распространенная ОРБП среди «инфекций», простудных заболеваний, гриппов.

Конфликт	Конфликт расставания: нежелание проглотить что-либо, желание это выплюнуть (напр., враждебность, обвинения, оскорбления), *«не глотать обиду»*. Также конфликт расставания, связанный с запретом глотать какую-то пищу (напр., при соблюдении диеты).
Примеры	➜ *Женщину обижают на работе. В отпуске наступает исцеление > воспаление глотки.* ➜ *Ребенку запрещают сладкое, вместо этого он должен есть овощи. > Нежелание глотать.* ➜ *Партнер донимает свою подругу упреками. > У нее желание сразу их «выплюнуть». -> Диссимиляция клеток слизистой оболочки глотки в активной фазе и восстановление в фазе ремонта.* ❁ *Ученику приходится ежедневно учить математику, иначе его оставят на второй год. > Нежелание «глотать» материал. Ближе к каникулам начинается исцеление > воспаление глотки.*
Активная фаза	Повышенная чувствительность, позже диссимиляция (язва) клеток плоского эпителия глотки, сопровождающаяся болями.
Биосмысл	Чувствительность помогает лучше чувствовать, что хочется глотать, а что нет.
Ремонт/исцеление	Восстановление слизистой оболочки = воспаление глотки. Припухлость, затруднения при глотании.
Кризис исцеления	Интенсивные боли при глотании, длящиеся до нескольких дней, озноб.
Терапия	Конфликт разрешен, сопровождение пациента в фазе исцеления. При рецидивах - выявить и разрешить конфликт и вызывающие его отпечатки и убеждения. Психологические установки: «Я буду глотать только полезное». «Я не позволю навязать мне то, чего мне не хочется». См. терапию стр. 183 внизу.

ЭКТО

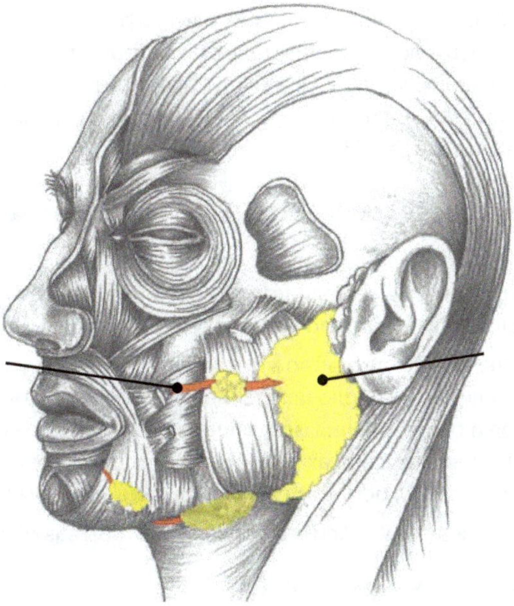

ОРБП слюнных желез

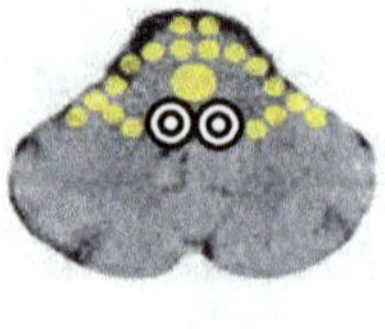

Опухоль или воспаление (сиаладенит) околоушной, подчелюстной и подъязычной слюнной железы[1]

Чаще всего воспаление слюнной железы встречается у людей в возрасте 20 - 50 лет.

Э Н Т О

+ –

Конфликт	Тот же, что и при ОРБП глубоколежащей слизистой ротовой полости (см. выше)
Пример	➜ *Ребенка заставляют съедать все даже тогда, когда он сыт.* ➜ *Ребенку хочется поиграть с какой-то определенной игрушкой, но не может. - Часто случается в детском саду, когда единственный ребенок вдруг должен делиться с другими детьми.* ❁ *Отец подозревает, что его малолетний сын страдает булимией. Ни о чем другом он больше не может думать. > Еда в прямом смысле не лезет в горло (заместительный эффект, за сына). В активной фазе у отца развивается опухоль слюнной железы* (архив автора). ❁ *Пациент 44 лет снимает у крестьянина маленькую ферму и собирается переехать туда с семьей. После передачи ключей, когда семья собирается въехать, появляется пьяный и злой крестьянин и говорит, перед въездом хорошо бы было вымыть окна. В дальнейшем он также не перестает вмешиваться в их жизнь, и дом начинает доставлять пациенту все меньше радости. = Конфликт - невозможность как следует смочить слюной «кусок»-дом, чтобы наконец заполучить его. Дело заканчивается адвокатом: договор аренды расторгается при первой же возможности. В это время у крестьянина растет опухоль правой околоушной слюнной железы. Но так как он знаком с пятью Биологическими Законами, то свой диагноз воспринимает спокойно. Через шесть лет опухоль исчезает бесследно* (архив автора).
Активная фаза	Повышение функции, рост секреторной аденокарциномы, по форме напоминающей цветную капусту. Увеличение объема слюнной железы. Возможен рецидивирующий конфликт.
Биосмысл	С большим количеством слюны легче проглотить или выплюнуть «кусок».
Ремонт/исцеление	Нормализация функции, ТБЗ-казеоз, зловонная слюна, неприятный запах изо рта, боли, воспаление, разложение опухоли бактериями = воспаление слюнных желез, температура, ночная потливость.
Кризис исцеления	Интенсивные боли, озноб.
Примечание	В 80% случаев затронута околоушная слюнная железа, и лишь в 20% - остальные слюнные железы.
Вопросы	Сначала выяснить фазу на основе симптомов: боль, лихорадка, отек> фаза ремонта. В противном случае, вероятно, активный конфликт. Что я действительно хочу иметь или от чего я хочу избавиться? С чем я не справляюсь в жизни? Какое событие меня излечило? (Указание на предшествовавший конфликт) Какие отпечатки были причиной тому? (Детство, родители). Какая новая установка могла бы меня вылечить?
Терапия	Вопросы «ОРБП миндалин» стр. 178. Выявить и разрешить, если все еще в активной фазе, конфликт и отпечатки. Психологическая установка: «*Жизнь – не концерт по заявкам. Нельзя иметь все, и я полностью принимаю это*». Прикладывать отбитые до мягкости листья белокочанной капусты. Масляная терапия, полоскать с ДСМО. Жевательная резинка помогает вызвать слюноотделение и очистку железы. Стр. 183.

Сухость во рту (муковисцидоз слюнных желез)[1]

Та же ОРБП, что и выше.

Фаза	**Зависший ремонт** или состояние после него. Рубцовая дегенерация ткани желез вследствие рецидивов. > Выработка недостаточного количества слюны. Но чаще нижеприведенные причины.
Примечание	Часто встречающаяся сухость во рту после наступления климакса связана со снижением эстрогена (высыхание слизистых оболочек). Усиление сухости во рту вследствие активности почечных лоханок. Лучевая и радиотерапия могут повреждать слизистые и вызывать сухость рта. Так и медикаменты вроде понижающих сахар в крови, антидепрессивных, обезвоживающих могут провоцировать этот симптом. Сухость во рту может быть признаком диабета.
Терапия	Выявить и разрешить конфликт и отпечатки, чтобы зависший ремонт завершился.

1 Хамер. Научная таблица Германской Новой Медицины. Стр. 20, 31.

ЭНТО

Масляная терапия, лимфодренаж для восстановления движения жидкостей. Полоскание раствором натуральной соли.

Киста слюнной железы

Возникает обычно в маленьких слюнных железах, расположенных по всей ротовой полости. Напр., в случае непроизвольного прикусывания нижней губы > скопление слизи (мукоцеле). В случае отсутствия травмы (к примеру, непроизвольного прикусывания собственной щеки) - та же ОРБП, что и выше.

+−

Фаза Завершившееся исцеление или **состояние после рецидивов**. Рассосавшаяся опухоль оставляет после себя пустоту (кисту). Вследствие синдрома эта киста может быть снова «наполнена».

Терапия Конфликт разрешен, предотвращение рецидивов. Разрешить конфликт беженца, если он активен. При необходимости показано хирургическое вмешательство.

ОРБП неба

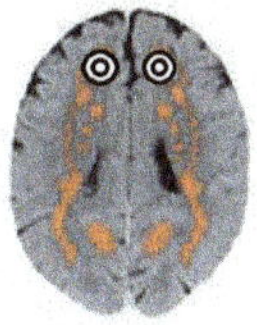

НОВАЯ МЕЗО

Расщелина нёба (заячья губа, волчья пасть)

Одно из наиболее распространенных врожденных пороков развития: незаращение двух половин нёба или двух отростков верхней челюсти на эмбриональной стадии. Как при во всех генетических заболеваниях, мы ориентируемся на родителей и семью.

Конфликт По Фрауэнкрон-Хоффман: конфликт самооценки, небо не нужно, потому что этот человек все равно не в состоянии получить/проглотить кусок. Переданный конфликт (от родителей/предков). Перестать бороться (например, за выживание).

Активная фаза Ограниченная связь половинок ткани в эмбриональный период.

Ремонт/исцеление Закрытие щели - наверстывание развития, - вероятно, возможно только во время беременности. Восстановление без хирургического вмешательства после родов не может быть исключено, но не документировано (исследования автора).

Биосмысл Биосмысла индивида не наблюдается. Порок развития является привлечение внимания к проблеме в семье и несет в себе, как любая инвалидность, большой потенциал развития для всех.

−+

Вопросы У предков был этот порок? Эта проблема есть и у предков? Были ли во время конфликтов беременности конфликты или отказ от действия в смысле «у меня/у нас это все равно не выйдет?»

Терапия Выявить и разрешить конфликты и причинные отпечатки, чтобы решить эту проблему в семье. Такой подход, несомненно, способствует исцелению после (вероятно, необходимой) операции.

ОРБП протоков жаберных дуг

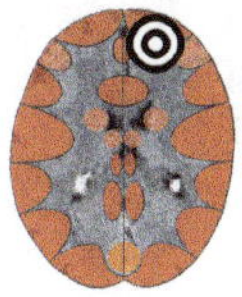

ЭКТО

Боковая киста шеи или свищ

Обычно при появлении припухлости на шее начинают подозревать лимфатические узлы. Но - в редких случаях - речь может идти и о боковых шейных кистах. Обычно они располагаются на переднем крае грудинно-ключично-сосцевидной мышцы (m. sternocleidomastoideus).

Конфликт Конфликт фронтального страха. Страх, вызываемый неотвратимо приближающейся угрозой (стр. 148 и 170).

Фаза **Ремонт:** восстановление плоского эпителия. Из-за опухоли в этой фазе жидкость может скапливаться в кистах. Если киста открывается наружу, то говорят о латеральной (бранхиогенной) фистуле. Осложняется синдромом. Возм. рецидивирующий конфликт.

−+

Терапия Конфликт разрешен, сопровождение пациента в фазе исцеления, предотвращение рецидивов. Выявить конфликт и отпечатки, чтобы прийти к окончательному разрешению. Разрешить конфликт беженца, если он активен. Лимфодренаж.

ОРБП мускулатуры языка

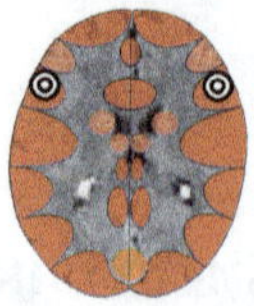

Паралич языка

Полный паралич языка происходит практически только при апоплексическом ударе, но и в этом случае речь идет о нижеследующем конфликте. Частичный паралич языка (при попытке его показать) проявляется в боковом смещении языка относительно центра в сторону, затронутую параличем.

ЭКТО

−+

Конфликт	Моторный конфликт, связанный с нежеланием, невозможностью или запретом сказать что-либо. Желание вернуть сказанное. *«Мне следовало бы прикусить язык». «Я сказал лишнее, у меня длинный язык». «Лучше бы я промолчал!»* Невозможность дотянуться языком (напр., мало еды).
Фаза	Паралич в **активной фазе конфликта**. Медленное восстановление в фазе ремонта. При горячем апоплектическом ударе конфликт уже находится в фазе ремонта (паралич из-за синапсов в кортикальном центре).
Вопросы	Когда появился паралич? Признаки активного конфликта (навязчивые мысли, плохой сон, холодные руки) или признаки исцеления (мысленная расслабленность, головные боли, теплые руки) в смысле горячего инсульта? Какие проблемы были в отношении речи? Я сказал что-то не так, или я не смел говорить? Почему я так чувствителен в этом отношении? Подобные черты у предков?
Терапия	Выявить и разрешить конфликт, причинные отпечатки, убеждения.

ОРБП выводящих протоков слюнных желез

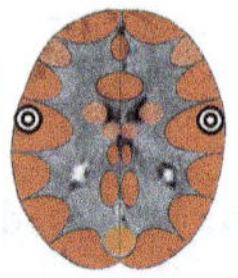

Эпидемический паротит (свинка)[1]

Согласно ТМ, свинка затрагивает околоушные слюнные железы. Д-р Хамер считает, что свинка – это воспаление выводящих протоков околоушных слюнных желез. Я придерживаюсь мнения, что и первое возможно.

ЭКТО

−+

Конфликт	расставания в отношении еды. Нежелание или запрет есть какую-то пищу (увлажнить слюной).
Пример	➜ *Ребенка заставляют доедать все до конца. «Все, что подано, должно быть съедено!»*
Активная фаза	Диссимиляция (язва) клеток выводящих протоков, увеличение сечения, тянущая боль.
Биосмысл	Увеличение поперечного сечения > облегчение выделения слюны, лучшее увлажнение пищи.
Ремонт/исцеление	Опухание и покраснение выводящих протоков. Возможна закупорка и накопление секрета = свинка. – Может симулировать воспаление железы. Усиление синдромом.
Примечание	Свинка трудно отличима от воспаления железы, обе появляются в фазе исцеления. Учитывать сторону: «мать-дитя» или партнерство.
Терапия	Конфликт разрешен. Сопровождение пациента в процессе исцеления. Предупреждение рецидивов. Жевательная резинка помогает вызвать слюноотделение и очистку железы. Стр. 183.

1 Хамер. Научная таблица Германской Новой Медицины. Стр. 123, 136.

Слюннокаменная болезнь (сиалолитиазис)

В 80% случаев обнаруживается в выводящих протоках околоушной слюнной железы. Возможные причины:

- **Рецидивирующее воспаление слюнной железы**

Зависший ремонт или состояние после него. После любого исцеления ТПЗ-типа остаются известковые отложения. Рубцовая дегенерация ткани железы вследствие рецидивов. > Загустение и агрегирование слюны, отложение минералов > слюнный камень.

- **Рецидивирущее воспаление выводных протоков**

Зависший ремонт выводных протоков или состояние после него. Рецидивирующие воспаления и застой секрета в выводных протоках > агрегирование, загустение > отложение минералов > слюнный камень.

ОРБП протоков щитовидной железы

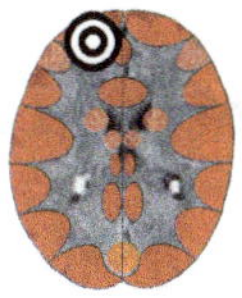

ЭКТО

Срединная шейная киста (щитовидно-язычная киста)

Эти кисты располагаются на месте остатка протока щитовидной железы, щитоязычного протока (ductus thyroglossus) на срединной линии тела, между основанием языка, гортанью и щитовидной железой.

Конфликт	Конфликт бессилия или конфликт фронтального страха (стр. 121).
Фаза	**Зависший ремонт:** опухание в процессе исцеления протока щитовидной железы (плоский эпителий - эктодерма). Более крупные кисты из-за рецидивирующих конфликтов и синдрома.
Терапия	Стр. 121.

Целебные средства при воспалении в области рта и глотки:

- Настои: пажитник, ромашка, репейник, шалфей, корень лопуха, анис, просвирник (мальва), хвощ полевой и др.
- Масляная терапия (стр. 61), MMS как альтернатива антибиотику.
- Шведскую горькую настойку задержать во рту на 5 мин, затем прополоскать ею горло и проглотить. Вит. Д3 (Рыбий жир).
- Полоскания: раствор натуральной соли – концентрированный или разбавленный – подержать 10 минут во рту, затем выплюнуть. – Вытягивает из тканей воду, поставляет электролит и облегчает воспаление. Также полоскание коллоидным серебром, перекисью водорода.
- Рецепт для полоскания: ореховой скорлупе и дубовой коре дать закипеть, затем пару часов настоять, процедить и поместить в прохладное место, несколько раз в день держать во рту и полоскать горло.
- Symbioflor 1, ЭМ или хлебный напиток для внесения симбионтов.
- Творожный компресс на шею, лимфодренаж.
- Св. Хильдегарда: эликсир из шандры или пиона.
- ДСМО

ЗУБЫ И ЧЕЛЮСТИ

Каждый зуб состоит из коронки, шейки и корня. Внешне при здоровых зубах видна лишь эктодермальная зубная эмаль, которая покрывает находящийся под ней мезодермальный дентин, а он, в свою очередь, зубную пульпу, в которой находятся сосуды и нервы.

С помощью эластичного мезодермального зубного цемента зуб соединяется с костной тканью челюсти. Между мезодермальной костной тканью челюсти и эктодермальной слизистой оболочкой ротовой полости расположен слой древней энтодермальной слизистой кишечника.

Д-р Хамер считает, что зубы тоже «работают» в строгом соответствии с Биологическими Законами Природы. Возможно, что это верно. Но, к сожалению, практика не во всем соответствует тому, что говорит теория.

Результаты личного опыта и моего общения со стоматологами-представителями Новой Медицины (ГНМ), заставили меня изменить эту главу. Во-первых, питание играет гораздо большую роль, чем предполагалось; во-вторых, восстановление (рекальцификация) - это, в прямом смысле слова, изъян.

<u>В идеальном случае</u>, т.е. если удается полностью разрешить конфликт и изменить питание, дыра перестает расти, кариозные части (и остальные зубы) укрепляются. Темные части укрепляются изнутри и даже восстанавливается твердая поверхность.

<u>Если ничего не предпринимать</u> (и не обращаться к стоматологу), дыры обычно не уменьшаются, а увеличиваются. Подытоживая, разрешение конфликта должно сопровождаться пересмотром рациона и походом к хорошему стоматологу.

Восстановление тканей наблюдалось:

- В костной ткани челюсти, пародонта, десны.
- В ткани дентина и в зубной эмали при небольших дефектах (большие дыры не заполняются.

Питание и зубы

Сбалансированное питание для здоровья зубов так же важно, как и душевная уравновешенность. Рамиль Нагель в своей работе «Лечение кариеса» доказывает, что разрушение зубов непосредственно связано с современным индустриализированным питанием. С его точки зрения, причиной кариеса являются не кислотообразующие бактерии, а неполноценное питание и стресс.

В коротком изложении его рекомендации по регенерации зубов и десен выглядят так:

<u>Избегать</u> сахар (в выпечке, шоколаде, лимонадах, сладких фруктах), изолированные крахмалы (в пшеничной муке, хлебе, макаронах). Эти простые углеводы повышают уровень сахара в крови, нарушая баланс кальция и фосфора.

<u>Отдавать предпочтение</u> натуральным богатым витаминами продуктам питания. Особенно важны натуральный кальций и фосфат (например, в овощах, непастеризированных молочных продуктах, рыбе); естественные соединения витаминов A, D, C (в рыбьем жире, рыбе, яйцах, сливочном масле, сливках, сыре, авокадо, зелени, фруктах).

Гигиена ротовой полости, чистка зубов

Все стоматологи-представители ГНМ, которых мне удалось опросить, в один голос утверждают, что гигиена и хорошее питание являются определяющими факторами для сохранения здоровых зубов. Ухоженные зубы и свежее дыхание, кроме того, повышают самооценку и способствуют полноценному общению.

- Лично я чищу зубы раствором натуральных солей: морскую или гималайскую соль растворить в воде и хранить в баночке или бутылке. Для чистки зубов берется одна чайная ложка раствора, которым зубы чистятся обычным способом. При повышенной чувствительности десен можно делать более слабый раствор.
- Кейси: чистить зубы и десны смесью гидрокарбоната натрия и морской соли.
- Обязательно пасты, не содержащие фторидов.

Следует ли выжидать при появлении дупла?

Нет, так как большие дупла не закрываются сами по себе. Любой стоматолог попытается шлифовать зуб ровно настолько, насколько это действительно необходимо и сохранить своему пациенту каждый зуб, что полностью соответствует пяти Биологическим Законам. Но при болевых ощущениях неясного происхождения следует немного подождать, чтобы не принести напрасную «жертву».

Приведем биологические взаимосвязи относительно десен и зубов:

Функции зубов

- Резцы кусают, захватывают и разрезают пищу;
- Клыки хватают и удерживают;
- Премоляры жуют;
- Моляры перетирают пищу.

Исходя из функций, содержание конфликта

- Оба резца – невозможность или запрет укусить, удержать, или оскалить зубы;
- Клыки: невозможность или запрет схватить, поймать или удержать;
- Премоляры: невозможность или запрет жевать;
- Моляры: невозможность или запрет перетирать.[1]

«Невозможность»: Человек не может решиться, слишком слаб, труслив, робок или осторожен. Нельзя схватить, потому что объект находится вне досягаемости (например, работодатель/шеф, ученик/учитель). Затронута ткань: дентин – конфликт, связанный с самооценкой – белое мозговое вещество больших полушарий.

«Запрет»: кто-то или что-то мешает укусить (напр., политкорректность или «правила приличия»). Затронута ткань – зубная эмаль – конфликт расставания – кора головного мозга.

1 Хамер, „Таблица зубов", колонна 1 - 6.

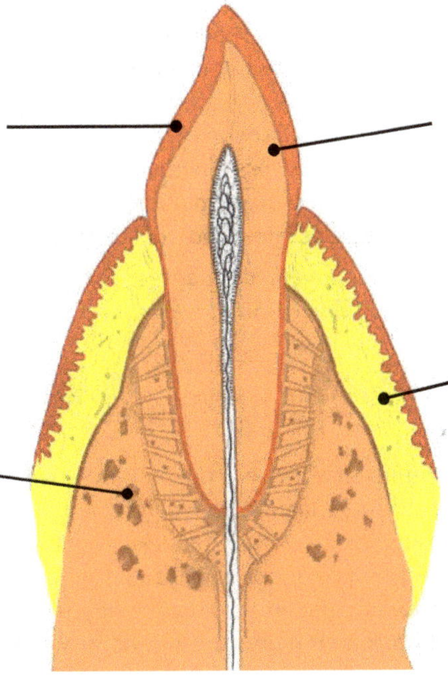

ОРБП дентина

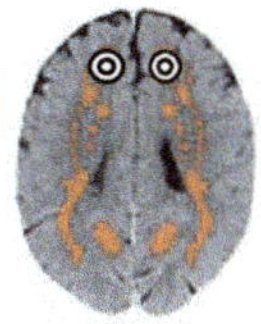

Глубокий кариес, затрагивающий дентин[1]

Конфликт

Конфликт, связанный с самооценкой, невозможностью защититься, сопротивляться, утвердиться. Невозможность вгрызться в ситуацию. Нюансы конфликта – в зависимости от локализации. Если затронуты корни зуба, то, по Фрауэнкрон-Хоффман, речь идет о наших корнях/происхождении, или человек не смог найти суть чего-то.

Примеры

➜ *Физически слабого мальчика в школе регулярно избивают более сильные ученики.*

➜ *Сотруднику приходится постоянно во всем уступать коллегам. Он слишком слаб, чтобы настоять на своем.*

❁ *У 53-летнего пациента (правши) есть старший брат, который очень агрессивен. В детстве и юности, когда тот приходил домой пьяный, он неоднократно третировал младшего. = Конфликт, связанный с желанием куснуть его. «Я с удовольствием укусил бы в ответ, но боюсь сделать себе еще хуже». Диссимиляция клеток дентина моляра (сторона партнера) в активной фазе. Между тем, старшему брату уже 60 лет и у него плохо со здоровьем. На Рождество происходит семейная встреча, и после нее пациент впервые рассказывает своей жене о былых временах = разрешение конфликта. В результате пациенту приходится провести терапию корней* (архив автора).

❁ *Сестра пациентки-правши всегда все знает лучше других. Те немногие телефонные разговоры, которые между ними происходят, превращаются в ее монологи. = Конфликт невозможности укусить сестру, поскольку это нарушило бы семейную идиллию. Пациентка пытается принимать сестру такой, какая она есть, благодаря чему у нее начинается процесс исцеления. Затронутым оказывается дентин правого моляра* (архив автора).

❁ *Родители 6-летнего мальчика часто ссорятся, и отец, теряя самообладание, начинает орать. = Конфликт для сына: «Как мне хочется поставить отца на место, укусить его». > Диссимиляция дентина, дупла возникают почти во всех зубах. Больше всего на свете он мечтает о гармонии между мамой и папой. К сожалению, ситуация не меняется годами. Поскольку позднее он со своей семьей живет в том же родительском доме, то конфликт постоянно получает подпитку* (архив автора).

НОВАЯ МЕЗО

−+

1 Хамер „Стоматологическая таблица", кол. 3 и 4 (оранжевая группа).

❁ Мне (а я левша) было 24 года, когда я решил стать массажистом. Получить место ученика оказалось не так-то просто, но в конце концов я нашел перспективную возможность учиться в Зальцбурге у известного специалиста по акупунктуре. Но очень скоро я разгадал секрет коммерческого успеха моего учителя: он внушал пациентам, что у них искривленный таз и что в этом, якобы, кроется причина всех их болячек. Симпатия к шефу обернулась ярко выраженной неприязнью. Больше всего мне хотелось вцепиться в него зубами и порвать его на куски. Но я не мог это сделать, потому что знал, что потом меня никто не возьмет в ученики. Активная фаза конфликта продолжалась полгода, затем мы объяснились и расстались.

Через две недели я, к счастью, нашел себе новое место, а по ночам появились зубные боли. Стоматолог обнаружил глубокое дупло. «Канал нерва уже поражен». > Корневая терапия (Личный опыт автора).

Активная фаза Возникновение дупла в дентине, диссимиляция клеток, боли отсутствуют. Обычно рецидивирующий конфликт.

Ремонт/исцеление Воспаление, боли, особенно в состоянии покоя и по ночам. Восстановление (рекальцификация) только мелких дефектов. Усиление болей при синдроме (почечные лоханки).
В соответствии с данными стоматологов НМ: рекальцификация происходит, в лучшем случае, только в области, граничащей со здоровой тканью, т. е. дупло сохраняется, но не становится больше. Однако из опыта известно, что оно все-таки увеличится, если не разрешить конфликт и пересмотреть диету. **Возможен и рецидивирующий конфликт.**

Биосмысл Усиление дентина, чтобы в будущем лучше дышать.

Вопросы Какой зуб затронут? (Моляр - перетирание, резец - открытая конфронтация), левша или правша, сторона? (Справа у правшей > сторона партнерства, слева у правшей > сторона «мать-дитя»). Когда начались боли? (С началом болей должен был разрешиться конфликт: напр. человек побеждает в чем-то, ему удается объясниться, человек заканчивает проект и т.д.). Они появились внезапно? (Да: Неожиданное разрешение конфликта незадолго до этого. Нет: Неустойчивое/задерживающееся разрешение конфликта). Боли в состоянии покоя/ночью? (Да: Определенно острая фаза ремонта). Теперь конфликт должен уже проявиться ясно. Вопросы: какие проблемы были до этого? Кого я хотел укусить? Где я не мог настоять на своем? Как я веду себя при спорах/раздорах? Я всегда уступаю? Я избегаю конфликтов? До какого возраста мои зубы были целы? (Указание на начало конфликта - учесть время, предшествующее видимым изменениям). Как я питаюсь? (Уточнить, играет ли роль диета). Отпечатки: как ведут себя члены семьи при спорах/разногласиях? (Культура спора). Я был запрограммирован на «прогрызание себе дороги»? (Амбиции, успешный отец). Есть ли у предков важные переживания в связи с «сжать зубы и терпеть», грызть или вгрызаться? (Искать отпечатки).

Терапия: психика Для предупреждения возникновения новых дыр: подумать о возможной психологической причине их возникновения, Выявить и разрешить конфликт, «рельсы», отпечатки и убеждения.
Психологическая установка: *«Я сильный и смелый». «Я укушу, если будет нужно».* Вообразить себе ситуацию или противника и представить, как его кусаешь.
Другая стратегия: всепрощение. Позитивные мысли о собственных зубах. Представлять себе их здоровыми и сияющими. Цветы Баха: лиственница, золототысячник.

Терапия: зубы Питание по Нагелю: Исключить из рациона сахар и пшеничную муку. Богатые витаминами натуральные продукты. Рыбий жир – 1 ст. л. в день, овощные супы на говяжьем или рыбном бульоне не менее 3-х раз в неделю, часто яйца всмятку или сырые.
Обязательно запломбировать большие дыры, с мелкими можно подождать. В случае необходимости – ТМ-обезболивающие.
Попытаться любыми средствами сохранить каждый зуб. Однако, если после пережидания становится необходимым лечение корней или удаление, обычно из осторожности прописывают антибиотики. С точки зрения Новой Медицины они обычно не нужны. При удалении идеально сразу поставить протез. Лимфодренаж, масляная терапия. Чаи/полоскания настоями окопника, хвоща полевого, при необходимости – стальник, ромашка, ксилит, ДСМО. Полоскание полости рта соленой водой, ЭМ, коллоидным серебром, перекисью водорода. обратить внимание на гигиену полости рта. Натуральная бура – перед проглатыванием подержать во рту.

Пародонтоз[2]

Та же ОРБП, что и выше.

Пример — ❁ *46-летний мужчина изменяет жене, за что расплачивается раком простаты (стр. 268). Но не только этим. После его «исповеди», жена перестает ему доверять, старается присутствовать везде вместе с ним и бесконечно его контролирует. Муж, испытывая чувство вины, не рискует протестовать и принимает все ограничения. = Активный конфликт самооценки, невозможность схватить зубами добычу. У него развивается массивная, прогрессирующая атрофия десен; верхняя челюсть поражена сильнее, чем нижняя. Некогда красивые белые зубы желтеют. Стоматолог обнаруживает также снижение высоты прикуса (зубы ушли глубже в десны) и проводит «корневое выравнивание». Терапия: Когда чета узнает о биологических взаимосвязях, то принимает решение обновить супружеский союз небольшим ритуалом: отныне он намерен хранить ей верность, а она – подвести черту под прошлым* (архив автора).

Активная фаза — Диссимиляция клеток пародонта. Шейка зуба кажется длиннее вследствие того, что происходит атрофия пародонта = пародонтоз. До конца фазы ремонта зубы могут шататься. Боли отсутствуют. Хронический пародонтоз возникает вследствие рецидивов.

Ремонт/исцеление — Воспаление, кровоточивость десен (при чистке зубов), боли, восстановление ткани.

Биосмысл — Стабилизация зубного аппарата.

Терапия — Выявить и разрешить конфликт, «рельсы» и отпечатки. Если это удастся, в фазе ремонта могут последовать боли. До истечения фазы ремонта зафиксировать зубы клеем или брекетом, пока они не укрепятся сами. Набраться терпения, так как этот процесс требует времени. Чистая, щелочная диета, льняное масло.

Питание по Нагелю: Исключить из рациона сахар и пшеничную муку. Богатые витаминами натуральные продукты. Рыбий жир – 1 ст. л. в день, овощные супы на говяжьем или рыбном бульоне не менее 3-х раз в неделю, часто яйца всмятку или сырые.

Цветы Баха: лиственница, золототысячник. Полоскание коллоидным серебром. Настои/ полоскания ротовой полости: корень окопника, хвоща полевого, листьев малины, шалфея. Лавил 32. Полоскание рта и чистка зубов солевым раствором, перекисью водорода, ДСМО. Масляная терапия. Кейси: при пародонтозе и склонности к появлению кариеса натирать и чистить зубы и десны порошком «ипсаб» (= кора дерева сумах дубильный; сумах кожевенный). Натуральная бура – перед проглатыванием долго держать во рту. Ксилит. Порошок цеолита внутрь.

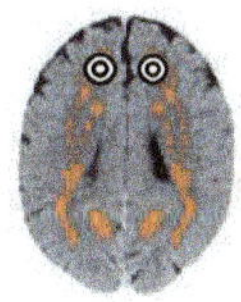

Выпадение зубов

Та же ОРБП, что и выше. (стр. 185 - 187)

Фаза — **Зависший активный конфликт.** Атрофия пародонта > выпадение зубов.

Терапия — Выявить и разрешить конфликт и отпечатки, чтобы предотвратить выпадение остальных зубов. Пересмотреть диету (см. выше). Избегать ядов во всех формах (напр., медикаменты). При необходимости срочное протезирование.

Кисты челюсти[2]

Та же ОРБП, что и выше. (стр. 185 - 187)

Пример — ❁ 50-летняя замужняя правша исполняет давнюю мечту: она вступает в совладение цветочным магазином, вкладывая значительную сумму денег (все свои сбережения). Теперь она частный предприниматель. К сожалению, это решение оказывается неудачным, потому что вскоре после открытия она ссорится с совладельцем. Кроме того, бизнес идет не так, как хотелось бы. = Конфликт - больше всего ей хотелось бы разорвать компаньона, но она не может настоять на своем в бизнесе. Только через два года она тянет аварийный тормоз, выходит из дела и забирает деньги. = Начало фазы ремонта: Появляются зубная боль, болит и челюсть, наваливается усталость. Боли не уменьшаются, и ее направляют в больницу, где диагностируется опухоль челюсти ее сразу оперируют (архив автора).

2 Д-р Хамер, Стоматологическая таблица, кол. 3 и 4 (оранжевая группа).

НОВАЯ МЕЗО

Фаза	**Рецидивирующий конфликт**, обычно в сочетании с синдромом. Фазы диссимиляции и восстановления повторяются > образование пустот (кист). Выявить и разрешить конфликт и вызывающие его отпечатки и убеждения. Пересмотреть диету.

Рак челюсти (одонтом, муксом, остеросарком)[3]

Та же ОРБП, что и выше (стр. 185 - 187).

Фаза	**Ремонт или зависший ремонт** (рецидивирующий конфликт), возможно, в сочетании с синдромом. Восстановление костной ткани челюсти после предшествовавшей диссимиляции, очень сильные боли.
Терапия	Конфликт разрешен, сопровождение пациента в фазе исцеления, предотвращение рецидивов. Выявить и разрешить конфликт и вызывающие его отпечатки и убеждения. При необходимости – разрешить конфликт беженца. Пересмотреть диету (указания стр. 186). Внимание: не делать пункцию. > Опасность того, что каллюс выйдет > возникнет саркома. Лимфодренаж. См. также «Ремонт, уровень мозга», стр. 60.

Зубной камень

Причиной может быть не только недостаточная гигиена:

• Зубной камень обнаруживают в области плохих, шатающихся зубов. Во время фазы ремонта пародонта, дентина или костной ткани челюсти кальциево-фосфатные кристаллы попадает в ротовую полость через слюнные железы или непосредственно из зубодесневых карманов. Эта жидкая «костная масса», будучи смешанной с зубным налетом, отвердевает на шейках зубов > желтоватые отложения = зубной камень.

• Зубной камень часто находят в области слюнных желез = указание на дисбаланс составляющих слюнную жидкость (тенденция к кристаллизации). По Нагелю, зубной камень возникает из-за избытка кальция или дисбаланса кальция и фосфата.

Фаза	**Образование во время фазы ремонта** или возвращающегося конфликта (ОРБП см. выше).
Терапия	Выявить и разрешить конфликт и отпечатки, чтобы в дальнейшем свести к минимуму образование зубного камня. Улучшить гигиену полости рта, пересмотреть питание (стр. 186). Механическое удаление зубного камня в рамках программы профилактики.

---

3 Д-р Хамер, Стоматологическая таблица, кол. 3 и 4 (оранжевая группа)

ОРБП зубной эмали

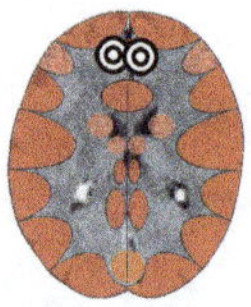

ЭКТО

Поверхностный кариес, затрагивающий зубную эмаль[1]

Конфликт	Не мочь кусать, защищаться; нюанс конфликта – в зависимости от локализации (см. выше).
Примеры	➜ *Служащий вынужден постоянно позволять своему шефу делать себе замечания («кусать»), но ему запрещено кусаться в ответ, иначе он может лишиться должности.* ❁ *Партнер настойчиво требует, чтобы его подруга наконец освободилась из-под влияния сестры. Но она не хочет ссоры* (архив автора).
Активная фаза	Диссимиляция клеток зубной эмали (язва). Возникновение кариеса = повреждение эмали, боли.
Биосмысл	Субъект или предмет посредством придания ему гиперчувствительности делается «некусачим»: укусить больше нельзя, т.к. это вызывает боль.
Ремонт/исцеление	Восстановление (только при малых дефектах). Неприятные реакции на горячее/холодное или сладкое/кислое. При больших дырах восстановления ткани не происходит. В лучшем случае дупло останется или даже увеличится, если ничего не предпринять.

---

1 Хамер. „Стоматологическая таблица", кол. 1-6.

Примечание	Трудно отличить от распространенной ОРБП дентина (как правило, остается неясным).
Вопросы	См. ОРБП дентина на следующей странице.
Терапия: психика	Для профилактики возникновения новых дыр: подумать об их возможной психологической причине, Выявить и разрешить конфликт и вызывающие его отпечатки и убеждения. Психологическая установка: *«У меня есть право защищаться». «Больше я этого не допущу и в будущем укушу».* Возможная стратегия: всепрощение. Постоянные позитивные мысли о собственных зубах. Представлять себе свои зубы здоровыми и сияющими.
Терапия: зубы	Поставить пломбу. Если необходимо – ТМ-обезболивающие (недолго). Питание по Нагелю (стр. 184): исключить из рациона сахар и пшеничную муку. Богатые витаминами продукты. Рыбий жир – 1 ст. л. в день, овощные супы на говяжьем или рыбном бульоне не менее 3-х раз в неделю, часто – яйца всмятку или сырые. Полоскание полости рта настоями шалфея, гвоздики, листьями ежевики, плектрантуса, мирры или ЭМ. Натуральная бура (перед глотанием как можно дольше держать во рту).

экто −+

ОРБП челюстной мускулатуры

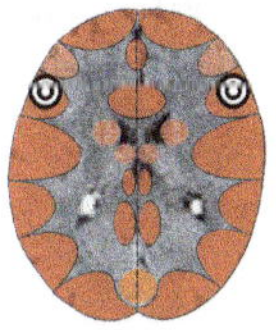

Зубной скрежет (бруксизм)

Некоторые из нас восприняли призыв *«сожми зубы и вперед!»* слишком буквально. Как правило, наличие бруксизма замечает не сам пациент, а его партнер, поскольку бруксизм проявляется в рамках кризиса исцеления в фазе глубокого сна. При скрежете зубы неоправдано стираются, поэтому необходимо действовать.

Конфликт	Моторный конфликт: невозможность или запрет укусить, истереть, зубами проложить себе дорогу. Человек уверен, что ему нужно пробиваться. Ожесточенность, одержимость, напряженность.
Пример	➜ *Человек хотел бы чаще принимать инициативу на рабочем месте, но боится. > По ночам он вступает в фазу ремонта и во время кризисов исцеления скрежещет во сне зубами. Ночью делают то, что не делают в течении дня.*
Фаза	**Кризис исцеления** в рамках фазы ремонта > судорожное сокращение челюстной мускулатуры в период ей расслабления (по ночам) – скрежетание зубами = «эпилепсия жевательной мускулатуры». Обычно рецидивирующий конфликт.
Вопросы	Когда начался скрежет зубами? (Спросить партнера, родителей. Конфликт присутствует, как минимум, с тех пор). Когда скрежет особенно сильный: как прошел день перед этим? (Указание на конфликт). Как обстоят дела во время отпуска? (Если лучше> конфликт в повседневной жизни). Была ли проблема и у предков/членов семьи? (Если да, то работать над семейной проблемой)
Терапия	Выявить и разрешить конфликт и вызывающие его отпечатки и убеждения. Психологическая установка: *«Мне нет нужды делать хорошую мину при плохой игре». «Если понадобится, я кусну».* Представить себе ситуацию и противника и *«вцепиться в него зубами»*. Все, что пациенту мешает или с чем он не согласен, обсуждать сразу *и «закрывать» тему.* После этого пациенту необходимо внутренне примириться с создавшейся ситуацией или конкретным человеком. Цветы Баха: репейник. По ночам, чтобы предотвратить истирание зубов, рекомендуется применение капы.

экто −+

ОРБП слизистой оболочки ротовой полости

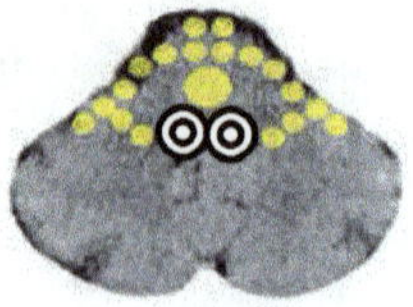

ЭНТО

Зубная фистула (глубокий перидентальный абсцесс)

Конфликт	Конфликт куска, связанный с кусанием. В ротовой полости справа: не получить лакомый «кусок» (что-либо очень желанное, напр., определенную пищу, хорошую должность, автомобиль) вследствие отсутствия решимости ухватиться за него зубами. В ротовой полости слева: невозможность избавиться от чего-то нежелательного, нехорошего, из-за невозможности настоять на своем. (Напр., человек находится в ситуации, когда очень важно «зубами проложить себе дорогу»). По Фрауэнкрон-Хоффман: человек не осмеливается говорить о конфликте/пойти на конфликт, предпочитая «дипломатический путь».
Пример	❁ *Девочка-подросток изводит свою мать, которая воспитывает дочь одна. Мать изо всех сил старается избегать жестких столкновений с подростком, т. к. ни в чем не может настоять на своем* (архив автора).
Активная фаза	Рост функции, незаметное местное деление клеток глубоколежащей слизистой полости рта.
Биосмысл	Большее количество (кишечных) железистых клеток вырабатывает больше слизи для того, чтобы «кусок» лучше проходил через горло.
Ремонт/исцеление	Нормализация функции, диссимиляция по ТБЗ-казеозной схеме. Гнилостный привкус во рту, возможен локальный выход гноя, неприятный запах изо рта, ночная потливость (ТБЗ). **Обычно рецидивирующий конфликт.**
Терапия	Сопровождение пациента в фазе исцеления, если фистула появится вновь или не исчезнет, разрешить конфликт и отпечатки (см. вопросы стр. 186). Масляная терапия, лимфодренаж. Настои/полоскания для рта: анис, черника, просвирник, полоскание коллоидным серебром, перекисью водорода. Натуральная бура – перед проглатыванием долго держать во рту.

+−

Воспаление десен (гингивит) или пародонта (пародонтит)

- **Воспаление поверхностной эктодермальной слизистой оболочки ротовой полости** – Ремонт: поверхностное покраснение, опухание, кровоточивость при отсутствии болей (не считая кризиса иcления). Практически отсутствует запах изо рта (стр. 175).
- **Воспаление глубоколежащей энтодермальной слизистой оболочки ротовой полости** – Ремонт: воспаление с очагом в толще слизистой оболочки, неприятный запах изо рта, зловонные гнойные выделения, ночная потливость (см. выше).
- **Воспаление пародонта (пародонтит)** – Ремонт: глубокий воспалительный процесс, шатающийся зуб или зубы, боли, «гной» без запаха (= каллюс). Ночная потливость отсутствуют, мини-лейкемия.
- **Недостаток кальция или неправильное питание** (стр. 184)

Терапия

Улучшить питание, ввести витамины D и C (стр. 184). Полоскание коллоидным серебром (приобретение, информация: info@5bn.at), раствором соли, настоем шалфея, плектрантуса кустарникового, настойкой мирры, MMS, ЭМ, перекисью водорода. Регулярная профилактика.

Наддесневик (десневая гиперплазия, эпулис)

Возможна одна из трех нижеследующих причин.
В любом случае, речь идет о зависшем конфликте:

- Глубокая слизистая рта: зависшая активная фаза
- Пародонт: зависший ремонт;
- Плоскоэпителиальная слизистая рта: зависший ремонт.

ПИЩЕВОД

Мышечная трубка длиной от 25 до 30 см, с помощью перистальтических движений транспортирующая пищу из глотки в желудок. Он состоит из энтодермальной кишечной слизистой оболочки и находящейся под ней гладкой мускулатуры. В верхних 2/3 длины пищевода поверх исторической кишечной слизистой оболочки расположился эктодермальный плоский эпителий, попавший сюда эволюционно со стороны рта.

На рисунке внизу представлены, кроме прочего, два других эктодермальных участка пищеварительного тракта, являющегося в остальном энтодермальной тканью:
малая кривизна желудка вместе с привратником и последние сантиметры прямой кишки и сфинктер заднего прохода.

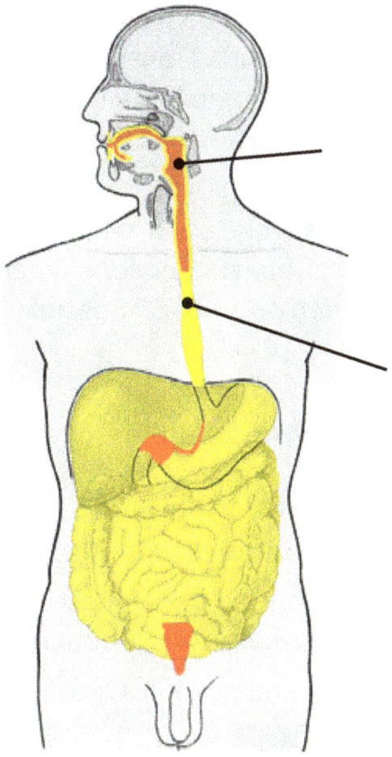

Поверхностная слизистая оболочка пищевода (верхние 2/3) **нежелание проглотить что-либо**

Глубоколежащая слизистая пищевода (нижняя 1/3) **конфликт куска, не мочь проглотить что-либо**

ОРБП слизистой нижней части пищевода

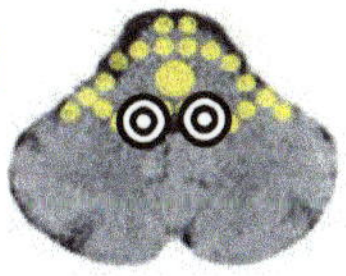

Эктодермальный рак пищевода (аденокарцинома)[1]

Этот рак наблюдается обычно в нижней, брюшной части пищевода. Но он может встречаться и в верхних грудной и шейной его частях в качестве «забытого островка» древней кишечной слизистой оболочки под плоскоэпителиальной слизистой.

ЭНТО

Конфликт — Конфликт куска, не мочь проглотить нечто желаемое. Что-то препятствует проглатыванию (поглощению). Субъект хочет что-то получить и не получает.

Пример — ➜ *Человек не получил денег, наследства или пенсии, хотя на них рассчитывал.*

❁ *70-летний женатый пенсионер летом любит проводить свободное время в арендованном им саду. Однажды он возвращается из путешествия и обнаруживает, что экскаватор перерывает его участок. = Конфликт неспособности проглотить «кусок»-сад. В активной фазе появляется «злокачественная» аденокарцинома. У пациента возникают сложности при глотании. К счастью, временно ему предоставляют другой участок. = Начало фазы ремонта с ночными приступами кашля и выплевыванием кусочков разрушающейся опухоли* (Клаудио Трупиано, «Спасибо, доктор Хамер», стр. 161).

Активная фаза — Повышение функции энтодермальной слизистой пищевода, рост секреторной опухоли, по форме напоминающей цветную капусту, либо плоскоклеточная резорбтивная опухоль. Сужение пищевода, затруднения при глотании. Возможность принимать только жидкую или

1 Хамер. Научная таблица Германской Новой Медицины. Стр. 21.

измельченную пищу.

Биосмысл — Секреторная опухоль: застрявший в пищеводе кусок пищи лучше переваривается с помощью большего количества сока, чтобы его все-таки можно было проглотить. Резорбтивная опухоль: лучше воспринять, «всосать» питательные вещества.

Ремонт/исцеление — Нормализация функции или рассасывание опухоли по ТБЗ-казеозному типу. Диссимиляция грибком или бактериями. Воспаление пищевода (эзофагит, кандидозный эзофагит). Боли за грудиной, опасность появления «черного стула» - признака бессимптомного кровотечения, ночная потливость, температура. Обострение синдромом. Могут остаться рубцы, дивертикулы или пищеводные кольца и мембраны.

Кризис исцеления — Сильные боли, кровотечение, озноб.

Вопросы — Когда появились жалобы? (Конфликт должен был иметь место раньше). Что я не мог получить? (Деньги, что-то важное, лучшую жизнь). Почему это для меня так важно? (Проработать отпечатки, например, ранние детские переживания, когда человек что-то недополучил). Почему это для меня важнее, чем моя жизнь? Как я отношусь к собственности? В чем смысл жизни?

Терапия — Выявить и разрешить конфликт и вызывающие его отпечатки и убеждения. Искать, где любовь - там и решение. Психологическая установка: *«Я доволен тем, что имею». «В том, что так вышло, есть свой смысл». «Все, и хватит об этом!»* Возможна операция без химиотерапии и облучения.

Варикозное расширение вен в пищеводе

Та же ОРБП, что и выше.

В ТМ: признак застоя в портальной вене. Но эта гипотеза сомнительна - вероятна ОРБП самого пищевода.

Фаза — **Рецидивирующий конфликт** или состояние после него. Увеличенные, сросшиеся кровеносные сосуды слизистой оболочки пищевода = рубцевание ткани кровеносных сосудов.

Терапия — Выявить и разрешить конфликт и отпечатки, чтобы ОРБП завершилась. Вопросы см. выше. При остром, опасном для жизни кровотечении – операция (латексно-ленточная лигатура или склерозирование варикозных узлов).

ОРБП слизистой оболочки верхних отделов пищевода

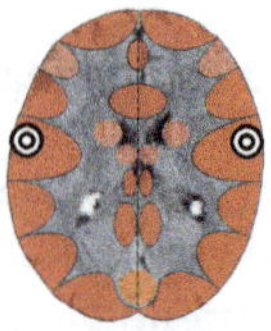

Эктодермальный рак пищевода (язвенная карцинома)[1]

Этот рак встречается только в шейном и грудном его отделах.

Конфликт — Нежелание проглотить (принять) что-либо. Нежелание соглашаться с чем-либо. Больше всего хочется избавиться от этого с помощью рвоты.

Примеры —
➜ *«Мне придется проглотить эту горькую пилюлю». «С этим следует смириться».*
➜ *«Это трудно проглотить» (например, упрек, увольнение, удар судьбы).*
❁ *Честнейшего почтальона шеф обвиняет в присвоении конверта с деньгами. = Конфликт нежелания проглотить такой упрек. Образование опухоли пищевода в активной фазе конфликта. В фазе ремонта диагностируется рак пищевода* (Хамер, «Болезнь души», на нем Krebs - Krankheit der Seele, стр. 296).
❁ *Стеклодув возвращается из отпуска на работу и с ужасом обнаруживает, что его место передано его ученику. Происходит ссора с шефом. = Нежелание проглотить свершившийся факт.* (Хамер, «Болезнь души», стр. 218).

Активная фаза — Усиление функции, позже диссимиляция клеток плоского эпителия (язвенная карци-

1 Хамер. Научная таблица Германской Новой Медицины. Стр. 122, 135.

ЭКТО

−+

	нома). Одновременно вялость подлежащей гладкой кольцевидной мускулатуры > увеличение сечения. Боли.
Биосмысл	Через расширенный пищевод «кусок» можно будет легче выплюнуть или удалить со рвотой.
Ремонт/исцеление	Восстановление слизистой оболочки пищевода. Воспаление пищевода (эзофагит, герпесный или цитомегалический эзофагит, гликогенный акантоз) без болевых ощущений, но припухлость, затруднения при глотании. Обострения симптомов синдромом. Могут остаться рубцы, дивертикулы или пищеводные кольца и мембраны. Возможен рецидивирующий конфликт.
Кризис исцеления	Болевые ощущения, возможно сильное кровотечение > кровь в стуле, озноб.
Вопросы	Изучить гистологические анализы и выяснить, имеет ли место аденокарцинома (желтая группа) или плоскоэпителиальная карцинома (красная группа). Уточнить, находится ли пациент в ваготонии или в активной фазе: сон утром, температура рук, лихорадка, аппетит, сны? Оценить период конфликта. Если активная фаза: Что я не хочу глотать? (Выяснить точные ситуации) Я со всем соглашаюсь? Что меня нервирует? Есть ли запретные темы? (Они часто вызывают конфликты). Какой мой отпечаток делает меня чувствительным к этому конфликту? (Детстские переживания, воспитание, опыт родителей/предков). Какие убеждения подготовили почву для конфликта? (Напр., хотеть соглашаться со всеми. Любят только хороших людей. Лучше быть незаметным). Есть ли у моих предков подобные конфликтные ситуации? (Если да, разрешить семейную проблему мыслями/медитацией/молитвами).
Терапия	Выявить и разрешить конфликт и вызывающие его отпечатки и убеждения, если он еще активен. Психологические установки: *«Я проглочу лишь то, что мне на пользу»*. *«Я не позволю навязывать мне то, что я не хочу»*. *«Я нахожусь со всеми в мире»*. При сильном опухании в фазе ремонта возм. применение трубочки. При хронической форме: хирургическое расширение или удаление опухоли без химиотерапии или облучения.

Воспаление пищевода (эзофагит)

К нему имеют отношение обе описанные выше ОРБП:

- Воспаление шейного и грудного отделов: Ремонт. Человека тошнит от ситуации.
- Воспаление брюшного отдела: Ремонт. Человек не получил желаемое

ЖЕЛУДОК

Кардиальный отдел желудка получает кашицу из пищевода и передает ее через привратник в двенадцатиперстную кишку. Железы слизистой оболочки желудка вырабатывают желудочный сок (пепсин, соляная кислота), необходимые для переваривания белка. Как и большая часть пищеварительного тракта, желудок в основном состоит из энтодермальной ткани. Исключениями являются: малая кривизна желудка и привратник. Они покрыты эктодермальным плоским эпителием.

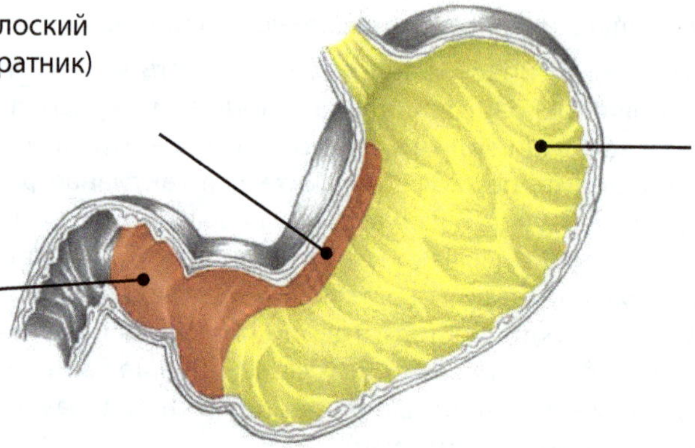

ОРБП поверхностной слизистой оболочки желудка

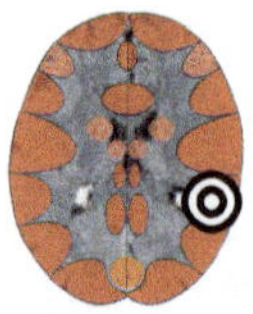

ЭКТО

Воспаление слизистой оболочки желудка (гастрит), изжога I, повышенная кислотность, гастроэзофагеальная рефлюксная болезнь (ГЭРБ), плоскоэпителиальный рак желудка, язва желудка, [1]

Распространенная ОРБП желудка. Основные симптомы - тошнота по утрам, изжога.

Конфликт	Конфликт ареала, реже конфликт самоидентификации. Человек злой, кипит от ярости или злится втихомолку. (Учитывать сторону, гормональный фон и предыдущие конфликты).
Примеры	➜ В большинстве случаев имеет место агрессия. Либо собственная, либо исходящая от кого-то. ➜ Споры о границе с соседями, вмешательство тещи или свекрови, ссоры с коллегами. ➜ Оказаться вынужденным подчиниться или уступить. ❁ *Человек все больше воспринимает своего коллегу по работе в качестве конкурента. «Это наносит мне удар под дых!»* (архив автора). ❁ *34-летняя женщина работает в одном офисе со своей очень милой коллегой. Неожиданно к ним присоединяются трое новых сотрудников разных национальностей, которые напрочь игнорируют сложившиеся до их прихода традиции: оставляют грязь на кухне и в туалете, опаздывают. = Конфликт столкновения ареалов. Конфликт разрешается, когда через несколько недель ее приятель находит для нее вакансию в другой фирме. С этого момента она начинает смотреть на ситуацию в офисе гораздо более спокойно. Во время кризиса исцеления у пациентки случаются приступы тошноты* (www.germanische-heilkunde.at). ❁ *Отец сегодня 41-летнего пациента – настоящий тиран, который даже сегодня все еще мучает. Он избивает жену, оскорбляет и принижает сына. Тот постоянно слышит в свой адрес: «Ты – неудачник!» = Конфликт столкновения ареалов. > Диссимиляция клеток слизистой оболочки желудка. Периодически у пациента наблюдается легкая изжога = активная фаза. Семь месяцев назад пациент сбивает на дороге ребенка. Он невиновен в аварии, но в подсознании снова и снова вспыхивает сигнал: «Ты – неудачник!» = рецидив. > В дальнейшем в течение полугода у пациента наблюдается сильная изжога = активная фаза. Он постоянно пребывает в состоянии легкой конфлик-*

1 Хамер. Научная таблица Германской Новой Медицины. Стр. 115.

тоактивности, поскольку все еще живет с семьей на родительской ферме, дверь в дверь с отцом. Наилучшей терапией для него был бы переезд, но такой вариант пациент даже не рассматривает (архив автора).

Активная фаза	Повышение чувствительности плоскоэпителиальной слизистой желудка, позднее диссимиляция клеток. Изжога, рефлюкс,тошнота по утрам, рвота. Чем больше продолжительность конфликта, тем глубже становятся дефекты ткани (язвы), боли. Паралич подлежащей поперечнополосатой мускулатуры, вследствие чего увеличивается внутренний объем желудка. По Фрауэнкрон-Хоффман, если человек все время злится или чувствует себя уязвленным, желудочный сок идет навстречу неперевариваемой вещи. (Профилактическая атака желудочной кислоты).
Биосмысл	Повышенная чувствительность помогает понять, что перевариваемо, а что нет (противно).
Ремонт/исцеление	Восстановление плоского эпителия слизистой оболочки желудка. Кровоточащая язва желудка, возможно наличие черной крови в стуле (скрытая кровь).
Кризис исцеления	Сильные колики и кровотечение (черный стул), состояние прострации, желудочные колики, рвота по ночам, возможен озноб.
Вопросы	Когда появились симптомы? (Конфликт имел место непосредственно до или во время симптомов). Что нервирует меня, когда у меня изжога? (Проверить все ситуации последнего времени). Симптомы впервые в жизни? (Если нет, проанализировать период первого появления = начальный конфликт ареала). Что оставило на меня отпечаток, который заставляет меня так реагировать на похожие ситуации? (Детские переживания, беременность, проблемы родителей - они бессознательно и мои). Разработать сходства с предками > осознать их > спросить себя, готов ли я выйти. Что я могу изменить внешне?
Терапия	Выявить и разрешить конфликт и отпечатки, чтобы мог начаться процесс регенерации слизистой оболочки желудка. Искать, где любовь - там и решение. Психологические установки: *«В моем сердце больше нет досады». «Ничто на свете не лишит меня покоя». «Если понадобится, то я буду бороться!»* Базен пульвер, но лучше – органически связанные основания. Поэтому рекомендуется есть больше фруктов, овощей (особенно яблок, моркови, картофеля, вареной белокочанной капусты), дикорастущих пряных трав. Хлебный напиток. Пить сырой свежевыжатый картофельный сок. Вильфорт: трехнедельный курс с применением свежевыжатого сока белокочанной капусты – маленькими порциями пить в течение дня 0,5 – 1,0 литра. Коллоидное серебро внутрь. Сегментный массаж и массаж рефлексных зон, акупунктура. Средства, нейтрализующие кислоту (антацитные препараты - обычно сода) - это вполне безобидные медикаменты, способные быть полезными организму при общей его закисленности (при активной ОРБП почечных собирательных трубочек). По-другому дело обстоит с блокаторов кислотности (ингибиторы протонного насоса, блокаторы H2-гистаминовых рецепторов), которые при длительном применении наносят вред. См. также средства для желудка стр. 197).

Прободение (перфорация) стенки желудка

Та же ОРБП, что и выше.

Фаза	**Зависший активный конфликт**, вследствие чего глубина язвы постоянно увеличивается. > Прободение стенки желудка (перфорация) опасно для жизни = острый живот.
Терапия	Выявить и разрешить конфликт и вызывающие его отпечатки и убеждения, чтобы слизистая оболочка желудка смогла начать регенерацию. В случае необходимости – операция. См. выше и терапию для желудка стр. 197.

Гастроптоз, паралич мышечной мускулатуры (гастропарез), гастродуоденальный пролапс

Та же ОРБП, что и выше (стр. 194 - 195).

Фаза	**Фаза активного конфликта:** опущение желудка или пролапс его в двенадцатиперстную кишку вследствие паралича поперечнополосатой мускулатуры желудка.
Терапия	Выявить и разрешить конфликт и вызывающие его отпечатки и убеждения.

ЭКТО

ОРБП нижнего пищеводного сфинктера

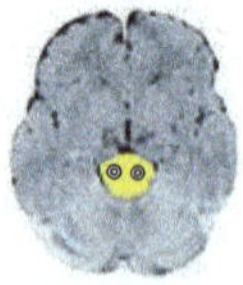

ОХ в среднем мозге - топография еще неизвестна

Изжога II, заброс желудочного сока в пищевод (рефлюкс, гастроэзофагеальная рефлюксная болезнь, синдром Барретта) недостаточность кардии

При изжоге происходит воспаление пищевода вследствие поднятия по нему желудочного сока (гастроэзофагеальная рефлюксная болезнь). Необходимо исключить конфликт ареала (стр. 194), после чего рассмотреть следующую ОРБП:

Конфликт	Невозможность выплюнуть проглоченное (плохое) или принять проглоченное (хорошее).
Пример	❁ *Тогда 20-летний скромный молодой человек плохо чувствовал себя в компании. Несмотря на это, после гандбольной тренировки он обычно шел с товарищами по команде в пивную. Там они вели себя так развязно, что ему часто приходилось «проглатывать» вещи, которые были совсем «не по вкусу». = Конфликт невозможности «выплюнуть проглоченное». Всякий раз, когда в перепалках ему приходится обороняться или если он пьет алкоголь, включаются «рельсы». > Изжога (диагноз: гастроэзофагеальная рефлюксная болезнь) в течение 16 лет* (архив автора).
Ткань	Вход в желудок (кардиа) – парасимпатически иннервированный гладкий кольцевой мускул – эндодерма среднего мозга.
Активная фаза	В симпатикотонии кардиа открывается > поднятие желудочного сока в пищевод > изжога. Зависший конфликт: каутеризация (химический ожог пищевода) > гастроэзофагеальная рефлюксная болезнь.
Биосмысл	Открытие кардии должно способствовать выплевыванию проглоченного (плохого) или лучшему усвоению проглоченного (хорошего).
Терапия	Вопросы стр. 195. Выявить и разрешить конфликт и вызывающие его отпечатки и убеждения Психологическая установка: «С сегодняшнего дня я буду глотать только то, что пойдет мне на пользу. Во всех остальных случаях я буду протестовать». Щелочная диета. См. далее средства для желудка. При необходимости, но краткосрочно – антрациты, ингибиторы протонного насоса.

ОРБП глубокой слизистой оболочки желудка

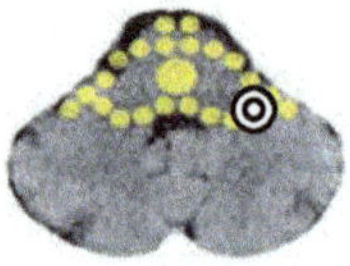

Рак желудка (аденокарцинома), желудочные полипы, размножение обкладочных клеток желудка (гиперплазия париетальных клеток), утолщение желудочной стенки, диффузная гиперплазия слизистой оболочки желудка[1]

Конфликт	Конфликт куска: не быть в состоянии переварить что-либо. Расстройство из-за тещи (свекрови), братьев, сестер, детей и т. д. *«Меня от этого тошнит»*.
Примеры	➜ *Кому-то так и не повысили зарплату, хотя обещали. Кто-то вынужден продать свой автомобиль по цене значительно ниже реальной, потому что срочно понадобились деньги. Кто-то день изо дня вынужден ругаться с тещей (свекровью), живущей в том же доме.* ❁ *45-летняя замужняя мать двоих детей работает в социальном учреждении мототерапевтом. Работа совершенно ее не устраивает, и постоянно мучает вопрос о смысле нахождения здесь. = Неперевариваемый конфликт неудовлетворенности. Когда она наконец нашла другое место, началось исцеление – ночная потливость и боли в желудке. ТМ ставит ей диагноз: метаплазия слизистой оболочки желудка* (архив автора).
Активная фаза	Повышение функции, образование опухоли секреторного качества или полипа, по форме напоминающего цветную капусту, или плоскоклеточной резорбтивной аденокарциномы (= «утолщение стенки желудка, гиперплазия слизистой оболочки желудка»). Часто лишь величина опухоли определяет, отнесет ли ее ТМ к «злокачественному раку» или к «безобидным полипам».

1 Хамер. Научная таблица Германской Новой Медицины. Стр. 22.

Биосмысл	Переварить застрявший «кусок» большим количеством пищеварительного сока (секреторность) или лучше усвоить его (резорбтивность).
Ремонт/исцеление	Нормализация функции, рассасывание опухоли по ТБЗ-казеозному типу, легкая кровоточивость, боли, ночная потливость или инкапсуляция опухоли – при отсутствии ТБЗ-бактерий. С инкапсулированной опухолью можно без малейших жалоб жить годами, если для пищевой кашицы остается достаточно места, и она может свободно перемещаться по пищеварительному тракту.
Кризис исцеления	Сильное кровотечение, боли, озноб.
Примечание	Предостережение: антациты помогают только при ОРБП поверхностной слизистой оболочки желудка, но не при ОРБП глубокой.
Вопросы	Прежде всего, выяснить на основе симптомов, активен ли еще конфликт или началось ли уже исцеление: Если конфликт активен или повторяется: когда был поставлен диагноз? (Конфликт, вероятно, имел место гораздо раньше) Что произошло в соответствующий период? Какие стрессовые ситуации имели место? Что изменилось в моей жизни? (Работа, партнерство, друзья, жизненная ситуация, компрометирующая информация). Какой отпечаток лежит в основе конфликта? (Детство, беременность, опыт родителей/предков). Какие убеждения играют роль?
Терапия	Выявить и разрешить конфликт, причинные отпечатки и убеждения. Психологическая установка: *«Я примиряюсь с самим собой и своей семьей». «Что случилось – то случилось, все имеет свой смысл». «Вооруженный новым знанием, я начинаю новую жизнь».* Возможна операция, лучше раньше, чем позже, - без химио- и радиотерапии. См. также средства для желудка стр. 197.

Воспаление желудка с температурой и ночной потливостью, молочница желудка (кандидоз желудка)[1]

Та же ОРБП, что и выше.

Фаза	Ремонт: ТБЗ-казеозно-некротирующее рассасывание опухоли кислотно-устойчивыми грибками и бактериями. «Молочница желудка» или «кандидоз желудка».
Терапия	Конфликт разрешен, сопровождение пациента в фазе исцеления. Коллоидное серебро внутрь. Соли Шлюсслера № 5, 8, 9. См. также средства для желудка стр. 197.

Желудочные кровотечения – черный (дегтевый стул), желудочная колика, кровавая рвота

• **Воспаление плоского эпителия (гастрит)** – Фаза ремонта: сопровождающие процесс исцеления язвы желудка кровоточат. Черный стул. Во время кризиса исцеления возможно сильное кровотечение, колика – желудочная кома.

• **Аденокарцинома** – Фаза ремонта: казеозная диссимиляция опухоли бактериями. Кровотечение, температура, ночная потливость. Сильные кровотечения в стадии кризиса исцеления: гиперперистальтика, возможно рвота с содержанием крови в рвотных массах.

Терапия

Конфликт разрешен, сопровождение пациента в фазе исцеления. При очень сильных кровотечениях – анализ крови > в случае необходимости - переливания крови.

Внимание: разжижающие кровь медикаменты (антикоагулянты) усиливают кровотечение.

Терапевтические средства для желудка

• Настои/чаи: золототысячник, полынь горькая, аирный корень, майоран, фенхель, анис, корень энциана, хмель, листья малины.
• Старательное пережевывание пищи, получая удовольствие, медленное глотание. (См. Шиллинг - Jürgen Schilling, «Kau dich gesund»).
• Цветы Баха: остролист, ива.
• Шведская горькая настойка, ореховая настойка, хлебный напиток.
• На желудок можно оказать терапевтическое воздействие с помощью массажа через участок спины вокруг левой лопатки.
• Облучение красным светом, тепло.
• Массаж рефлексных зон и акупунктура.
• Лучшее время для терапии – с 7 до 9 часов утра.
• Св. Хильдегарда: просвирник, кизил обыкновенный, мята кудрявая, лавровый лист в пищу, средство из смеси фенхеля и любистока.
• Вильфорт: трехнедельный лечебный курс со свежевыжатым соком белокочанной капусты – пить небольшими порциями от 0,5 до 1,0 л в день.
• Порошок цеолита внутрь.

ТОНКИЙ КИШЕЧНИК - ДВЕНАДЦАТИПЕРСТНАЯ КИШКА

В двенадцатиперстную кишку, длина которой составляет около 25 см, пищевая кашица поступает из привратника желудка. Начало двенадцатиперстной кишки расширено и образует т. н. «луковицу». Средняя часть двенадцатиперстной кишки сужается к соску. Тут в двенадцатиперстную кишку открываются протоки желчного пузыря и поджелудочной железы. Луковица выстлана эктодермальным плоским эпителием. Все остальные части двенадцатиперстной кишки, находящиеся «ниже», и как и весь остальной кишечник, состоят из энтодермальной ткани.

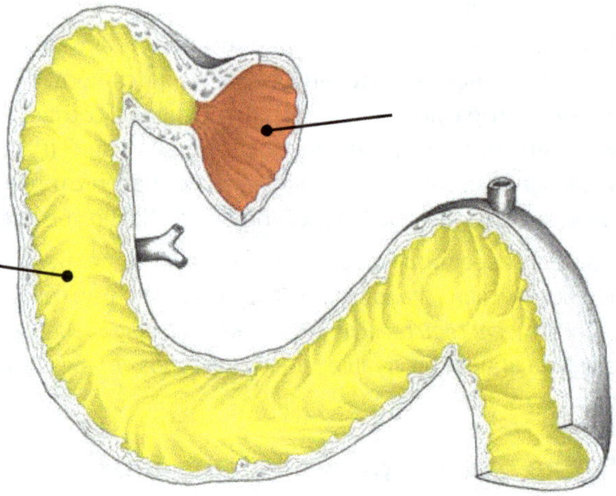

ОРБП поверхностной слизистой двенадцатиперстной кишки

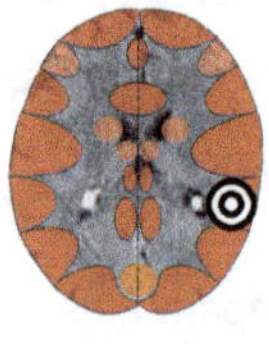

Язва двенадцатиперстной кишки, рак двенадцатиперстной кишки[1]

В соответствии с порядком зародышевых листков, эта ОРБП практически идентична ОРБП поверхностной слизистой желудка (стр. 194).

Конфликт — Конфликт ареала или - реже - идентификации (учитывать пол, сторону, гормональный фон и предыдущие конфликты). Пациент злится, потому что границы его ареала не соблюдаются.

Примеры — конфликта ареала (примеры конфликта идентификации стр. 209):

➜ *Споры, связанные с границами, агрессивное поведение – собственное или других лиц. «У меня внутри все кипит от ярости».*

➜ *Мужчина видит, как его подруга флиртует с другим мужчиной, и подозревает, что у них связь.*

❁ *Мужчина становится импотентом после удаления предстательной железы и больше не может удовлетворять свою жену. = Конфликт столкновения ареалов > разрушение ткани в активной фазе конфликта, восстановление в фазе ремонта* (архив автора).

❁ *Ныне 53-летняя пациентка знает своего мужа еще со школы. В 16 лет она впервые увидела будущего свекра и испытала к нему отвращение. = Конфликт столкновения ареалов, страха и отвращения. В течение долгих лет она страдает булимией (стр. 329). Отношения со свекром так никогда и не налаживаются. Приезжая в гости, он всегда занимает ее обычное место за столом, иначе обижается и не разговаривает. А ее раздражает, что из-за прихоти свекра ей постоянно приходится уступать ему свое «насиженное место». = Рецидив столкновения ареалов. Терапия: стирание и перезапись, не приглашать к себе свекра, пить сок сырого картофеля* (архив автора).

Активная фаза — Усиление функции, позже диссимиляция клеток соответствующего участка слизистой оболочки, боли. Чем продолжительнее конфликт, тем глубже повреждения ткани (язвы). Обычно рецидивирующий конфликт.

ЭКТО

–+

1 Хамер. Научная таблица Германской Новой Медицины. Стр. 115.

Биосмысл	Повышение чувствительности, чтобы лучше чувствовать, что можно, а чего нельзя переварить.
Ремонт/исцеление	Кровоточивость изъязвлений (черный стул) при отсутствии болей.
Кризис исцеления	Колики, сильное кровотечение, глубокая прострация, озноб.
Терапия	Вопросы стр. 195. Выявить и разрешить конфликт, причинные отпечатки и убеждения. См. также терапию стр. 195.

ОРБП глубокой слизистой двенадцатиперстной кишки

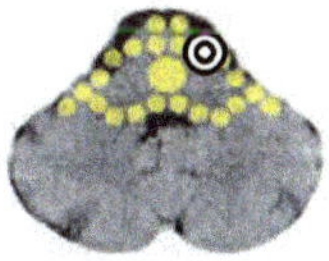

Рак двенадцатиперстной кишки (аденокарцинома), полипы двенадцатиперстной кишки[1]

ЭНТО

Конфликт	Конфликт куска. Не быть в силах переварить что-либо. *«Меня воротит от всего этого».*
Примеры	➜ *Проблемы с родственниками, коллегами, соседями.* ➜ *Женщине приходится денно и нощно ухаживать за своей матерью. Она не может радоваться пенсии, которую так ждала.*
Активная фаза	Образование секреторной опухоли, напоминающей по форме цветную капусту, или плоскоклеточной резорбтивной аденокарциномы. Обычно рецидивирующий конфликт.
Биосмысл	Большим количеством кишечных клеток застрявший кусок может быть скорее переварен или растворен.
Ремонт/исцеление	ТБЗ-казеозное рассасывание опухоли кислотоустойчивыми грибками и бактериями. Температура, ночная потливость, воспаление или ТБЗ двенадцатиперстной кишки. В случае отсутствия бактерий: инкапсуляция опухоли.
Вопросы	Прежде всего, выяснить на основе симптомов, активен ли еще конфликт или началось ли уже исцеление: Если конфликт активен или повторяется: когда был поставлен диагноз? (Конфликт, вероятно, имел место гораздо раньше). Что произошло в соответствующий период? Какие стрессовые ситуации имели место? Какой кусок я не мог переварить? Что на меня давило? Какая ситуация превращается в «рельсы»? Какие события из детства я помню в этом отношении? Существуют ли другие отпечатки: беременность, опыт родителей/предков?
Терапия	Выявить и разрешить конфликт, причинные отпечатки и убеждения. Психологическая установка: *«Я примиряюсь с собой и своей семьей». «У всего, что случается, всегда есть свой смысл».* См. также средства стр. 213. Возможна операция, с которой лучше не затягивать.

1 Хамер. Научная таблица Германской Новой Медицины. Стр. 22.

Кровотечение из двенадцатиперстной кишки, черный стул

Возможные причины:

- **Язва двенадцатиперстной кишки** – Конфликт ареала, фаза ремонта: сопровождающие процесс исцеления язвы двенадцатиперстной кишки кровоточат. Боли и сильное кровотечение в фазе кризиса исцеления. Черный стул.
- **Аденокарцинома** – Конфликт куска, невозможность переварить что-то, фаза ремонта: ТБЗ-казеозное рассасывание опухоли кислотно-резистентными грибками и бактериями. Температура, потливость по ночам, кровоточивость. Боли и кровотечение в фазе кризиса исцеления.

Примечание

Разжижающие кровь медикаменты (антикоагулянты) усиливают кровотечение.

Терапия

Конфликт разрешен. Сопровождение пациента в фазе исцеления.

При очень сильных кровотечениях – анализ крови > в случае необходимости - переливания крови.

ТОНКИЙ КИШЕЧНИК – ТОЩАЯ И ПОДВЗДОШНАЯ КИШКИ

Общая длина тощей (тонкой) и подвздошной кишок составляет 5-7 метров. Они следуют за двенадцатиперстной кишкой. Все три кишки вместе представляют собой т. н. тонкий кишечник. Складки, ворсинки и микроворсинки образуют поверхность площадью около 60 м2, на которой осуществляется обмен веществ. Тонкая и подвздошная кишки состоят исключительно из энтодермальной ткани. В тонком кишечнике полипы или опухоли обнаруживаются (к счастью) реже, потому что этот отдел кишечника недоступен для колоноскопии - поэтому труднее поставить диагноз.

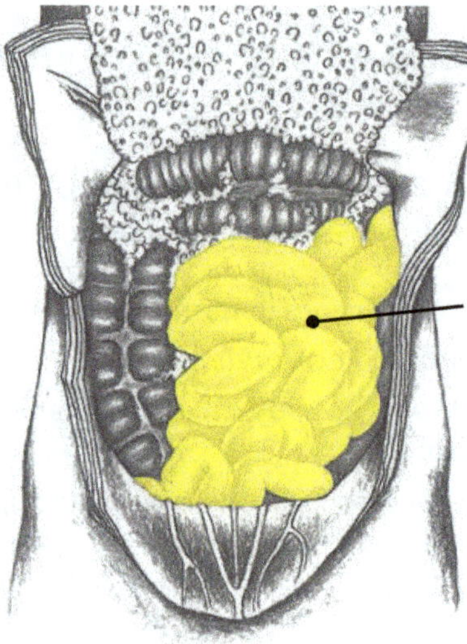

Слизистая оболочка тонкого кишечника – цилиндрический эпителий
не мочь что-то переварить (часто с аспектом угрозы голода)

ОРБП тонкого кишечника

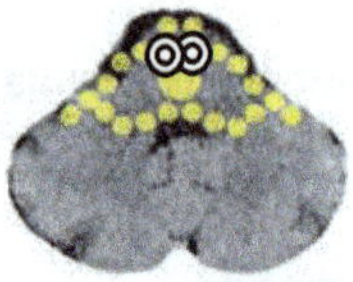

ЭНТО

Рак, полипы тонкого кишечника, опухолевидное утолщение кишечной стенки[1]

Конфликт — Конфликт куска: не быть в состоянии что-то переварить. Часто в связи с темой голода. Некое дело или проект не приносит ожидаемого дохода. *«Все уходит сквозь пальцы», «опустошение».*

Примеры — ➜ *Младенца неожиданно отнимают от груди. У него возникает предчувствие голодной смерти, т.к. кашу он не приемлет.*

❁ *40-летняя заведующая секретариатом оказывается в неловком положении: ей необходимо сообщить шефу о том, что сотрудница «разбалтывает» коммерческие тайны, и выглядеть доносчицей в глазах этой коллеги = невыносимая ситуация. Два дня спустя она пытается объясниться с этой женщиной = частичное разрешение конфликта. Но всякий раз, когда она ее видит, вспоминает все ту же историю = включающий механизм. У пациентки наблюдается диарея и небольшая потливость по ночам = зависший ремонт. Со второй попытки объясниться ей удается окончательно разрешить конфликт* (архив автора).

❁ *Вследствие апоплексического удара пациент теряет способность говорить. Он не может примириться с этой новой ситуацией. Будучи человеком харизматичным, раньше он всегда был центром внимания, все спрашивали его совета. И вдруг он вынужден молчать = непереносимый конфликт. > Образование и рост опухоли в активной фазе. ТМ-диагноз: «злокачественная неоплазия кишечника»* (архив автора).

Активная фаза — Повышение функции, рост секреторной опухоли, по форме напоминающей цветную капусту или резорбтивной плоскоклеточной аденокарциномы. Секреторные опухоли способны закрыть просвет кишечника, вызвав его непроходимость (обтурацию).

Ремонт/исцеление — Некротизирующая диссимиляция опухоли грибками и бактериями по ТБЗ-казеозному типу. Температура, ночная потливость, кровотечения, диарея, возможна рвота, если опухоль находится в тон-

1 Хамер. Научная таблица Германской Новой Медицины. Стр. 22, 27.

ЭНТО

кой кишке. В отсутствие бактерий происходит инкапсуляция опухоли.

Кризис исцеления	Озноб, боли, сильное кровотечение, спазмы тонкой кишки, колики из-за участия в процессе мускулатуры кишечника.
Биосмысл	Возросшее деление секреторных клеток ради большей выработки пищеварительного сока, чтобы быстрее переварить застрявший кусок. Увеличенное деление резорбтивных клеток для того, чтобы лучше усвоить кусок.
Вопросы	Прежде всего, выяснить на основе описанных здесь симптомов, активен ли еще конфликт (отсутствие симптомов = активная фаза. Ночная потливость, боль, колики = фаза ремонта. Если они длятся более полугода = рецидивирующий конфликт. Когда поставили диагноз? (Конфликт, вероятно, имел место гораздо раньше). Что я не мог получить? Мне не повезло? Голодная смерть? (Диагностический шок, сочувствие умирающему, банкротство, кража, нужда). Почему я реагировал так чувствительно? С кем в семье произошло что-то подобное? (Изучить историю семьи). Какие убеждения скрываются за конфликтом? (Например, «У кого ничего нет, обречен на гибель»). Я осмелюсь оставить старое позади? Какие новые установки помогли бы исцелению? Препятствия исцелению: Не несет ли болезнь некую выгоду, которая заставляет меня держаться за нее? («На самом деле, так удобнее»). Я готов взять на себя ответственность (со всеми вытекающими последствиями)?
Терапия	Выявить и разрешить конфликт, причинные отпечатки и убеждения. Психологическая установка: *«Я нахожусь в мире и согласии со всеми окружающими меня людьми». «Еды хватит всем, обо мне позаботятся»*. Операция показана, если нарушена проходимость кишечника, или полипы (опухоль) слишком велики. Лучше оперировать как можно раньше, пока малые неоплазии диагностируются ТМ как «доброкачественные». > А для пациента это означает меньший стресс. См. также средства стр. 213.

Острое воспаление тонкой кишки, кишечное кровотечение – черный стул[2]

Та же ОРБП, что и выше.

Фаза	**Ремонт или кризис исцеления.** ТБЗ-казеозная некротизирующая диссимиляция опухоли кислотно-резистентными грибками или бактериями. Температура, потливость по ночам, черная кровь в стуле, в большинстве случаев – диарея. Внимание: Разжижающие кровь средства (антикоагулянты) усиливают кровотечение.
Терапия	Конфликт разрешен, сопровождение пациента в фазе исцеления, предотвращение рецидивов. При очень сильном кровотечении – общий анализ крови, если необходимо – переливание. Возможна операция. См. также средства стр. 213.

Непереносимость глютена (целиакия), молочного белка или лактозы

Та же ОРБП, что и выше (стр. 200 - 201).

Фаза	**Зависший ремонт или рецидивирующий конфликт:** обычно «рельсами» является глютен или молочный белок. При большой длительности - диссимиляция и дегенерация кишечных ворсинок > нарушения усвоения пищи, хронические проблемы с пищеварением, часто – диарея, признаки истощения.
Пример	❁ *6-летнего мальчика отправляют на отдых за 600 км от родителей. Ныне 49-летний мужчина вспоминает, что первые две недели там были настоящим адом, т. к. его заставляли пить молоко. Из-за этого он частично отказывается от еды = конфликт, связанный с невозможностью переварить кусок, досада с аспектом голодания. «Рельсы» – питье молока. Дома он обычно никогда не пьет молока. Последующие 43 года в случае употребления в пищу молока или молочных продуктов пациент страдает поносами = рецидивирующий конфликт. Когда он понимает причину, конфликт тут же разрешается. С этого момента пациент может пить молоко без всяких проблем* (www.germanische-heilkunde.at).
Терапия	Выявить и разрешить конфликт, «рельсы» и причинные отпечатки, чтобы зависший ремонт завершился. Если разрешение конфликта невозможно: избегать соответствующих продуктов питания.

Мешковидное выпячивание стенки тонкого кишечника (дивертикул Меккеля)

Дивертикулы Меккеля считаются остатками желточного протока, поэтому неясно, являются ли конфликты их причиной.

2 Хамер. Научная таблица Германской Новой Медицины. Стр. 22, 27.

«Тромбоэмболия» кишечника, инфаркт кишечника

ТМ считает, что причиной инфаркта кишечника является закупорка артерий. Но ведь наши сосуды – это сеть. Во всем теле присутствуют параллельные (коллатеральные) сосуды, обеспечивающие кровоснабжение тканей в любой момент. Похоже, что эти симптомы традиционно ошибочно трактуются. Но если в ангиографии фактически обнаруживается тромб, то, вероятно, присутствует тенденция к тромбозу - указанием на это является образование тробмов в другом месте в прошлом (стр. 138).

Фаза — При ОРБП кишечника: **кризис исцеления** в рамках фазы ремонта, отсюда – кровотечение. Сильный отек при **синдроме**. При ОРБП крови: активный конфликт связи (стр. 138).

Терапия — Конфликт кишечника разрешен, сопровождение пациента в фазе исцеления, предотвращение рецидивов. При очень сильных кровотечениях – контроль показателей крови, при необходимости – переливания, хирургическое вмешательство.

«Грибки» (микозы) кишечника (напр., candida albicans, аспергилл)

Та же ОРБП, что и выше (стр. 200 - 202).

Фаза — **Ремонт**– диссимиляция слизистой кишечника грибками и бактериями. Плоскоклеточные опухоли обычно ТМ не распознаются, т. к. располагаются на значительном расстоянии друг от друга.

Примечание — Грибки относятся к флоре здорового человека. В фазе ремонта их находят в особенно большом количестве. – Если они обнаруживаются в кале, то в ТМ принято говорить о «грибковой инфекции». Из-за потребления сахара популяция грибков повышена даже в отсутствие конфликта.

Терапия — Конфликт разрешен, сопровождение пациента в фазе исцеления, предотвращение рецидивов. Волнение по поводу Candida albicans - только временная мода. Коллоидное серебро. См. также средства стр. 213.

Э
Н
Т
О

+ –

«Бактериальные инфекции», бактериальная дизентерия: бактерии тифа или паратифа (сальмонеллеза), холеры, кишечная палочка, кампилобактер

В случае наличия конфликта – та же ОРБП, что и выше, стр. 200 - 202.

Употребление для питья грязной, загрязненной фекалиями воды означает не «инфекцию», а отравление. Спонтанная реакция организма на него – понос, рвота, потоотделение. Отравления в принципе не входят в область действия пяти Биологических Законов. В случае же наличия конфликта:

Фаза — **Ремонт**

Примечание — Зачастую отличить отравление от конфликта весьма затруднительно. Отравление и с духовной точки зрения не случайно. Все, что происходит с нами, имеет смысл.

Терапия — Конфликт разрешен, сопровождение исцеления, избегать рецидивов. См. средства стр. 213.

«Вирусные инфекции» кишечника: эхо-, адено-, рота-, норо, парвовирусы, коксаки

Та же ОРБП, что и выше (стр. 200 - 202). Так как ТМ не известны причины большинства заболеваний, она попросту придумывает их возбудителей. Пока что не было найдено доказательств существования ни одного из них.

Фаза — **Ремонт**

Терапия — Конфликт разрешен, сопровождение исцеления, избегать рецидивов. См. средства стр. 213.

Глисты, амебиаз, билхарциоз

Есть ли у паразитов (ленточных и круглых червей, аскарид и остриц) своя специфическая задача, свой биологический смысл? Возможно, поражение паразитами **не случайно**, а целительно? Может быть, они проявляются у людей, которым это необходимо? В университете Айовы добились большого успеха в терапевтическом использовании власоглавов (хлыстовиков) в лечении пациентов, страдающих болезнью Крона (регионарным энтеритом, гранулематозной болезнью). Возможно, во время фазы ремонта паразиты работают рука об руку с ТБЗ-бактериями по уничтожению излишней ткани слизистой кишечника. Во всяком случае, врачам из Айовы удалось выяснить, что под воздействием паразитов бактериальная флора улучшается.

ОРБП кишечной мускулатуры

ОХ в среднем мозге - топография еще неизвестна

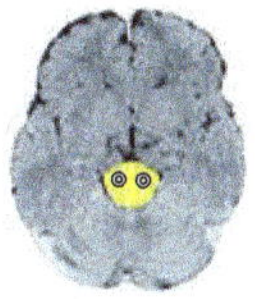

Гладкая продольная кишечная мускулатура[1] (симпатикотоническая иннервация) **моторный конфликт, неспособность продвинуть кусок дальше**

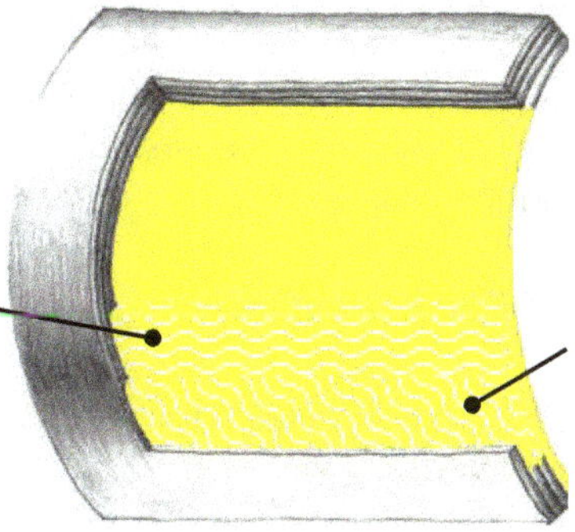

Гладкая поперечная кишечная мускулатура[2] (парасимпатикотоническая иннерваця) **моторный конфликт, неспособность продвинуть кусок дальше**

1 «Пра- модель» для продольных гладких мышц тела

2 «Пра- модель» для гладких (кольцеобразных) сфинктеров тела

Запор, понос, непроходимость кишечника (инвагинация), поворот кишки вокруг своей оси (vulvulus)

В отсутствие медикаментозного отравления (морфием, снотворными, диуретиками, антигипертензивными препаратами, антиэпилептиками и мн. др.).

Конфликт — Моторный конфликт неспособности продвинуть кусок дальше (реально или в переносном смысле). Тема: застой, стагнация или слишком много дел одновременно. Запор: вещь/дело до сих пор не была переварена (ожидает решения/разъяснения). Или человек хочет сдержать что-то.

Аналогия — Мы знаем, что для кишечника полезнее получать более простую и не слишком разнообразную пищу. Наверное, поэтому кишечные мышцы часто реагирует на конфликт: «Все чего-то от меня хотят. Но я не могу делать все сразу». (Конфликт многозадачности).

Пример — ➜ *Дело не сдвигается с мертвой точки», «не могу больше».*

❁ *33-летний сын 70-летнего фермера пока не знает, получит ли он хозяйство отца, т. к. тот (наш пациент) все еще не решил этот вопрос. Семья застыла в ожидании. = Конфликт: нет развития. С момента его начала фермер страдает запорами и отрыжкой (архив автора).*

❁ *45-летний руководитель строительства должен быть одновременно на нескольких строительных площадках, потому что проекты должны быть срочно выполнены. В такие дни он вынужден застегивать реметь на несколько дырочек слабее, потому что у него раздут живот (архив автора).*

Активная фаза — Повышенное напряжение продольной кишечной мускулатуры, ограничение перистатики, твердый вздутый живот, рези, запор/понос, беспокойство (см. также стр. 212). Если что-то не идет или предстоит слишком много дел одновременно, часто появляется внутреннее беспокойство, нервозность и отчаяние.

Кризис исцеления — Колики, неожиданный понос, боли. Или долгожданный стул.

Ремонт/исцеление — Повышенное напряжение поперечной кишечной мускулатуры. Живот приходит в норму, запор/понос.

Инвагинация — При этом недуге одна часть кишки вдавливается в другую. Один сегмент постоянно пребывает в симпатикотонии (расширенном состоянии), другой – в парасимпатикотонии (суженном состоянии). В нормальном состоянии волна перистальтического сокращения двигается по всей длине кишечника (продольная волна и поперечная волна). Фаза неопределима. > Возм. операция.

❁ Молодая женщина работает педикюршей. К сожалению, ее начальница не оценивает ее усилий. Она регулярно платит зарплату слишком поздно, что ведет к ссорам. = Конфликт, что в профессиональном отношении человек не движется вперед. В это время у нее развивается острая непроходимость кишечника, которую не сразу находят. Ее оперируют и удаляют пораженную часть кишечника (архив автора).

Мальротация — В данном случае наблюдается снижение тонуса продольной мускулатуры > поворот кишки вокруг своей средней оси > непроходимость (обтурация) кишечника или гибель ткани кишки (гангрена) вследствие блокады. > При необходимости хирургическое вмешательство.

Вопросы — С чем у меня застой? Что я еще не закончил переваривать? Что я скрываю? Почему? Отпечатки?

Терапия — Выявить и разрешить конфликт и вызывающие его отпечатки и убеждения. См. также прочие причины запоров стр. 212 и средства стр. 213.

ТОЛСТЫЙ КИШЕЧНИК – СЛЕПАЯ КИШКА И АППЕНДИКС

Слепая кишка длиной 7 см - это начальная часть толстой кишки. Его важная функция до сих пор не признана ТМ, поэтому ее отросток охотно удаляли вплоть до последних лет (идеальная операция для упражнения молодых врачей).

В царстве животных у травоядных есть удлиненная слепая кишка и аппендикс. Там с помощью специальных бактерий расщепляются неперевариваемые компоненты пищи (целлюлоза). Кроме того, в этом отделе кишечника находят убежище резервные кишечные бактерий при диарее /отравлении. (По аналогии с притоком реки, который предоставляет убежище при наводнениии рыбам и откуда она могут затем вернуться).

ОРБП слизистой оболочки аппендикса

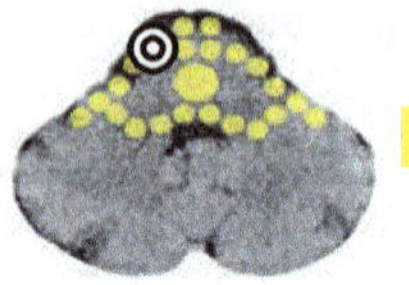

ЭНТО

+−

Острое воспаление слепой кишки или аппендикса (аппендицит), прободение слепой кишки

Конфликт	Конфликт куска, когда приходится употреблять старые запасы - внезапно нужно довольствоваться меньшим. Запасы в опасности, сэкономленное кончается.
Пояснение	В современном мире деньги являются наиболее важным резервом, поэтому при этом конфликте речь идет в основном о деньгах. Если речь идет о ребенке, конфликт исходит от родителей (передаваемый конфликт) или ребенок испытал его сам (напр., друг отворачивается, пропадает игрушка или карманные деньги).
Примеры	❁ *Предприниматель доверяет своему другу и вводит его в состав руководства. Но тот обманывает его самым неблаговидным образом. Спор между ними приводит к большим убыткам. = Конфликт, касающийся денежных резервов > рост опухоли в активной фазе. После того, как пациент прерывает все отношения с другом, у него диагностируют острое воспаление слепой кишки. = Ремонт* (архив автора). ➜ *Ребенку сокращают карманные деньги. «Мои запасы кончаются!»*
Активная фаза	Повышение функции, клеточное деление в энтодермальной слизистой слепой кишки или аппендикса.
Биосмысл	Увеличение запасов слизистой, чтобы создать место для большего числа бактерий (запасов).
Ремонт/исцеление	Воспаление слепой кишки, температура, ночная потливость, возможна кровь в кале. ТБЗ-казеозная диссимиляция опухоли кислотно-резистентными грибками и бактериями.
Кризис исцеления	Озноб, боли высокой интенсивности, колики.
Примечание	Вследствие рецидивов наблюдаются хронические воспаления слепой кишки, часто со скоплением слизи (мукоцеле). В сильной фазе ремонта аппендикс может лопнуть. = «Перфорация слепой кишки». На такой случай вокруг поврежденного участка природа предусмотрела сальник, препятствующий попаданию содержимого кишечника в брюшную полость. Область воспаления таким образом ограничивается. Однако, с целью уменьшения риска, при перфорации показана операция.
Вопросы	Боль появилась внезапно? Да > внезапное разрешение конфликта. Боль пришла постепенно? Да > медленное разрешение конфликта. Боли в течение длительного времени (более шести месяцев)? Да> зависший конфликт. Какое хорошее событие излечило меня? (Предшествовали ли исцелению проблемы с деньгами? Я чувствовал угрозу, потому что пришлось потратиться? (Чрезвычайные платежного обязательства, потеря жилья, работы, сокращение пособия). У меня были сомнения в финансовом отношении? Если ребенок: у него переданный конфликт (искать у родителей) или у него собственные трудности? (Игрушки, карманные деньги, лишение собственной комнаты). Какие отпечатки привели к этому конфликту? (Детство, проблемы у родителей во время беременности, трагедия в семье). Какая новая установка поможет избежать рецидивов?
Терапия	Конфликт разрешен, сопровождение пациента в фазе исцеления, предотвращение рецидивов. MMC, коллоидное серебро (приобретение, информация: info@5bn.at). При необходимости – антибиотики. В отдельных случаях операция. См. также средства стр. 213.

ВОСХОДЯЩАЯ, ПОПЕРЕЧНАЯ И НИСХОДЯЩАЯ ОБОДОЧНАЯ КИШКА

Толстая кишка имеет диаметр около 6 см и длину около 1,5 м. В отличие от тонкой (тощей) кишки у толстой нет ворсинок. В толстой кишке происходит в основном всасывание воды из химуса и оставшихся питательных веществ.

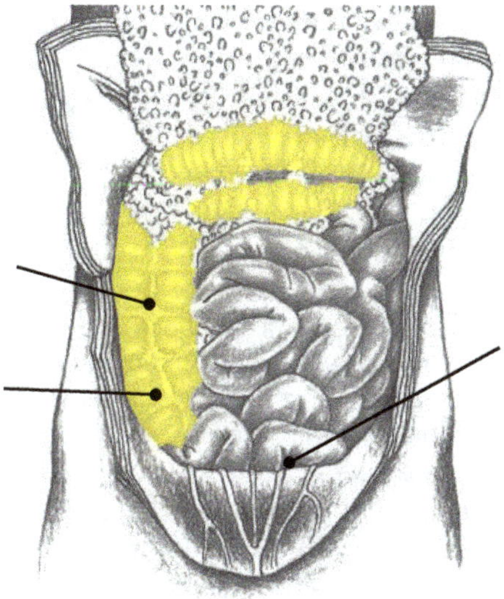

ОРБП слизистой оболочки толстой кишки

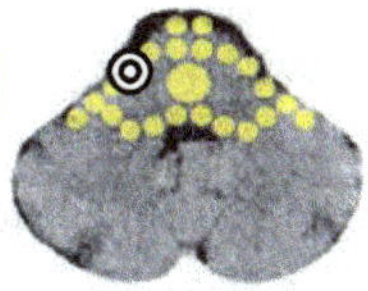

Рак толстой кишки, полипы[1]

Конфликт — Конфликт куска. Непереносимая досада. Непреодолимая, тяжелая ситуация.

Примеры

➜ *Нечто неприятное, какая-то «гадость», от которой невозможно отделаться.*

➜ *Не быть в состоянии перенести что-либо низменное, подлое, гнусное, хитрое, пошлое.*

❁ *Мужчина в течение многих лет является учредителем и членом правления общественной организации. Однажды он сильно ссорится с одним из коллег из-за того, что хозяин заведения, где обычно проходили заседания, отказывается их впредь принимать = непереносимая досада. Спустя несколько недель у пациента диагностируют опухоль толстой кишки = активная фаза. Опухоль удаляют. После этого пациент знакомится с 5 Биологическими Законами* (архив автора).

❁ *43-летняя замужняя заведующая отделом поддерживает дружеские отношения со всем коллективом. Четыре года тому назад в команде появляется сотрудница, которая сразу начинает строить козни. А месяц назад женщина узнает, что эта коллега очернила ее доброе имя. = Конфликт непереносимой досады и второй - «угроза брюшной полости». Лишь спустя месяц, женщина начинает обсуждать сложившуюся ситуацию с двумя доверенными сотрудницами и своей подругой. Уже в ходе этих разговоров она чувствует улучшение своего состояния = разрешение конфликта. Ночью у нее начинаются кишечные колики (кризис исцеления), затвердевает живот, выступает холодный пот. Муж вызывает «скорую». В стационаре обнаруживают воспаление толстой кишки, утолщение кишечной стенки (плоскоклеточная резорбтивная опухоль), жидкость в брюшной полости и существенное повышение скорости оседания эритроцитов (СОЭ) – признак воспалительного процесса, который, согласно ТМ, не может быть связан «только с кишкой» = также и воспаление оболочки – разрешенный конфликт угрозы. Спустя несколько дней все нормализуется.*

❁ *50-летний предприниматель спортивного телосложения ведет успешный строительный бизнес. Но вот один из его крупных заказчиков оказывается банкротом, что наносит фирме большой ущерб. А вскоре и другой клиент недоплачивает 20% договорной цены. = Непереносимая досада, разочарование. С этого момента все неурядицы с партнерами становятся сигналом, вновь и вновь запускающим конфликт. Обнаруживается хронический язвенный колит (colitis ulcerosa).*

ЭНТО

+ –

1 Хамер. Научная таблица Германской Новой Медицины. Стр. 28.

	*После выхода на пенсию недуг почти полностью проходит (*архив автора).
Активная фаза	Повышение функции, рост секреторной аденокарциномы, по форме напоминающей цветную капусту, при наличии конфликта «невозможности переварить» или плоскоклеточной аденокарциномы = опухолевидное резорбтивное утолщение энтодермальной слизистой толстой кишки при наличии аспекта «невозможности усвоить». Обычно рецидивирующий конфликт.
Биосмысл	С помощью большего числа кишечных клеток суметь лучше переварить или усвоить застрявший «кусок» - досаду, гнев.
Ремонт/исцеление	Нормализация функции, некротизирующая ТБЗ-казеозная диссимиляция опухоли кислотно-резистентными грибками и бактериями, температура, ночная потливость. Воспаление толстой кишки (колит, язвенный колит). В случае отсутствия бактерий – инкапсуляция. В стуле – красная кровь и слизь, понос.
Кризис исцеления	Озноб, сильное кровотечение и колики.
Вопросы	Сначала выяснить, активен ли еще конфликт. (Проверить симптомы, результаты анализов крови). Определить длительность конфликта на основе ее размера. Что я не мог переварить в рассматриваемый период? Что давило на меня в течение длительного времени? О чем мне трудно говорить? От чего я хочу избавиться? Какие отпечатки стоят за конфликтом? Какие новые установки и какие внешние перемены могли бы меня излечить?
Терапия	Выявить и разрешить конфликт и вызывающие его отпечатки и убеждения. Психологическая установка: *«Обида не дает ничего хорошего». «У всего происходящего есть свой смысл, я получил полезный урок».* В случае сильного нарушения проходимости или если полип или опухоль слишком большие – операция (желательно на ранней стадии, так как небольшие опухоли ТМ рассматривает как «доброкачественные». > Меньший риск и стресс для пациента. См. также средства стр. 213.

ЭНТО

+ –

Кишечная непроходимость (ileus)

Речь может идти о непроходимости, вызываемой опухолью или о параличе мышц кишечника (паралитическая непроходимость). См ОРБП мышц кишечника, стр. 203. При паралитической непроходимости колоноскопия не выявляет опухолей. Если же непроходимость вызвана опухолью, то это та же ОРБП, что и выше.

Фаза	**Активная фаза**: кишечная непроходимость наступает в том случае, если опухоль слишком велика, часто только в начале фазы ремонта из-за увеличения опухоли вследствие воспалительного процесса.
Терапия	Вопросы см. выше. Выявить и разрешить конфликт и вызывающие его отпечатки и убеждения. Возм. операция.

Хроническое воспаление кишечника (болезнь Крона, язвенный колит)[2]

Та же ОРБП, что и выше (стр. 205 - 206).

Принятая в ТМ дифференциация между «болезнью Крона» и язвенным колитом слишком расплывчата и во внимание здесь не принимается. Если затронут тонкий кишечник, активен и конфликт голодной смерти (стр. 200).

Примеры	❁ *У пациента разлад с женой. = Непереносимое огорчение. Он давно бы развелся, если бы не общий дом, который пришлось бы оставить ей. Конфликт тянется вот уже 20 лет = рецидивирующий конфликт. Пациент страдает тяжелой формой болезни Крона (*архив автора). ❁ *Ученик чувствует предвзятое отношение учительницы. Он считает, что она всегда ставит ему оценки несправедливо. Диагноз: болезнь Крона вследствие рецидивов (*архив автора).
Фаза	**Хронически-рецидивирующий процесс.** Активные фазы и фазы ремонта сменяют друг друга. Плоскоклеточная резорбтивная аденокарцинома, иногда – полипы секреторного типа. Кровь и слизь в стуле. Поносы, запоры, фазы ночно потливости.
Терапия	Вопросы см. выше. Выявить и разрешить конфликт, «рельсы» и отпечатки, чтобы ОРБП завершилась. Психологическая установка – *см. выше*. Благоприятный прогноз даже при продолжительных конфликтах. Морковный суп. См. также средства стр. 213. Принятое в ТМ лечение кортизоном, иммуносупрессивными препаратами, ингибиторами ФНО (фактор некроза опухоли) не рекомендуется для длительного применения.

2 Хамер. Научная таблица Германской Новой Медицины. Стр. 28.

ТОЛСТЫЙ КИШЕЧНИК – СИГМОВИДНАЯ КИШКА

S-образная сигмовидная петля (colon sigmoideum) получает последние непереваренные составляющие пищи из нисходящей толстой кишки. В ней происходит дальнейший отбор жидкости из пищевой кашицы, продолжается уплотнение массы и разделение ее на «порции».

ОРБП слизистой оболочки сигмовидной кишки

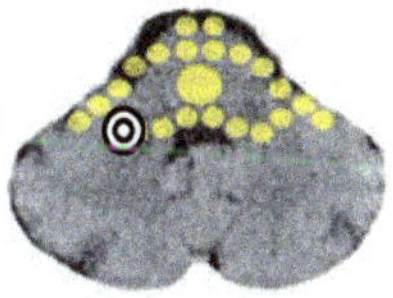

Рак сигмовидной кишки (карцинома), полипы[1]

ЭНТО

+ −

Конфликт	Конфликт куска: неприемлемая досада, обида. Невозможность избавиться от чего-то неудобоваримого, обременительного. Донос, предательство, моббинг, оскорбление.
Примеры	➜ *Не мочь избавиться от чего-то неприятного (какой-то «гадости», упрека).* ➜ *Не быть в состоянии справиться с чем-то нечестным.* ❁ *54-летняя женщина испытывает дисгармонию в браке. Супружеская чета решает переехать в новую квартиру. Неожиданно муж сообщает, что остается в старой и начинает вносить обратно свои вещи. Позднее, когда он требует у жены свидетельство о браке, чтобы оформить развод, между ними начинается ожесточенная ссора = неудобоваримая досада. Многосантиметровую, напоминающую цветную капусту опухоль, появившуюся в активной фазе конфликта, обнаруживают во время профилактического осмотра через семь лет после этих событий. Опухоль не причиняла пациентке неудобств, но, тем не менее, она решила провести курс химиотерапии (*архив автора). ❁ *Мужчина работает в фирме 15 лет. Неожиданно у него начинаются разногласия с одной из сотрудниц. Шеф встает на ее сторону, что глубоко разочаровывает пациента (*архив автора).
Активная фаза	Повышение функции, образование и рост секреторной аденомы, напоминающей по форме цветную капусту, или плоскоклеточной аденокарциномы резорбтивного типа («опухолеобразное утолщение кишечной стенки» в ТМ). Обычно рецидивирующий конфликт.
Биосмысл	Большим количеством клеток слизистой оболочки лучше переварить или рассосать «застрявшую» досаду.
Ремонт/исцеление	Нормализация функции, некротизирующая ТБЗ-казеозная диссимиляция опухоли кислотно-резистентными грибками и бактериями, температура, ночная потливость = воспаление сигмовидной кишки. Присутствие светлой крови и слизи в кале, понос. Возможна инкапсуляция.
Кризис исцеления	Озноб, сильные колики и сильное кровотечение, понос.
Терапия	Вопросы стр. 206. Выявить и разрешить конфликт и вызывающие его отпечатки и убеждения. Возможна операция. Психологические установки: *«Эта ситуация сложилась для того, чтобы я научился чему-то. Я накликал ее собственными мыслями и действиями. Я приму ее такой, как есть и с Божьей помощью изменю все к лучшему».* См. также средства стр. 213. Опыт показывает, что крупные полипы следует удалять хирургическим путем, поскольку неизвестно, до какого предела они будут расти. Полипы, диаметр которых больше 3 см, ТМ относит к «раку кишечника» - со всеми вытекающми отсюда последствиями.

Выпячивание кишечной стенки (дивертикулы)

Та же ОРБП, что и выше. Большинство дивертикул кишечника обнаруживаются в сигмовидной кишке.

Фаза	Избыточная диссимиляция опухоли в фазе зависшего ремонта (дивертикулит) или после него (дивертикулы). Истонченная слизистая выпячивается наружу. = **Рецидивирующий конфликт.**
Терапия	Вопросы стр. 206. Выявить и разрешить конфликт и вызывающие его отпечатки и убеждения, чтобы остановить процесс образования новых дивертикулов. При необходимости – рецивирующем воспалении дивертикулов – операция.

1 Хамер. Научная таблица Германской Новой Медицины. Стр. 28.

ТОЛСТЫЙ КИШЕЧНИК – ПРЯМАЯ КИШКА

Длина прямой кишки (rectum) человека составляет от 15 до 30 см, четыре из которых представляют собой резервуар для кала, завершающийся анусом. Особенностью этого последнего отдела кишечника является то, что старая кишечная слизистая оболочка примерно на 12 см своей длины снаружи покрыта внешним плоским эпителием. Таким образом, в прямой кишке мы находим поверхностную эктодермальную и глубоколежащую энтодермальную ткань с двумя различными ОРБП.

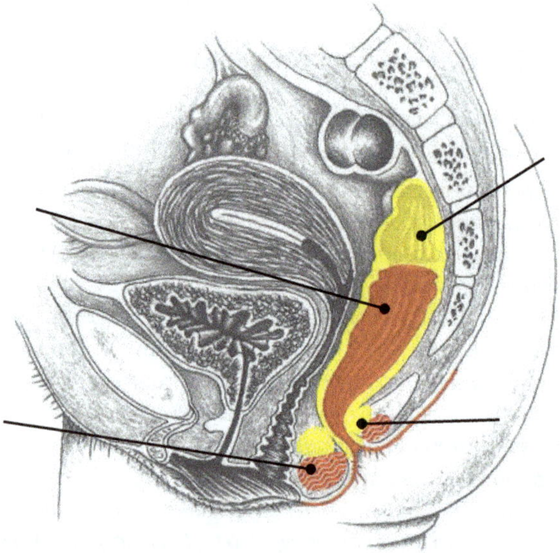

ОРБП глубокорасположенной слизистой прямой кишки

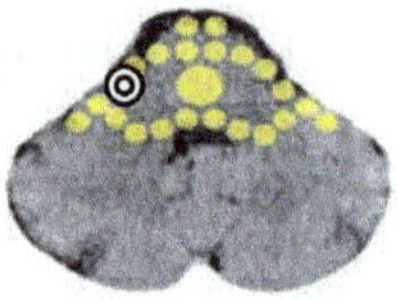

Рак прямой кишки (аденокарцинома)

ЭНТО

+ –

Конфликт	Конфликт куска: неперевариваемая досада. Невозможность избавиться от чего-либо неприятного, какой-то «гадости».
Примеры	➜ *Кого-то несправедливо обвиняют в чем-либо или незаслуженно обижают.* ➜ *Кого-то обманывает его друг.* ❁ *Сын пациентки поддался влиянию плохой компании и вместе с друзьями попал под суд. Мать убеждена в том, что он невиновен, а его «подставили». > Рак прямой кишки в активной фазе был обнаружен ТМ полгода спустя* (архив автора).
Активная фаза	Рост функции, образование секреторной аденомы при наличии аспекта «невозможности избавления/переваривания» или плоскоклеточной аденокарциномы резорбтивного типа при наличии аспекта конфликта «невозможности усвоить что-либо».
Биосмысл	Большим количеством клеток слизистой оболочки лучше переварить или рассосать «застрявшую» обиду.
Ремонт/исцеление	Воспаление прямой кишки иногда может диагностируется как «абсцесс ануса» (см. далее). Некротизирующая ТБЗ-казеозная диссимиляция опухоли кислотно-резистентными грибками и бактериями, температура, ночная потливость. Присутствие светлой крови и слизи в кале, понос.
Терапия	Вопросы стр. 204 и 206. Выявить и разрешить конфликт и вызывающие его отпечатки и убеждения. Психологическая установка: *«Я принимаю ситуацию такой, как есть и с Божьей помощью ее разрешу».* Операция в случае, если опухоль слишком большая, и лучше на ранней стадии, пока ТМ считает ее «доброкачественной». > Меньше стресса для пациента. См. также стр. 211.

Геморроидальные узлы (подлежащие), абсцесс ануса[1]

ЭНТО

+–

Та же ОРБП, что и выше.

Пример — ❁ *У 46-летней пациентки-правши в течение 4-х дней наблюдаются ночная потливость. В туалете она испытывает боли при потугах и обнаруживает кровь на туалетной бумаге. История конфликта: пять недель назад пациентка обсуждала со свекровью по телефону раздел имущества незадолго до этого умершей бабушки. Юридически наследником имущества является не она, а ее муж, о чем свекровь ей и заявила: «Этот вопрос касается только моих детей!» Невестку это высказывание сильно обидело. Но через некоторое время свекровь пришла к ней в гости, и они мило пообщались = разрешение конфликта. > Рассасывание опухоли с кровоточивостью в последующие несколько дней. = Ремонт* (архив автора).

Фаза — **Ремонт или зависший ремонт**: В фазе активности конфликта под слоем плоского эпителия, как правило, незаметно возникает маленькая опухоль. Замечают ее лишь в фазе ремонта, когда она прорывается наружу. = «Геморроидальные узлы», «абсцесс ануса» в ТМ. Ночная потливость, гной, светлая кровь.

Примечание — Важным признаком, позволяющим отличить этот случай от более распространенных поверхностных геморроидальных узлов является наличие в фазе ремонта ночных потоотделений и температуры. И эта ОРБП может быть ответственна за анальные трещины.

Терапия — Вопросы стр. 204 и 206. Выявить и разрешить конфликт и вызывающие его отпечатки и убеждения. См. также средства для лечения трещин/геморроя стр. 211.

1 Хамер. Научная таблица Германской Новой Медицины. Стр. 28.

ОРБП поверхностной слизистой оболочки ануса

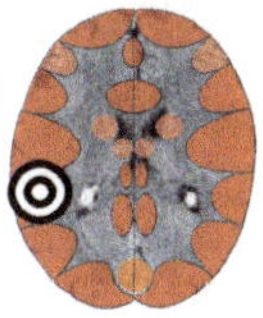

Геморроидальные узлы (поверхностные)

ЭКТО

–+

Конфликт — Конфликт самоидентификации. Не знать своего происхождения и своего места. Не знать, какое решение принять. Не знать, с каким партнером сойтись. Часто конфликт связан с матерью (мать = самоидентификация). Или конфликт, связанный с ареалом (учитывать сторону, гормональный фон и предыдущие конфликты).

Примеры — *Примеры конфликтов самоидентификации (примеры конфликтов ареала см. в разделах «Желудок» и «ОРБП желчных протоков):*

➜ Ребенок после развода родителей не находит своего места.

➜ Сомнения в правильности переезда/смены профессии.

➜ *Человек не знает, прервать ли отношения с членом семьи/другом.*

❁ *Замужняя женщина влюбляется в мужчину, но не знает, следует ли ей принять решение в пользу нового партнера и развестись с мужем или нет. = Конфликт, связанный с самоидентификацией. Диссимиляция клеток плоского эпителия ануса. В фазе ремонта – восстановление клеток, сопровождающееся кровоточивостью* (архив автора).

Активная фаза — Снижение чувствительности и позже диссимиляция плоского эпителия. = Язва. Возможны разрывы плоского эпителия ануса (трещины). Болевые ощущения и кровоточивость отсутствуют, наблюдается онемение. Человек ищет себя, ищет решение.

Биосмысл — Увеличение просвета ануса призвано «облегчить процесс вывода кала». В природе фекалиями и мочой помечается территория - жизненное пространство. Большим количеством фекалий это может быть сделано эффективнее, а индивидуальность особи проявлена ярче (более интенсивная форма маркировки по сравнению с мочой). Обычно рецидивирующий конфликт.

Ремонт/исцеление — Восполнение ткани. Боли, отечность, светлая кровь = «геморроидальные узлы». Обострение при наличии синдрома. **Возможен и рецидивирующий конфликт.**

Кризис исцеления — Сильное кровотечение, возможен озноб. Если процессом затронута поперечнополосатая муску-

ЭКТО −+

латура ануса, то возможно появление его судорожных сокращений (другая возможность стр. 210) и тенезмов.

Вопросы — Когда появились зуд, кровотечение? (Если есть кровотечение, конфликт должен был быть разрешен). Кровотечение наблюдается в первый раз? (Нет> рассмотреть и первый эпизод. Да> рассматривать только этот случай). Какие проблемы разрешились за день до этого или в тот же день? (Хороший разговор, личное решение, хорошие новости, выходные, отпуск). Когда все это будет выяснено, конфликт найдется автоматически. Конфликт связан с определенным человеком? Или это внутренняя дилемма, независимая от кого-то? (Уточнить конфликт). Это связано с моими ранними переживаниями? (Детство). Мои родители тоже боролись с этим? (> Рассмотреть эту проблему и с точки зрения семьи и разрешить ее с помощью разговоров/медитации/прощения/молитвы). Какие еще отпечатки у меня? Какие убеждения питают этот конфликт? Я готов начать новую жизнь?

Терапия — При рецидивах: Выявить и разрешить конфликт и вызывающие его отпечатки и убеждения. Психологическая установка: *«Я приму твердое решение». «Я знаю, кто я и что мне делать».* См. также средства стр. 211.

Разрывы плоского эпителия ануса (трещины заднего прохода)

Та же ОРБП, что и выше.

Фаза — **Активный конфликт.** Боли возникают позже, в фазе ремонта, когда заживают трещины.

Терапия — Выявить и разрешить конфликт и вызывающие его отпечатки и убеждения. См. также средства стр. 211.

ОРБП внутреннего сфинктера ануса

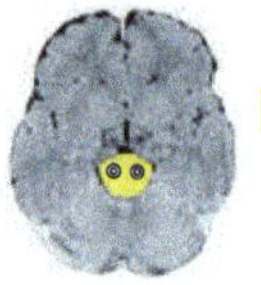

ОХ в среднем мозге - топография еще неизвестна

ЭНТО +−

Спазм ануса II (спазм сфинктера, тенезм)

Конфликт — Конфликт куска: невозможность задержать процесс дефекации (кал). В переносном смысле: Человек изо всех сил старается никому не мешать/не быть навязчивым. Человек скромно стоит в сторонке, предпочитает жертвовать жизненными интересами, лишь бы оставаться любимым всеми.

Пример — ❁ *Пациентку готовят в больнице к удалению геморроидальных узлов и ставят очистительную клизму. Неожиданно ее начинает тошнить. Она едва успевает добежать до раковины, и ее рвет. Одновременно нечто подобное происходит и сзади. Бедняга оказывается в луже фекалий. В этот момент в палату входит сестра и просит ее немедленно лечь в постель под капельницу. Пациентке приходится ложится грязной. = Конфликт, связанный с недержанием. С этого момента пациентка страдает от сильного спазма ануса. Спустя 16 лет, она попадает на семинар Хельмута Пилара, начинает понимать внутренние взаимосвязи всех процессов и методом медитативного моделирования возврата в прошлое разрешает конфликт* (www.germanische-heilkunde.at).

Активная фаза — Повышение напряженности мышц (гипертонус). Проблемы при дефекации. Твердый кал выводится с большим трудом, т. к. внутренний сфинктер открывается не полностью.

Биосмысл — Повышение мышечного тонуса для лучшего удержания кала. Твердый кал менее зловонен.

Ремонт/исцеление — Нормализация мышечного напряжения. **Кризис**: приступы болезненных спазм ануса.

Вопросы — Когда появились симптомы? Что несет в себе ребенок (за родителей, реже за других предков)? Что скрывается в семье? Что должно быть сохранено? (Табу, что-то стыдное, уродливое).

Терапия — Выявить и разрешить конфликт и вызывающие его отпечатки и убеждения. Трансдермальный магний.

Судорожное удержание кала у детей

Конфликт — Что-то не должно выйти на свет, должно быть сдержано, потому что это некрасиво или неловко. Как почти всегда у детей, заместительный конфликт (родители, предки). Или конфликт матери при рождении/беременности: «Я должна удержать ребенка, чтобы он не вышел прямо сейчас».

Э
Н
Т
О

Пример	3-летняя девочка в течение нескольких дней не какает, как если бы это было ужасной вещью. Родители пробуют все (игры и т.д.)., но безрезультатно. На вопрос, что в семье прячется, мать рассказывает, что ее муж (отец девочки) страдает болезнью, которая заставляет его невольно извергать проклятья. Поскольку брак находится под угрозой, он, с большим трудом, подавляет в себе эти вспышки. > Ребенок несет за отца запрет. Когда связи становятся понятны и состояние отца улучшается, девочка начинает нормально какать (архив автора).
Фаза	**Активный конфликт** внутреннено анального сфинктера> непрерывное напряжение.
Вопросы	Когда появились симптомы? Что несет в себе ребенок (за родителей, реже за других предков)? Что скрывается в семье? Что должно быть сохранено? (Табу, что-то стыдное, уродливое).
Терапия	Выявить и разрешить конфликт и вызывающие его отпечатки и убеждения. Трансдермальный магний.

+ −

Недержание кала у детей (энкопрез)

В возрасте 3-х лет ребенок должен контролировать стул. В противном случае возможен следующий конфликт:

Конфликт	По Фрауэнкрон-Хоффман: ребенку недостает внимания и он его притягивает «ароматом». Так он зовет мать, чтобы она позаботилась о нем. По д-ру Сабба: Ребенок «чувствует» отравление предков («Яд должен выйти!»).
Фаза	**Кризис исцеления** внутреннего анального сфинктера.
Вопросы	Когда появились симптомы? Стресс в школе/семье, развод, конфликт, дисгармония? Ребенку недостает внимания? Были ли отравления у предков или родителей? (Возможны и наркотики/лекарства)
Терапия	Выявить и разрешить конфликт и вызывающие его отпечатки и убеждения (в семье).

Терапевтические средства для ануса/геморроидальных узлов

• Настои для сидячих ванночек: пажитник, дуб, коровяк, листья конского каштана, тысячелистник, подорожник.
• Соли Шюсслера № 1, 11, хлебный напиток.
• Мазь из окопника, мазь из прополиса наружно.
• Цеолитовый порошок внутрь • Коллоидное серебро внутрь и наружно. • Ванночки для ног с хлоридом магния. • Кейси - гимнастическое упражнение: обе руки над головой, встать на носки, потянуться; затем, наклоняясь вперед, коснуться руками пола. Делать это упражнение по 2-3 мин. ежедневно утром и вечером.

Понос (диарея)

Возможные причины

• **Отравление:** испортившиеся, загрязненные продукты питания, побочное действие медикаментов, особенно – антибиотиков, психотропных препаратов, отравление заменителями сахара и др. Понос = способ удаления яда из организма.

• **Неправильное питание:** неудачное сочетание продуктов может вызывать диарею (напр., фрукты – сахар – злаковые).

• **Общая симпатикотония и невроз ожидания** (в ТМ: диарейно-предоминантный синдром раздраженного толстого кишечника). Каждый пятый страдает этим недугом. В ожидании стресса (= симпатикотония) расслабляются гладкие мышцы всего организма: сфинктер ануса и мышца, сжимающая мочевой пузырь – для «сброса балласта», привратник – для более быстрого прохождения пищевой кашицы через желудок, сфинктер зрачка – для повышения остроты зрения и т. д.

Худые люди, как правило, симпатикотоники, т. е. более подвержены стрессу. Им не хватает спокойствия и выдержки, жировая прослойка недостаточна = атлетический или лептосомный тип по Кречмеру. Они готовы по любому поводу «наложить в штаны». > Жидкий стул, диарея.

Пример: *16-летний школьник – лыжник-любитель. На соревнованиях, особенно перед стартом ему постоянно приходится бегать в туалет. = Общая симпатикотония и невроз ожидания. В дальнейшей взрослой жизни перед всеми важными встречами он также страдает поносом* (архив автора).

Антиподами симпатикотоников являются ленивые пикники (ваготоники) с отменным усвоением жиров и склонностью к запорам.

• **Мускулатура кишечника.** Если есть «застрявший в кишечнике» неперевариваемый конфликт, связанный с досадой, запускаются две разные ОРБП: одна – секреторного типа (опухоль, по форме напоминающая цветную капусту) для того, чтобы легче растворить этот «кусок», а другая – моторного типа, чтобы легче вывести «кусок» (конфликт невозможности избавиться от него или продвинуть дальше). Понос в фазе кризиса исцеления в рамках фазы ремонта (или зависшего исцеления), напр., болезнь Крона, воспаление толстой кишки, язвенный колит.

• **Печень – желчь:** рецидивирующий конфликт ареала. Этот вид диареи связан с несварением жиров. Затронутыми могут оказаться энтодермальная ткань печени или эктодермальная ткань желчных протоков. При недостатке желчи могут не полностью перевариваться жиры. > Кашеобразный, плавающий в воде жирный стул. Конфликты: страха за свое существование, голодной смерти, утери личного жизненного пространства (ареала) или конфликт самоидентификации (стр. 221, 223).

• **Поджелудочная железа (реже):** рецидивирующий конфликт борьбы за кусок. После многократного воспаления поджелудочной железы происходит дегенерация панкреатических желез. Для усвоения белков, жиров и крахмала начинает не хватать ферментов. > Кашеобразный, светлый, зловонный, плавающий в воде стул. Конфликт: ссора с членами семьи, борьба за пропитание, конфликты, связанные с наследством (стр. 231).

• **Щитовидная железа (реже):** гормон щитовидной железы тироксин делает организм симпатикотонным. Он ускоряет обмен веществ и способствует опорожнению кишечника. Понос в фазе активности конфликта невозможности получить желанный «кусок» или избавиться от нежелательного, из-за собственной нерасторопности (стр. 119).

Терапия при поносе

В соответствии с причиной.

- Центрирующие движения, тай-чи или силовая тренировка.
- Продукты питания: черника, ячмень, овес, мед.
- Настои: девясил, листья ежевики, дубовая кора, ромашка, цикорий, птичья гречиха.
- Св. Хильдегарда: приправа из перечной или кудрявой мяты.
- Цеолит в порошке внутрь, танальбин в таблетках.

Вспучивание живота (вздутие живота)

При любом процессе переваривания пищи образуются кишечные газы. Большая их часть попадает посредством диффузии в кровь и выводится легкими в процессе дыхания. Под вздутием (вспучиванием) понимают образование избыточных газов в объеме от 0,5 - 1,5 л. в день.

Возможные причины

• **Неправильное питание:** высокое содержание балласта (пищевых волокон) или несовместимое сочетание продуктов (напр., фрукты – сахар – зерновые) способствуют образованию газов. Также бобовые (молекулы рамнозы и стахиозы) вызывают более интенсивное образование газов.

• **Отравление антибиотиками или др. медикаментами:** нарушение кишечной флоры > неполное переваривание пищи > брожение > вздутие живота.

• **Общая симпатикотония:** вздутие живота при поносе - признак общей симпатикотонии. Прохождение пищи через желудочно-кишечный тракт ускорено > неполное переваривание, неполное рассасывание газов.

• **Снижение функции тонкого или толстого кишечника:** недостаточное поглощение газов из-за дегенерации слизистой оболочки кишечника. Согласно д-ру Хамеру, кишечные газы способствуют растяжению кишечника, чтобы «застрявший кусок» мог пройти дальше.

При непереносимости гистамина или лактозы также может возникать вздутие живота, сопровождающееся иногда поносом. = Конфликт, связанный с досадой, неперевариваемый конфликт обиды (стр. 200 - 207).

• **Поджелудочная железа или печень:** слишком мало сока поджелудочной железы или желчи > неполное переваривание пищи > брожение > вздутие. = Конфликт досады, обиды на членов семьи, борьба за «кусок», конфликты, связанные с наследством, конфликт самосохранения с аспектом голода, ареала или самоидентификации.

• **Гипотеза:** Если кто-то рассказывает слишком много ненужного, его тело отражает это, производя много «ароматного воздуха».

Терапия при вздутии:

В соответствии с причиной (напр., коррекция питания).

- Движение/гимнастика.
- Глубокое дыхание, чтобы облегчить газам выход.
- Горячая ванна с солью или хлоридом магния.
- Настои: анис, фенхель, мелисса, петрушка, липовый цвет.
- Св. Хильдегарда: средство с лавровым листом.
- Создание симбиоза с помощью препаратов «omnibiotic», симбиофлор 2, ЭМ.
- Курс: одну чайную ложку зерен горчицы (не разжевывая их) проглотить с водой.
- Цеолит в порошке внутрь.

Запор (констипация)

Возможные причины

• **Медикаментозная интоксикация:** злоупотребление слабительными, снотворными, транквилизаторами, антацитами (сульфат алюминия), препаратами железа, диуретиками, гипотензивными препаратами, медикаментами против болезни Паркинсона, антиэпилептическими препаратами, средствами против недержания мочи, морфием (он вызывает паралич кишечника вследствие длительного сокращения продольной мускулатуры).

• **Пища, бедная пищевыми волокнами и витаминами:** промышленная дешевая пища. > Кишечнику не приходится больше напрягаться. > Снижение перистальтики. > «Ленивый кишечник» (атония кишечника).

• **Активные почечные собирательные трубочки:** накопление и задержка жидкости, чтобы покрыть недостаток влаги в организме во время бегства (напр., в путешествии) или для выживания, оказавшись в одиночестве. Из пищевой кашицы или кала в толстой кишке влага отбирается особенно интенсивно. > Твердый стул, склонность к запорам. = Конфликт беженца, ощущения собственного полного одиночества (стр. 234).

• **Гиподинамия (недостаток движения):** хорошее функционирование перистальтики кишечника зависит от двигательной активности. Это объясняется не только механикой кишечника, но и связью с одиннадцатым добавочным черепным нервом (nervus accessorius). Гиподинамия > недооценка важности дыхания > гипофункция грудобрюшной преграды (вспомогательный мускул в процессе пищеварения).

• **Общая ваготония:** в состоянии общей парасимпатикотонии, по-видимому, все сфинктеры тела, как и сфинктер ануса , плотно закрыты. Кал выводится с большой задержкой.
Люди ваготонического типа склонны к запорам. Эти полнотелые, ленивые пикники (по Кречмеру) являются отличными «утилизаторами пищи». Еду, как и жизнь, они переваривают в покое и с удовольствием. Терапия: принимать новые вызовы.

• **Мускулатура кишечника:** запор в фазе активного конфликта:
1. Не идет (стагнация).
2. По Фрауэнкрон-Хоффман: Неоконченная история (тянется уже давно).
3. Боязнь оставить прошлое позади (традиции, ценности, родину).
Как правило, сочетается неперевариваемой досадой.

• **Щитовидная железа:** зависший ремонт или состояние после него.
Недостаточное количество гормона щитовидной железы тироксина приводит к вялости и замедлению скорости обменных процессов. > «Ленивый кишечник». = Конфликт неполучения желаемого «куска» или задержка нежелательного из-за нерасторопности (стр. 119).

• **Паращитовидная железа:** активная фаза конфликта, зависший конфликт по отношению к моторике. Слишком высокий уровень паращитовидного гормона может стать причиной запора.

• **Непроходимость кишечника** (ileus) - встречается редко - из-за опухоли или заворота кишок (vulvulus). Фаза активного конфликта или ремонта. Острый запор, часто с болями и рвотой. Конфликт неперевариваемой досады (стр. 203).

Терапия при запоре

В соответствии с причиной.
• Движение/спорт для активизации кишечника. – Особенно благотворно действует бег, а также гимнастика.
• Чередование периодов отдыха и активности, чтобы дать место обоим состояниям симпатико- и ваготонии. Напр., сначала интенсивно подвигаться, а потом – по-настоящему полениться.
• Регулярный массаж трапециевидной и грудино-ключично-сосцевидной мышцы. Иннервация обеих этих мышц осуществляется одиннадцатым черепным (добавочным) нервом, поэтому они напрямую связанным с мускулатурой кишечника.
• В первой половине дня пить достаточное количество чистой воды.
• Продукты питания: сырые продукты питания, льняное семя, размоченные сухофрукты, фиги, яблоки, чеснок, лук, квашеная капуста, сырая свекла, кочанный салат.
• Настои: репейник, золототысячник, полынь, многоножка, зверобой. • Дыхательные упражнения.
• Улучшение бактериальной флоры: омнибиотик, симбиофлор 2, ЭМ, хлебный напиток.
• Клизмы/гидроколонотерапия с целью очистки от шлаков и перезапуска кишечника. – Но эта мера не должна вызывать конфликт, иначе применять ее нельзя. С особенной осторожностью рименять у детей = интимная сфера!

Терапевтические средства для кишечника

•При остром воспалении: коллоидное серебро, ММС.
•Отказ от приема ненужных медикаментов.
•Настои: золототысячник, репейник, фенхель, перечная мята, тысячелистник и др.
• При истощении рыбий жир ежедневно.
•Основательное пережевывание пищи, наслаждаясь процессом (Шиллинг, «Kau dich gesund»).
•Омнибиотик, ЭМ, симбиофлор 2, чайный гриб, хлебный напиток, йогурт.
•Кейси: ежедневное употребление в пищу одного миндального ореха, очистительные клизмы.
•Св. Хильдегарда: семена фенхеля и перечную мяту в качестве приправ. Вино из корня горечавки (энциана) и эликсир из полыни.
•Курс: цельные горчичные зерна + лечебная грязь + вода. Льняное масло.
•Обертывания живота с касторовым маслом (стр. 226).
•Теплые обертывания живота с соленой водой.
•Пост – древнейшее средство при проблемах с пищеварением. Соблюдение поста должно следовать собственным инстинктам и ощущениям, как это делают животные, когда сознательно голодают.
Давление и принуждения принесут только новые конфликты, недомогания и усиленное желание есть.
•Вильфорт: трехнедельный курс – пить свежевыжатый сок белокочанной капусты, поделив его общий объем (от 0,5 до 1 л) на маленькие порции.
•Натуральная бура внутрь (www.institut-ernaehrung-gesundheit.com).
• Цеолит в порошке внутрь.

ДИАФРАГМА

Грудобрюшная преграда (диафрагма) – поперечнополосатая сухожильно-мышечная куполообразная перегородка, толщиной 3-5мм, разделяющая грудную и брюшную полости.

Хотя диафрагма - поперечнополосатая мышца, сигнальные импульсы она получает и от мозгового ствола – для осуществления непроизвольных вспомогательных функций дыхания и кровообращения (как и мышца желудочка сердца).

Функции грудобрюшной преграды

- Как вспомогательная мышца при дыхании, диафрагма работает обычно непроизвольно, но, например, задержка дыхания или глубокий вдох осуществляется произвольно.
- В качестве вспомогательной мышцы, способствующей кровообращению – работает полностью рефлекторно. Она способствует постоянному оттоку венозной крови в правое сердце. Большее значение для кровообращения имеет левая часть диафрагмы, так как правая подпирается снизу печенью и менее подвижна.
- При родах, дефекации и мочеиспускании мы непроизвольно напрягаем диафрагму = брюшной пресс.

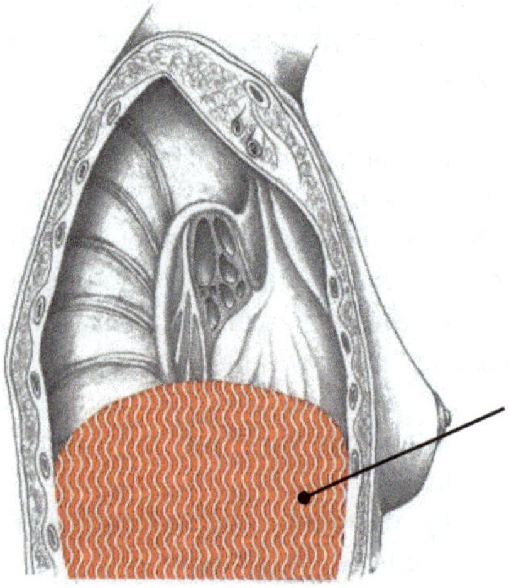

Диафрагма в сочетании с сердечной мышцей
конфликт перегрузки, завышенных требований

Диафрагма без сердечной мышцы
конфликт недостатка воздуха, невозможности дышать или выдавливать

ОРБП мускулатуры диафрагмы

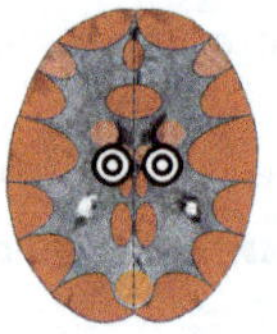

Ночная остановка дыхания (апноэ), спазм диафрагмы

Конфликт

1. Конфликт, связанный с перегрузкой, завышенными требованиями. При этом конфликте диафрагма функционально связана с сердечной мышцей, т. е. реагирует вместе с сердцем (стр. 127).

2. Конфликт, касающийся только диафрагмы: получать недостаточное количество воздуха для дыхания, не быть в состоянии дышать (в т. ч. и в переносном смысле): *«У меня захватило дух». «Мне надо перевести дух»* (вздохнуть свободно).

Примеры:

❁ *4-летний мальчик во время игры падает со скамейки. От ужаса он начинает, задыхаясь, орать что есть силы. = Конфликт нехватки воздуха, невозможности дышать и получать необходимое количество кислорода. Ночью и в течение следующего дня малыш вступает в фазу ремонта. Он спит на диване, и родители, наблюдая за ним, вдруг видят, что ребенок становится синюшного цвета. = Прекращение дыхательных движений (апноэ) вследствие кризиса диафрагмы – судорога мышцы диафрагмы. Левая нога ребенка подергивается, тело конвульсирует. = Кризис исцеления моторного конфликта - падения со скамейки. Еще через день все нормализуется* (www.germanische-heilkunde.at).

❁ *53-летняя пациентка, правша, воспитательница детского сада, замужем, имеет двоих детей 33-х и 31-го года. На протяжении последних 25-ти лет страдает недугом, который ТМ не может объяснить. В состоянии покоя, особенно по ночам, несколько раз в неделю в левом подреберье у нее возникают острые, приступообразные боли, пронизывающие живот до грудного отдела позвоночника. Во время приступа пациентке при-*

экто
–+

ЭКТО

−+

ходится встать, чтобы хоть как-то наладить дыхание. Как во время, так и после приступа она не в силах освободиться от кала и мочи, поскольку не может напрячь живот.

*История конфликта: рождение первенца было очень трудным, но благодаря усилиям опытного врача все прошло успешно. Когда у роженицы при потугах иссякли силы, врач, заметив это, надавил на верхнюю часть живота и благополучно принял плод. На свет появился здоровый младенец. При рождении дочери события развивались по похожему сценарию: женщина слишком слаба, ребенок накрепко застревает в родовом канале. Врач просит ее сильнее тужиться, но она не может: «Мне не вытолкнуть ребенка!» = Конфликт, состоящий в неспособности «избавиться» от плода. Ей хочется, чтобы рядом оказался врач, который принимал ее первые роды, но его нет. Слишком поздно делается промежностное сечение, девочка извлекается силой и получает необратимые физические повреждения. Когда 6 лет спустя мать примиряется с этим фактом, у нее начинаются диафрагмальные эпилептические приступы. Всякий раз, когда она видит дочь, она вспоминает роды = зависший конфликт. После 25-летних страданий она встречает терапевта, работающего в соответствии с пятью Биологическими Законами и понявшего механизм рецидива. В качестве способа исцеления избирается реконструкция родов. Терапевт, надавливая на верхнюю часть живота пациентки, «выдавливает» воображаемый плод из родового канала. Подсознание пациентки фиксирует благополучное завершение, тем более, что взрослая дочь с незначительными физическими недостатками на самом деле для матери настоящее «сокровище». Психологическая установка: «Как хорошо, что у меня есть любимая дочь. Роды прошли успешно, и хорошо все, что хорошо кончается». После терапевтического сеанса в течение 5-ти дней у пациентки наблюдаются необычайно сильные судорожные припадки (завершение кризиса исцеления). После этого она навсегда забывает о своих мучениях (*архив автора).

Активная фаза	Паралич, слабость, ограничение функции или иннервации. > Приподнявшаяся диафрагма из-за ослабления натяжения. Слабость при физической нагрузке, т. к. диафрагма не способствует дыханию, потугам (важнейшая дыхательная мышца). Все без явных внешних признаков).
Биосмысл	Рефлекс мнимой смерти: хищники тратят интерес, если жертва не движется и не дышит
Ремонт/исцеление	Восстановление иннервации.
Кризис исцеления	Эпилепсия диафрагмы = спазм. Проявляется обычно во время сна или покоя. Резь или подергивание проходит через брюшную полость. Вследствие судорог диафрагмы страдает дыхательная функция > приступы удушья, гипоксия, синюшный цвет кожи (цианоз).
Примечание	Вследствие функциональной связи диафрагмы с сердечной мышцей (конфликт, вызванный переутомлением, завышенными требованиями), могут возникать ночные остановки дыхания (апноэ) или одышка во время кризиса исцеления сердечной мышцы. Это подтверждают французские исследователи, пациенты которых использовали кардиостимуляторы. Результатом было основательное улучшение их состояния. (Источник: N Engl J Med 346, 2002, 444 – на англ. языке).
Вопросы	Вначале выяснить, задействовано ли сердце, обычно так и бывает: нарушения ритма сердца без боли в состоянии покоя? (Да> ОРБП сердца - чрезмерные требования к себе, см. вопросы стр. 128. Нет> только ОРБП диафрагмы). Когда появились симптомы? (Конфликт имел место незадолго до этого). У меня были реальные проблемы с дыханием, нехваткой воздуха или выдавливанием? Или в переносном смысле: Что меня поразило? (Испуг, внезапный стресс, ссора). Почему я не мог справиться с ситуацией? (Найти суть конфликта). Были ли в детстве подобные ситуации, оставившие отпечаток? (Попросите родителей вспомнить). Мои родители или предки испытывали что-то подобное? (Расспросить родителей и родственников). Такие разговоры должны проводиться с внутренним намерением принести исцеление/любовь в семью.
Терапия	Выявить и разрешить конфликт и вызывающие его отпечатки и убеждения, если остановки дыхания или судороги повторяются. Искать, где любовь - там и решение. Дыхательные упражнения, ритмические виды спорта (походы, скандинавская ходьба, бег трусцой, танцы). См. также стр. 133.

Икота

Та же ОРБП, что и выше. При икоте диафрагма совершает внезапные толчкообразные сокращения. Сдавленный звук, который при этом производится, является следствием разряжения воздухом и последующего резкого закрывания голосовой щели.

Примеры

➜ *Человек так жадно пьет, что «забывает» при этом дышать, отчего возникает гипоксия.*

➜ *Человек во время бега разговаривает со своим спутником = конфликт не получения достаточного количества воздуха.*

❁ *47-летняя женщина планирует большие торжества с участием всех родственников по случаю 80-летия своего отца. Подготовку этого мероприятия ей приходится координировать с двумя сестрами, что стоит ей больших усилий и нервов. В конце концов все организовано, и все радуются встрече, которая состоится через 6 недель. Незадолго до этого, она говорит с отцом по телефону, и тот заявляет, что праздник ему совсем не кстати, и все надо отменить. У дочери перехватывает дыхание. К счастью, она тут же пересказывает разговор своему мужу (отводит душу). Через полчаса оба уже посмеиваются над старым, упрямым отцом, а у женщины начинается сильная икота, чего никогда раньше не случалось* (архив автора).

Фаза

Кризис исцеления – судорога грудобрюшной преграды = икота.

Терапия

Выявить и разрешить конфликт и вызывающие его отпечатки и убеждения. Вопросы см. выше.

Задержать дыхание, многократно глубоко вдохнуть (гипервентиляция) или покашлять, чтобы придать диафрагме нужный «ритм». Чайную ложку тмина проглотить, не разжевывая, запив водой. Выпить несколько глотков холодной воды или воды с лимоном или съесть ложку сахара. Ингаляция стимулирующими эфирными маслами (камфора, перечная мята и другие). Эти меры помогут осуществить вегетативную перестройку, «перезагрузку» сокращений грудобрюшной преграды.

Колющие боли в боку

Та же ОРБП, что и выше (стр. 214 - 216).

Пример

➜ *Человек ест незадолго перед занятиями спортом.*

Фаза

Кризисы исцеления в рамках фазы ремонта – судороги диафрагмы – колющие боли в боку.

Примечание

Главным инициатором обычно является прием пищи перед занятиями спортом. Так как желудок и кишечник частично связаны с диафрагмой, при наполнении кишечника она оттягивается книзу. > Ограничение дыхательной вспомогательной функции диафрагмы > запуск ОРБП диафрагмы. Лица со слабой мускулатурой, слабой соединительной тканью обладают, вероятно, и более слабой диафрагмой, быстро доходящей до границ своих возможностей.

Вопросы

См. выше.

Терапия

Выявить и разрешить конфликт и вызывающие его отпечатки и убеждения.

Силовые тренировки, особенно для мышц туловища. Следить за осанкой и напряжением. Дыхательные упражнения (в т.ч. в форме йоги).

Не принимать пищу перед занятиями спортом. Во время занятий спортом дышать спокойно и глубоко, не разговаривая.

Грыжа диафрагмы (хиатальная грыжа)

Та же ОРБП, что и выше. Отличия от травмы не ясны. Через отверстие в диафрагме желудок, часть кишечника или другие органы могут выступить в полость грудной клетки. Чаще всего затронутым оказывается желудок (хиатальная грыжа).

Фаза

Активная фаза. Диссимиляция поперечнополосатых мышечных волокон. > Истончение диафрагмы. > Склонность к разрывам при физической нагрузке, напр., при поднятии тяжестей или потугах.

Вопросы

См. выше.

Терапия

Выявить и разрешить конфликт и вызывающие его отпечатки и убеждения, если конфликт активен. Дыхательные упражнения (напр., йога), силовые тренировки, особенно мускулатуры туловища, в случае необходимости – хирургическое вмешательство.

БРЮШИНА, ПУПОК, БОЛЬШОЙ САЛЬНИК И СТЕНКА ЖИВОТА

Брюшная полость выстлана изнутри перитональной оболочкой (брюшиной). Она целиком состоит из мезодермальной ткани. Различают два ее слоя:
внешний, пристеночный, сросшийся со стенками брюшной полости, и внутренний, висцеральный, покрывающий органы. Узкие щелевидные пространства между листками брюшины заполнены жидким серозным веществом, обеспечивающим подвижность органов.
Большой сальник тоже является мезодермальной фартукообразной складкой брюшины, которая, обычно, будучи прикрепленной к желудку и кишечнику, спереди нависает над петлями тонкого кишечника.
Она обладает некоторой подвижностью, так что может окутывать очаги воспалительного процесса и изолировать их. Так, напр., при перфорации слепой кишки именно брюшина окутывает место разрыва и препятствует излитию в брюшную полость содержимого поврежденной кишки.

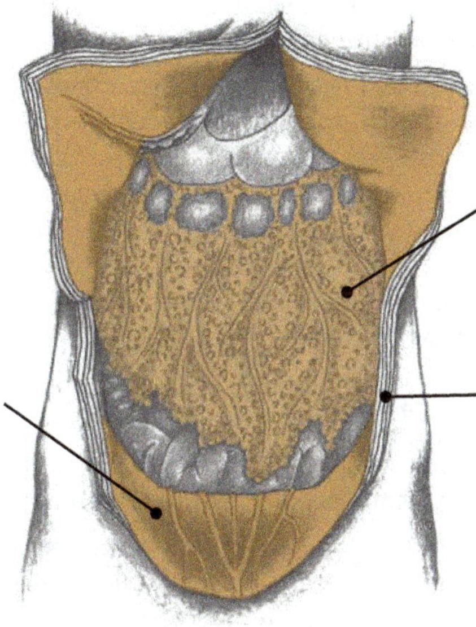

ОРБП брюшины

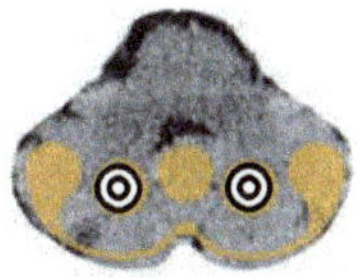

Рак брюшины (перитональная карцинома, мезотелиома, папиллярная мезотелиальная гиперплазия)[1]

Конфликт	Атака на брюшную полость. Действительная атака, ее угроза или мнимая атака. Страх, что что-то не в порядке с брюшной полостью (кишечником, желудком, поджелудочной железой).
Примеры	➜ *Чаще всего – вследствие фтальных диагнозов: «У Вас метастазы в печени!» «Ваш рак кишечника необходимо немедленно оперировать!»* ➜ *Злые слова или ругательства, воспринимаемые как удар или рана.* ➜ *Сильные боли в области живота, вне зависимости от причины (колики, отравление и т. п). могут восприниматься как атака на брюшную полость. > Клеточный рост в фазе активности конфликта и диссимиляция клеток в фазе ремонта.* ❁ *У 69-летней женщины медики обнаруживают опухоль толстой кишки диаметром 17 см. Ввиду размера неоплазии их прогноз неблагоприятный = атака на брюшную полость (пациентка чувствует опасность, таящуюся для нее в огромной опухоли в брюшной полости). > Рост клеток брюшины = рак брюшины. Когда 3 недели спустя хирурги удаляют опухоль кишечника, на брюшине они уже находят мелкие, похожие на сыпь мезотелиомы* (архив автора).
Активная фаза	Деление клеток брюшины. Рост маленьких или плоских мезотелиом (в зависимости от того, чувствует ли пациент атакованным всю брюшную полость или только какую-то ее часть.

1 Хамер. Научная таблица Германской Новой Медицины. Стр. 48, 53.

Биосмысл	Усиление и утолщение брюшины, чтобы эффективнее отражать атаки.
Ремонт/исцеление	Диссимиляция по ТБЗ-казеозному типу с температурой, потливостью по ночам, болями и инкапсуляцией опухоли, если необходимые для ее деструкции бактерии отсутствуют. Появление асцита (брюшной водянки), особенно в случае усиления синдромом. Фаза ремонта не всегда означает «теперь все будет хорошо», потому что конфликт может зависнуть и боли в процессе исцеления могут стать проблемой. По завершении процесса исцеления могут остаться известковые отложения и рубцы. Возможен рецидивирующий конфликт.
Кризис исцеления	Озноб, боли высокой интенсивности.
Вопросы	Вначале выяснить, активен ли еще конфликт или началось ли уже исцеление. Реальные нападения на живот? (Несчастный случай, удар, операция, сильные боли в животе, напр. желчная колика). Воображаемая атака? (Диагноз, боязнь, что может быть опухоль кишечника). Переданный конфликт? (Напр., сострадание близкому человеку, у которого заболевание желудка). Почему я принял это так близко к сердцу? Какие семейные отпечатки сыграли роль?
Терапия	Выявить и разрешить конфликт и вызывающие его отпечатки и убеждения. Понимание взаимосвязей здесь особенно важно. Психологическая установка: *«Я в безопасности, я под защитой». «Все снова будет хорошо». «Я понимаю взаимосвязи, и никакой диагноз не может меня испугать».* В ТМ принято прибегать к хирургическому вмешательству, химиотерапии, облучению и при этом довольствоваться трехмесячным продлением жизни. По большей части сразу после операции мезотелиомы прорастают прямо в операционную рану. С нашей точки зрения (и «с точки зрения брюшины»), это неизбежно, так как хирургическое вмешательство представляет собой ни что иное, как еще одну атаку на брюшную полость. > Методы лечения, принятые в ТМ, не рекомендуются в силу своей безуспешности.

Воспаление брюшины (перитонит)

ТМ различает первичный перитонит (причиной воспаления является сама брюшина) и вторичный (причина воспаления кроется в окружающих тканях и органах). В случае первичного перитонита: та же ОРБП, что и выше.

Пример	❁ *36-летний мужчина, правша, сидит на переднем пассажирском сиденье в машине, которую ведет его подруга. Вдруг на перекрестке, который она проезжает на зеленый свет, машину со стороны пассажира таранит другой автомобиль. Мужчина ощущает боковой удар в живот. Срабатывает подушка безопасности = локальный конфликт «атаки на брюшную полость». «Скорая» доставляет его в больницу. Через сутки после ДТП у пострадавшего возникают сильные боли в животе, который становится твердым и сверхчувствительным = воспаление брюшины. Через двое суток живот мужчины спортивного телосложения вдруг раздувается, как шар (по словам пациента - «как у беременной»). = Ремонт – брюшная водянка – экссудативный перитональный выпот. Живот раздут в течение еще двух дней, после чего жидкость постепенно выводится из организма с мочой, а боли теряют интенсивность* (архив автора).
Фаза	**Ремонт:** Воспаление брюшины, диссимиляция опухоли бактериями, температура, ночная потливость. Острый перитонит дает симптомы: сильные боли в животе, он становится твердым, как деревянный, из-за напряжения мышц пресса. Сильные боли в стадии кризиса исцеления.
Терапия	Конфликт разрешен, сопровождение пациента в фазе исцеления, предотвращение рецидивов. Легкое воспаление: холодные компрессы с соляным раствором или творогом, лимфодренаж, ферментный препарат, соль Шюсслера № 3. При тяжелом, обширном перитоните ТМ оперативно удаляет воспалившиеся ткани и гной. После этого промывают брюшину (перитонеальный лаваж) и применяют интенсивные терапевтические меры, антибиотики и обезболивающие. Целесообразны ли эти экстремальные меры, я не знаю. > Решение следует принимать, рассматривая каждый случай в отдельности!

Брюшная водянка (экссудативный асцит)[2]

Об асците говорят в том случае, если в брюшной полости находится жидкость, которая может образовываться при воспалении (ремонт) любого органа брюшной полости или костной ткани в сочетании с синдромом (транссудативный асцит). Увеличение печени в объеме может симулировать асцит. Ярко выраженный асцит появляется при про-

2 Хамер. Научная таблица Германской Новой Медицины. Стр. 48, 53.

текании ОРБП брюшины в сочетании с синдромом (экссудативный асцит). Та же ОРБП, что и выше (стр. 217. 218), но в комбинации с синдромом.

Пример — ❁ *57-летняя женщина переносит за два года до этого рак яичника. Проходит операцию, затем химиотерапию. Она не знакома с Новой Медициной. = Имеет место органически незамеченный конфликт атаки на брюшную полость. После этого жизнь пациентки налаживается и она вновь чувствует себя вполне здоровой. = Начало фазы ремонта. Живот увеличивается в размерах, пациентка потеет и чувствует сильные боли, когда лежит. Для ТМ она теперь - паллиативная пациентка. Она умирает через несколько недель* (архив автора).

❁ *55-летняя пациентка решается на удаление жировых отложений (липосакцию), потому что муж постоянно критикует ее живот. Когда она видит шприцы с длинными иглами, которыми врачи собираются ковыряться в ее животе, то воспринимает это как угрозу (= локальный конфликт атаки на брюшную полость). На тех местах, где проводилась липосакция, образуются мезотелиомы* (Клаудио Трупиано, «Спасибо, доктор Хамер» стр. 207).

Фаза — **Ремонт:** диссимиляция клеток мезотелиомы, сопровождающаяся образованием жидкости. Смысл в том, что жидкость препятствует образованию спаек, т. к. все «плавает». > Раздутый живот, увеличение веса, асцит при наличии синдрома. Возможен рецидивирующий конфликт.

Терапия — Конфликт разрешен, сопровождение пациента в фазе исцеления, предотвращение рецидивов. Но: разрешить конфликт беженца. Настои: крапива, хвощ полевой, золотарник, шалфей. Обычное питье, меньше соли, исключить из рациона свинину. Лимфодренаж, ванны с соленой водой, ферменты, дыхательная гимнастика. При необходимости - обезболивающие препараты. Избегать пункции, или увеличивать интервалы между ними. При хроническом асците возможна имплантация самостоятельно обслуживаемого катетера. Учитывая большие потери белков при проведении пункций, обеспечивать биологически ценными белками (напр., яйца всмятку, творог, protein 88). По той же причине, если необходимо – вливания альбумина.

ОРБП пупка

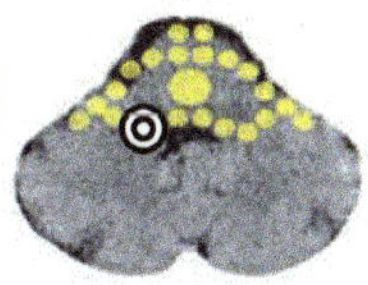

Внутрипупочный рак [1]

Внутренняя часть пупка, с точки зрения истории эволюции, развилась из т.н. «клоаки». У птиц и рептилий нет раздельного вывода фекалий и мочи, как у большинства млекопитающих, а есть одно, общее отверстие. Половые органы также открываются в клоаку. Редкая ОРБП.

Конфликт — Конфликт куска, невозможность изгнать из тела что-то плохое (= «выделительный» конфликт).

Примеры — ➜ *Женщина видит, что ее муж снова напился. = Невозможность отдалить алкоголь.*

❁ *9-летняя сестра 11-летнего мальчика все еще мочится в постель. = Для него - заместительный конфликт, неправильное осуществление выделительных функций. Когда сестра наконец делает все «правильно», из его пупка начинает сочиться жидкость. = Ремонт, деструкция рака пупка.* (Урсула Хомм, «Лечебная диетология для Новой Медицины» , стр. 44).

Активная фаза — Усиление функции, образование компактной секреторной опухоли (аденокарциномы) или плоскоклеточной резорбтивной опухоли.

Биосмысл — Улучшение выделительных процессов.

Ремонт/исцеление — Диссимиляция клеток опухоли грибками или бактериями по ТБЗ-казеозному типу, температура, боли.

Вопросы — От чего я не могу избавиться? От чего я хочу избавиться? (Я сам или кого-то еще). Почему это в моей жизни? Это информация для меня? Какие семейные отпечатки сенсибилизированных меня в этом отношении?

Терапия — Выявить конфликт или проводящий его механизм и разрешить его, если он все еще активен. При необходимости – хирургическое вмешательство.

1 Хамер. Научная таблица Германской Новой Медицины. Стр. 28.

ОРБП большого сальника

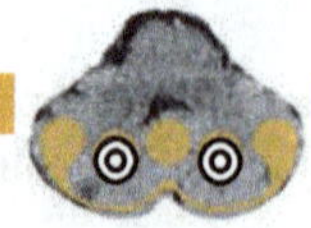

Рак большого сальника (карцинома), холодный абсцесс в брюшной полости[1]

Опухоли большого сальника в ТМ изучены мало. Д-р Хамер и в этой области сделал открытие.

Конфликт	Конфликт в отношении живота.
Пример	➜ *У пациента обнаружили большую опухоль в брюшной полости.*
Активная фаза	Клеточный рост ткани большого сальника. Образование мезотелиомы.
Биосмысл	1. Выработка большего количества серозной жидкости для лучшего скольжения внутренностей. 2. «Укрытие» воспаленных органов (слепая кишка) подвижным большим сальником.
Ремонт/исцеление	Разрушение опухоли по ТБЗ-казеозному типу, зачастую с образованием спаек. Инкапсуляция большим сальником очагов воспаления в брюшной полости обозначается в ТМ термином «холодный абсцесс».
Вопросы	На основе симптомов выяснить, активен ли еще конфликт, или началось ли исцеление. Что случилось с собственным животом или с животом близкого человека? (Операция, травмы, плохой диагноз или страх). Я несу что-то за семью? (Семейная солидарность). Есть ли в семье неразрешенные ситуации в отношении желудка/пищеварения?
Терапия	Выявить и разрешить конфликт и вызывающие его отпечатки и убеждения. При необходимости хирургическое вмешательство.

1 Хамер. Научная таблица Германской Новой Медицины. Стр. 48, 53.

ОРБП брюшной стенки

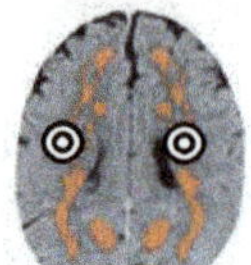

Вентральная, паховая, пупочная и бедренная грыжа

90% грыж проявляются у мальчиков, поскольку паховый канал - «слабое место» мужской брюшной стенки. На этом канале могут образовываться грыжевые ворота, при этом содержимое брюшной полости (кишечные петли) выдавливается наружу.

Конфликт	Конфликт самооценки. Возможные проблемы: Слишком большое давление, необходимость выдерживать слишком многое. Человек все время что-то сжимает или давит. У детей - переданный конфликт (искать причины у родителей).
Активная фаза	Незаметное разрушение клеток апоневроза или соединительной ткани брюшной стенки. В случае длительной активной фазы конфликта вследствие повышенного давления в брюшной полости (хроническое вздутие живота, сжатие при дефекации, поднятие тяжестей, кашель) сухожилия могут выть сдвинуты - образуется грыжевый мешок.
Ремонт/исцеление	Восстановление наблюдается только в том случае, если грыжевые ворота остаются в течение нескольких месяцев в покое - в замкнутом состоянии.
Биологический смысл	Усиление брюшной стенки, чтобы выдержать еще большее давление.
Вопросы	Когда грыжа была замечена? (Фаза активного конфликта имела место, по крайней мере, за несколько недель до этого). Какое давление со стороны я не выношу? Или я сам на себя давлю? Склонность к грыжам в семье? (Да > Работать над семейной тенденцией). Почему пропала легкость?
Терапия	Выявить и разрешить конфликт и вызывающие его отпечатки и убеждения Психологическая установка: *«Я позволю делам идти своим чередом. Это нетрудно»*. Окопник, подлесник внутренне и внешне. Улучшить питание, чтобы устранить кишечные газы и освободить кишечник. В течение нескольких месяцев носить бандаж. Грыжевый мешок не должен заполняться. Хирургическое вмешательство, если ничего не помогает.

ПЕЧЕНЬ И ЖЕЛЧНЫЙ ПУЗЫРЬ

Печень является самым крупным органом человеческого организма, центром, осуществляющим обмен веществ, и «химической лабораторией». Через портальную вену венозная кровь поступает в печень вместе с извлеченными из пищевой кашицы (химуса) питательными веществами и разрушенными селезенкой кровяными тельцами. Энтодермальная паренхима селезенки обладает резорбтивной (усвоение) и секреторной (вырабатывание желчи) функциями. Часть проводящих желчь протоков находятся внутри печени (внутрипеченочные протоки), другая часть – вне печени (внепеченочные протоки). Желчь, минуя мешкообразный желчный пузырь, поступает по ним в двенадцатиперстную кишку. Желчные протоки и желчный пузырь, выстланные изнутри эктодермальным плоским эпителием, являются мышечными мешочками. Печень считается органом, наиболее способным к регенерации.

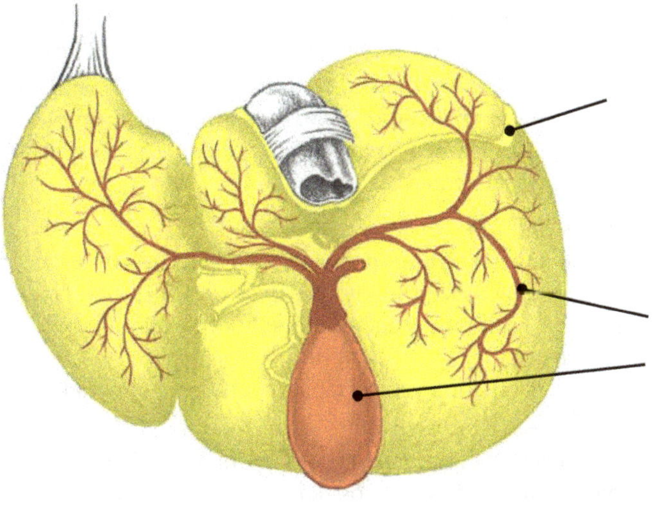

ОРБП паренхимы печени

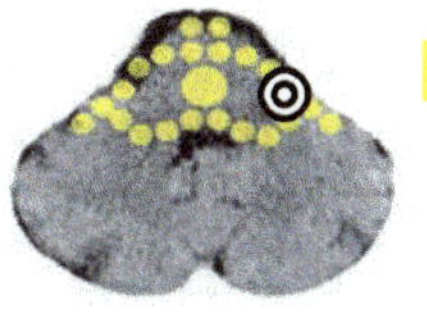

Аденокарцинома печени, круглые очаги в печени (гепато-целлюлярная карцинома)[1]

Конфликт — Конфликт самосохранения, недостатка или голодной смерти. Страх за собственную жизнь из-за нужды или дефицита продуктов питания (напр., из-за неурожая, потери работы и т.д.). Недостаток жизненно необходимых любви, денег, привязанности, признания.

Примеры — ➜ *Зачастую этот конфликт является следствием диагноза «рак кишечника» - многие пациенты полагают, что из-за рака кишечника им придется умереть голодной смертью. > Рост круглых очагов в печени в активной фазе конфликта, разрушение опухоли в фазе ремонта по ТБЗ-типу.*

❁ *Во время войны мать говорит 6-летней дочери: «Ешь молочный суп, а то скоро и этого не будет». = Конфликт, связанный с нуждой и голодом. Как и у большинства других детей войны, у малышки в фазе ремонта появились кисты печени = рецидивирующий конфликт* (Хамер, «Золотая книга», т. 2, стр. 314).

❁ *Мать младенца по работе вынуждена много времени проводить за рулем. Снова и снова ей приходится оставлять его одного = конфликты, связанные со страхом голодной смерти* (архив автора).

❁ *40-летняя пациентка никогда не испытывает сытости. Она перестает есть только тогда, когда начинает болеть желудок. Причина: она родилась с волчьей пастью, следовательно, не могла сосать. Мать сцеживала молоко и давала ей бутылочку = конфликт голодной смерти. Когда она подрастает, ее пичкают пищей - в том числе, жирным мясом. Терапия: В медитации мы возвращаемся в детство: пациентка снова чувствует голод (а также потребность в любви) малышки.*

ЭНТО

+ −

1 Хамер. Научная таблица Германской Новой Медицины. Стр. 22.

После этого мы строим чувство приятной сытости. Еще более глубокая причина лежит в истории семьи, потому что у ее матери схожие симптомы (архив автора).

Активная фаза Повышение функции или рост секреторной или резорбтивной опухоли (аденокарциномы) = круглые очаги в печени. Повышение уровня холестеразы в крови из-за увеличенной обменной нагрузки на печень. Одиночный очаг возникает при конфликте самосохранения со страхом голодания при заместительном конфликте (за другого человека), а множество очагов (мультиплексный очаг) – при направленности на самого себя. Возможен рецидивирующий конфликт.

Жирная печень (жировой гепатоз): возможно, сочетание с ОРБП альфа-клеток приводит к отложению жира в клетках печени, что вполне соответствует биологическому смыслу конфликта страха за свое существование.

Биосмысл Более крупная печень обеспечит лучшее «усвоение» пищи. Большее количество клеток с секреторными способностями сумеет выделить больше желчи, чтобы пища переваривалась лучше. > Обе опухоли призваны предупредить голодание, т. е. обеспечить существование индивидуума.

Ремонт/исцеление Нормализация функции, разрушение опухоли по ТБЗ-казеозной схеме грибками или бактериями. Воспаление печени, увеличение ее в размерах, боли, ночная потливость, температура. Если необходимые для разрушения опухоли бактерии отсутствуют, то происходит ее инкапсуляция и исключение от участия в метаболических процессах.

Кризис исцеления Озноб, сильные боли в печени.

Примечание Чаще всего аденокарцинома печени сегодня встречается в голодных районах Африки (реальный – т. е. обоснованный страх голодной смерти). На Западе он по большей части является следствием онкологических диагнозов. Типичное следствие конфликтов, связанных со страхом голодания – отсутствие чувства насыщения!

Внимание! У онкологических пациентов часто старые кисты печени принимают за «печеночные метастазы».

Вопросы Сначала выяснить, действительно ли имеет место соответствующая ОРБП печени (на основе уровня холинэстеразы). У больных раком безвредное пятно на печени (гипер- или гиподенсный очаг) часто превращают в «метастаз». Когда появились симптомы? (Выяснить, являются ли они симптомами исцеления или активного конфликта). Имел ли в последние месяцы место конфликт голодной смерти? Рассмотреть профессиональную ситуацию, финансовый кризис, денежные проблемы из-за развода, банкротство и т.д.? Переданный конфликт? (К примеру, сострадание бедному ребенку). Каким было грудное вскармливание/детство? Как жили родители? Есть ли/были ли в семье заболевания печени? (Разработать причинные отпечатки - подобные конфликтные ситуации). Как я справляюсь с диагнозом? Я понял связи?

Терапия Выявить и разрешить конфликт и вызывающие его отпечатки и убеждения. Психологические установки: *«Я выживу». «Мое существование обеспечено». «У меня достаточно еды». «Бог поможет мне преодолеть трудности»*. При необходимости – хирургическое вмешательство без химиотерапии и облучения. См. также «Терапевтические средства для печени» стр. 226. При необходимости операция - без химио- и радиотерапии.

Туберкулез печени, скопление гноя в печени (абсцесс печени)

Та же ОРБП, что и выше.

Фаза **Ремонт:** Печеночные круглые очаги разрушаются бактериями по ТБЗ-некротизирующему типу (туберкулез печени).

Примечание При наличии рецидивирующего конфликта из соединительной ткани формируются капсулы, содержащие гной (абсцесс печени). В обоих случаях наблюдаются увеличение печени в объеме, боли, ночная потливость, температура. После завершения ТБЗ-го процесса могут остаться известковые фрагменты = в ТМ – кальциноз печени.

Терапия Конфликт разрешен, сопровождение пациента в фазе исцеления. При рецидивах см. терапию и вопросы выше. См. также «Терапевтические средства для печени» стр. 226. При необходимости – обезболивающие, антибиотики.

ОРБП желчных протоков

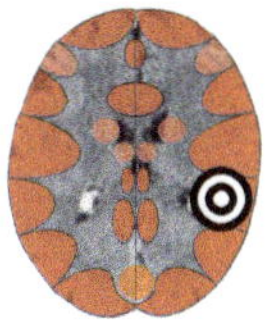

Воспаление желчного пузыря (холецистит), воспаление печени (эктодермальное) острое или хроническое (гепатит, аутоиммунный гепатит), рак желчных протоков (холангиоцеллюлярная карцинома)[1]

Конфликт — Конфликт ареала или самоидентификации (учитывать сторону, гормональный фон и предыдущие конфликты). Досада и гнев в связи с тем, что ареал или его границы не уважаются другими. По Фраунэкрон-Хоффман: злопамятность, не мочь простить, упреки.

Примеры — ➜ *Как правило, с проявлением агрессии. Либо собственной, либо исходящей от оппонента.*
➜ *Гнев на коллег по работе или досада на членов семьи, нарушение границ или конфликты с соседями. Денежные споры. «Позеленеть от злости».*
➜ *Кто-то раздражается, его провоцируют, и он «выходит из себя». «Во мне закипает желчь!»*
❁ *Отец семейства, бывший полицейский давно в отставке, и все это время страдает от болей в печени, не придавая им большого значения. Корни недуга кроются в давнишних профессиональных конфликтах пациента. Обеспечение правопорядка всегда требовало от него гражданской позиции, связанной с ограничением собственных интересов. Но вот однажды он узнает, что его родная сестра присвоила крупную сумму денег, унаследованных от матери, и это стало последней каплей, переполнившей чашу. = Острый рецидив конфликта, связанного с гневом из-за нарушения его личного ареала. Он разрывает отношения с сестрой, но досада остается. Пациент умирает от печеночной комы (кризис исцеления печеночных желчных протоков), усиленной синдромом* (Клаудио Трупиано, «Спасибо, доктор Хамер», стр. 333).
❁ *У 70-летней замужней пациентки-правши есть психически неуравновешенная дочь в возрасте 41-го года, на счету которой – семь попыток суицида. Она часто среди ночи звонит матери по телефону и грозит покончить с собой. Тогда та садится в машину и едет за 40 километров к дочери. = Хронически активный конфликт досады по поводу личного ареала на протяжении 26-ти лет (затрагивает желчные протоки). Наконец, год тому назад она жестко отмежевывается от дочери, а если та начинает грубить, мать немедленно кладет трубку. = Начало фазы ремонта: повышение уровня ГГТ до 144, а уровня ГОТ до 68, тошнота, необычайное увеличение печени в размерах, боль в боку. Сонография обнаруживает «метастазы в печени». Благодаря своей вере и знанию пяти Биологических Законов она с успехом преодолела это* (архив автора).

Активная фаза — Повышение чувствительности, позже диссимиляция клеток (язва) в желчном пузыре или внутрипеченочных и внепеченочных желчных протоках. Одновременно онемение подлежащей гладкой кольцевидной мускулатуры Умеренные болевые ощущения (боли в боку). Часто гнев, агрессия. Типичный рецидивирующий (хронический) конфликт - непереносимость жира и алкоголя. ГГТ (наиболее важный показатель), ГОТ, АЛТ увеличены (все или по отдельности, стр. 39).

Биосмысл — Вследствие расширения желчного пузыря и желчных протоков увеличивается их внутренний просвет. > Желчь может быстрее и легче поступать в двенадцатиперстную кишку (чтобы лучше «истекать желчью»).

Ремонт/исцеление — Восстановление плоского эпителия желчных протоков или желчного пузыря более активным метаболизмом. Восполнение утраченных тканей. Опухание в процессе исцеления или воспаление желчных протоков или желчного пузыря (холангит). Рак желчных протоков при длительном конфликте и интенсивной фазе ремонта. Возможно затруднение прохода желчи или полная закупорка протоков (холестаз). Если процесс затрагивает множество желчных протоков, развивается желтуха (ikterus). **Обычно рецидивирующий конфликт.**

Кризис исцеления — Сильные боли, озноб, колики из-за участия в процессе мускулатуры.

Вопросы — При рецидивах: Проблемы с ареалом? (Коллега, начальник, партнер, сосед, брат или сестра). Симптомы исчезают во время отпуска? (Да> признак конфликта в повседневной жизни, напр. на работе). Когда появились симптомы? Что изменилось в жизни? (Новый город или место работы, развод, новый партнер и т.д.). Какую ситуацию из детства напоминает конфликт? (Агрессивный отец, учитель, ссора с братьями и сестрами, родителями). Агрессивные тенденции в семье? В каком отноше-

экто

−+

1 Хамер. Научная таблица Германской Новой Медицины. Стр. 116.

	нии? Чему я могу научиться из этой ситуации? Как я собираюсь вести себя в подобных ситуациях в будущем? Какие новые установки были бы полезны? Какие старые обиды или обвинения замедляют меня? Какие внешние изменения могли бы помочь?
Терапия	Конфликт разрешен, сопровождение пациента в фазе исцеления, предотвращение рецидивов. Психологическая установка: *«Все обиды уже в прошлом. В следующий раз я буду изначально спокойнее»*. Ферменты, соли Шюсслера № 3, 4, 9. При необходимости – болеутоляющие, противовоспалительные средства, операция. См. также «Терапевтические средства для печени» стр. 226.

Желтуха (ikterus)

Та же ОРБП, что и выше. Эритроциты живут в организме прим. 120 дней. После этого в костном мозге, селезенке и печени они преобразуются в билирубин и выводятся вместе с желчью. Если сток желчи заблокирован, то концентрация билирубина в крови повышается. При показателе свыше 2 мг/дл говорят о желтухе = желтоватый окрас кожи.

Фаза	**Ремонт:** Отечность желчных протоков с затрудненной проходимостью. > Билирубин не выводится из организма > рост его уровня в крови > желтоватый оттенок кожи, глазных яблок, коричневатая моча. Светлый стул из-за отсутствия красящего вещества, содержащегося в желчи.
Примечание	Желтуха может вызываться также и ускоренным разрушением эритроцитов (гемолиз). Виной тому могут быть переливания крови, яды или медикаменты, обширные кровотечения (раны, раздавленные раны), селезенка или малярия.
Терапия	Конфликт разрешен, сопровождение пациента в фазе исцеления. При рецидивах выявить и разрешить конфликт и вызывающие его отпечатки и убеждения. См. также «Терапевтические средства» стр. 226.

Желтуха новорожденных (физиологическая желтуха новорожденных)

Та же ОРБП, что и выше (стр. 223). Часто у новорожденных в течение первых 2-х недель жизни наблюдается желтоватый окрас кожи (= физиологическая желтуха новорожденных). ТМ считает это явление - за исключением тяжелых случаев («ядерная желтуха») - нормальным. ТМ объясняет это сокращенным жизненным циклом эритроцитов (70 дней вместо 120), незрелой печенью, усилением повторного усвоения билирубина в кишечнике при запорах. Было бы интересно пронаблюдать частоту появления физиологической желтухи у примитивных народов.

Но если бы плод меньше подвергали УЗИ-исследованиям, а околоплодные воды - анализам, а мать и ребенок были лучше защищены от суеты и стресса, то желтуха новорожденных наверняка встречалась бы реже.

К сожалению так любимые анализы представляют собой опасность для эмбриона. Под действием ультразвукового шума температура околоплодных вод повышается, в них образуются пузырьки (кавитация). Шум > опасность > страх.

Одним эмбрионам удается пережить эту напасть без последствий, другие впадают в панику и заболевают.

С точки зрения пяти Биологических Законов, желтуха новорожденных является не «нормой», а следствием конфликта ареала во время беременности или при родах или переданного конфликта (конфликт родителей).

Конфликт	Конфликт ареала или конфликт самоидентификации (см. выше).
Примеры	➜ *Ребенок, находясь в утробе матери, слышит ссору родителей.* ➜ *Тяжелые роды (напр., стресс/агрессия матери* ➜ *Плод чувствует, что его ареал нарушен шумом УЗИ.* ➜ *Плод чувствует внедрение иглы для взятия пробы околоплодных вод и страх матери перед возможным «генным нарушением».*
Фаза	**Ремонт:** припухлость желчных протоков, их временная блокада. > Повышение уровня билирубина в крови и желтоватый окрас кожи.
Терапия	Конфликт разрешен, сопровождение пациента в фазе исцеления, предотвращение рецидивов. Для ребенка очень важно постоянное присутствие матери, ощущение гармонии и любви родителей (любовь к ребенку и друг к другу). См. также «Терапевтические средства для печени».

Желчные камни (холелитиаз), желчный песок (микролитиаз), желчная колика[1]

Та же ОРБП, что и выше. (стр. 223 - 224). У 10-25% взрослых людей имеются желчные камни. Они образуются вокруг крохотного ядра конденсации, слой за слоем притягивая другой материал, поэтому на 98% они состоят из холестерина, далее – кальций и желчный пигмент. Камни располагаются в желчном пузыре и не дают о себе знать, пока какой-то из них не попадет в желчный проток. > Сильные боли, колики из-за раздражения слизистой оболочки гладкого эпителия. = Непроходимость желчных путей, рост уровня билирубина в крови (> желтуха). Камни в желчном пузыре, с эзотерической точки зрения, означают окаменевшую (не свободную) агрессию.

Фаза — **Рецидивирующий конфликт:** длительный активный конфликт вызывает зарастание желчных протоков и пузыря рубцовой тканью. Воспаление (ремонт) сигнализирует о нарушении оттока желчи. > Меньшая «пропускная способность» > повышение вязкости желчи > образование ядер конденсации > рост желчных камней.

Кризис исцеления — Желчная колика, боли в боку, озноб: организм пытается вытеснить камень с помощью перистальтических сокращений желчных протоков. Это удается при песке и мелких камнях в желчном пузыре, но не при больших камнях. В этом случае рекомендуются средства ТМ.

Примечание — Обезжиренная (легкая) пища и отсутствие в ней горечи способствуют образованию камней, поскольку потребность в желчи падает. > Повышение вязкости > камни. (Так, в мелководной реке нечистоты остаются на дне).

Синдром (активные почечные собирательные трубочки) способствует образованию камней из-за суженных желчных протоков. Часто у тучных людей с высоким уровнем холестерина. Возможно, конфликт самосохранения от голода (стр. 221) в процессе зависшего ремонта тоже способствует образованию желчных камней из-за ограниченной выработки желчи.

Терапия — Вопросы стр. 223. Выявить и разрешить конфликт и вызывающие его отпечатки и убеждения, чтобы ОРБП завершилась. Искать, где любовь - там и решение. Психологическая установка: *«Господи, дай мне силы, чтобы изменить то, что я могу изменить, дай мне спокойствие принять то, что изменить не могу, и мудрость – чтобы отличить одно от другого!»* (Конфуций).

Очистка печени по Моритцу.[3] Растворение желчных камней препаратом «lithosol» (смесь минералов, продается по рецепту). В случае необходимости – деструкция камней или операция. Но внимание: желчный пузырь удаляют слишком часто (легко рассчитываемая операция для начинающих врачей), при том, что желчные камни, как правило, не мешают. Удаление желчного пузыря - не гарантия, что колики исчезнут.

При коликах: анестетические и спазмолитические средства. См. также «Терапевтические средства для печени» стр. 226.

ЭКТО

−+

Острая печеночная недостаточность (кома, гепатопортальная энцефалопатия)[2]

Та же ОРБП, что и выше. Симптомы в диапазоне: от сонливости до потери сознания (кома). Согласно ТМ, летальный исход наступает от «недостаточности дезинтоксикационной функции». К сожалению, понятие «кризис исцеления» ТМ не известно, иначе врачи бы знали, что он - составляющая фазы ремонта. > Не сдаваться слишком рано!

Фаза — Кризис исцеления: печеночная кома наступает, когда ГГТ начинает падать. Опасно не столько снижении функции печени (аммониак и другие соединения азота попадают в кровь), но и в последствиях кризиса исцеления: «мозговая кома». = Потеря сознания вследствие опухоли и сильной гипогликемии.

Примечание — Фермент ГГТ является наиболее информативным показателем состояния желчных протоков. Его нормой считается прим. до 40 ед/л для женщин и до 70 ед/л для мужчин. При значениях ГГТ до 400 кризис исцеления проходит без осложнений, при 400-800 появляются проблемы (всегда присутствует синдром).

Терапия — **Неотложная помощь в больнице.** Конфликт разрешен, сопровождение пациента в фазе исцеления, предотвращение рецидивов. Разрешить конфликт беженца, если он активен. Поскольку мозг работает «на пределе», он нуждается в большом количестве глюкозы. > Давать пациенту виноградный сахар; если он без сознания – через зонд. Побочный эффект: связывает воду. Важно: проявление любви и человечности при уходе за больным (с учетом конфликта беженца). См. также «Терапия при симптомах мозгового давления стр. 60.

2 Андреас Моритц, «Чудесная очистка печени и желчного пузыря» – на нем. Andreas Moritz, Die Wundersame Leber- & Gallenblasenreinigung. Внимание: это хорошая возможность очистки желчных протоков, но выделяемые конгломераты являются не желчными камнями, как утверждает Моритц, а омыленным маслом.

Печеночный кистоз (поликистоз печени)

Как в энтодермальной паренхиматозной, так и в эктодермальной плоскоэпителиальной ткани печени могут образовываться кисты. Оба вида могут достигать в размере многих сантиметров.

Активные почечные собирательные трубочки выступают в качестве усиливающего фактора и могут «накачать» жидкость в старые каверны.

• **Киста(ы) в паренхиматозной ткани печени** (цистоаденокарцинома, единичная печеночная киста): конфликт самосохранения, страх голоданой смерти. Состояние после круглоочагового печеночного рака (см. «Аденокарцинома печени»).

• **Киста(ы) желчных протоков** (плоский эпителий): конфликт ареала. (Примеры и протекание – см. «Воспаление печени»). Состояние после рецидивов или после зависшего исцеления: если непроходимость желчного протока длится долго, то происходит его растяжение в направлении «против течения». > Пролиферация желчных протоков, образование кист. Из-за стопора обратного движения может погибнуть и паренхиматозная ткань печени (в ТМ –«некроз»).

Образование рубцовой ткани в печени (цирроз печени)

Возможные причины

• **Желчные протоки:** со своими тонкими ответвлениями они пронизывают всю печень. Рецидивирующие конфликты ареала ведут к рубцеванию желчных протоков. Плоский эпителий постепенно вытесняется менее ценной соединительной тканью. = В ТМ: «первичный билиарный цирроз печени». > Паренхиматозная ткань гибнет, т. к. нарушен отток желчи > цирроз печени.

• **Паренхиматозная ткань печени:** рецидивирующие конфликты самосохранения со страхом голода ведут к перерождению или гибели паренхиматозной ткани печени (паренхиматозный некроз печени). Состояние после множества печеночных ОРБП = цирроз печени. Признак: пониженный показатель холинестеразы в крови.

• **Интоксикация:** практически не существует медикаментов, которые бы не вредили печени. От гормональных препаратов до обезболивающих, все химикаты должны быть ею диссимилированы. Злоупотребление медикаментами, наркотиками и алкоголем вредит печени и может вызвать цирроз.

Однако д-р Хамер заметил, что большинство алкоголиков относится к низшим слоям общества и больше других подвергаются воздействию конфликтов. *«Не от алкоголя возникает рак, а алкоголь и рак возникают от разочарования и печали»*. Как правило, в результате цирроза печени возникает препятствие, способствующее повышению кровяного давления в портальной вене (внутрипеченочная портальная гипертензия).

Терапевтические средства для печени

• Прекратить прием медикаментов, алкоголя, наркотиков. Уменьшить рацион ужина, чтобы в кишечнике не образовывались сивушные масла. Возможен пост.

• Не употреблять в пищу одновременно крахмал (зерновые, хлеб) и сахар; раздельное питание.

• Для очищения желчных протоков пить растительное масло по системе Моритца (см. примечание стр. 225).

• В целях дезинтоксикации утром пить много воды.

• Цветы Баха: бук, цикорий, генциана, утесник, ива.

• Настои: расторопша, фенхель, корень лопуха, одуванчик, репейник, чистотел, золототысячник, тысячелистник, барбарис, цикорий, полынь, зеленый чай.

• Одуванчиковый лечебный курс: весной ежедневно разжевывать 5-6 стеблей одуванчика. Форма листьев одуванчика говорит о его связи с энергией Марса.

• Св. Хильдегарда: каштановый мед, вино из шелковицы. Шведская горькая настойка.

• Специи: куркума, фенхель, шафран, розмарин, можжевельник.

• Хлебный напиток.

• Часто употреблять в пищу настурцию, черную редьку.

• Льняное масло (омега-3).

• Порошок цеолита внутрь.

• Горячий влажный компресс на область печени.

• Эфирные масла: розмарин, мелисса, гальбан.

• Сегментный массаж правого ГОП и правого бока, акупунктура или акупунктурный массаж, массаж рефлексных зон ног.

• Кейси: курс лечения компрессами с касторовым маслом в течение 7 дней. Кусок льняной материи 30 x 30 см пропитать касторовым маслом, приложить к правому боку, поверх компресса – полиэтиленовая прокладка и горячая грелка. Укрыть пациента одеялом и оставить примерно на 1 час. После этого он должен принять внутрь небольшую порцию оливкового масла.

• При истощении ежедневно 2 яйца, 1-2 ст. л. рыбьего жира.

ПОДЖЕЛУДОЧНАЯ ЖЕЛЕЗА

Поджелудочная железа (панкреас) имеет крючкообразную форму и располагается в верхней части брюшной полости горизонтально под желудком. Энтодермальная паренхима поджелудочной железы вырабатывает ежедневно 1-1,5 л пищеварительного сока, содержащего ферменты, расщепляющие жиры, белки и углеводы. Эктодермальные протоки накапливают секрет поджелудочной железы и доставляют его в двенадцатиперстную кишку (внешнесекреторная функция железы).

В толщу паренхимы вкраплены две эктодермальные гормональные железы (= т. н. «эндокринные островки»).

- Альфа-клетки островков производят глюкагон. Он повышает уровень сахара в крови.
- Бета-клетки островков вырабатывают инсулин, который снижает уровень сахара в крови. Оба гормона попадают непосредственно в кровь (эндокринная функция железы).

Заметим, что обе сахарные ОРБП задуманы природой как кратковременные: подготовка к борьбе или бегству.

Только в этом качестве они имеют смысл. К сожалению, этот смысл теряется при затяжных конфликтах, сопровождающих жизнь современного человека.

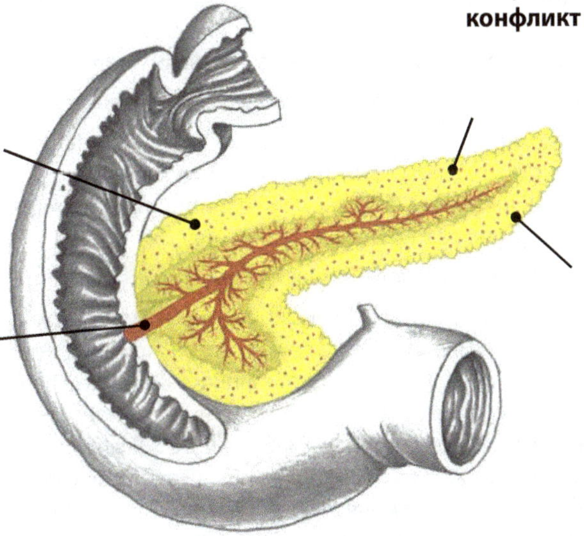

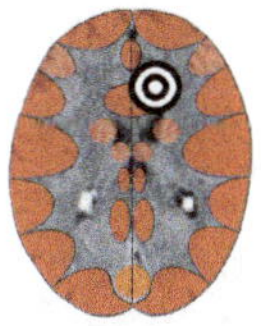

ОРБП бета-клеток

ЭКТО

Устойчиво повышенный уровень сахара (ТМ: сахарный диабет 1-го типа)[1]

Гормон инсулин снижает концентрацию сахара в крови и действует на ткани. В этой ОРБП производство инсулина в бета-клетках постоянно снижен, что повышает уровень сахара. Но в мышцах, наоборот, концентрация сахара оказывается уменьшенной как следствие снижения отдачи инсулина.

При высоких показателях сахара в крови он выводится также с мочой. (Отсюда и название diabetes mellitus = проток, сладкий как мед). Бета-клетки управляются корой правого (мужского) полушария головного мозга.

Конфликт

Конфликт сопротивления - фаза перед боем: Защищаться от чего-либо или кого-либо, но бояться, что не хватит сил. Человек отказывается от чего-то (обычно от авторитета или от работы). Человек считает, что он должен бороться с чем-то. Человека принуждают к чему-то или он против своей воли делает что-то. Или конфликт страха и отвращения (учитывать сторону, гормональный фон и предыдущие конфликты).

Пояснение: в природе мужской реакцией на опасность является оборона, сопротивление и ответный удар. Фрауэнкрон-Хоффман подозревает связь конфликта с холодом (напр., предок замерз).

Примеры

➜ *Чувство принуждения или вынужденности в отношении чего-то.*

1 Содержание конфликта см. Хамер. Научная таблица Германской Новой Медицины. Стр. 138. Фазы, биосмысл ср. Давид Мюнних, http://www.5bn.de/?s=zucker&x=0&y=0.

ЭКТО

−+

	➜ Нужно сделать нечто, чего делать не хочется (напр., пойти в детский сад или школу).
	❁ В конце политической карьеры итальянский премьер-министр Беттино Кракси был обвинен в связях с мафией. Атака последовала со всех сторон, и он был вынужден занять круговую оборону. = Конфликт сопротивления с невозможностью защититься от предъявленных доказательств. Когда давление достигло непреодолимой силы, ему пришлось уехать в Тунис, но и там его не оставляли в покое. В многочисленных интервью ему постоянно приходилось оправдываться = конфликт, зависший в активной фазе: угнетение выработки инсулина > рост содержания сахара в крови = диабет. Из-за утраты родины он дополнительно испытывает конфликт беженца. Массивные отложения жидкости в сочетании с диабетом привели политика к смерти в 2000 г (Клаудио Трупиано, «Спасибо, доктор Хамер»).
	❁ У молодой женщины, левши, после развода с мужем возникает проблема получения с него алиментов на двоих совместных детей. Ей приходится угрожать бывшему супругу судом. Внутренне она противится такой некрасивой форме отношений = конфликт сопротивления (архив автора).
Активная фаза	Перед битвой обычно оказывается сопротивление = время активного конфликта, ограничение функции производящих инсулин бета-клеток > уменьшение выработки инсулина > рост уровня сахара в крови (гипергликемия, диабет). Сахар пока не достиг мышцы. – Подготовка к его скорому сбросу (борьбе). На практике обычно имеет место зависший конфликт. Основные симптомы: мучительная жажда, чрезмерные позывы к мочеиспусканию, усталость, слабость, нарушения концентрации.
Биосмысл	«Скопление» сахара в крови (кратковременный запас) для дальнейшей борьбы.
Ремонт/исцеление	Разгрузка = борьба или бегство: выброс инсулина > падение уровня сахара в крови, потому что шлюзы открылись в мышцах > увеличенная поставка сахара к мышцам, чтобы бороться – по крайней мере, пока запас сахара в крови не истощится. Во второй части фазы ремонта может возникнуть дефицит сахара в крови (гипогликемия).
Кризис исцеления	Приступообразное резкое повышение уровня сахара.
Вопросы	Когда появились симптомы? (Конфликт/запуск имел место незадолго перед этим). Против чего я сопротивлялся? (Неприятная ситуация, ссора, принуждение). Что я делал, хотя и не хотел? Я был вынужден на что-то? (Секс, школа, обязанность). Анализ крови на сахар: после/во время каких ситуаций сахар высок/низок? (Указание на активность конфликта, «рельсы» и на решение проблемы). В семье есть больные сахарным диабетом? Да > Разработать семейную проблему: какие параллели существуют между обоими больными? (Подобные судьбы). Каковы самые ранние отпечатки? Что сенсибилизировало меня на этот конфликт? (Детство, стресс родителей во время беременности, опыт предков). Дети: возможен переданный конфликт. (Проблемы у родителей > симптомы у ребенка). Какие преимущества у ребенка от этой болезни/препятствия для лечения? (Родители заботятся о ребенке, занимаются с ним, он в центре внимания, имеет определенные привилегии, особый статус в школе). Что я хочу изменить конкретно?
Терапия	Выявить и разрешить конфликт и вызывающие его отпечатки и убеждения. Применять терапевтические средства при сахарном диабете стр. 234. Если ничего не помогает: инсулинозаместительная терапия ТМ. Тем не менее здесь не следует спешить, потому что высокий уровень сахара в крови вреден только с долгосрочной перспективы. Инсулинотерапия ведет к тому, что собственная выработка уменьшается еще больше. Несколько недель с показателем глюкозы натощак 300 мг/дл (норма 100) не являются проблемой. Но при продолжительных значениях выше 200 мг/дл необходимо действовать.

Повышенный уровень содержания сахара в крови – другие причины

• **Стресс без последующего расходования энергии:** во время стресса уровень сахара в крови повышается благодаря снижению выработки инсулина, чтобы дать нам возможность оптимально бороться, спастись бегством или предпринять энергичные действия. Так дело обстоит как с людьми, так и с животными. Только животное действительно борется или спасается бегством и расходует свой «аварийный запас» сахара, а «цивилизованный» человек ничего подобного не делает. Сидя в машине, за письменным столом или перед телевизором мы, в лучшем случае, крутим пальцем у виска или показываем кулак, когда злимся. И это все. Никакого действия, никакого расхода энергии. То же самое за рабочим столом и дома перед телевизором.

Сахарный диабет – типичная болезнь цивилизации. > Стресс без движения или спорта способствует росту уровня содержания сахара в крови.

- **Прививки:** конфликт непринятия + отравление организма.
- **Медикаменты:** многие медикаменты влияют на организм симпатикотонически и опосредованно способствуют повышению уровня сахара. Особенно кортизон, катехоламин, антибиотики и др.
- **Переедание:** баланс между поступающей и расходуемой энергией нарушается. > Избыточный вес, повышенный сахар. Но это только общая тенденция, а не правило, т. к. далеко не у всех толстяков содержание сахара в крови повышено.

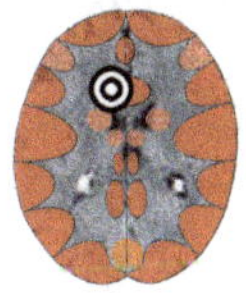

ОРБП альфа-клеток

Пониженный уровень сахара в крови (гипогликемия, гиперинсулинемия)[1]

Гормон глюкагон выводит сахар из печени в кровь, повышая его уровень в ней. При этой ОРБП уровень производства глюкагона снижен. > Сахар остается в печени, не попадая в кровоток > сниженный уровень сахара в крови. В отличии от ОРБП бета клеток островков, данная ОРБП остается в большинстве случаев незамеченной. Низкий уровень сахара в крови правильно считается не нуждающимся в лечении.

Конфликт	Конфликт страха и отвращения по отношению к кому-либо или чему-либо. Некое омерзительное переживание. Или конфликт сопротивления (учитывать сторону, гормональный фон и предыдущие конфликты). Пояснение: женская реакция на опасность – страх и отвращение. В то время, как самец выбирает движение вперед, нападение, атаку, самка реагирует пассивно. Она предполагает, что борьба не завершилась бы в ее пользу и занимает выжидательную позицию. Альфа-клетки управляются корой левого (женского) полушария головного мозга. Женщины, как правило, реагируют конфликтом страха и отвращения.
Примеры	➜ *Человек испытывает отвращение или омерзение или его охватывает ужас.* ➜ *«Дрожать от ужаса». «Хотеть смыть с себя эту гадость». «Тьфу, какая дрянь!»* ➜ *Отвращение, вызываемое химиотерапией, зловонной раной, видом тяжелораненого, или отвращение по отношению к собственному уродству (напр., после аварии).* ✍>*Гадливость по отношению к определенным животным – напр., паукам, жукам, змеям, мышам, крысам.* ➜ *Ребенок испытывает отвращение к еде, которую ему обязательно приходится (до)есть.* ➜ *Уборщице приходится чистить мужские туалеты = конфликт страха и отвращения. Из-за гипогликемии она постоянно ощущает ненасытный голод и толстеет.* ❁ *53-летняя мать двоих взрослых сыновей познакомилась со своим будущим мужем еще в школе, а в 16 лет впервые увидела своего будущего свекра, который сразу вызвал у нее чувство отвращения. Одновременно она испытала конфликт ареала (слизистая оболочка желудка). На протяжении долгих лет после этого она страдала булимией. Констелляция булимии = конфликт, связанный с отвращением и страхом + конфликт ареала* стр. 329 (архив автора).
Активная фаза	Ограничение функции альфа-клеток островков Лангерганса; в ТМ – недостаточность глюкагона, «гиперинсулинемия»; неутолимая жажда сладкого, холодный пот, тремор, бледность кожи; ощущение, что *«идешь по вате»*, нарушения концентрации и сознания, возможны головные боли. При длительной активности конфликта избыточный вес (постоянный голод). Желание обороняться, дистанцироваться от людей и вещей, мания чистоты.
Биосмысл	1. За счет увеличения поглощения глюкозы (непреодолимая тяга к сладкому) и накопления сахара в печени в фазе активного конфликта обеспечиваются его запасы для поддержания энергией дальнейших действий (бегства или отступления). 2. Обморок - крайняя форма пассивности. Человек нежно отдаляется от реальности.
Ремонт/исцеление	Страх, отвращение или неприятие преодолены. > Производство глюкагона повышается > сахар отпущен из печени > нормализация уровня сахара.
Кризис исцеления	Кратковременное резкое снижение уровня содержания сахара в крови, после чего возможно его медленное повышение.
Терапия	Выявить и разрешить конфликт и вызывающие его отпечатки и убеждения. Искать, где любовь - там и решение. В острых случаях – внутривенное вливание глюкагона. Однако лучшим является пероральный прием глюкозы (фруктовый сахар, фруктовый сок). См. далее терапию при сахарном диабете ниже.

ЭКТО

−+

1 Хамер. Научная таблица Германской Новой Медицины. Стр. 143.

ЭКТО

−+

Биндж

Та же ОРБП, что и выше. В ТМ биндж считается чисто психическим расстройством. Теперь нам известен органический фон. Остается фактом, что биндж выражает внутренний недостаток (признания, любви).

Повышенный, резко изменяющийся уровень содержания сахара в крови (диабет)

Конфликт	Конфликт, связанный с отвращением, страхом, и одновременно – конфликт сопротивления. Бороться с кем-то или с чем-то. = Комбинация из гипогликемии и гипергликемии. Обе описанные выше ОРБП в активном состоянии.
Примеры	❁ *С ранних лет ребенок страдает от ежедневных родительских ссор. Отец регулярно «взрывается», пуская в ход кулаки, поскольку мать его «раздражает». = ЦКТ фиксирует у мальчика конфликт сопротивления, отвращения и страха. В 12 лет у него диагностируют сахарный диабет. И сегодня показатель сахара у ныне 41-летнего пациента резко повышается, если между близкими случается ссора (= «рельсы»). Обнаружилось, что, если показатель сахара высок, раны у него заживают медленно. В последние годы коррекцией питания и физической нагрузкой ему удается удерживать уровень сахара между 140 и 100. Заживляемость нормализовалась* (архив автора).
Фаза	**Чередование конфликтов и фаз**. Комбинация ОРБП, в зависимости от того, какой именно конфликт доминирует в данный момент (гипогликемия или ее противоположность). Скачущие показатели из-за одновременной активности обоих конфликтов.
Терапия	Вопросы см. выше. Выявить и разрешить конфликт и вызывающие его отпечатки и убеждения. См. терапевтические средства при диабете ниже. Если ничего не помогает - инсулинотерапия ТМ.

Возрастной диабет (сахарный диабет типа 2)

• Возрастной диабет может возникнуть, когда конфликт страха и отвращения альфа-клеток из-за изменения гормонального фона перебрасывается на противоположное полушарие головного мозга и активирует реле бета-клеток. (См. схема коры головного мозга стр. 17). Гипогликемия сменяется гипергликемией. Это также объясняет, почему тучные люди заболевают возрастным диабетом. Многие люди с избыточным весом потому толстые, что у них постоянная гипогликемия и поэтому они постоянно чувствуют голод. Непрерывный голод при перемене прекращается, но может быть диагностирован сахарный диабет типа 2 (см. стр. 229 - 230).

• Второй вариант развития возрастного диабет - конфликт сопротивления в преклонном возрасте, который остается активным. > Повышение уровня сахара в крови (стр. 227 - 228).

Обобщение темы «сахар»

Как правило, при диабете речь идет о зависшем активном конфликте.

ТМ утверждает, что сахар вызывает повреждение сосудов (сетчатка, диабетическая стопа). Однако и непередача сахара из крови в ткань вредна. Как бы то ни было, необходимо действовать, понизить уровень сахара при помощи разрешения конфликта, изменения рациона, двигательной активности или медикаментов (инсулин). Этот последний шаг должен быть хорошо взвешен, т. к., однажды начав инсулиновую терапию, нельзя ее прекратить внезапно, поскольку клетки островков Лангерганса под ее воздействием со временем становятся все менее активными. > Следует назначать минимальную дозу.

Натуральные терапевтические средства при сахарном диабете

• Психологическая установка: «Я делаю только то, что считаю правильным, остальное меня не интересует». «Я выбираю собственный путь и принимаю самостоятельные решения». «Стресс я гоню от себя прочь».

• Регулярная двигательная активность, спокойные длительные занятия спортом на свежем воздухе, развитие выносливости, что соответствует биологическому смыслу и сжигает сахар. Но если конфликт сопротивления сам связан со спортом, то занятия им противопоказаны, т. к. в этом случае конфликт активизируется и уровень сахара начнет расти.

• Исключить из рациона питания изолированные углеводы – крахмал, пшеничную муку, сахар, лимонады и т. д.

• Биологически ценные продукты питания, особенно бобовые всех видов, чечевица, клубника, овес, картофель, морковь, топинамбур, спаржа, хрен, корица.

• Хлебный напиток.

• Восполнить уровень витамина D и хрома.

• Рыбий жир, льняное масло.

• Кейси: часто есть топинамбур (содержит инсулин).

• Настои: пажитник, корень лопуха, бузина, лапчатка.

• Освоить глубокое дыхание. • Перекись водорода.

• Возм. курс лечения керосином.

ОРБП ткани паренхимы поджелудочной железы

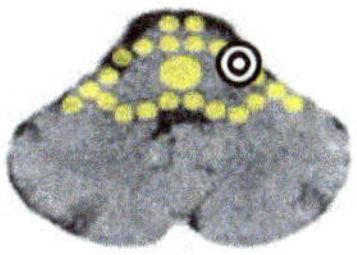

Рак поджелудочной железы (аденокарцинома поджелудочной железы, серозная цистаденома, ацинозноклеточная карцинома)[1]

В ТМ эта разновидность рака считается одной из наиболее «злокачественных». Этот негативный прогноз в сочетании с принятой в ТМ терапией приводит к смерти большинство пациентов, что вовсе не является неизбежным.

Конфликт — Конфликт куска: не мочь усвоить что-либо. Не мочь реализовать выгоду или доход. Досада, связанная с родственниками или вопросами финансов, имущества или наследства.

По Фрауэнкрон-Хоффман: произошло нечто ужасное. Возмущение других собственным поведением или возмущение поведением других (напр., ссора в семье).

Примеры — ➜ *Кому-то не удается полакомиться соблазнительным кусочком.*
➜ *У кого-то отнимают нечто, или человек теряет свое положение.*
➜ *Кого-то обделяют или ему не удается захватить что-либо. – Часто в связи с семьей.*
❁ *Иоханнес Ф. Мандт в книге «Что делает здоровым» (– на нем. Johannes F. Mandt, Was gesund macht) описывает свой собственный случай рака поджелудочной железы и конфликт, послуживший причиной этого недуга. «8 лет, как я развелся. Документы я подал в марте 2002 года, а в конце октября получил письмо от адвоката жены с двумя требованиями, ставшими для меня полной неожиданностью... С этой минуты ни о чем другом думать я уже не мог, руки и ноги стали холодными. Холод стал моим постоянным спутником даже ночью в постели. Начал пропадать аппетит». (= Фаза активного конфликта). В конце концов Мандт успешно преодолел все.*
❁ *Заведующая косметическим салоном берет на испытательный срок в должности своего заместителя новую сотрудницу. К сожалению, та оказывается не совсем подходящей, много разговаривает, в то время, как работа стоит. Заведующая злится всякий раз, когда проходит мимо рабочего места этой женщины. = Конфликт досады на «одного из членов семьи» (сотрудники рассматриваются ею как одна семья). В последний день испытательного срока заведующая говорит сама себе: «Слава Богу, с завтрашнего дня мне больше не придется ее здесь видеть» = разрешение конфликта, начало фазы ремонта, рвота, озноб (= кризис исцеления). Благодаря пониманию происходящего пациентке удается успешно разрешить ситуацию* (Гизела Хомпеш, «Мое исцеление от рака благодаря «Золотой» книге»).

Активная фаза — Повышение функции или образование и рост секреторной опухоли, по форме напоминающей цветную капусту. Легкое повышение амилазы, липазы и CA 19-9, CA 50, CEA в крови (стр. 42).

Биосмысл — Больший объем ткани паренхимы способен произвести большее количества фермента, чтобы пища лучше расщеплялась. Если человек не получает «кусок» (напр., наследство), на который рассчитывал, природа предоставляет ему дополнительные ресурсы для победы.

Ремонт/исцеление — Нормализация функции, ТБЗ-казеозная деструкция опухоли, после чего могут остаться пустоты (панкреатические каверны) или известковые отложения. Боли, температура, ночная потливость, возможна диарея. В отсутствии бактерий – инкапсуляция опухоли и исключение ее из обменных процессов. Остаются каверны или известковые остатки. Обычно рецидивирующий конфликт.

Кризис исцеления — Озноб, сильные боли.

Вопросы — Что я не могу/не мог переварить? От чего я не могу получить ожидаемую пользу? Что меня возмутило? Что оставило на меня отпечаток в этом направлении? (Детство, менталитет родителей, опыт предков?) Какие убеждения сделали этот конфликт возможным? (Например, «Я имею право на наследство», фанатизм справедливости). Какой смысл может

1 Хамер. Научная таблица Германской Новой Медицины. Стр. 23.

иметь диагноз для моей жизни? (Переориентация, мысли о смысле жизни). Я готов перезапустить мою жизнь?

Терапия — Выявить и разрешить конфликт и вызывающие его отпечатки и убеждения. Искать, где любовь - там и решение. Щадящий режим до полного завершения ТБЗ-процесса. При необходимости операция - без химио- и лучевой терапии - если опухоль достигла больших размеров. К сожалению хирурги очень редко отваживаются работать по этому принципу. См. также «Терапевтические средства для поджелудочной железы» стр. 233.

Хроническое воспаление поджелудочной железы (хронический панкреатит, экзокринная недостаточность)

Та же ОРБП, что и выше.

Фаза — **Рецидивирующий конфликт** или зависший ремонт: избыточная деструкция паренхимы. Недостаточная выработка фермента (понижена амилаза, липаза). > Проблемы с пищеварением – метеоризм, жирные испражнения и поносы вследствие ферментной недостаточности, умеренные боли в животе, вздутый живот.

Терапия — Вопросы см. выше. Выявить и разрешить конфликт и вызывающие его отпечатки и убеждения. Обезжиренная пища, возможно – ферментозаместительная терапия с помощью панкреатина или богатая ферментами пища. См. также далее «Терапевтические средства для поджелудочной железы» стр. 233.

ОРБП панкреатических протоков

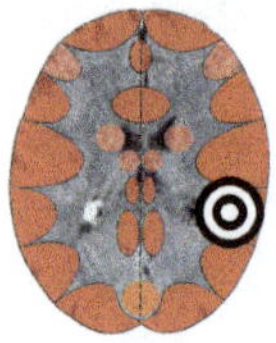

Рак панкреатических протоков (дуктальная панкреокарцинома, интрадуктальная папиллярно-муцинозная опухоль)[1]

Конфликт — Конфликт ареала или конфликт самоидентификации (учитывать сторону, гормональный фон и предыдущие конфликты). Досада из-за неуважение к личному ареалу или его границам.

Примеры — ➜ *Как правило, присутствует агрессия: либо собственная, либо исходящая от оппонента.*

➜ *Досада на коллег по работе или членов семьи по поводу нарушения границ или конфликты с соседями. Финансовые споры.*

✽ *25 лет назад ныне 50-летний управляющий женился на женщине, которая не скрывала, что по-настоящему любит другого человека. Жена полностью отстранила его от участия в воспитании дочери, которой сегодня уже исполнилось 20 лет. Муж всегда чувствовал себя в доме лишним. = Конфликт, связанный с досадой из-за личного жизненного пространства, затрагивающий панкреатические протоки > расширение в фазе активного конфликта. Два года назад он развелся с женой. Мать и дочь считали, что он сбежал. К счастью, вскоре после развода он познакомился с женщиной, которая действительно его полюбила. Спустя некоторое время, дочь неожиданно налаживает контакт с отцом, т.к. сама стала воспринимать отношения с матерью как некое «тюремное заключение». = Разрешение конфликта для отца. > Живот пациента вздувается и болезненно реагирует на нажатие = воспаление поджелудочной железы вследствие восстановления панкреатических протоков. В какой-то момент из-за сильных territ коликообразных болей его отвозят в больницу = кризис исцеления. Уровень амилазы и липазы оказывается столь высоким, что ему (совершенно напрасно) удаляют желчный пузырь (*архив автора).

1 Хамер. Научная таблица Германской Новой Медицины. Стр. 117.

ЭКТО

Активная фаза	Повышение чувствительности и разрушение клеток (язва) в большом панкреатическом протоке или в его ответвлениях, уходящих в ткань паренхимы, умеренные боли. Одновременно вялость гладкой кольцевидной мускулатуры. Умеренные боли.
Биосмысл	Благодаря расширению панкреатических протоков (= увеличению просвета) секрет поджелудочной железы лучше и быстрее может попасть в двенадцатиперстную кишку.
Ремонт/исцеление	Восстановление «истонченных» протоков с помощью интенсификации обмена веществ = воспаление. Восстановление утраченной ткани = воспаление (панкреатит), температура. **Обычно рецидивирующий конфликт.** Опухание в процессе исцеления, что ведет к временной непроходимости панкреатических протоков. > Повышение уровня ферментов в крови (амилаза, липаза). Из-за того, что ферменты почти не поступают в тонкий кишечник, в испражнениях часто обнаруживается непереваренная пища. Синдром обостряет симптоматику. В конце фазы проходимость протоков восстанавливается. > Показатели нормализуются. Вследствие рецидивов протоки могут остаться в измененном (фиброз) состоянии. > Выпячивания стенок или их сужения, иногда образование камней в поджелудочной железе.
Кризис исцеления	Болезненные поджелудочные колики = приступы судороги мускулатуры панкреатических протоков, озноб.
Вопросы	Прежде всего уточнить на основании симптомов, находится ли ОРБП в фазе исцеления, активности, или это рецидив. Когда начались симптомы фазы ремонта? (обычно разрешение конфликта) С чем я не справлялся раньше? Какой конфликт ареала присутствовал? Что на меня давило? Каковы глубинные причины конфликта? (Детсткие отпечатки, опыт родителей). Какие убеждения я должен выбросить?
Терапия	При рецидивах выявить и разрешить конфликт и вызывающие его отпечатки и убеждения. Искать, где любовь - там и решение. При необходимости – противовоспалительные, жаропонижающие препараты. Возможна операция. См. также далее «Терапевтические средства для поджелудочной железы».

Острое воспаление поджелудочной железы (панкреатит)

Возможные причины

• **Воспаление ткани паренхимы поджелудочной железы** – Ремонт: ТБЗ-казеозная деструкция опухолевой ткани (ТБЗ поджелудочной железы). Опоясывающие боли в эпигастральной области, вздутый, болезненный при нажатии, «резиновый» живот, тошнота и рвота. Повышение уровня содержания ферментов поджелудочной железы – амилазы и липазы – в крови и моче. Температура, потливость по ночам (стр. 231).

• **Воспаление панкреатических протоков**
Ремонт: восстановление плоского эпителия. Коликообразные боли в период кризиса исцеления (стр. 232).

Отличительные особенности

Сильное ночное потоотделение, иногда зловонный пот (только при ТБЗ поджелудочной железы). При воспалении ткани паренхимы боли отмечаются с начала и до конца фазы ремонта. ОРБП панкреатических протоков сопровождается тянущими болями в фазе активного конфликта без признаков воспаления, коликообразные боли во время кризиса исцеления, гипертермия.

Терапия

Конфликт разрешен, сопровождение пациента в фазе исцеления, предотвращение рецидивов. При интенсивных болях – болеутоляющие препараты и др.

Терапевтические средства для поджелудочной железы

- Есть медленно, хорошо пережевывать пищу, процесс переваривания начинается во рту.
- Разнообразное биологическое щелочное питание, особенно полезен топинамбур, куркума, ингвер, кокосовое масло.
- Настои: омела, золототысячник, фенхель, перечная мята.
- Кейси: курс лечебных обертываний живота с применением касторового масла (стр. 226).
- Цветы Баха: цикорий, вереск.
- При хроническом течении – ферментная заместительная терапия панкреатином.
- Рыбий жир.
- Хлебный напиток, ЕМ.
- Порошок цеолита внутрь.
- Избегать употребления алкоголя, наркотиков и пучащих продуктов.

ПОЧКИ И МОЧЕТОЧНИКИ

Парный бобовидный орган (вес каждой почки составляет 120-200г) располагается справа и слева от позвоночника за перитональной оболочкой. Их задачей является фильтрация плазмы крови и образование мочи. Почки участвуют в водном обмене и поддержании кислотно-щелочного равновесия.

Мезотермальная паренхима почек выполняет фильтрующую функцию. В день в их клубочках образуется 180-200 л первичной мочи, от 80% до 90% которой подвергается обратному всасыванию в почечной паренхиме.

В энтодермальных почечных собирательных трубочках происходит извлечение из мочи воды, так что только примерно 1% количества первичной мочи становится вторичной, что составляет примерно 1,5 литра в день. Она выводится из организма через эктодермальные почечные лоханки, мочеточник и мочевой пузырь.

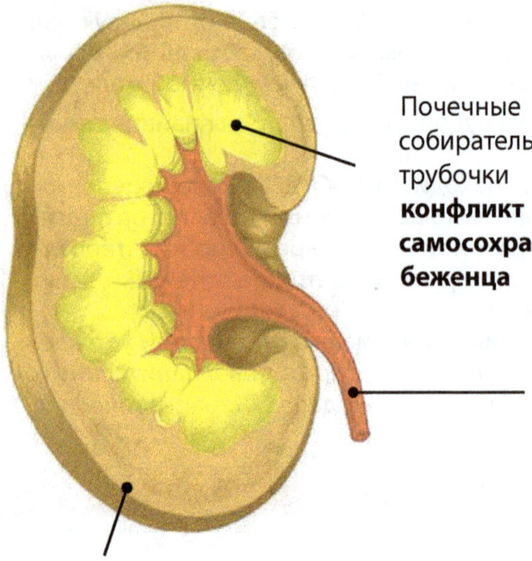

Почечные собирательные трубочки **конфликт самосохранения или беженца**

Почечная паренхима **конфликт, связанный с жидкостью**

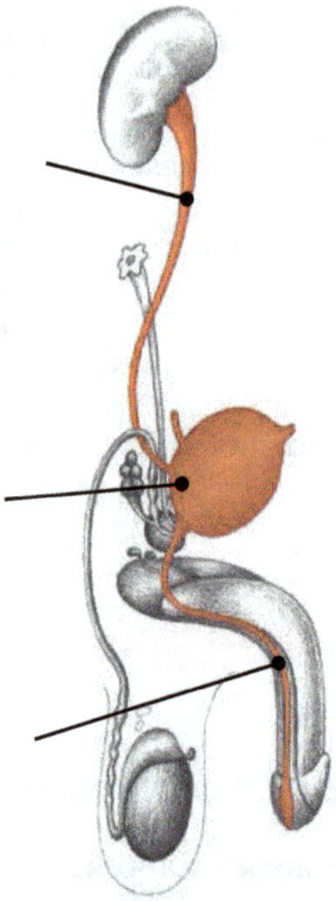

Почечная лоханка, мочеточник **конфликт, связанный с маркировкой ареала**

Мочевой пузырь **конфликт, связанный с маркировкой ареала**

Мочеиспускательный канал **конфликт, связанный с маркировкой ареала**

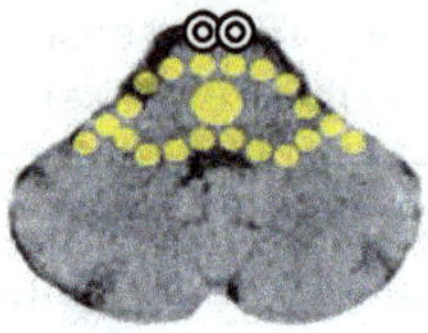

ОРБП собирательных почечных трубочек

ЭНТО

Накопление жидкости в организме (уремия), опухоль собирательных почечных трубочек, почечно-клеточная карцинома (аденокарцинома)[1]

Каждая ОРБП важна в соответствующий момент. Но эта ОРБП - наиважнейшая среди всех. Значимость этих крошечных канальцев выходит далеко за рамки почек. Их ОРБП оказывает негативное влияние на любую другую ОРБП, что очень важно при лечении.

Ремонт каждой ОРБП обостряется при активном конфликте собирательных трубочек из-за накопления воды в организме. При инфаркте, например, она может привести к драматическим последствиям или вызвать при костной ОРБП (например, позвоночника) сильнейшие боли. Возросшее давление на мозг тоже может стать проблемой, если ОХ в фазе ремонта окажутся благодаря трубочкам «накачанными» жидкостью.

+ −

Понятие «синдрома»: д-р Хамер называет «синдромом» активную ОРБП почечных трубочек в сочетании с другой ОРБП в фазе ремонта. Напр., боли в крестце (= ремонт основного конфликта самооценки) + активная ОРБП почечных трубочек = сильные боли, возможно, межпозвоночная грыжа.

Для терапии при синдроме в первую очередь важно разрешение конфликта беженца.

1 Хамер. Научная таблица Германской Новой Медицины. Стр. 25.

Конфликт

Самосохранения или беженца (напр., потеряна квартира); связанный с недостатком воды, необеспеченностью или полным одиночеством. Человек чувствует себя неимущим, покинутым и беззащитным.

Примеры

- *Пациентку доставляют в больницу. Ни у кого для нее нет времени, даже у врачей. = Конфликт беженца. Примечание: этот конфликт часто возникает при госпитализации. > опухоль собирательных почечных трубочек (>накопление воды) в активной фазе, ее деструкция ТБЗ-типа в фазе ремонта* (архив автора).
- *Пациенту сообщают, что у него обнаружен рак простаты = конфликт самосохранения* (архив автора).
- *15-летнюю девочку против ее воли отправляют в частную школу. Родители действуют из лучших побуждений, желая дать ей хорошее образование. А она чувствует себя в чужом месте ужасно одинокой. = Конфликт одиночества. За годы пребывания там она набирает лишний вес* (архив автора).
- *10-летнего мальчика родители увозят в другой город за 700 км. Ему очень не хватает старых друзей, привычного окружения, и он чувствует себя одиноким. В новой школе дела тоже идут неважно. За 2 месяца он сильно набирает вес. Ребенок пьет много жидкости, но мочится всего 2-3 раза в день. Посещая родной город, он часто ходит в туалет и в каждое пребывание заметно худеет* (gnm-forum.eu)
- *У кого-то есть кредит, но из-за отсутствия уверенности в платежеспособности клиента банк его аннулирует. = Конфликт существования, «не следовать течению жизни»* (архив автора).
- *Мужчина (41 год), третий ребенок в семье, всю жизнь чувствует себя нелюбимым матерью сыном. Она мечтала о дочери, девочке было выбрано имя, поэтому, когда родился мальчик, к тому же еще и с рыжими волосами, мать была разочарована. Она три раза брила сыну голову в надежде, что волосы потемнеют. Из-за скандалов между родителями он никогда не чувствовал себя защищенным (пока позднее родители не разошлись и он не переехал к отцу) = конфликт одиночества. В дальнейшем он то набирает вес до 110 кг, то снова худеет, по ночам часто потеет = чередующиеся фазы ремонта (*архив автора).
- *Старую кошку из приюта для животных берут в семью. Позже в тот же дом приносят котенка. Старой кажется, что от нее снова отказались. За несколько дней она прибавляет в весе около 500 г = конфликт самосохранения* (архив автора).
- *58-летняя мать двоих детей узнает, что муж ей изменяет. Три года она терпит его встречи с любовницей, а затем подает на развод. За год она прибавляет в весе 10 кг = активный конфликт беженца* (архив автора).

Активная фаза

Повышение функции, плоско растущая резорбтивная аденокарцинома (ТМ: «почечно-клеточная карцинома»). > Дополнительная резорбция воды. Обычно рецидивирующий конфликт. Вода, мочевина и другие вещества не выводятся из организма, как это происходит в «хорошие времена», а при наличии конфликта самосохранения (= «плохие времена») задерживаются организмом в качестве запасников. > Высокие показатели мочевины и креатинина. > Уменьшенное суточное выделение мочи с высокой концентрацией мочевины (темная моча).

При мин. 150 - 200 мл мочи в сутки (олигурия или анурия) организм может выделять все необходимые вещества. Показатель креатинина может при этом доходить до 12-14 мг/дл (ТМ: «уремия»). Задействованными оказываются одна или обе почки. Уровень креатинина 12 мг/дл указывает на то, что затронуты обе почки. Только при показателе около 10, с точки зрения пяти Биологических Законов, имеет смысл прибегнуть к диализу. В ТМ к диализу обращаются, начиная с показателя креатинина от 4 мг/дл.

Суммируем важнейшие признаки активных почечных собирательных трубочек:

Задержка жидкости в организме, напр., отеки под глазами, отекшие щиколотки. Повышенные показатели креатинина, мочевины или мочевинной кислоты в крови (часто, но не всегда). Необъяснимая прибавка в весе (острая активность конфликта) или избыточный вес (хроническая активность конфликта), округлые формы тела. Но иногда страдают и стройные люди. Особо подвержены люди с мягким телом, полным лицом и шеей, а также приобретатели, собиратели и накопители всех мастей (продукты питания, деньги), охотники за «акциями» в магазинах, люди, ориентированные на прибыль, с тенденцией к привязке, предпочитающие сидячий образ жизни.

Биосмысл

Накопление в организме воды, мочевины и других ценных веществ для того, чтобы в экстремальных условиях или при бегстве одинокий индивидуум смог выжить более длительное время.

Ремонт/исцеление

Снижение функции или ее нормализация. Если фазе ремонта предшествовала длительная фаза активного конфликта: казеозно-некротическая деструкция опухоли = ТБЗ почек, воспаление (нефрит) > усиленное выделение жидкости > приятная потеря веса. Кровь в моче (гематурия), белок в моче (протеинурия), сильные ночная потливость, температура, снижение уровня креатинина после окончания фазы ремонта.

Кризис исцеления Озноб, сильные боли в области почек.

Примечание С давних времен Луну соотносят с жидкостями. В состоянии активного конфликта, затронувшего собирательные трубочки, человек «чувствует» повышенное влияние Луны. > Усиленное собирание жидкости в фазе роста Луны и в полнолуние. Также обостряется реакция на погоду перед выпадением осадков.

После рецидивов часто обнаруживаются слипания почечных чашечек (ТМ: мультикистозная почечная дисплазия) или известковые отложения в почечных канальцах (ТМ: «нефрокальциноз»).

Вопросы Когда появились симптомы (увеличение веса, креатинин и т.д.).? Что случилось? (Расставание с партнером, смерть, конфликт, потеря работы, переезд, денежные проблемы, боль, беспокойство о детях). Должен был присутствовать конфликт. Но первичный конфликт или отпечаток обычно имеет место гораздо раньше. Что оставило на меня отпечаток в этом отношении в детстве? (Не хватало любви родителей, нужда, развод, переезд, смерть члена семьи). У кого-то из родителей также активна эта ОРБП? (Да > работать над семейным отпечатком: Что пережили предки?) Опыт предков эквивалентен собственному. Как далеко восходит отпечаток в генеалогическом дереве? Расспросите бабушку и дедушку: такие разговоры помогают получить информацию и, одновременно, являются частью терапии. Особенно, если человек ищет любовь. Какая медитация может помочь моей семье и мне самому? Какие новые мысли должны сопровождать меня каждый день?

Терапия

• Разрешение конфликта собирательных трубочек почек является важнейшей частью терапии почти всех болезней.
• Выявить и разрешить конфликт и вызывающие его отпечатки и убеждения. Искать, где любовь - там и решение. Психологические установки: *«Я всем обеспечен». «Я нахожусь в безопасности». «Даже если мне кажется, что я одинок, всегда есть кто-то рядом». «Бог хранит меня».*
• Щелочная диета, по возможности отказ от свинины (связывает воду). Хлебный напиток.
• Солевые ванны с содержанием соли 0,9% (море – наша прародина). Такую концентрацию еще называют «физиологическим раствором», так как он соответствует плазме крови. Ванны с содержанием соли более 0,9% тоже хороши, они вытягивают из организма еще больше жидкости, а именно это наша цель. > На ванну воды следует взять 2 кг соли.
• Водные процедуры всех видов – отпуск на море, термальные источники.
• Регулярные потения - сауна, баня или занятия спортом.
• Достаточное количество чистой воды для питья (инстинктивное чувство меры).
• Обустроить уютное жилище.
• Белье из овечьей шерсти, мягкая постель (покрывало из овечьей шерсти поверх матраца).
• Нерафинированная соль в пищу, солить минимально.
• Лимфодренаж для стимуляции выведения жидкости.
• Дыхательные упражнения.
• Коллоидное серебро внутрь: серебро, Луна и почки находятся в резонансе.
• Исключить кортизон, т. к. он усиливает симпатикотонию собирательных трубочек, что приводит к еще большей задержке жидкости и обострению симптоматики (луноподобное лицо).
• Терапия по методу проф. Коппа[2]: Пациенту с острой почечной недостаточностью, жизнь которого была в опасности, проф. Копп по ошибке дал очень большую дозу питьевой соды. Неожиданно для всех состояние пациента существенно улучшилось (до этого его шансы на выживание были крайне малы). В дальнейшем проф. Коппу (1935 г. р). с помощью содовой терапии удалось избавить от диализа свыше 300 пациентов. Показанием к терапии является уровень pH мочи.

1-й шаг – измерение уровня pH. Несколько раз в день под струю мочи подставляют тестовую полоску бумаги. (Автор использует индикаторную бумагу Uralyt-U фирмы Madaus). Идеальный pH-показатель от 6,5 до 7,5. Это и есть желаемая цель.

2-й шаг – терапия. Принимают столько соды (Kaiser Natron или Bullrich´s в таблетках по 1 или 0,8 г), пока не достигнута цель. Можно начать с таблеток по 1 г 3 раза в день, а затем (в зависимости от поведения pH-показателя) повысить или снизить дозу. Если эта мера не приведет к желаемому

2 Dialyse ade («Прощай, диализ»), журнал Raum & Zeit, № 170 за 2011 г.

результату, можно прописать пациенту петлевой диуретик (напр., лазикс). По данным проф. Коппа, в сочетании с регулярным приемом соды и контролем pH-показателя диуретик в течение лет сохраняет терапевтическое действие. При этом необходим постоянный контроль уровня калия в крови. Противопоказания: метаболический и респираторный алкалозы, сердечно-легочная недостаточность.

Воспаление мальпигиевых телец («нефротический синдром», «гломерулонефрит», IgA-нефрит), множественные пустоты (кистозная почка)

Та же ОРБП, что и выше. Основным симптомом для этих ТМ-диагнозов является повышенный уровень белка в моче (протеинурия), низкий его уровень в крови (гипопротеинемия) и скопление жидкости (отеки). ТМ полагает, что при т. н. «нефротическом синдроме» в крови недостаточно белка потому, что фильтрующий аппарат почечных клубочков вышел из строя.

На самом деле, при этом недуге речь идет не о воспалении мальпигиевых клубочков, а о (возможно, хроническом) воспалении = фазе ремонта почечных собирательных трубочек (трубочки ниже почечных клубочков.

Фаза	Ремонт или **зависший ремонт**. При хроническом протекании с рецидивирующими фазами ТБЗ-деструкции в почке образуется множество мелких пустот (кистозная почка).
Примечание	Белок в моче: в фазе ремонта опухоль подвергается ТБЗ-деструкции. Освободившийся белок направляется в мочевой пузырь и выводится. > протеинурия. Слишком мало белка в крови: при рецидивах конфликта клеточный рост и разрушения сменяют друг друга. Для образования опухоли организм использует белок (обычно альбумин), получая его из крови. В фазе ремонта этот белок снова выводится. Ночной пот содержит его в большом количестве. > Падение его уровня в крови (гипопротеинемия), способствующее еще большему отеку из-за снижения коллоидно-осмотического давления.
Терапия	Вопросы см. выше. Выявить и разрешить конфликт и вызывающие его отпечатки и убеждения. Богатая белками пища, при необходимости – альбумин. Прочие средства см. выше. ТМ-терапия (гипотензивные препараты с иммуносупрессивными средствами и кортизоном) не рекомендована.

Острая почечная недостаточность, острая ишемическая тубулопатия

Та же ОРБП, что и выше (стр. 234 - 237).

Фаза	**Внезапный сильный конфликт самосохранения** > предельное задержание воды и мочевины в организме > рост показателей креатинина и мочевины, слабое выведение мочи (олиго- или анурия). Как правило, вызывается критическими болями, шоком от диагноза или насильственным помещением в больницу.
Терапия	Выявить и разрешить конфликт и вызывающие его отпечатки и убеждения. Средства см. выше, особенно метод проф. Коппа.

ОРБП почечной лоханки

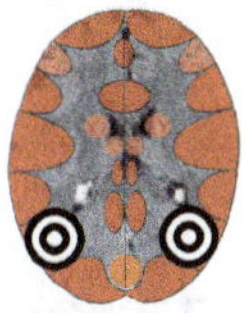

Воспаление почечной лоханки (пиелонефрит), рак почечной лоханки[1]

Конфликт	Конфликт границ личного ареала, их не респектируют, невозможность их обозначить. Пояснение: не удается оградить себя, свое ареал и найти свое место. Не знать, что решить. Бояться принять решение или не мочь принять его самостоятельно. В природе волки маркируют внешние границы ареала, а волчицы – внутренние. Для мужчин - «внешний» ареал (работа, машина, клуб и т. д). Для женщин - «внутренний» ареал (партнер, дети, подруги, квартира т. п).

1 Хамер. Научная таблица Германской Новой Медицины. Стр. 117, 130.

ЭКТО

−+

Хорст Кёлер в «Словаре Новой Медицины» утверждает, что наиболее интимной областью для женщины является ее собственное тело. Гинекологические обследования, вынужденные половые контакты являются одной из причин, по которым женщины чаще страдают нарушениями мочевых путей.
Правая почечная лоханка и мочеточник –«женская» сторона = конфликт невозможности установления внутренних границ личного ареала. Левая почечная лоханка и мочеточник – «мужская» сторона = конфликт, связанный с невозможностью установления внешних границ личного ареала.

Примеры

➜ *Не знать, где провести границы, как отгородиться от чего-то.*

➜ *У ребенка нет своей комнаты или своего уголка.*

❁ *Женщину обманывает партнер = конфликт разрушения границ личного ареала > бессимптомная диссимиляция клеток почечных лоханок. Когда же она принимает решение расстаться с ним, то вступает в фазу ремонта > восстановление плоского эпителия = воспаление почечных лоханок* (архив автора).

❁ *Женщина чувствует себя некомфортно с семьей мужа. Она не знает, где ее место, лишается собственной «епархии» = конфликт нарушения внутренних границ личного ареала* (архив автора).

❁ *Представителя фирмы лишают части ранее подконтрольного региона, т. к. он приносит мало прибыли. = Конфликт нарушения внешних границ личного ареала* (архив автора).

Активная фаза

Повышение чувствительности, позже разрушение (язва) уротелия, почечных чашечек или мочеточников. Одновременно онемение гладкой кольцевидной мускулатуры мочеточника. Повышенные позывы к мочеиспусканию. Безболезненно, поэтому обычно незамеченно.

Биосмысл

Расслабленная кольцевая мускулатура ведет к увеличению поперечного сечения. > Улучшение оттока мочи с целью более легкой маркировки территории.

Ремонт/исцеление

Восстановление уротелия, воспаление почечных лоханок. ТМ-диагноз «рак почечных лоханок» возможен, когда начинается исцеление большого конфликта. Позывы к мочеиспусканию, отечность, боли, кровь в моче (гематурия). При синдроме отток мочи может быть затруднен опухолью. Возможен рецидивирующий конфликт.

Кризис исцеления

Судороги, почечная колика, сильные позывы к мочеиспусканию, сильные боли, озноб, кровь в моче. Колика (сокращения мускулатуры мочеточников) выдавливает почечный песок или камни в почечные чашки или мочеточники.

Вопросы

Когда появилось воспаление/боли? (Разрешение конфликтов имело место незадолго до этого). Какой ареал я не мог маркировать до этого? Кто-то перешел границы? (Партнер, член семьи, работа, руководитель). Я не мог заполучить кого-то на мою территорию? (У женщин речь обычно о партнерах). Мое «нет» было проигнорировано/меня обошли? Почему я так чутко реагировал? (Найти отпечаток). Мои реакции похожи на реакции предков? Какие новые установки могут помочь?

Терапия

Конфликт разрешен, сопровождение пациента в фазе исцеления. В случае рецидивов выявить и разрешить конфликт и вызывающие его отпечатки и убеждения. Психологическая установка при рецидивах: *«Я принял решение. Теперь я твердо знаю, чего хочу». «Я очерчу границы, и всем придется уважать их». «Мой ареал – это мое царство».* Настои: шалфей, листья брусники, шиповник, любисток, хвощ полевой. Много пить, напр. пиво. Коллоидное серебро внутрь (приобретение, информация: info@5bn.at). Если фаза ремонта слишком интенсивна – антибиотики. См. далее «Терапевтические средства для почек» стр. 240.

Растяжение почечной лоханки, уронефроз (пиелоэктазия, гидронефроз)

Та же ОРБП, что и выше.

Фаза

Зависший ремонт: растяжение почечной лоханки или мочеточника, как правило, почечные камни > гибель паренхимы почки (истончение края паренхимы) вследствие обратного давления мочи.

Терапия

Выявить и разрешить конфликт и вызывающие его отпечатки и убеждения. См. далее «Терапевтические средства для почек».

ОРБП паренхимы почек

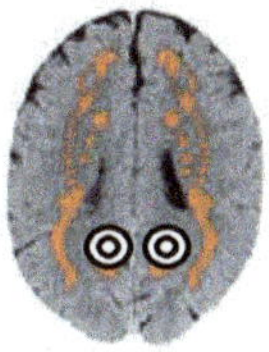

Опухоль почек (опухоль Вильмса, нефробластома), почечная киста[1]

НОВАЯ МЕЗО

−+

Конфликт
Конфликт, связанный с жидкостью, переизбытком воды, когда изобилие воды или другой жидкости становится опасным - «неумеющий плавать человек в море».

Примеры
❁ *Человек возвращается домой и с ужасом обнаруживает, что весь подвал затоплен водой, т. к. лопнул шланг в стиральной машине. = Конфликт, связанный с жидкостью. > Разрушение клеток ткани паренхимы почек в активной фазе, восстановление или рост кисты в фазе ремонта* (архив автора).

❁ *Женщина обнаруживает в бассейне безжизненное тело любимой кошки. = Конфликт, связанный с жидкостью. Через три года у пациентки случайно обнаруживают нефробластому. Ей рекомендована немедленная химиотерапия, женщина умирает* (архив автора).

❁ *«Дело Оливии»: Оливия и ее тетя катаются на надувной лодке по озеру. Вдруг тетя замечает, что лодка пробита и пронзительно кричит: «Помогите! Мы тонем!» Оливия думает, что скоро утонет = конфликт, связанный с водой. > Некроз в фазе активного конфликта, клеточный рост в фазе ремонта, опухоль Вильмса* (Гельмут Пильхар, «Оливия – дневник одной судьбы» (на нем. Helmut Pilhar, Olivia – Tagebuch eines Schicksals, стр. 564).

❁ *У женщины недержание. = Конфликт переизбытка жидкости* (архив автора).

❁ *Когда ныне 40-летней женщине было 5 лет, она пережила конфликт, связанный с водой: играя с друзьями на берегу реки, она оступилась, упала в воду и стала тонуть. К счастью, один из ее старших товарищей сумел вытащить ее на берег, но и сегодня она помнит этот ужасный момент из детства. В фазе активного конфликта в почке образовалась «дыра», а в фазе ремонта – почечная киста размером в 10 см, не причинявшая женщине никаких неудобств.*
Примечание: у пациентки повышена чувствительность по отношению к «водным конфликтам» еще и потому, что будучи в утробе матери она «пережила» наводнение. Беременной пришлось спасаться от воды, на крыше дома, т. к. были залиты все нижние этажи (Клаудио Трупиано, «Спасибо, доктор Хамер», стр. 420).

Активная фаза
Диссимиляция клеток (некроз) на одном или нескольких участках > утрата фильтрующей ткани. > Для сохранения фильтрующей функции организм поднимает артериальное давление («компенсаторная гипертония»). Некроз(ы) обычно не замечается.

Ремонт/исцеление
Из пустот на месте разрушенных клеток развивается одна или несколько кист, заполненных жидкостью (ТМ: «поликистозная нефропатия или почечная дисплазия»). Со временем киста заполняется функциональной тканью, из которой через 9 месяцев образуется «дополнительная почка» с артерией и веной. Спайки с соседними органами (ТМ: «инвазивный рост»), возникающие с целью подключения к кровеносной системе на начальной стадии, растворяются, если сформировалась собственная кровеносная система кисты. В «дополнительной почке» происходит фильтрация крови, как и во всей паренхиме. Высокое кровяное давление становится ненужным. > Нормализация в конце фазы ремонта.

Биосмысл
Повышение объема фильтрации и мочеобразования. В будущем избыток жидкости может быть выведен успешнее.

Примечание
Нет различий между сторонами «мать-дитя» или «партнер».

Вопросы
Определить фазу на основе симптомов (кровяное давление, УЗИ, рентгеновские снимки, общие симптомы). Какие проблемы у меня были с водой или другими жидкостями? (Пляжный отдых, водные виды спорта, несчастный случай на кухне или на работе, сострадание захлебнувшемуся) Что оставило на меня отпечаток в этом отношении? (Например, в детстве кувыркнуться в воду, предки) Как я мог смириться с этим? Как я могу изменить реальную ситуацию? Сторона при этом ОРБП не важна (из-за глубокого расположения в коре головного мозга).

Терапия
Если конфликт однозначно и окончательно разрешен, нет надобности предпринимать дальнейшие меры. Операция только в случае, если нефробластома слишком велика. Лучше делать ее лишь спустя 9 месяцев, когда у опухоли уже разовьется собственная кровеносная система, а спайки растворятся. Ожидание можно себе позволить лишь в том случае, если конфликт несомненно разрешен.

1 Хамер. Научная таблица Германской Новой Медицины. Стр. 69, 81.

ОРБП почечной артерии

НОВАЯ МЕЗО

Повышенное кровяное давления из-за стеноза почечной артерии

Сужение главного приводящего сосуда почки ведет к тому, что в почку попадает меньше крови. > Рецепторы кровяного давления в почках ошибочно регистрируют низкое кровяное давление > импульс к повышению артериального давления > повышенное артериальное давление (возможны приступы), головокружение, головные боли по утрам, возм. отек легких (одышка).

Конфликт	По д-ру Сабба: Внутрь все кипит от гнева и нельзя выпустить пар.
Фаза	**Зависший конфликт.** При неоднократно повторяющихся фазах в почечной артерии скапливается жиро-белковый материал > ТМ: «почечный атеросклероз или стеноз почечной артерии».
Биосмысл	Усиление почечной артерии. Конечно, зависший конфликт и, как результат, сужение артерий, не имеет смысла - природа всегда предполагает, что конфликты разрешаются быстро.
Вопросы	Почему я сержусь? Почему я не выпускаю это наружу? Какие отпечатки несут ответственность?
Терапия	Выявить и разрешить конфликт и вызывающие его отпечатки и убеждения. В случае необходимости, операция.

Камни и песок в почках (нефролитиаз)

Возможные причины

• **Почечные собирательные трубочки** – рецидивирующий конфликт беженца: камни или песок из оксалата кальция как минеральные остатки ТБЗ-казеоза = наиболее частая причина.

• **Слизистая оболочка мочеточников или почечных лоханок** – рецидивирующий конфликт ареала: камни мочевой кислоты и др. Набухание мочеточника в фазе ремонта. > Закупорка мочеточника или нарушение оттока мочи > блокировка мочи и отложение осадка. В рамках кризиса исцеления камни выводятся через мочеточник.

Терапия

• Выявить конфликт, чтобы предупредить образование новых камней.

• При необходимости – оперативное удаление камней или их разрушение.

• Растворение камней «литозолом» (по рецепту).

• Употребление для питья достаточного количества чистой мягкой воды.

• См. далее «Терапевтические средства для почек».

Сморщенная почка (нефроцирроз)

Возможные причины

• **Паренхима почки: рецидивирующий** (= зависший) конфликт, связанный с жидкостью: гибель мезодермальной почечной паренхимы, перерождение соединительной ткани (фиброз). > Стремительное повышение кровяного давления из-за ограничения фильтрующей поверхности.

• **Собирательные трубочки** – рецидивирующий конфликт беженца – нефротический синдром > рубцовое перерождение ткани.

• **Лоханки почек** – рецидивирующий конфликт ареала > хроническое воспаление почечных лоханок > рубцовое перерождение ткани.

Терапевтические средства для почек

• Почечная колика: тепло, движение, расслабляющие мускулатуру средства, обезболивающие. Пить достаточно чистой мягкой воды.

• Режим питания: щелочная диета, особенно сельдерей, морковь, огурцы, тыква, спаржа, земляника, бобы.

• Настои: крапива, золотарник, березовый лист, фенхель, вероника нитевидная, листья малины, бузина, подмаренник, репейник.

• Курс лечения ягодами можжевельника по методу Кнайпа: начать с 4-х ягод в день, затем на протяжении 9 дней увеличивать количество съедаемых ягод на одну, затем, снова довести количество до 4 ягод.

• Хлебный напиток, порошок цеолита внутрь.

• Св. Хильдегарда: эликсир на основе полыни.

• Массаж области почек с камфарным маслом, массаж рефлексных зон. • Держать ноги в тепле, горячие ножные ванны. • Горячие купания, сауна. • Натуральная бура.

• MMS (лучший «антибиотик») при хроническом течении. • Наилучшее время для терапевтических процедур – 17-19 часов.

МОЧЕВОЙ ПУЗЫРЬ И МОЧЕИСПУСКАТЕЛЬНЫЙ КАНАЛ

Мочевой пузырь является полым органом из гладкой мускулатуры. Д-р Хамер считает эту ткань поперечнополосатой. В мочевой пузырь по двум мочеточникам поступает вырабатываемая почками моча и накапливается в нем вплоть до выведения через мочеиспускательный канал. Большая часть мочевого пузыря выстлана эктодермальной тканью, т. н. переходно-клеточным эпителием (уротелием). Под ним находится энтодермальная слизистая оболочка. Только в области мочепузырного треугольника выступает островок энтодермальной слизистой. В месте соединения мочевого пузыря с мочеточниками имеются два непроизвольно сокращающиеся сфинктера, образуемые гладкой мускулатурой, а внешний сфинктер, сокращающийся произвольно – поперечнополосатой.

Опорожнение мочевого пузыря является как бы формой «кризиса исцеления» мышечной ткани мочевого пузыря (кризис исцеления как естественная функция).

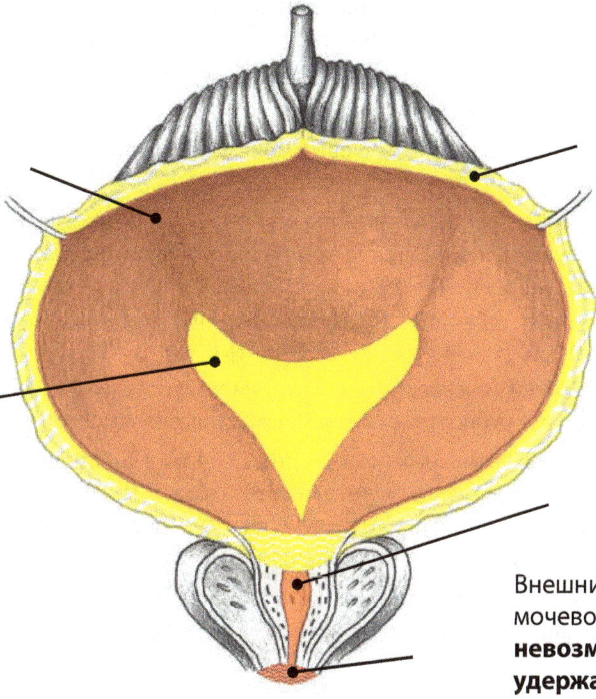

ОРБП поверхностной слизистой оболочки мочевого пузыря

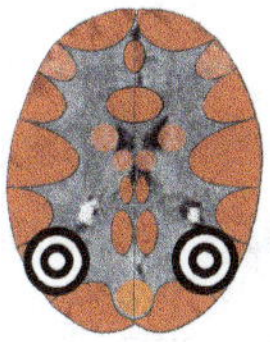

Воспаление мочевого пузыря (уроцистит), рак мочевого пузыря (карцинома уротелия, папиллома уротелия)[1]

ЭКТО

Конфликт Конфликт, связанный с границами (маркировкой) личного ареала (они не соблюдаются, нельзя отмежеваться). Описание конфликта и другие примеры см. ОРБП почечной лоханки стр. 237.

Примеры

❁ *Пациентка хорошо помнит страшное событие: когда ей было 13 лет, отец – с ее слов, «тиран и садист» – беспричинно убивает ее любимых кроликов. Она «чуть не сходит с ума». И дальше отец периодически внедряется в ее жизненное пространство. – Она не может ни установить, ни защитить границы = конфликт личного ареала. В фазе ремонта у нее начинается воспаление мочевого пузыря. С тех пор, когда она нервничает, появляется позыв к мочеиспусканию* (архив автора).

❁ *По вечерам мать бесцеремонно врывается в комнату дочери, потому что та «вечно висит на телефоне». Дочь не может понять, почему мать нарушает границы ее личного пространства. > Диссимиляция клеток слизистой оболочки мочевого пузыря в активной фазе, восстановление в фазе ремонта. В дальнейшем, когда мать вмешивается в ее жизнь, у нее начинается воспаление*

1 Хамер. Научная таблица Германской Новой Медицины. Стр. 117, 130.

ЭКТО

	мочевого пузыря (= ремонт) = рецидив конфликта (www.germanische-heilkunde.at).
	➜ *«Цистит медового месяца» или воспаление мочевого пузыря, полученное во время свадебного путешествия = разрешение конфликта, связанного с установлением границ женского личного ареала.*
Активная фаза	Повышение чувствительности, позже диссимиляция клеток слизистой оболочки (уротелия) мочевого пузыря, мочеточников или мочеиспускательного канала. Одновременно онемение гладкой кольцевидной мускулатуры мочевого пузыря или сфинктеров. Повышенные позывы к мочеиспусканию без боли. Необходимость провести четкие границы, нервозность, чувствительность.
Биосмысл	Расслабленные кольцевые мышцы и сфинктеры способствуют лучшей маркировке ареала.
Ремонт/исцеление	Восстановление слизистой = воспаление мочевого пузыря, мочеточников или мочеиспускательного канала. Рак мочевого пузыря (карцинома уротелия) по причине длительного, рецидивирующего конфликта. Опухание слизистой, боли, жжение при мочеиспускании, поллакиурия; возможна кровь в моче (гематурия), подтекание мочи. Опухание при исцелении затрудняет ее отток, особенно при синдроме > задержка мочи, остаточная моча в мочевом пузыре.
	Обычно рецидивирующий конфликт.
Кризис исцеления	Частые мочеиспускания, боли, кровь в моче. Судороги мочевого пузыря из-за участия в процессе мышц, иногда озноб, состояние прострации.
Недержание	Та же ОРБП – конфликт границ ареала: отсутствие собственной комнаты. Потребности ребенка игнорируются. Изнасилование. Иногда противоположная ситуация: отсутствие границ ареала (антиавторитарное воспитание). Участие мышц мочевого пузыря – кризис исцеления. Поскольку у ребенка нет ареала, он маркирует, что может. Типичные ситуации: рождение брата или сестры, развод родителей, отсутствие собственной комнаты. Вопросы стр. 238.
Примечание	90% всех опухолей мочевого пузыря – карциномы уротелия. Хроническое воспаление: рецидивирующий конфликт > рубцевание слизистой (метаплазия уротелия) > раздраженный мочевой пузырь.
Терапия	Вопросы см. ОРБП почечных лоханок стр. 237. При единственном воспалении мочевого пузыря: конфликт разрешен, сопровождение пациента в фазе исцеления. При рецидивах – выявить и разрешить конфликт и вызывающие его отпечатки и убеждения. Психологическая установка (при рецидивах): *«Я знаю, чего хочу!» «Мое жизненное пространство принадлежит только мне». «Я очерчиваю границы и требую их уважать».* См. далее «Терапевтические средства для мочевого пузыря» стр. 245.

ОРБП подлежащей слизистой оболочки мочевого пузыря

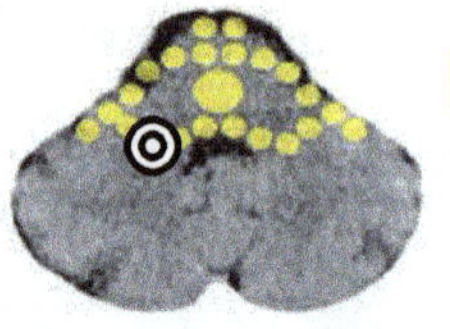

Гнойное воспаление мочевого пузыря, рак мочевого пузыря (аденокарцинома)[1]

ЭНТО

Конфликт	Непереносимая, некрасивая ситуация.
Примеры	❁ *45-летнюю заведующую отделом кадров в присутствии подчиненных понижают в должности до ассистентки, а ее кабинет (до этого – «ее дом») передают другому сотруднику. Пациентка годы спустя все еще вспоминает об этом «свинстве». Вскоре у нее обнаруживают карциному мочевого пузыря и удаляют ее. Но карцинома появляется снова, т. к. пациентка не может забыть эту историю* (архив Антье Шеррет). ❁ *Служащему обещают должность главы отдела. Он готовится к повышению, но узнает, что эту должность получит его коллега, которую он еще и терпеть не может. = Некрасивая ситуация > деление клеток в подлежащей слизистой мочевого пузыря в активной фазе, гнойное воспаление мочевого пузыря в фазе ремонта* (архив автора).
Ткань	Подлежащая слизистая мочевого пузыря. Обычно страдает мочепузырный треугольник (область между отверстиями мочеточников и мочеиспускательного канала, а также другие участки, находящиеся под уротелием мочевого пузыря (субмукозно). Около 10% опу-

1 Хамер. Научная таблица Германской Новой Медицины. Стр. 29.

	холей мочевого пузыря относятся к этому типу.
Активная фаза	Рост функции и опухоли секреторного типа или плоской опухоли резорбтивного типа = энтодермальный рак мочевого пузыря.
Биосмысл	Секреторный тип: «переваривание некрасивой ситуации». Резорбтивный: резорбция мочи по типу почечных собирательных трубочках (резорбция «некрасивой ситуации»).
Ремонт/исцеление	Деструкция опухоли = гнойное воспаление. Гной, кровь в моче, боли, ночная потливость.
Кризис исцеления	Учащенные мочеиспускания, озноб, сильные боли, кровь в моче.
Вопросы	Я не справился с чем-то некрасивым? (Ссора, обман, разочарование, обман в партнерстве, на работе, между членами семьи). Почему этот вопрос до сих пор меня беспокоит? Что из детства это напоминает мне? Какие у меня еще отпечатки? Мои родители ведут себя подобным образом? От каких убеждений я должен избавиться? (Например, слишком много ожиданий) Какие новые установки могли бы помочь? (Напр., всепрощение, видеть в человеке лучшее).
Терапия	При воспалении: конфликт разрешен, сопровождение пациента в фазе исцеления. Коллоидное серебро внутрь. Опухоль без воспаления: Выявить и разрешить конфликт и вызывающие его отпечатки и убеждения оптимально разрешить. MMS как альтернатива антибиотикам или антибиотики при хронической форме. Операция, если опухоль слишком велика. См. «Терапевтические средства для мочевого пузыря» стр. 245.

ЭНТО

+ –

ОРБП внутреннего мочепузырного сфинктера

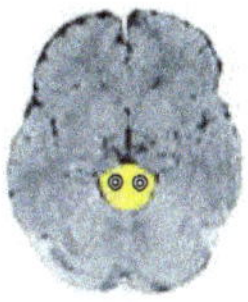

ОХ в среднем мозге - топография еще неизвестна

Остаточная моча – внутренний сфинктер мочевого пузыря

Конфликт	Неспособность удержать мочу.
Примеры	➜ *Распространенный конфликт после операции на простате.* ❁ *8 лет назад ныне 64-летний пациент не будучи знаком с пятью Биологическими Законами согласился оперировать простату. С этого времени он страдает от импотенции и недержания мочи при подъеме тяжестей. = Конфликт неспособности удержать мочу. > Утолщение внутреннего сфинктера мочевого пузыря. С годами активности конфликта струя мочи стала совсем слабой, требуя значительных потуг* (архив автора). ❁ *Ныне 62-летний пациент до сих пор подвержен влиянию события, случившегося с ним в 3-летнем возрасте. Его строгая мать, уходя за покупками и оставляя его одного дома, грозит сыну: «Не смей наделать в штаны!» Не в состоянии больше терпеть, он в страхе и панике прыгает по квартире, разбрызгивая мочу. = Конфликт неспособности удержать мочу. > Напряжение внутреннего сфинктера мочевого пузыря. С тех пор он может мочиться только в одиночестве, всегда есть остаточная моча* (архив автора).
Активная фаза	Гипертонус мышц внутреннего сфинктера. Проблемы при мочеиспускании, слабая струя, остаточная моча из-за неполного расслабления внутреннего сфинктера. Обычно рецидивирующий конфликт.
Биосмысл	Утолщение внутреннего сфинктера, чтобы лучше удерживать мочу.
Ремонт/исцеление	Нормализация напряжения, частые позывы к мочеиспусканию, приступообразно недержание мочи и спазмы.
Вопросы	Прежде всего определить, происходят ли симптомы от предстательной железы. Если нет: когда впервые появились признаки остаточной мочи? (Хирургия, анестезия, авария, неловкое положение). Переданный конфликт? (Сострадание другим). Какие отпечатки могут играть роль? (Родители, рождение, беременность, раннее детство). Какие мысли действуют освободительно? От каких старых убеждений я хочу избавиться?
Терапия	Выявить и разрешить конфликт и вызывающие его отпечатки и убеждения. Упражнения для таза и копчиково-лобковой мышцы (напряжение, расслабление). Вводить калий.

ЭНТО

+ –

ОРБП гладкой мышцы мочевого пузыря

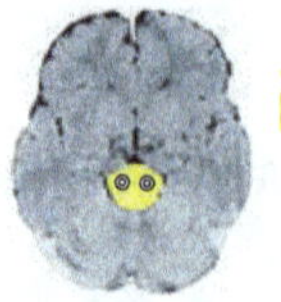

ОХ в среднем мозге - топография еще неизвестна

Раздраженный мочевой пузырь (гиперестезия мочевого пузыря), недержание мочи (энурез) без воспаления мочевого пузыря

При частых позывах к мочеиспусканию с малым количеством мочи (поллакиурия) говорят о раздраженном мочевом пузыре.

ЭНТО

+ −

Конфликт	Границы личного ареала игнорируются остальными, так как они слабо очерчены (маркированы).Человек чувствует давление на себя или сам ставит себя в подобную ситуацию. Человек не уверен в своих решениях или легко поддается влиянию.
Примеры	❁ *Отец живет в одной квартире с сыном и его семьей и очень страдает от беспорядка. Всякий раз проходя в свою комнату, он пересекает территорию родни, что вызывает у него позыв к мочеиспусканию. = Конфликт не быть в состоянии четко маркировать границы. Он хотел бы, но не может, чтобы не ссориться с семьей* (архив автора). ❁ *64-летний разведенный пенсионер до семи раз за ночь встает мочиться крохотными порциями, при этом врачи не находят никаких нарушений простаты. Конфликт: после неудачного брака мужчина не может решиться на новый, на котором настаивает нынешняя девушка = конфликт, связанный с границами личного ареала, затрагивающий гладкую мускулатуру мочевого пузыря. Возвращаясь с работы, она нервирует сожителя разговорами на эту тему, поэтому вечера и ночи стали для него «рельсами», запускающими конфликт. (Активность конфликта вечером и ночью, отсюда нарушения сна). Во время отпуска симптомы ослабевают* (архив автора). ❁ *8-летняя девочка живет в одной комнате с сестрой. После «крупных ссор» из-за игрушек у нее случается недержание мочи. = Конфликт границ личного ареала* (архив автора).
Активная фаза	Гипертонус и утолщение мышцы мочевого пузыря (гипертрофия) = т. н. раздраженный мочевой пузырь. Недержание мочи во время кризиса исцеления из-за рецидивов конфликта.
Биосмысл	Утолщение мышцы мочевого пузыря с целью усиления струи мочи для более явной маркировки личного жизненного пространства.
Ремонт/исцеление	Нормализация напряжения при сохранении утолщения мышцы мочевого пузыря.
Кризис исцеления	Спазмы мочевого пузыря, позывы к мочеиспусканию = позыв к мочеиспусканию или энурез.
Примечание	Симптомы и содержание конфликта, как при рецидивирующих воспалениях слизистой (сложно дифференцировать, возможно, выступают совместно).
Вопросы	В каких ситуациях проявляется позыв? (Указвние на причину). Почему я позволяю давить на себя? Какая структура личности делает это возможным? Я хочу быть хорошим со всеми любой ценой? Как я отношусь к органам власти? Я чувствую себя рядом с ними слабым? Что оставило этот отпечаток? (Детство, беременность, тип родителей, предки). Какое новое отношение я хочу вырастить? Ночное недержание: дети отражают что-то в родителях? Мать/отец находятся под давлением? (Споры, развод, слишком высокие требования на работе, финансовое давление). Есть ли у ребенка свое место? (Комната, детский сад). Ссоры/ревность по отношению к брату или сестре? Ребенок таким образом старается привлечь внимание?
Терапия	Выявить и разрешить конфликт, лежащие в его основе отпечатки и убеждения, чтобы уменьшить напряжение мочевого пузыря. Психологическая установка: *«Я сам принимаю свои решения»*. *«Я не потерплю давления с чьей-либо стороны»*. Для детей можно использовать наглядные пособия. См. далее «Терапевтические средства для мочевого пузыря» стр. 245. Упражнения для таза и копчико-лобковой мышцы - осознанное напряжение и расслабление. Вводить калий.

ОРБП внешнего мочепузырного сфинктера

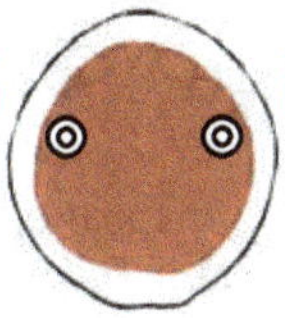

ОХ моторная функция в коре головного мозга сверху

экто

Непроизвольная утечка мочи – недержание

Конфликт	Конфликт самооценки и ареала. Невозможность или нежелание удержать мочу.
Примеры	➜ *У пожилой женщины воспаление мочевого пузыря, и она не контролирует мочеиспускание. = Конфликт самооценки: «Кажется, у меня недержание».* ➜ *Зять не решается дать отпор теще, опасаясь семейной ссоры. > Он хочет установить границы своего ареала, но «по семейным обстоятельствам» не может = конфликт самооценки.*
Активная фаза	Диссимиляция клеток, ограничение иннервации внешнего сфинктера. > Невозможность удержать мочу полностью. = «Слабость мочевого пузыря», недержание. Выделение мочи при поднятии тяжестей, кашле, чихании, смехе. Обычно рецидивирующий конфликт.
Ремонт/исцеление	Восстановление ткани (гиперплазия сфинктера) и иннервации, остаточная моча.
Кризис исцеления	Утечка мочи вследствие того, что сфинктер открывается и закрывается непроизвольно > недержание.
Биосмысл	Утолщение внешнего сфинктера для усиления держания мочи.
Примечание	У пожилых людей встречается и вне конфликта: снижения мышечного тонуса.
Терапия	Выявить и разрешить конфликт и вызывающие его отпечатки и убеждения. Дыхательная гимнастика, упражнения для таза, восстановление упругости тела, регулировка веса. При необходимости операция. См. далее «Терапевтические средства для мочевого пузыря» стр. 245.

Остаточная моча – другие причины

- **Выводящие протоки простаты или простата:** конфликт границ ареала с половым конфликтом в процессе исцеления: набухание протоков предстательной железы, запор мочевого пузыря. У мужчин – наиболее частая причина остаточной мочи (стр. 265).
- **Воспаление мочеиспускательного канала:** Редко. Конфликт границ ареала в процессе исцеления. Только временное образование остаточной мочи. Набухание эпителиального слоя мочеиспускательного канала, затрудненный отток мочи и остаточная моча (стр. 269).
- **Внешний сфинктер мочевого пузыря:** Редко. Конфликт самооценки и границ ареала в фазе зависшего ремонта: высокое напряжение сфинктера в фазе ремонта > остаточная моча (см. «Недержание» стр. 245).

Камни в мочевом пузыре, уролит

- **Т. н. «первичные камни»** образуются в мочевом пузыре. В этом случае могут быть активны обе вышеописанные ОРБП мочевого пузыря.
- **«Вторичные камни»** поступают из почки и появляются либо из-за ОРБП почечных собирательных трубочек, либо ОРБП почечных лоханок (стр. 234).

Терапия

Для предупреждения образования новых мочевых камней необходимо выявить и разрешить конфликт и вызывающие его отпечатки и убеждения. Принимать достаточное количество жидкости («мягкая» вода, бедная белками пища). При необходимости – удаление камней.

Терапевтические средства для мочевого пузыря

- Настои: шалфей (как и у Св. Хильдегарды), фенхель, плаун, ромашка, хвощ полевой, маргаритка, вероника, дуб и др.
- При остром воспалении: обильное питье, особенно пиво.
- Массаж крестца, ягодиц и ног.
- Массаж рефлексных зон на ногах и акупунктурный массаж.
- Держать ноги в тепле, горячие ножные ванны.
- Горячие ванны с добавлением настоев.
- MMS или антибиотики при болях в почках и мочевом пузыре. Целесообразно их применение при зависшем исцелении.
- Тренировка таза и копчиково-лобковой мышцы для укрепления мышц мочевого пузыря и повышения жизненного тонуса (с энергетической точки зрения это корневая чакра).
- Хлебный напиток.
- Наилучшее время для процедур – 15-17 часов.

ЯИЧНИКИ

Яичники по размеру и форме напоминают две маленькие сливы и располагаются слева и справа от матки в малом тазу. Они состоят - кроме энтодермального желтого тела - из мезодермальной ткани.
Незрелых яйцеклеток (фолликул) в организме женщины ограниченное число. В определенное время некоторая небольшая часть из них вызревает в полноценные яйцеклетки. Фолликулярный аппарат яичников вырабатывает женский гормон эстроген, а желтое тело – «гормон беременности» гестаген.
После климакса размер яичников заметно сокращается.

Фолликулярный аппарат яичников **конфликт утраты**

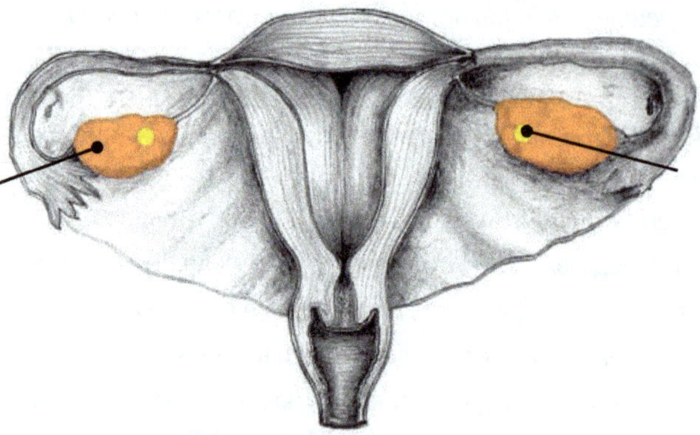

Желтое тело **интенсивный конфликт утраты**

ОРБП яичника

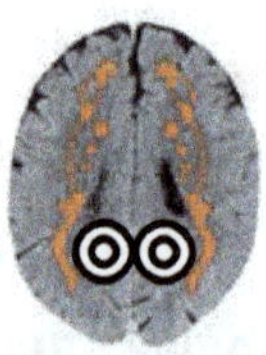

НОВАЯ МЕЗО

−+

Киста яичника, опухоль яичника (карцинома яичника)[1]

Конфликт
Утрата или страх утраты близкого человека или домашнего животного. Из моего опыта, и неисполненное желание иметь ребенка (переживается и за дочерей и внучек). Чувствовать себя не в состоянии заботиться о потомстве. Сомнения в способности зачать ребенка (собственной или кого-то другого).

Примеры
➜ *Потеря ребенка, супруга, партнера, родителей, друга или домашнего животного вследствие смерти или его ухода.*

➜ *Ребенок переезжает в другой город, партнер умирает или покидает.*

❁ *УЗИ обнаруживает у 26-летней пациентки-правши кисту левого яичника размером 7 х 6 см (сторона «мать-дитя»). История конфликта: 10 месяцев назад она узнает, что ее мать изменяет мужу, что стало для девушки тяжелым шоком, т. к. брак матери она считала идеальным. = Конфликт утраты, потому что эта история сильно отдалила от нее мать. Прошло полгода, афера завершилась, и дочь сразу простила мать. Между ними наладились хорошие отношения и полное доверие = начало фазы ремонта, рост кисты. Вопреки совету гинеколога, пациентка решает оставить кисту во избежание в будущем проблем с зачатием* (архив автора).

❁ *70-летняя дама знакомится с человеком, на которого возлагает большие надежды. Но на первом свидании мужчина вдруг падает и умирает от инсульта. = Конфликт утраты, затронувший правый яичник (сторона «партнера»). В фазе ремонта – опухоль яичника ок. 700 г (в ТМ – «метастаз толстой кишки»* (архив автора).

Активная фаза
Диссимиляция клеток (некроз яичника) = «дыры» в ткани яичника (обычно бессимптомно) > падение уровня эстрогена > нарушение цикла или внезапное его прекращение. Конфликте утраты до достижения половой зрелости может задержать первую менструацию (менархе).

1 Хамер. Научная таблица Германской Новой Медицины. Стр. 68, 80.

Ремонт/исцеление	Восстановление, воспаление яичников (аднексит), набухание, боли. «Дыры» перерождаются в одну или несколько кист, врастающих в функциональную ткань. Кроме результатов гистологических исследований, диагноз «киста яичников» или «рак яичников» зависит от размеров опухоли. Повышенная выработка эстрогена. В начале фазы ремонта киста образует спайки с соседними органами, что ТМ интерпретирует как «инвазивный рост». Спайки рассасываются, как только киста (прим. через 9 месяцев) налаживает собственную систему кровоснабжения. Именно столько времени целесообразно выждать, прежде чем прибегнуть к операции, если есть уверенность, что конфликт разрешен. **Обычно рецидивирующий конфликт.**
Биосмысл	Дополнительная ткань яичника (= опухоль) призвана повысить выработку эстрогена > усиление полового влечения. Женщина выглядит моложе, улучшается овуляция > повышается шанс забеременеть > Компенсация утраты/разрешения конфликта, связанного с зачатием.
Примечание	Киста яичников поддерживает молодость за счет высокого уровня эстрогенов. Учитывать сторону («мать-дитя», партнерство или локальный конфликт).
Вопросы	Когда поставили диагноз? Яичники во время последнего обследования были в норме? (Да> разрешение конфликтов произошло после этого, поскольку цисты растут только в период исцеления). Какие потери я перенес в тот период? (Смерть, уход любимого человека или животного). Собственное или чье-то желание иметь детей? Сомнения по поводу способности зачать ребенка? (Собственной или чьей-то). Были ли в период детства смерти, которые меня тронули или были трагичны? (Искать отпечатки). Умер ли кто-то из членов семьи до/во время беременности? (Искать отпечатки). Как я думаю о своей собственной смерти? У меня есть с этим проблемы? Что думают об этом мои родители? Предкам было тяжело умирать? Какие новые установки были бы полезны?
Терапия	Конфликт разрешен. Если продолжается рост опухоли: Выявить и разрешить конфликт и вызывающие его отпечатки и убеждения. Медитировать о смерти и о том, что все проходит. Признать, что душа бессмертна и что смерть - прекрасный переход в мир иной. Удаление опухоли, если она слишком велика или продолжает расти.

Синдром Тернера

Синдром Тернера, согласно ТМ, является врожденным генетическим заболеванием со следующими основными симптомами: слаборазвитые, нефункционирующие яичники, отсутствующие или небольшие груди, низкорослость. Продолжительность жизни не ограничивается. Как всегда при наследственных заболеваниях, мы обратим внимание на предков - в этом случае, конечно, женщин.

Конфликт	По Фрауэнкрон-Хоффман: Опасно быть женщиной, по крайней мере, никто не должен видеть, развитую/зрелую женщину.
Примеры	➜ Прабабушку девочки насилуют ребенком во время войны при драматических обстоятельствах.
Активная фаза	Ограничение полового и общего физического развития. Поражаются многие органы и различные типы тканей.
Биосмысл	Неразвитость защищает от сексуального насилия. Остаться ребенком безопаснее.
Ремонт/исцеление	Возможно некоторое созревание.
Вопросы	Были ли хорошо развиты предки по женской линии? Драмы в семье (изнасилование, растление, непримиримость женщин по отношению к мужчинам). Как я отношусь к моей женственности?
Терапия	Выявить и попробовать разрешить конфликты и отпечатки предков-женщин. Беседы с бабушками и тетями, целительные медитации с возвращением в прошлое для женщин в семье. Рассмотреть травму, признать ее важность и направить к ней поток любви. См. также терапевтические средства для яичников стр. 249.

ОРБП энтодермальных частей яичников

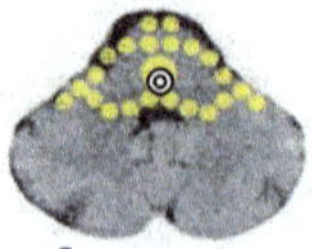

Гоноцитарная опухоль (тератома), абсцесс яичника, дермоидная киста[1]

В этой «особой» опухоли наряду с энтодермальной тканью могут присутствовать кожа и волосы, поэтому ее и называют «монстром». Д-р Хамер считает, что у женщин тератома возникает из желтого тела и представляет собой примитивную разновидность «раздвоения» по типу простейших организмов – бактерий. Деление клеток при этом происходит по симпатикотонической схеме старого мозга.

ЭНТО

Конфликт	Крайне болезненная потеря человека или домашнего питомца.
Пример	➜ *Потеря любимого человека или животного, близкого родственника или друга (смерть, отъезд, ссора, кома, замужество или женитьба).*
Активная фаза	Рост тератомы у женщин из желтого тела.
Биосмысл	Дуплицирование, чтобы как можно скорее преодолеть боль разлуки.
Ремонт/исцеление	Замедление роста опухоли вследствие «эмбрионального ростового скачка». Абсцесс яичника: разрушение опухоли грибками и бактериями. Дермоидная киста: пустоты после завершившейся фазы исцеления.
Терапия	Вопросы стр. 249. Выявить и разрешить конфликт и вызывающие его отпечатки и убеждения. Возможно, операция.

1 Хамер. Научная таблица Германской Новой Медицины. Стр. 24.

Бесплодие, аменорея, нерегулярные менструации, пониженное половое влечение

Возможные причины

- **Интоксикация:** химиотерапия, облучением, прививки, генная инженерия и т. п.
- **Общая симпатикотония:** как у человека, так и у животных желание вступить в половой контакт возникает в состоянии расслабления. Зачатие и стресс являются антагонистами; при этом «она» должна быть полюсом покоя, а «он» полюсом активности. Охотники знают, что косуля произведет потомство, только если в лесу спокойно. Туристские тропы, велосипедисты, собаки этому процессу препятствуют.
- **Женский сексуальный конфликт утраты ареала** в активной фазе. > С левой, «женской» стороны он блокирует «женские» сферы личного жизненного пространства: «самка» в отношении собственного мозга становится «самцом», поскольку большая активность переходит с левой на правую половину мозга > маскулинизация («активность», гомосексуальность и т. д). > снижение уровня эстрогена > ненаступление овуляции (= вторичная аменорея) > бесплодие (см. работы д-ра Хамера).
- **Гипофункция яичников – активная фаза конфликта потери:** разрушение ткани яичников (некроз) > «дыры» в паренхиме, уменьшение яичников > снижение уровня эстрогена > нерегулярные менструации (= первичная аменорея) > бесплодие или ограниченная фертильность.
- **Малая жировая прослойка:** Эстроген производится и в жировой ткани. У толстых женщин и мужчин повышенный уровень эстрогена. Для наступления беременности минимум жировой ткани составляет 24%. Если ее меньше 16%, то овуляция не происходит.
- **Блокировка фаллопиевой трубы:** спайки, сужения, рубцевание ткани вследствие рецидивов конфликтов > бесплодие (стр. 252).
- Гипофиз – активная фаза конфликта, что нет возможности прокормить ребенка: повышенная выработка пролактина (стр. 113).

Терапия - в соответствии с причиной.

Отсутствие полового влечения (фригидность)

Во время клонящейся ныне к концу эпохи одержимости юностью отсутствие сексуального желания рассматривалось как болезнь. С биологической точки зрения это может быть верно лишь для репродуктивного периода, но не для последующего длительного времени. Кажется замыслом природы, что сексуальное желание исчезает. Баланс эстрогена и тестостерона ведет к тому, что женщина с годами приближается к мужчине, а мужчина к женщине. Оставляя эту зависимость, открываются новые горизонты и путь к новому опыту. Женщины и мужчины, которые еще до климактерического периода перестают испытывать желание, должны быть счастливы, что нашли свою свободу раньше. Давайте перестанем убеждать себя, что с нами что-то не так. Если из каких-то соображений вы хотите найти тому причину, следует рассмотреть все приведенные на предыдущей странице пункты, за исключением заблокированных фаллопиевых труб.

Климактерический синдром

В возрасте 45-55 лет женщина вступает в климактерический период, во время которого выработка эстрогена снижается вплоть до прекращения менструации. У многих, но не у всех, в это время случаются приливы жара, приступы потливости, колебания настроения, нарушения сна, головокружения, остеопороз. Данный период более всего интересует нас с точки зрения изменений, происходящих в мозге: у женщины-правши, как правило, активна левая (женская) половина мозга. Снижение уровня эстрогена выравнивает его соотношение с тестостероном. > Перенос активности на правую (мужскую) половину мозга. > Специфические женские конфликты утрачивают для нее свою значимость. Активные очаги Хамера (неразрешенные конфликты) «женской» половины мозга теряют силу, т. е. самопроизвольно разрешаются из-за изменения гормонального фона.

• Потливость: симптом фазы ремонта – из-за изменений гормонального фона разрешаются специфические сексуальные конфликты.

• Остеопороз: часто женщины не могут примириться с утратой внешней привлекательности = всеобъемлющий конфликт самооценки > деструкция костной ткани.

Как и в начале половой зрелости, так и при вступлении в период климакса женщины осваивают «новую территорию» = колебания настроения, депрессии, нарушения сна из-за перемены доминирующей стороны мозга. Массовые легочные эмболии, инфаркты миокарда, инсульты вследствие разрешения скопившихся за годы конфликтов.

Климактерический период может стать проблематичным для партнера, которому неожиданно придется иметь дело с «мужчиной». Во всяком случае, не с «той женщиной, которая была прежде».

У мужчин гормональная перестройка начинается несколько позже, чем у женщин (снижение выработки тестостерона) > феминизация. Это время окончания гормональной перестройки, оно оказывается особенно критическим для сохранения партнерских отношений (разводы).

После завершения гормональной перестройки настроение и состояние здоровья снова стабилизируются (невозмутимая старость).

Терапия

• Приветствовать начало нового этапа жизни.

• Психологическая установка: *«Мои конфликты разрешаются, боль от них проходит. Да здравствует новое время!»*

• Натуральные (= им подобные) гормоны, напр., по д-ру Ли, Платту, Ленарду или Римкусу.

• Натуральная бура. • Ежедневно 2 ст.л. рыбьего жира

Терапевтические средства для яичников

• Натуральные (= им подобные) гормоны, напр., по д-ру Ли, Платту, Ленарду или Римкусу.

• Корень ямса, клубни маки, пиво (хмель), цветочная пыльца.

• Лечебная грязь – наружно и внутренне (питье). Грязи содержат высокую концентрацию естественных эстрогенов.

• Настои: цветки хмеля, тысячелистник, семя авраамова дерева.

• Сегментный массаж, массаж ножных рефлексных зон, мобилизация крестцово-подвздошного сустава.

• Натуральная бура внутрь.

МАТОЧНЫЕ ТРУБЫ И МАТКА

Матка – это грушевидный полый мышечный орган, состоящий из тела матки и открывающейся во влагалище шейки.
Матка и маточные (фаллопиевы) трубы изнутри выстланы энтодермальной слизистой оболочкой. Только в области шейки матки снаружи находится эктодермальный плоский эпителий. Маточная труба захватывает яйцеклетку и направляет ее в матку, где та закрепляется и, пройдя различные стадии развития, вырастает в ребенка.

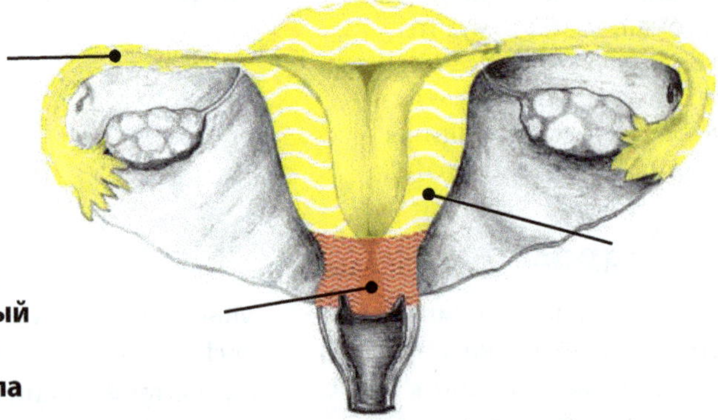

Иллюстрация по рисунку д-ра Хамера в „Научная таблица Германской Новой Медицины", обложка, стр. 3 справа внизу.

ОРБП подлежащей слизистой оболочки матки и маточных труб

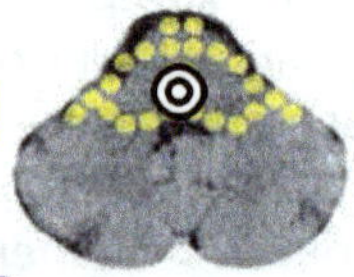

Рак слизистой оболочки матки (аденокарцинома матки, карцинома эндометрия), утолщение слизистой матки (гиперплазия эндометрия)

ЭНТО

+ −

Конфликт Половой конфликт, переживание неуважения к себе как к женщине, бесчестие, обида или скверна. Конфликт женственности. Темы: продление рода, партнер, сексуальность. Конфликт в отношении «функций женщины» (удовлетворять мужчину, рожать детей и подобное). По д-ру Хамеру: «Некрасивый полугенитальный конфликт».

Примеры
- *52-летняя замужняя женщина в последние годы испытывает все меньше желания заниматься сексом. А ее муж – наоборот. Хотя он ее и не заставляет, она страдает от конфликта, затронувшего слизистую оболочку матки. Ремонт наступает летом, когда она с подругами едет в отпуск на три недели. Женщины прекрасно проводят время, как вдруг у нее начинаются «странные» выделения и ночная потливость в течение 2-х недель* (архив автора).
- *Женщина, 41, живет в «гражданском браке» и страдает оттого, что партнер не хочет официально жениться. Однажды по случаю юбилея его семья представила семейную хронику с генеалогическим древом, на котором женщина себя не обнаружила. Она в шоке и разочаровании = половой конфликт. > Утолщение слизистой ускоренным делением клеток. Но вот партнер предлагает ей выйти за него замуж – начинается исцеление. > Выведение клеток опухоли через сильное менструальное кровотечение, потливость по ночам, слабость* (архив автора).
- *После развода с мужем-алкоголиком 60-летняя пенсионерка встречается с мужчиной, который ей очень нравится. Однажды он покидает ее без предупреждения = половой конфликт. Когда она справляется с конфликтом, внезапно начинается менструация, хотя их давно уже не было = ремонт. Гистологическое исследование мазка обнаруживает «злокачественные клетки». В результате пациентке удаляют матку вместе с яичниками* (архив автора).

Активная фаза Повышение функции. Рост секреторной опухоли в полости матки (в форме цветной капусты) или плоскоклеточной абсорбирующей опухоли = «утолщение слизистой оболочки» (гиперплазия эндометрия). Возможен рецидивирующий конфликт.

Биосмысл Утолщение слизистой, чтобы зигота могла надежнее закрепиться в матке. Природа готовит ребенку мягкую колыбель (плоскоклеточная опухоль). Повышение выработки секрета, чтобы «грязные обстоятельства» конфликта быстрее могли быть «выведены» (опухоль в форме цветной капусты).

Ремонт/исцеление
Воспаление матки (эндометрит). Деструкция во время менструаций: очень сильные кровотечения, выведение с кровью утолщенной слизистой или опухоли. Возможна деструкция вне менструации: зловонные выделения с легким кровотечением. В обоих случаях – потливость по ночам, боли. После этого нормализация функции.

Кризис исцеления
Озноб или ощущение холода, сильные боли внизу живота, интенсивное кровотечение.

Вопросы
Сначала выяснить, идет ли речь о фазе ремонта или о фазе активного конфликта. (Ночная потливость, кровотечение, боль - знаки исцеления). Если конфликт еще активен: Что произошло в соответствующий период? Что произошло со мной как с женщиной? (Разочарование, раскол партнерства, изнасилование, неисполненное желание иметь детей) Почему эта тема появилась в моей жизни? (Найти глубинные причины). У моих родственниц были подобные симптомы? (Указание на семейную проблему). У нас с ними душевное сходство? Как мои праматери видят их женскую сущность? Какие старые убеждения я хочу оставить позади? Я готова все начать сначала? Что я хочу изменить с внешней стороны?

Терапия
Выявить и разрешить конфликт, вызвавшие его отпечатки и убеждения, если конфликт все еще активен. Психологическая установка: *«Я пережила не лучшие времена, но с оптимизмом смотрю в будущее»*. *«Все, что с нами случается, имеет свой смысл, - я начинаю новую жизнь, все плохое оставив в прошлом»*. Ритуал очищения, напр., омовение. Натуральные гормоны (прогестерон, эстрадиол и т.д.). Возможна операция. См. «Терапевтические средства для матки» стр. 257.

Рак маточных труб (карцинома), их воспаление (сальпингит, аднексит)

В принципе, то же ОРБП, что и выше. В яйцеводе происходит решающий процесс, слияние гамет. Даниель Стоица указал на дополнительный аспект: конфликт, что не происходит оплодотворение. > В более широком смысле, конфликт, что женщина не беременеет и не может иметь детей.

Пример
❁ Замужняя мать троих мальчиков мечтает о дочке. К сожалению, по совету врача, после рождения младшего сына она делает перевязку маточных труб. = Длящийся годы конфликт, что они не может забеременеть. Исцеление начинается, когда ее отец начинает нуждаться в уходе и она признает, что уход было бы невозможно совместить с еще одним ребенком. Киста на правом яйцеводе воспаляется и возникает потребность в операции (архив автора).

Активная фаза
Повышение функции, деление клеток слизистой > утолщение слизистой или, при длительной активности конфликта, карцинома маточных труб. Повышенная выработка секрета.

Биосмысл
В большем количестве слизи сперматозоидам легче скользить по маточным трубам, а после оплодотворения – яйцеклетке продвигаться в сторону матки.

Ремонт/исцеление
Воспаление маточных труб – ТБЗ-казеозная деструкция утолщения слизистой оболочки грибками и бактериями. В начале фазы маточная труба может стать непроходимой из-за набухания стенок (особенно при синдроме). Гнойные выделения во влагалище или брюшную полость. Гипертермия, боли, потливость по ночам.

Примечание
После нескольких рецидивов проходимость маточной трубы может быть нарушена рубцовыми образованиями. > Возможно бесплодие.

Терапия
Конфликт разрешен, сопровождение пациента в фазе исцеления. При рецидивах см. вопросы выше. Коллоидное серебро внутрь. Антибиотики или операция при интенсивном течении фазы ремонта. См. «Терапевтические средства для матки» стр. 257.

Скопление гноя в области маточной трубы и яичника (тубоовариальный абсцесс)

Та же ОРБП, что и выше.

Пример
❁ *18-летняя хорватка влюбляется в молодого человека - первая большая любовь. Но парень неожиданно ее бросает. Вопреки обещаниям, он и не думал расставаться со своей прежней подружкой. Теперь он к ней возвращается. Покинутая им девушка чувствует себя обесчещенной. > Клеточный рост в слизистой оболочке маточной трубы. Когда она справляется с конфликтом, начинается гипертермия = ремонт = воспаление. Поскольку скопление гноя наблюдается во всей подчревной области, врачи решаются на экстренную операцию. Новая неудачная любовь с этим же*

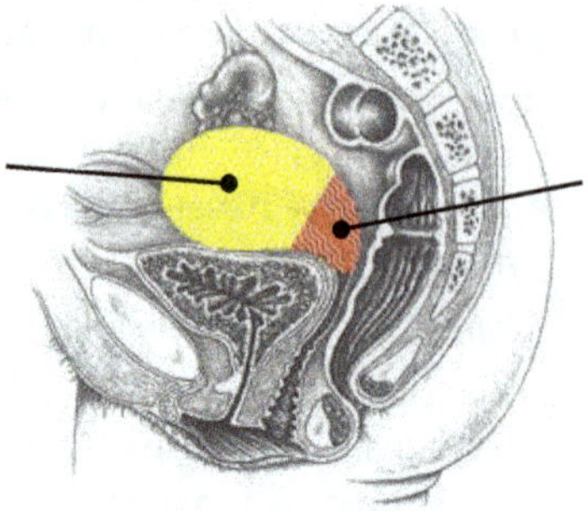

	*парнем вызывает рецидив и те же жалобы через пару недель (= ремонт). Диагноз: спайки фаллопиевой трубы (*архив автора).
Фаза	**Рецидивирующий конфликт** или зависший ремонт. Гнойное расплавление перехода от яичника к маточной трубе. Инкапсуляция и спайки при рецидивах. Последствие: бесплодие.
Терапия	Вопросы см. выше. Выявить и разрешить конфликт и вызывающие его отпечатки и убеждения, чтобы исцеление завершилось. Коллоидное серебро внутрь. Антибиотики или операция при слишком интенсивном течении фазы ремонта. См. «Терапевтические средства для матки» стр. 257.

Внематочная (трубная) беременность

Та же ОРБП, что и выше (стр. 250 - 251). Отсутствие менструации, положительный тест на беременность, необычные боли в подчревной области или кровотечения могут свидетельствовать о внематочной беременности.

Фаза	**Рецидивы конфликтов** вызывают спайки, сужения и выпячивания маточной трубы. > Всякое воспаление оставляет рубцы > затруднение и замедление спуска оплодотворенной яйцеклетки в матку. Клетка прикрепляется там, где оказывается на 6-7 день > внематочная (трубная) беременность.
Терапия	Оперативное прерывание беременности, прощание и благословение ненадолго втелившейся души.

Эндометриоз

Об эндометриозе говорят, когда клетки слизистой оболочки матки поселяются вне слоя слизистой и ведут себя там в соответствии с циклом (регулярный рост и диссимиляция клеток матки). Чаше всего очаги эндометриоза встречается на внешней стенке матки, яичниках, брюшине и кишечнике.

Конфликт	По Фрауэнкрон-Хоффман: конфликт, считать себя не в состоянии обеспечить хороший дом для своего ребенка. Часто поражаются женщины с тяжелым детством, которые хотели бы иметь других родителей или другой дом. Убеждение: «Лучше не иметь детей, чем если они будут расти, как я». Всегда следует рассматривать возможность перенесенного конфликта, обращая внимание на предков (пример ниже).
Пример	❁ *У 40-летней матери единственного сына диагностируется эндометриоз в брюшной полости. Причина: Ее бабушка была очень красивой, и в юности была беременна четыре раза от разных мужчин. Во время последней попытки самостоятельно избавиться от беременности она умерла* (архив автора).
Фаза	**Зависший активный конфликт.** Рост очагов эндометриоза вне матки. Циклический рост и разрушение клеток слизистой оболочки. Часто ограничения плодородия из-за спаек яйцеводов или яичников. Менструальная боль, возможны боли желудка, спины или в области таза.
Биосмысл	Строительство аварийного гнезда, поскольку фактический дом (полость матки) воспринимается как непригодный.
Вопросы	Мне самой нужно было хорошее гнездо? Стресс во время беременности/родов в отношении будущего дома? Или переданный конфликт: какие трагедии были в этом плане у моих предков-женщин? (Побег во время беременности/родов, исключение из семьи, усыновление, изнасилование). Что значит «дом» для меня/для моей семьи?
Терапия	Найти и разрешить конфликт, «рельсы» и семейные отпечатки. Целительная медитация за предков-женщин/семью. Теплые компрессы, инфракрасная кабина. В случае необходимости, операция. См. также терапевтические средства для матки, стр. 257.

ОРБП слизистой оболочки шейки матки

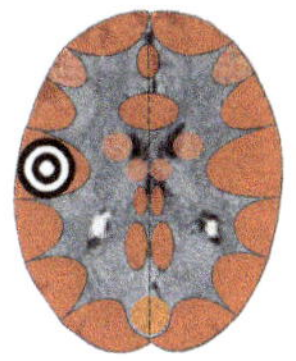

Рак шейки матки (карцинома шейки матки)[1]

Области мозга, отвечающие за шейку матки и коронарные вены сердца находятся рядом. – Поэтому обе эти важные ОРБП протекают синхронно. Эта область является центром женского личного ареала и имеет большое значение не только органически. (См. также стр. 168).

ЭКТО

Конфликт	Женский сексуальный конфликт разочарования или утраты личного ареала.
Примеры	➜ *Остаться незамужней, быть брошенной, быть отвергнутой.* ➜ *Выйти замуж против воли или в неподходящий момент (принуждение или изнасилование).* ❁ *После рождения ребенка муж 27-летней женщины ей изменяет. Она довольно легко прощает это, но после второй измены переживает уже сильный сексуальный конфликт разочарования. > Не наступает менструация = фаза активного конфликта. Обследование выявляет высокие показатели ПАП-теста, хотя до этого все было в норме* (архив автора). ❁ *К девочке в детсаду «пристает» мальчик-одногодок = сексуальный конфликт личного ареала. Деструкция клеток слизистой оболочки шейки матки в его активной фазе, восстановление в фазе ремонта* (архив автора). *Частый конфликт при игре «в доктора».* ❁ *Одинокая акушерка после неудачного брака живет одна. Однажды она встречает, как ей кажется, «правильного мужчину», с которым планирует вместе жить. Но за несколько дней до намеченного переезда он внезапно исчезает = женский сексуальный конфликт утраты личного ареала. Спустя полгода она знакомится с другим человеком и вступает с ним в стабильные отношения = исцеление женского конфликта ареала. А через некоторое время обнаруживает у себя кровянистые выделения. Гинеколог определяет карциному шейки матки и тут же назначает дату операции. Тем временем пациентка передумывает и начинает знакомиться с работами д-ра Хамера. Перенеся кризис исцеления с легкой легочной эмболией, она снова обладает завидным здоровьем* (Клаудио Трупиано, «Спасибо, доктор Хамер»).
Активная фаза	Повышение чувствительности, позже локальное разрушение клеток плоского эпителия слизистой оболочки шейки матки. Одновременно онемение подлежащей гладкой кольцевидной мускулатуры шейки матки. Все это обычно проходит незаметно, возможно отсутствие менструации или нарушение ее цикла. Так как затронутыми оказываются коронарные вены сердца, возможна легкая коронарная недостаточность. По Райнер Кернер, повышенное сексуальное желание, ревность, склонность к истерикам (матка по-гречески означает «истерика»).
Биосмысл	Женщина чувствует больше. Расслабленная шейка матки позволяет легче проникать пенису > благоприятные условия для зачатия > разрешение конфликта фрустрации.
Ремонт/исцеление	Восстановление слизистой делением клеток = рак шейки матки. Боли, воспаление (цервицит). Набухание слизистой. Кровотечения вне связи с циклом или продолжительные интенсивные менструации. **Часто рецидивирующий конфликт.**
Кризис исцеления	Через 3-6 недель после начала фазы ремонта: паника, сильные кровотечения, спазмы. Возм. легочная эмболия («одышка»). Учащенный пульс в покое и при нагрузке, озноб.
ПАП-мазок	ПАП-тест женщины воспринимают так же, как мужчины ПСА –вызывающий страх анализ на онкомаркер, часто с фатальными психологическими и терапевтическими последствиями. С точки зрения 5 Биологических Законов, ПАП-тест всего лишь показывает, что на шейке матки выполняется ОРБП. В активной фазе конфликта и в фазе ремонта его результат может быть повышен. Но обычно речь идет о рецидивирующем конфликте или фазе ремонта. Во время беременности, кормления грудью или при гриппе результаты ПАП-теста могут быть хуже, чем обычно. Что объяснимо с нашей точки зрения, поскольку эти фазы протекают в ваготонии.
Вопросы	Когда поставили диагноз? Были ли результвты последних анализов в норме? (Указание на конфликт или исцеление после анализов). Отсутствующие/сокращенные/нерегулярные менструации? (Указание на активный конфликт). Менструации сильнее, чем обычно? (Признак исцеления). Общие признаки исцеления или активности? Партнер: расставание/мысли о рас-

1 Хамер. Научная таблица Германской Новой Медицины. Стр. 128.

ЭКТО –+

ставании, ссора? Разбитая любовь? Навязчивость/принуждение? Слишком много или слишком мало секса? Это была ваша первая любовь? (Поиск первичного конфликта). Подобные проблемы были у матери/женщин-предков? (Семейная тема). Что было самым ранним сексуальным событием, которое я помню? Какие отпечатки играют роль? (Развод родителей, сходство с матерью/бабушкой, драмы предков-женщин). Что я должна изменить внутри? А что внешне?

Терапия — Выявить и разрешить конфликт и вызывающие его отпечатки и убеждения, если он все еще активен. Психологическая установка: *«Даже если все не очень хорошо, я люблю и принимаю себя такой, какая я есть». «Как женщина я достойна любви». «Я хочу принять решение и выяснить, что происходит»*. Конизация или экстирпация матки (гистерэктомия), предлагаемая ТМ, с точки зрения НМ иногда приносит пользу. Внимание: при легочных эмболиях в ТМ принято применять антиагреганты, часто вызывающие критические кровотечения. > Не принимать!

Прививка против вируса папилломы (как и все другие) только вредит, т. к. ни от чего не защищает. После операции на матке или яичнике – натуральные (или сходные с ними) гормоны, напр., по д-ру Ли, Платту, Ленарду, Римкусу, чтобы женщина осталась «женщиной». См. «Терапевтические средства для матки» стр. 257.

Утолщение слизистой оболочки шейки матки (метаплазия плоского эпителия), кондиломы

Та же ОРБП, что и выше.

Фаза — **Зависший ремонт**– избыточное восстановление плоского эпителия > утолщение слизистой или образование кондилом.

Терапия — Вопросы см. выше. Выявить и разрешить конфликт и вызывающие его отпечатки и убеждения, чтобы процесс исцеления завершился. Кондиломы отпадут сами. Если ничего не помогает, удалить оперативным путем. См. «Терапевтические средства для матки» стр. 257.

ОРБП почечных собирательных трубочек

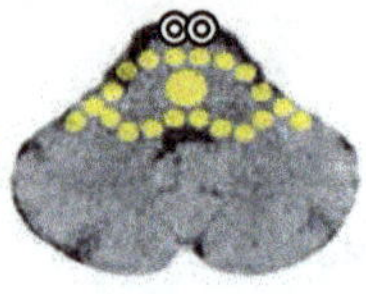

ЭНТО +–

Токсикоз при беременности (преэклампсия, эклампсия, гестоз EPH, поздний гестоз)

Почечные собирательные трубочки ответственны за такие симптомы, как белок в моче, снижение выделяемого количества мочи, отеки, головные боли, тошнота, нарушения зрения.

Конфликт — Выживания или конфликт беженца, связанный с угрозой нехватки воды, плохой обеспеченностью питьем, одиночеством (стр. 234).

Примеры — ➜ *«Справлюсь ли с обеспечением ребенка?» «Кто о нас позаботится?»*

❁ *Приятель 33-летней беременной требует, чтобы она сделала аборт, но она намерена рожать = конфликт выживания, связанный с угрозой нехватки средств и одиночества, затрагивающий почечные собирательные трубочки. С 4-го месяца в ее организме активно накапливалась вода, а в целом прибавка в весе составила более 30 кг. Поскольку вызывающие конфликт «рельсы» остаются, то и после родов ей не удается похудеть. Прописанный ей калий замедляет процесс задержки воды: пациентка хотя бы может обуться* (архив автора).

Фаза — **Активный конфликт.** Примечательна частота у полных, очень молодых и первородящих матерей = Указание на активный конфликт выживания или беженца.

Терапия — Вопросы стр. 236. Выявить и разрешить конфликт и вызывающие его отпечатки и убеждения. При необходимости спазмолитики, крайняя мера - прерывание беременности. См. «Терапевтические средства для матки» стр. 257.

ОРБП связочного аппарата матки

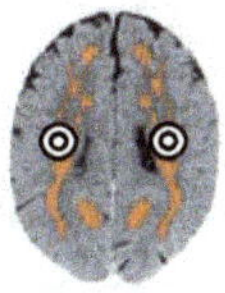

НОВАЯ МЕЗО

Пролапс (выпадение и опущение) матки и органов малого таза

Конфликт	Конфликт самооценки: тяжкая ноша (дети, партнер, родители, уход за членами семьи). Переносится нечто слишком тяжелое (по Фрауэнкрон-Хоффман). Часто в связи с домом (матка символизирует дом). Основное чувство: безропотно терпеть и тихо страдать.
Примеры	➜ *Мать обременяет себя проблемами детей, т. к. думает, что должна выносить все.* ➜ *Женщина кроме троих детей ухаживает и за слабоумным свекром* (архив автора).
Активная фаза	Ослабление коллагеновых волокон в связках и мышцах > опущение матки.
Ремонт/исцеление	Полная регенерация тканей связочного аппарата, если конфликт разрешается в раннем возрасте. И в зрелом возрасте может быть достигнуто определенное восстановление, т.е. поднятие.
−+ Терапия	Выявить и разрешить конфликт и вызывающие его отпечатки и убеждения. Силовые тренировки, направленные на укрепление мышц тазового дна. Особое внимание к осанке (при ходьбе, сидя), глубокое диафрагмальное дыхание. Оптимизация питания, кремниевая кислота (хвощ, просо, белки высокого качества). При необходимости – операция.

ОРБП мускулатуры тела матки

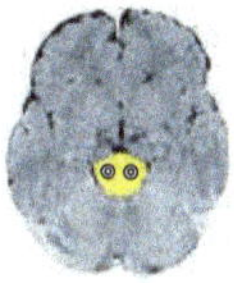

ОХ в среднем мозге - топография еще неизвестна

Опухоль мышечной ткани матки (миома, лейомиома матки)[1]

Мускулатура тела матки (миометрий) состоит из трех слоев. Внутренний слой, как и в кишечнике, образуется поперечно направленными пучками волокон, а внешние – продольно направленными. Примерно каждая четвертая женщина развивает миому.

ЭНТО

Конфликт	Нежелательная беременность, неспособность забеременеть или родить, удержать плод - в широком смысле слова, несбыточное желание иметь ребенка. Невозможность иметь ребенка. Может быть заместительный конфликт (например, за дочь).
+− Примеры	❁ *Женщина хочет иметь детей, а ее партнер против. = Конфликт невозможности забеременеть. > Рост безвредных миом в активной фазе* (архив автора). ❁ *У пациентки есть двое детей, а во время третьей беременности ей делают аборт. После него возникают миомы* (архив автора).
Активная фаза	Рост миомы, местами повышенное напряжение гладкой мускулатуры.
Биосмысл	Утолщение мускулатуры, для того, чтобы лучше удержать плод или легче родить младенца.
Ремонт/исцеление	Нормализация мышечного тонуса. Миомы остаются, обычно не создавая неудобств. Иногда проблемы возникают из-за сильных кровотечений > показана операция.
Вопросы	Когда появилась миома? Желание иметь детей, аборт, недоношенный ребенок? Мертворождение, ребенок-инвалид? (Иногда воспринимается за дочь). Как в семье относятся к детям? Они обязательны? Трагедии у предков-женщин в этой связи (аборт, смерть от потери крови)?
Терапия	Выявить и разрешить конфликт и вызывающие его отпечатки и убеждения, если миома еще растет. Когда она перестает расти, конфликт решен. Самой простой терапией является беременность. Психологическая установка: «*Богу известно мое истинное предназначение*». «*Я воспользуюсь шансом пожить без детей*». «*Я направлю свои духовные силы на что-то другое*». «*Свою любовь я подарю тем, кто в ней нуждается*». Удаление миомы, если она слишком большая (маленькие не являются противопоказанием беременности).

1 Хамер. Научная таблица Германской Новой Медицины. Стр. 37, 38.

Кровотечение или усиленное менструальное кровотечение (гиперменорея)

Возможные причины

- **Слизистая оболочка матки:** сексуальный конфликт в стадии исцеления. Разрушение утолщенной слизистой оболочки (плоскорастущая опухоль), сильное, иногда зловонное кровотечение, фрагменты слизистой в крови. Боли, потливость по ночам. Если менструации каждый месяц слишком обильны – рецидивирующий конфликт. > Выявить «рельсы».
- **Слизистая оболочка шейки матки:** женский сексуальный конфликт отчаяния или конфликт ареала в стадии исцеления. Восстановление плоского эпителия. Боли, воспаление (цервит). Сильное, продолжительное менструальное кровотечение, возможно также и вне менструации с учащенным пульсом и одышкой (стр. 253).
- **Киста яичника:** конфликт потери после фазы ремонта, пока уровень эстрогена не пришел в норму (стр. 246).
- **Миома**: кровотечение, если она больших размеров (стр. 255).

Терапия

В соответствии с причиной. При необходимости – идентичные натуральным гормоны по методу д-ра Ли, Платта, Ленарда, Римкуса. Натуральная бура. См. также терапевтические средства для почечных собирательных трубочек стр. 236 и для матки ниже.

Менструальные боли (предменструальный синдром)

В предменструальные дни уровень эстрогена сильно снижается в пользу прогестерона. Именно в это время появляются типичные жалобы: спазмы внизу живота, чувствительность к давлению, тошнота, головные боли = признаки кризиса исцеления. Затронутыми оказываются поперечнополосатые мышцы шейки и, возможно, гладкая мускулатура тела матки. Содержание конфликта имеет отношение к теме женственности и сексуальности.

Биохимическим показателем бытия женщиной является уровень эстрогена. Снижение его уровня показывает, что конфликт разрешается: женщина как бы теряет свою женственность, и конфликт перестает быть для нее актуальным. Процесс управляется головным мозгом (доминировать начинает «мужская» половина). Большинство женщин при этом оказываются «в констелляции» (стр. 323), и у них каждый месяц происходит смена. Это объясняет также психические изменения (колебания настроения, депрессии, мании). Предменструальный синдром, таким образом, можно считать «младшим братом» климакса.

- Стандартный конфликт: девушка после полового акта боится беременности. Даже если применяет контрацептивные средства, каждая овуляция вызывает «рельсы», даже годы спустя. Со снижением уровня эстрогена начинается исцеление > боли.

Терапия

Выявить и разрешить конфликт и вызывающие его отпечатки и убеждения. Часто конфликт разрешается при беременности и материнстве.

Ножные ванны с хлоридом магнезия (www.salzschwarzmann.de).

Фоном конфликта часто является ОРБП почечных собирательных трубочек. Терапевтические средства стр. 236 (соленые ванны и т.д.).

Дыхательные упражнения. Рыбий жир.

См. также далее «Терапевтические средства для матки» стр. 257.

Выкидыш (аборт), недоношенность

Существует множество причин, прежде всего – духовно-кармических. Нам не дано заглядывать за кулисы жизни, так что настоящие причины останутся от нас сокрыты. Главное, что нам известно благодаря пяти Биологическим Законам: конфликты во время беременности вредят плоду и в худшем случае ведут к внезапному прерыванию беременности.

В первые 3 месяца мать и плод находятся в состоянии легкого стресса (симпатикотониия). Достаточно малейшего повода, чтобы *«чаша переполнилась»* и конфликт *«выплеснулся наружу»*. Сильный конфликт > спазмы плацентарных сосудов > блокада питания и снабжения кислородом плода.

Следующие две трети беременности называют *«счастливым временем»*; опасность потерять ребенка уже не так велика: он и мать находятся в состоянии ваготонии. Только очень интенсивный конфликт способен в это время вывести их из состояния покоя. Теперь природа изо всех сил старается довести беременность до конца, в отличие от ее начала, когда все еще оставалась возможность *«отступления»*.

Плод может испытывать как свои, отдельные от матери конфликты (шумы, крики, ультразвук от исследования околоплодных вод), так и вместе с нею. Напр., ее

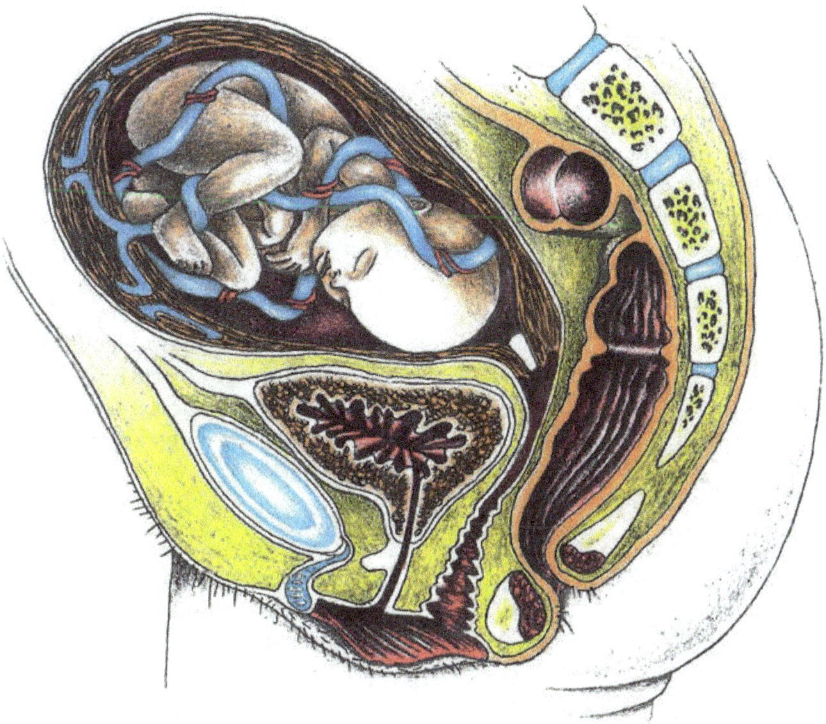

страх или досаду от ссоры с партнером. Интересно, что частота родов посредством кесарева сечения увеличивается пропорционально числу обследований беременных. Дети, появившиеся на свет в результате кесарева в 4 раза чаще страдают заболеваниями дыхательных путей[1] (следствие конфликта, вызванного страхом за свой ареал, или внезапным страхом при родах).

Положение плода ножками вперед: Ребенок хочет остаться внутри или пытается «повернуться».

1 Моника Бергер-Ленц / Кристофер Рай. Фактор-Л Новая Медицина 7 (на немецком языке).

Фаза	Выкидышу предшествует **активная фаза конфликта**. Погибший плод, как правило, отторгается во время кризиса исцеления.
Терапия	Ограждать беременных от конфликтов и стресса, соблюдать гармонию и покой. Родители должны осознать, что их состояние отражается на ребенке, что они должны проявить зрелость духа и характера, хоть это и не является абсолютной гарантией защиты от ударов судьбы.

Терапевтические средства для матки

- Лечебная грязь, содержащая природный эстроген в высокой концентрации.
- Питьевые грязевые продукты – напр., фирмы «Sonnenmoor».
- Гормоны по методу д-ра Ли, Платта, Ленарда, Римкуса.
- Рыбий жир • Ноги и низ живота держать в тепле.
- Цветочная пыльца, пчелиное маточное молочко. Цветы Баха: дикая яблоня, остролистный падуб.
- Настои: мелисса, тысячелистник, манжетка, липовый цвет, подлесник, фенхель.
- Натуральная бура внутрь для регулирования гормонального фона.
- Остеопатия, сегментный массаж, массаж рефлексных зон ног.

ЖЕНСКИЕ НАРУЖНЫЕ ПОЛОВЫЕ ОРГАНЫ

Они образуются большими (внешними) и малыми (внутренними) срамными губами, клитором, срамной щелью, преддверием влагалища и влагалищем. Первые относятся к внешним кожным покровам и имеют кожу под слоем плоского эпителия. Вторые – к урогенитальному тракту и, как и влагалище, имеют энтодермальную подлежащую слизистую оболочку, закрытую сверху наружней слизистой. Влагалище представляет собой мышечную трубку длиной ок. 10 см, соединяющую матку с внешней средой. В преддверии влагалища находятся энтодермальные (бартолиновые) железы, выделяющие секрет – смазку при сексуальном возбуждении.

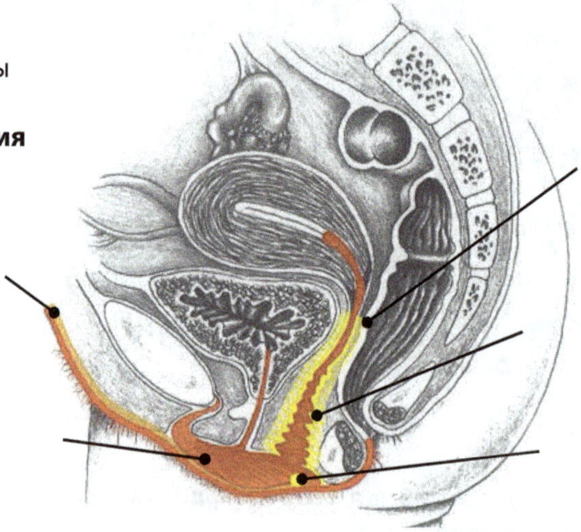

ОРБП мускулатуры влагалища

ОХ в среднем мозге - топография еще неизвестна

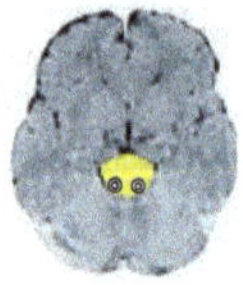

Влагалищный спазм (вагинизм)

Влагалище – трубка из гладких мышц. Как и кишечник, оно образуется пучками продольных и кольцевидных мышечных волокон. При вагинальном спазме кольцевидные волокна сокращаются, блокируя проникновение во влагалище.

ЭНТО

+ –

Конфликт	Конфликт куска: не мочь препятствовать проникновению пениса или его удержать.
Пример	➜ *Женщину склонили к половому акту. Или она хочет, но не может иметь секс.*
Активная фаза	Напряжение гладкой кольцевой мускулатуры влагалища. Усиление/сужение влагалища.
Биосмысл	Напряженная кольцевая влагалищная мускулатуры предполагает более эффективное противостояние нежелательному проникновению во влагалище или, наоборот, удержание в нем пениса.
Ремонт/исцеление	Ослабевание напряжения.
Кризис исцеления	Влагалищный спазм (клоническо-тонические спазмы).
Примечание	Если негатив к сексу сформировался от родителей, достаточно небольших сложностей (напр., при первом сексуальном контакте), чтобы включить эту ОРБП.
Терапия	Выявить и разрешить отпечатки и убеждения, чтобы снять напряжение. Вопросы стр. 259. См. «Терапевтические средства» стр. 261.

ОРБП внешних кожного покрова и слизистой влагалища

ОХ сенсорная функция в коре головного мозга сверху

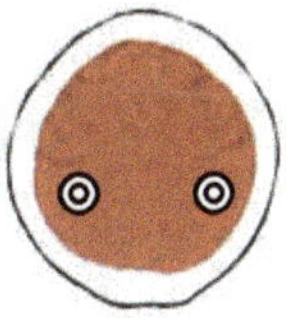

экто

−+

Воспаление наружных половых органов (вульвит), влагалища (кольпит), рак плоского эпителия влагалища (карцинома, папиллома), остроконечная кондилома, влажные остроконечные бородавки (ВПЧ–ассоциированные пролиферации)

Конфликт	Конфликт расставания. Желание или нежелание прикосновения к срамным губам или влагалищу (хотеть или не хотеть половой контакт).
Примеры	➜ *Жена хотела бы ограничиться ласками, но муж требует секса = конфликт нежелания полового контакта.* ❁ *После двух неудач женщина ищет серьезно настроенного партнера, которому нужно не только «это» = конфликт расставания, связанный с отсутствием желанного телесного контакта. > Разрушение плоского эпителия в активной фазе конфликта. Когда она такового находит, то в течение года затем страдает от сильного зуда наружных половых органов = ремонт, восстановление утраченной ткани. Ошибочный диагноз ТМ: вагинальная грибковая инфекция* (архив автора). ❁ *В юности женщина была изнасилована. С тех пор после полового акта у нее срабатывает механизм, включающий воспаление и зуд внешних половых органов в фазе ремонта* (архив автора).
Активная фаза	Обычно незаметно протекающее разрушение плоского эпителия срамных губ, влагалища или клитора. Отсутствие болей, возможна потеря чувствительности.
Биосмысл	Потеря чувствительности (= редукция восприятия) призвана помочь приглушить реакцию на отсутствие желанного или наличие нежеланного тактильного контакта.
Ремонт/исцеление	Восстановление внешней слизистой – воспаление срамных губ, влагалища, клитора (= плоскоэпителиальная карцинома). Зуд, боли, покраснение, набухание. Диагноз ТМ: «грибковая инфекция» или «герпесный вульвит». **Часто рецидивирующий конфликт.** Остроконечные или влажные кондиломы в фазе зависшего исцеления: локализация избыточного плоского эпителия.
Вопросы	Когда началось воспаление? (Непосредственно перед этим должен был быть разрешен конфликт, - т.е. было достаточно секса или женщину оставили в покое). Первое воспаление? (Нет > искать первичный конфликт. Часто имеет решающее значение первый партнер). Играет роль образования или религиозные догмы (секс это плохо)? У моей матери были подобные симптомы? (Отпечаток эмоций матери). Какие (религиозные) убеждения в семье играют роль? (Напр., «секс - это что-то грязное». «Инстинкт является чем-то негативным». «Мужчины всегда хотят только одного». «Мне никогда не везет с партнерами». «Нужно удовлетворять мужчину»). С какой новой установкой я хочу пересмотреть мое отношение к сексуальности? От каких старых моделей я хочу избавиться? Какая медитация может быть полезна?
Терапия	Конфликт разрешен, сопровождение пациента в фазе исцеления. При рецидивах выявить и разрешить конфликт, отпечатки и убеждения. Напр., найти соответствующего сексуального партнера. Психологическая установка: *«Я не должна заниматься сексом, если не хочу». «Займусь, если будет настроение». «Эротика – хорошо, но истинная радость далека от физической близости».* Коллоидное серебро. ТМ-антибиотики, кортизон – только при острой необходимости. Смесь геля алоэ и натурального лосьона. Орошать перекисью водорода и ДСМО. Возможна операция. Стр. 261.

«Мягкий шанкр» (венерическая язва) у женщин

Та же ОРБП, что и выше. Мягкий шанкр может образовываться как у женщин, так и у мужчин. На внешних половых органах образуются узелки, которые развиваются в округлые болезненные язвы.

Фаза	Активная – разрушение плоского эпителия (без боли) = изъязвление кожи местами.
Ремонт/исцеление	Восстановление плоского эпителия, сопровождаемое болями.
Терапия	Выявить и, по возможности, разрешить конфликт или «рельсы», если он все еще активен. ТМ-антибиотики только в интенсивных фазах ремонта. См. «Терапевтические средства» стр. 261.

ОРБП подлежащей слизистой оболочки

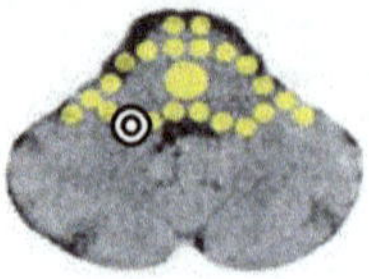

ЭНТО

Грибковая «инфекция» малых срамных губ или влагалища (молочница, вагинальный микоз)

Обычный диагноз при воспалении и зуде наружных половых органов – «грибковая инфекция». В большинстве случаев он ошибочен, т. к. речь идет о конфликтах расставания. Но, как и в ротовой полости, молочница возможна так же и в области гениталий, так как под внешней слизистой оболочкой малых срамных губ и влагалища располагается слой энтодермальной (кишечной) слизистой.

Конфликт	Конфликт куска: хотеть или не хотеть сексуальный контакт.
Примеры	➜ *Женщина не хочет иметь половой контакт со своим партнером.* ➜ *Женщина жаждет иметь любящего партнера.*
Активная фаза	Активизация функции, утолщение лежащей под плоским эпителием (субмукозной) слизистой оболочки.
Биосмысл	Повышенная выработка слизи, облегчающей введение или выведение члена.
Ремонт/исцеление	ТБЗ-казеоз – белые отложения, сильный зуд, беловатые, зловонные выделения.
Примечание	При ОРБП кишечника (с кишечным грибком) в фазе ремонта в процессе участвует и подлежащая слизистая влагалища или срамных губ. > Вагинальный микоз без собственного конфликта расставания. Часто рецидивирующий конфликт.
Терапия	Конфликт разрешен, сопровождение пациента в фазе исцеления. При рецидивах выявить и разрешить конфликт и вызывающие его отпечатки и убеждения. Вопросы стр. 259. Смесь геля алоэ и натурального лосьона. Коллоидное серебро, перекись водорода, ДСМО наружно. См. также стр. 261.

ОРБП кожных покровов

ОХ в мозжечке - топография еще неизвестна

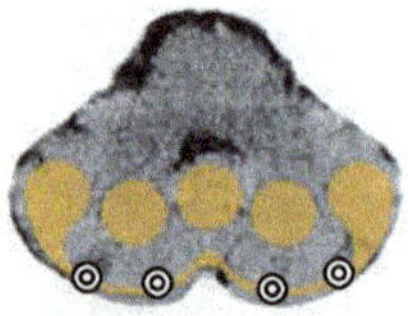

Грибковая «инфекция» внешних и около срамных губ (молочница)

Под слоем плоского эпителия наружных (больших) срамных губ находится собственно кожа.

Конфликт	Ощущение осквернения или нечистоты в области гениталий. Нарушение непорочности.
Пример	➜ *Грубые, нежелательные действия, половые сношения, ругательства.*
Активная фаза	Локальное деление клеток кожи > утолщение.
Биосмысл	Утолщение кожи как противостояние загрязнению, осквернению или нарушению нравственной чистоты.
Ремонт/исцеление	ТБЗ-казеозное разрушение ткани грибками, грибковыми или др. бактериями. Набухание, покраснение, зуд. Часто рецидивирующий конфликт.
Терапия	При рецидивах выявить и разрешить конфликт и вызывающие его отпечатки и убеждения. Вопросы стр. 259. Коллоидное серебро, ДСМО наружно. ТМ-антибиотики только в интенсивных фазах ремонта. Стр. 261.

ОРБП желез преддверия влагалища

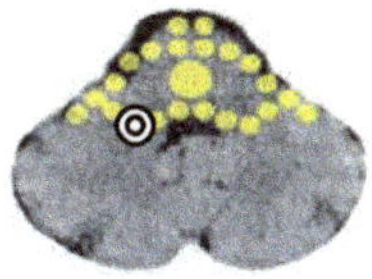

Воспаление желез преддверия влагалища (бартолинит, абсцесс бартолиновых желез)

Конфликт	Конфликт куска: сухость влагалища. Неспособность производить достаточное для осуществления полового акта количество слизи.
Примеры	➜ *Темпераментный мужчина быстро готов к половому акту, а его партнерша нет.* ➜ *У женщины появляются болезненные ощущения, т. к. влагалище слишком сухое.* ➜ Воспитанная на строгих религиозных принципах девушка занимается сексом с мужчиной, хотя они еще не женаты, и думает, что она согрешила.
Активная фаза	Клеточный рост в железах преддверия влагалища = опухоль желез (аденокарцинома) с повышенной продукцией слизи.
Биосмысл	Усиление производства слизи для более легкого проникновения мужского члена во влагалище.
Ремонт/исцеление	ТБЗ-казеозная деструкция избыточных клеток. > Гнойно-зловонные выделения, возможна легкая потливость в ночное время. При рецидиве конфликта: киста бартолиновых желез. Часто рецидивирующий конфликт.
Примечание	Если проток железы из-за набухания стал непроходим (синдром), может возникнуть скопление гноя размером с куриное яйцо (= абсцесс или эмпиема бартолиновых желез), которое может спонтанно лопнуть.
Терапия	Конфликт разрешен, сопровождение пациента в фазе исцеления. При рецидивах выявить и разрешить конфликт и вызывающие его отпечатки и убеждения. Вопросы стр. 259. Заниматься сексом только при желании, использовать интимные гели-смазки. Коллоидное серебро, перекись водорода, ДСМО наружно. ТМ- антибиотики в интенсивной фазе ремонта. Удаление абсцесса – при необходимости. См. терапевтические средства ниже.

Влагалищные выделения, гонорея

Небольшие вагинальные выделения у женщин фертильного возраста являются нормой. Желтоватые, белесые, коричневатые или зловонные выделения могут иметь следующие причин:

- **Воспаление матки или слизистой оболочки фаллопиевой трубы** в стадии исцеления полового конфликта. Гнойная деструкция слизистой оболочки (стр. 250 - 252).
- **Воспаление бартолиновых желез** конфликт вагинальной сухости в фазе ремонта. Зловонная ТБЗ-деструкция железистой ткани (стр. 261).
- **Воспаление поверхностной или подлежащей слизистой оболочки влагалища**: исцеление конфликта желания/нежелания половых сношений (стр. 259, 260).
- **Гнойное воспаление мочевого пузыря в фазе ремонта**: некрасивая ситуация в фазе исцеления. ТБЗ-казеозная деструкция энтодермальной слизистой оболочки мочевого пузыря (мочепузырного треугольника) > не собственно вагинальные выделения, а мутная зловонная моча (стр. 242).

Терапия: в соответствии с причиной.

Терапевтические средства для наружных половых органов

- Цветы Баха: дикая яблоня, василек, цератостигма Уилмотта.
- Настои: мелисса, тысячелистник, манжетка, липовый цвет, подлесник, фенхель.
- Поясные или общие ванны с перекисью водорода, лечебной грязью, ЭМ, MMS или отваром из тысячелистника, ромашки.
- Коллоидное серебро (приобретение: info@5bn.at).
- ДСМО наружно
- Смесь алоэ геля и натурального лосьона.

ЯИЧКИ

Оба яичка находятся в мошонке в подвешенном состоянии. Их функцией является продукция тестостерона (мужского полового гормона) и сперматозоидов.

Семявыводящие пути, к которым относятся также придатки яичка и семенные канатики, обеспечивают созревание и промежуточное хранение сперматозоидов.

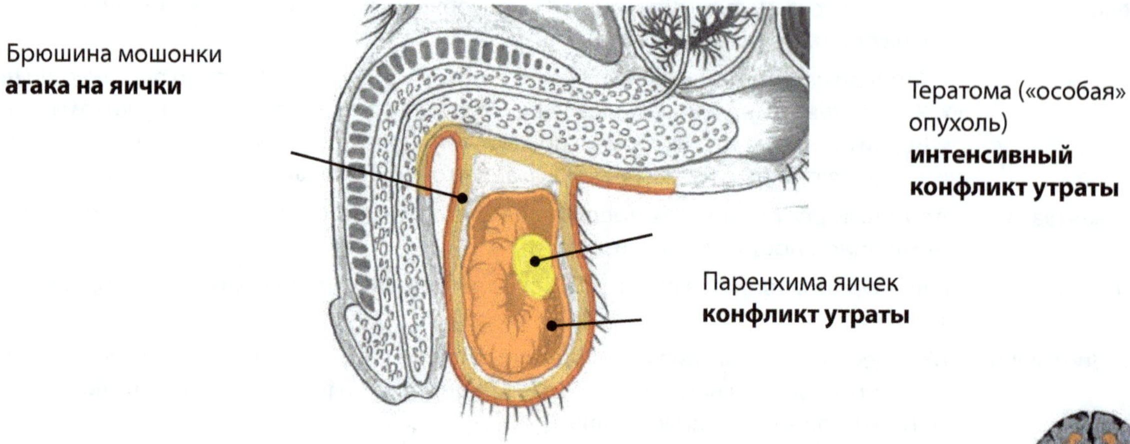

ОРБП яичка

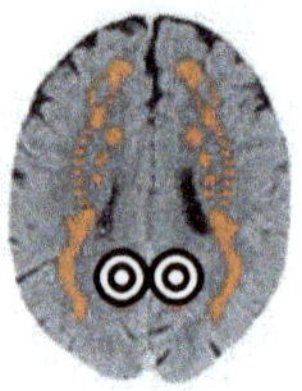

НОВАЯ МЕЗО

Опухоль яичка (карцинома, семинома, опухоль Лейдига и др).[1]

Конфликт	Утрата или страх утраты близкого человека или любимого животного. Конфликт в отношении мужественности.
Примеры	➜ *Смерть любимого члена семьи или домашнего животного. ✍>Кого-то покидает партнер.* ➜ *Кто-то после развода оказывается в одиночестве. ✍>Ребенок покидает родительский дом.* ❁ *Мать 13-летнего мальчика умирает = конфликт утраты. А когда ему исполняется 58, умирает жена, и включается старый механизм конфликта утраты. Справившись с горем, он в течение длительного времени испытывает тянущее ощущение в яичках = ремонт, восстановление ткани яичек. ЦКТ показывает, что первичный конфликт (смерть матери) давно преодолен* (архив автора). ❁ *60-летний правша пережил тяжелый конфликт утраты, когда ему было 38: неожиданно его бросила подруга. Справился с этим конфликтом он два года спустя, когда познакомился с новой девушкой. Одновременно у него находят воспаление яичек (= ремонт). Примечание: диагнозом мог быть и рак* (архив автора). ❁ *С женщиной случился сильный эпилептический припадок, во время которого она вся посинела. Партнер испугался, что она «умрет у него на руках» = конфликт утраты* (форум). ❁ *Во внутреннем дворике дома хозяин находит мертвой любимую кошку = конфликт утраты* (архив автора).
Активная фаза	Разрушение ткани яичек («дыры» = некроз) > гипофункция семенных желез (см. ниже) > снижение уровня тестостерона (обычно без боли). Часто рецидивирующий конфликт.
Ремонт/исцеление	Восстановление ткани. Воспаление яичек (орхит), набухание, боли. Из «дыр» возникает киста, прорастающая в функциональную ткань = в ТМ: «рак яичек».
Биосмысл	Дополнительная ткань яичек призвана выработать больше тестостерона и сперматозоидов. > Усиление полового влечения и улучшение способности к зачатию для быстрого восполнения потери или доказательства маскулинности.
Вопросы	При рецидивирующем конфликте: когда увеличилось яичко? (До этого должен был разрешиться конфликт). Тест «похлопаем в ладоши»: сторона («мать-дитя» или партнер). Какие потери я пережил? (Смерть, переезд, несчастный случай, расставание с любимым человеком или домашним

1 Хамер. Научная таблица Германской Новой Медицины. Стр. 69, 80.

животным, заместительный конфликта за детей, внуков). Я сомневался в собственной мужественности? (Импотенция, отцовство) Что оставило на меня отпечаток в связи с этим в детстве/во время беременности? (Потеря в раннем детстве, умерший брат, мертворождения и горе родителей, уход близнеца). Какие из моих убеждений устарели? (Напр., мужчина всегда должен мочь. Регулярный секс важен).Что я хочу изменить внутри и снаружи?

Терапия — Конфликт разрешен, сопровождение пациента в фазе исцеления, предотвращение рецидивов. Обертывания с хвощом полевым по методу Требен или с пареным луком. Операция, с которой лучше не тянуть.

Гипофункция семенных желез, «синдром Клайнфельтера»

Та же ОРБП, что и выше.

Фаза — **Активный конфликт:** разрушение ткани яичек (некроз). > Снижение уровня тестостерона > ограничение способности к зачатию –олигоспермия. Часто уменьшение размеров яичек (гипоплазия) = конфликт, зависший в состоянии активности.

Примечание — В фазе ремонта может появиться опухоль яичка. Гипофункция семенных желез может быть вызвана дефицитом или профицитом других гормонов. Напр., гонадотропина, эстрогена, пролактина, кортизона (сделать анализ крови на гормоны).

Терапия — Вопросы см. выше. Выявить и разрешить конфликт и вызывающие его отпечатки и убеждения. Медитация Марса, представить себе руну «Ис». Психологическая установка: *«Я знаю, что в моей потере есть особый смысл». «Я отпускаю его/ее с миром и продолжаю жить дальше»*. Заняться силовыми видами спорта. Бросить курить. Употреблять ценные белки (яйца, мед, цветочная пыльца, пчелиное маточное молочко). При дефиците тестостерона обеспечить кратковременное получение извне идентичного натуральному гормона прогестерона. Осторожность особенно у молодых пациентов, целью приема этого гормона должна быть стимуляция его выработки самим организмом. Зависимость от приема гормона опасна. Натуральный тестостерон в корне женьшеня, турнере раскидистой в виде настоя, таблеток, в клубнях мака (порошок), коре йохимбе. Натуральная бура внутрь (www.institut-ernaehrung-gesundheit.com). Рыбий жир. Эти же терапевтические рекомендации использовать для усиления полового влечения.

НОВАЯ МЕЗО −+

Неопущение яичка, крипторхизм, эктопия, поднятие яичка

Во время развития эмбриона яички формируются в брюшной полости и обычно опускаются на седьмом месяце беременности в мошонку. Если этого не происходит, говорят о крипторхизме (неопустившемся яичке). В 75% случаев в первый год жизни мальчика яички опускаются. Крипторхизм в сочетании с другими пороками развития (напр., неполным формированием легких) указывает на недоношенность новорожденного. Если после года яичко все еще не опустилось, а в остальном ребенок развивается нормально, может иметь место следующий конфликт:

Конфликт — Д-р Фрауэнкрон-Хоффман: возможен заместительный конфликт (вместо кого-то из членов семьи): нежелание быть мужчиной или запрет подчеркивать свои мужские достоинства. (Аналогично фимозу).

Примеры — ➜ *Прабабушка была изнасилована и из-за этого ненавидела мужчин.*

➜ *Кто-то из мужчин в семье не может разобраться со своим полом или сексуальной ориентацией (например, запретная или скрытая гомосексуальность).*

Биосмысл — Половая принадлежность (яички) остается сокрытой – ограничение способности к размножению. «Пусть и мужчина, но хотя бы бесплодный».

Вопросы — Кого отражает ребенок? Кто не хочет/не может быть мужчиной? (Как правило, предки-мужчины). Почему это передалось именно этому ребенку? Неопущение яичек/фимоз был и у предков? (Указание на семейную тему). Какие конкретные изменения мы хотим провести (внутри и снаружи)?

Терапия — Выявить и разрешить конфликт и вызывающие его отпечатки и убеждения. Работать над этой темой в семье: открытые беседы, медитации с возвращением в прошлое, молитвы. Поблагодарить ребенка за то, что он нес симптомы и объяснить, что это больше не нужно, поскольку проблема решена. Операция, если ничто другое не помогает.

ОРБП брюшной полости

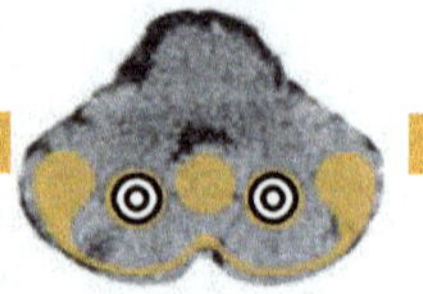

СТАРАЯ МЕЗО

+–

Водянка яичка при закрытом паховом канале

До или после рождения яички опускаются из брюшной полости по паховому каналу в мошонку. После этого, как правило, паховый канал закрывается. Но если, несмотря на это, образуется водянка, возможно следующее:

Конфликт	Атака на яичко + синдром. Частая причина - стерилизация (вазектомия) или операция.
Примеры	➜ *Мальчик получает удар по яичку.* ➜ *Вербальная агрессия: «Я тебе яйца оторву!»* ❁ Женатый мужчина делает вазэктомию и сразу же после процедуры жалеет (думает день и ночь об этом). Он связывает со стерилизацией или с яичками любую последующую ссору с партнершей. В течение нескольких лет на стороне партнера развивается водянка яичка размером с кулак = хронический зависший конфликт (архив автора). ❁ У 4-летнего мальчика диагностицируют водянку яичек, - врачи настаивают на операции. Оказывается, что у родителей уже несколько месяцев конфликт, потому что жена хочет, чтобы ее муж сделал вазэктомию. = Переданный конфликт атаки-на-яички. В качестве терапии родители должны прийти к согласию, поблагодарить ребенка и объяснить ему, что он больше не должен нести это за них. Через два дня после этого яички воспаляются и набухают еще больше (= фаза ремонта). Родители снова выступают против операции. Через 10 дней водянка мальчика полностью исчезли без хирургического вмешательства (архив автора).
Активная фаза	Клеточный рост (мезотелиома).
Биосмысл	Утолщение брюшины для более надежной защиты яичка.
Ремонт/исцеление	ТБЗ-казеозная деструкция (разрушение) опухоли с образованием жидкости = водянка яичка. Возникает из-за хронического конфликта и только в сочетании с синдромом.
Примечание	Учитывать сторону. Жидкость в мошонке возможна как следствие механического повреждения (удар, сжатие) = действительный конфликт или воспаления (фаза ремонта).
Вопросы	Когда появились симптомы? (Конфликт имел место раньше). Переданный конфликт? (Почти всегда у детей > искать у родителей). Какая атака на яички имела место? Какие подобные ситуации/модели/образцы поведения были у моих предков? Какие шаги могли бы принести решение?
Терапия	Разрешить конфликты «атаки на яички» и конфликт беженца, если они активны. Избежание пункций, т. к. часто они порождают новый конфликт. Средства от синдрома (стр. 236). Лимфодренаж. Возможна операция.

Водянка яичка при открытом паховом канале

Если паховый канал не полностью закрыт, то перитонеальная жидкость из брюшной полости может попасть в мошонку. Возможные причины:

- Перитональная оболочка: конфликт «атака на брюшную полость» в фазе исцеления. Образование жидкости в брюшинной полости, попадающей затем в мошонку (стр. 217).
- Перитонеум мошонки в фазе ремонта: жидкость возникает в самой мошонке (см. выше).
- Органы брюшной полости: кишечник, печень, поджелудочная железа в фазе исцеления. При любом воспалении возникает жидкость. При наличии открытого пахового канала жидкость может попасть в яички (самое глубокое место).

Примечание	Поскольку эта проблема чаще всего встречается у новорожденных, то ТМ говорит в «врожденной водянке яичка». При «врожденных» заболеваниях всегда имеет место более глубокая причина. Всегда в сочетании с синдромом.
Терапия	Выявить и разрешить конфликт и отпечатки (в т.ч. беженца). У детей: переданный конфликт. Лимфодренаж. Часто водянка проходит сама по себе. > Не спешить с операцией.

«Опухоль-монстр» из зародышевых клеток (тератома)

Конфликт: крайне болезненная утрата человека или животного. Аналогична тератоме яичника (стр. 248).

ПРОСТАТА

Предстательная железа или простата частично сращена с основанием мочевого пузыря и представляет собой комплекс мышц и связанных с ними энтодермальных желез. Они вырабатывают щелочной секрет.

По центру этого органа размером с каштан проходит мочеиспускательный канал, куда открываются семенные протоки. По этим протокам, выстланным изнутри уротелием, секрет попадает в мочеиспускательный канал.

Семенная жидкость на 40% состоит из секрета предстательной железы. При эякуляции семя смешивается с секретом и с помощью гладкой мускулатуры выталкивается наружу по мочеиспускательному каналу.

Секрет помогает семенным клеткам двигаться и вызывает их созревание. Кроме того, он придает сперме ее специфический запах «смеси мускуса и цвета каштана». Запах мускуса оказывает афродизирующее действие.

Паренхима простаты
половой конфликт

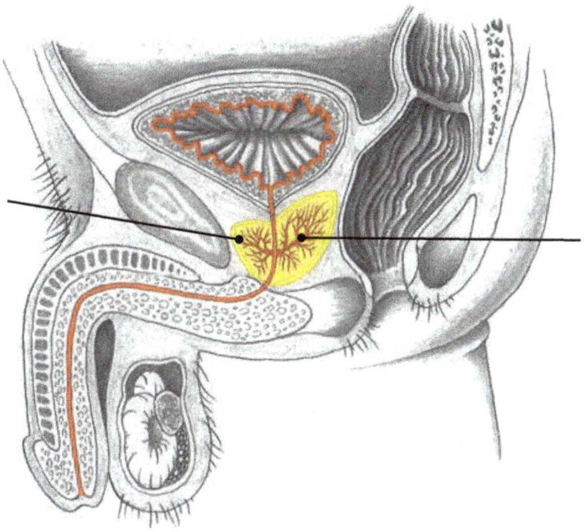

Выводные протоки простаты
конфликт границ личного ареала с сексуальным аспектом

ОРБП паренхимы предстательной железы

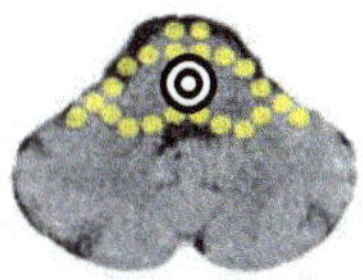

ЭНТО

+ −

Увеличение простаты (гиперплазия), рак простаты (аденокарцинома)[1]

Конфликт

1. Половой конфликт, проблемы с произведением потомства. Человек чувствует себя недостаточно маскулинным. Сомнения в своей потенции или мужской силе. Проблемы с повышенной сексуальностью (например, неженат в католической семье, гомосексуальность). По д-ру Хамеру, «некрасивый генитальный конфликт» - как правило, у мужчин старшего возраста, уже не реагирующих на конфликт, связанный с личным ареалом.
2. Конфликт в отношении «мужских функций» (удовлетворить женщину, иметь детей и т.д.).
3. Д-р Фрауэнкрон-Хоффман: Человек считает, что не в состоянии дать детям то, что им требуется (напр., мотивацию, упорство, поведенческие модели, образование).

Примеры

➜ *Мужчина хочет, но не может иметь половой контакт (импотенция), или этого не хочет (не так часто хочет, хочет другого) женщина.*

❁ *Во время своего развода мужчина знакомится с девушкой, которая полностью соответствует его идеалу. Но на суде он вдруг осознает, что она информирует адвоката его жены = предательство = половой конфликт. В активной фазе показатель ПСА поднимается до 4. Хотя пациент ни на что не жалуется, ему делают пункцию. На 18-м сеансе находят-таки пару растущих клеток и ставят диагноз «рак». После операции по удалению предстательной железы он становится импотентом с частичным недержанием мочи. Чтобы не подвергаться химиотерапии, он*

---

1 Хамер. Научная таблица Германской Новой Медицины. Стр. 24, 35.

ищет альтернативу и знакомится с пятью Биологическими Законами. Факт импотенции провоцирует у него серьезный половой конфликт > деление клеток сфинктера уретры > задержка мочи > операция > облучение… (архив автора)

❁ *46-летий мужчина 3 года изменяет жене. Когда же он захотел прекратить адюльтер, любовница заявила, что разрушит его семью = половой конфликт. В активной фазе показатель ПСА достигает 46-ти, но он знает пять Биологических Законов, отвергает ТМ-терапию, во всем признается жене, и та его прощает = разрешение конфликта. В фазе ремонта у пациента в течение нескольких дней наблюдается задержка мочи, после чего показатель ПСА снова спускается до 2. Как следствие измены у пациента наблюдается рецессия десен* *(продолжение стр. 192).*

❁ *Муж уличает жену в измене и 15 лет переживает активный конфликт, т. к. не может забыть эту историю* (архив автора).

❁ *Отец взрослой дочери узнает, что ее партнер вынуждает ее заниматься сексом = заместительно (за дочь) воспринятый половой конфликт* (архив автора).

Активная фаза Рост функции железы, разрастание опухоли простаты (аденомы в форме цветной капусты) = клеточный рост ткани железы простаты, повышение показателя ПСА. При длительном конфликте опухоль > нарушение кровоснабжения > затрудненное мочеиспускание.

Биосмысл Увеличенное количество секрета > усиление запаха мускуса мочи и спермы, что призвано сообщить самке о готовности к размножению. Возможно, что это также свидетельство увеличенного количества спермы. > Особь более старшего возраста показывает самке, что он *«не хуже молодых»*. Больше секрета простаты означает больше двигательных импульсов для детей (сперматозоидов) и лучшее созревание.

Ремонт/исцеление Нормализация функции, ТБЗ-казеозно-некротическая деструкция опухоли. Зловонно-мутная, иногда кровавая моча, боли, воспаление (простатит), набухание, потливость по ночам. Если бактерии отсутствуют –бессимптомная инкапсуляция опухоли. Иногда, но далеко не всегда задержка мочи, т. к. вокруг простаты достаточно места для ее увеличения. Однако, как правило, речь идет о рецидивирующем конфликте, поэтому вышеописанный сценарий редок.

Показатель ПСА Фермент вырабатывается преимущественно железистой тканью и является грубым параметром для оценки размеров простаты или опухоли. К сожалению, повышенный показатель ПСА часто приводит практически здоровых мужчин к смерти от рака простаты. Для пациентов, не знакомых с пятью Биологическими Законами, само известие о проблемах с простатой может стать причиной нового конфликта, - не говоря уже о диагнозе «рак простаты», который обычно ставится на основе пункций.

Вопросы Когда появились симптомы? (Как правило, конфликт должен был начаться за несколько месяцев/лет до этого). Какой конфликт имел место с точки зрения маскулинности, секса, эротики? Я хочу, а моя жена не хочет? Я не могу? Я чувствую себя старым? Я считаю себя извращенцем? Я думаю, что я плохой/неправильный мужчина? Я проклинаю свой пол? Заботы о развитии моего ребенка? Сомнение, что я потерпел неудачу в воспитании? Что оставило этот отпечаток? (К примеру, католическое воспитание, отношение отца к женщинам/сексуальности). У предков были проблемы с простатой? (Да > Работать над семейной темой). Я слишком отождествляю себя с моим полом? Кто я? В чем смысл жизни?

Терапия Выявить и разрешить конфликт и вызывающие его отпечатки и убеждения. Психологическая установка: «Я признаю мой инстинкт и мой сексуальный образ жизни». Нарушение табу, говоря о проблеме, действует исцеляюще. «Есть более важные вещи, чем секс и потенция». «Я больше не отождествляю себя с этим». «Я избавляюсь от этой зависимости». «Я наслаждаюсь своей свободой и новым качеством жизни!» «Что важно в конце жизни?» «Благословляю тебя, сын мой, в каком бы направлении ты не развивался».

ТУРП или удаление простаты (простатоэктомия) часто приводят к импотенции и недержанию мочи = новый конфликт самооценки, затрагивающий области таза, опасность замкнутого круга > в ТМ: «костные метастазы».

Новая Медицина против выскабливания или удаления, производимых на основании показателя ПСА или результатов пункции, за исключением случаев, когда симптомы говорят о их необходимости (длительной задержки мочи). Перед этим конфликт необходимо разрешить, использовать натуральные средства (стр. 268), можно попробовать альфа-блокаторы. Химиотерапия, облучение, гормональная блокада нежелательны.

ЭНТО

Гонорея у мужчин

Та же ОРБП, что и выше. Основной симптом – гнойные выделения. Утром, перед первым мочеиспусканием из мочеиспускательного канала появляется капля гноя.

Фаза	**Ремонт** или зависший ремонт: деструкция опухолевой ткани предстательной железы. Гной в моче, зловонно-мутная, иногда кровавая моча, утреннее отделение гноя, потливость по ночам.
Примечание	Сегодня гонорея почти не диагностируется, т. к. опухоль предстательной железы немедленно удаляют. > Хирурги опережают «микрохирургов» – грибки и грибковые бактерии. При ОРБП мочевого пузыря в фазе ремонта тоже может выступить гной, если была затронута подлежащая слизистая или соединительная ткань под слизистой оболочкой.
Терапия	Конфликт разрешен, сопровождение пациента в фазе исцеления. Коллоидное серебро внутрь. MMS или антибиотики при интенсивной симптоматике фазы ремонта. См. «Терапия простаты», стр. 268.

ЭКТО

ОРБП выводящих протоков предстательной железы

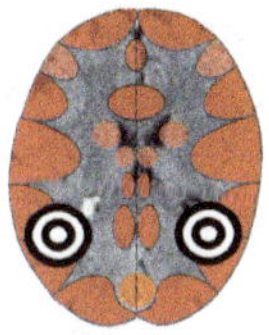

Задержка мочи без существенного повышения уровня ПСА (внутрипротоковая карцинома, простатическая внутриэпителиальная неоплазия)

Конфликт	Конфликт границ личного ареала с сексуальным аспектом = комбинация конфликта простаты с конфликтом мочевого пузыря. См. выше и стр. 241.
Примеры	❁ *Жена служащего всегда была равнодушна к сексу, а после рождения второго ребенка вообще прекратила им заниматься. = У мужа конфликт границ личного ареала на сексуальной почве. Со временем, а ему уже 60 лет, мочеиспускание стало вызывать у него все большие трудности = рецидивы конфликта, зависший ремонт > хроническое набухание выводящих протоков простаты* (архив автора). ❁ *Тесть не выносит своего зятя, но обожает внука. Зная это, зять всякий раз увозит сына из дома, когда бабушка и дедушка приезжают их навестить. Тесть страдает задержкой мочи = конфликт границ личного ареала с сексуальным аспектом* (архив автора). ❁ *Жена фермера на десять лет моложе его. Так как он не любит, когда она курит в доме, она уходит курить и пить кофе к соседям. Однажды муж застает соседа, одной рукой обнимающего его жену, а другой – свою дочь. И хотя это было чисто дружеское объятие, оно сильно насторожило мужчину. У него начинаются проблемы с мочеиспусканием. Когда супруги узнают о причинах этих проблем, жена прекращает визиты к соседям. = Конфликт границ личного ареала с сексуальным аспектом* (Бергер-Ленц / Рай, «Фактор Л.» (на нем., Berger-Lenz, Ray, Faktor-L, Neue Medizin, т. 1).
Активная фаза	Онемение гладкой кольцевидной мускулатуры, позже диссимиляция клеток выводящих каналов простаты (переходный эпителий - уротелий), обычно бессимптомно.
Биосмысл	Широкораздвинутые кольцевые мышцы способствуют более легкому выведению секрета предстательной железы, чтобы интенсивной маркировкой личного ареала привлечь самку. Запах мускуса сигнализирует высокую потенцию и готовности к размножению.
Ремонт/исцеление	Восстановление переходного уротелия. Набухание, отсюда задержка мочи, остаточная моча. В ТМ: «внутрипротоковая карцинома простаты» = избыточная надстройка уротелия. Важный признак: стабильный или слегка повышенный ПСА. **Обычно рецидивирующий конфликт.**
Терапия	Если нет улучшений: вопросы см. выше. Выявить и разрешить конфликт и вызывающие его отпечатки и убеждения. См. терапию стр. 266 и 268.

Терапия простаты

• Корень ямса как естественный прогестерон, гранат, плоды серенои ползучей, ладан, препарат крапивы.
• При воспалении – ферментный препарат (напр., вобензим), соль Шлюсслера № 1, 3.
• Натуральная бура внутрь.
• Льняное масло.
• Кальций (открывает мышцы-закрыватели).
•Рыбий жир.
• Селен, цинк, кофермент Q10, витамины В6, С, Е.
• Кейси: регулярный массаж области таза и ног с применением смеси в равных долях оливкового и арахисового масел, хиропрактика.
• Щелочная диета, как тыква и ее семечки, спаржа, устрицы, соя, томаты (ликопин).
• Настои: грушанка, кипрей, толокнянка, листья и корень крапивы, зеленый чай.
• Спазмолитики, противовоспалительные препараты (альфа-блокаторы) – по необходимости.
• Выскабливание только в случае, если нарушение проходимости мочеиспускательного канала надолго затянулось (подпор в мочевом пузыре или почечных лоханках остаточной мочой) = рецидивы конфликта или зависший ремонт.
• При масштабной закупорке мочеиспускательного канала можно применить катетер, пока припухлость не уменьшится. Задержка мочи пройдет, если конфликт будет полностью разрешен.
• Принятая в ТМ послеоперационная гормональная блокада (подавление тестостерона) действует только на уровень ПСА и имеет множество побочных эффектов. Она основывается на ошибочном предположении о том, что высокий уровень тестостерона способствует возникновению рака. На самом деле речь может идти лишь о соотношении уровня ПСА и тестостерона. Через несколько недель после операции желательно сделать анализ крови на гормоны и при дефиците тестостерона обеспечить организм естественным прогестероном или, при необходимости, тестостероном. Натуральные (= идентичные натуральным) гормоны по д-ру Ли, Платту, Ленарду, Римкусу.

МУЖСКОЙ ПОЛОВОЙ ЧЛЕН

В мужском половом члене (пенис) различают корень (основание), тело (ствол) и головку. Кавернозные тела (два пещеристых и одно губчатое) обеспечивают его эрекцию.

Крайняя плоть представляет собой удвоение кожного покрова ствола в виде складки. На внутреннем листке крайней плоти расположены энтодермальные железы, вырабатывающие смазку – смегму.

Кожа тела и головки покрыта эктодермальным плоским эпителием, как и мочеиспускательный канал (уротелий).

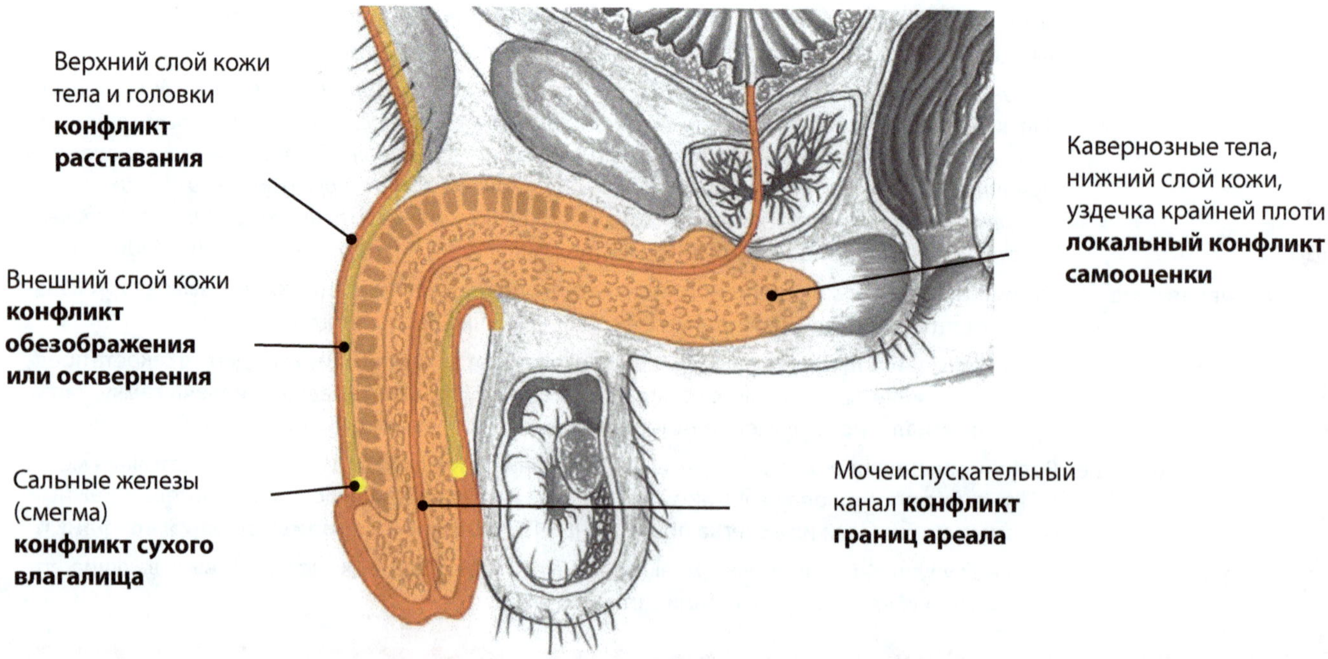

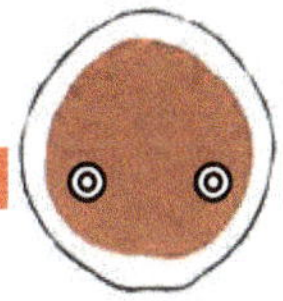

ОРБП эпидермиса мужского полового члена

ОХ сенсорная функция в коре головного мозга сверху

Генитальный герпес (герпес пениса или яичек), зуд, воспаление крайней плоти I (постит), воспаление головки (балантит), остроконечные кондиломы, жемчужные папулы

Конфликт	Расставания – хотеть/не хотеть соприкосновения с пенисом.
Примеры	➜ *Муж хотел бы заниматься сексом несколько раз в неделю, но жена против = конфликт разлуки из-за неполучения желанного тактильного контакта.* ➜ *Мужчина хотел бы орального секса, но партнерша принципиально это отвергает = конфликт разлуки.* ➜ *Мужчина не хочет половых сношений или он хочет другой вид секса = конфликт разлуки – нежелательный тактильный контакт с пенисом.*
Активная фаза	Локальное разрушение клеток плоского эпителия крайней плоти или головки. Бледная, немеющая кожа (как правило, бессимптомно).
Биосмысл	Снижение чувствительности пениса призвано способствовать временному забыванию о желанном или нежелательном прикосновении (сексуальных контактах).
Ремонт/исцеление	Восстановление ткани = «генитальный герпес», карцинома плоского эпителия пениса. Воспаление крайней плоти или головки, боли, покраснение, набухание. **Зависший ремонт или рецидивирующий конфликт**: остроконечные кондиломы на теле или на крайней плоти, жемчужные папулы на нижней кромке головки = избыточная надстройка плоского эпителия.
Вопросы	Когда появились воспалительные симптомы? (Конфликт должен был разрешиться до этого). Когда появились бородавки? (Конфликт произошел до этого, но продолжается и по сей день, он «завис»). Чем я сексуально неудовлетворен? (Слишком мало контактов, слишком много контактов, другая женщина, другие практики). Какимо был первый сексуальный опыт? Получилось или нет? Какие у меня отпечатки в этой связи? (Узнать о сексуальных потребностях предков). Религиозное воспитание играло роль? (Сексуальность имела отрицательные коннотации). Я разговаривал об этом с моей девушкой? (Разрешение через нарушение табу).
Терапия	При воспалении: конфликт разрешен, сопровождение пациента в фазе исцеления, предотвращение рецидивов. Остроконечные кондиломы, жемчужные папулы: Выявить и разрешить конфликт и вызывающие его отпечатки и убеждения, чтобы довести до конца зависший ремонт. Честно поговорить о конфликте. Подумать о смысле эротики. ДСМО внешне. Возможно хирургическое удаление.

экто

−+

«Мягкий шанкр» (венерическая язва) у мужчин

Та же ОРБП, что и выше. Симптомы: мелкие, иногда болезненные язвочки на коже пениса.

Активная фаза	Разрушение плоского эпителия, локальная безболезненная утрата ткани = язва.
Ремонт/исцеление	Болезненное восстановление плоского эпителия. **Обычно рецидивирующий конфликт**.
Терапия	Вопросы см. выше. Выявить и разрешить конфликт или «рельсы», если он все еще активен.

«Твердый шанкр» (сифилис, люэс)

Та же ОРБП, что и выше на этой же странице. Согласно ТМ, сифилис – это прогрессирующее инфекционное заболевание (люэс I-III). На самом деле разные его стадии – это смесь различных ОРБП: головные боли, боли в других частях тела, набухание лимфатических желез, сыпь, выпадение волос, проблемы желудка, печени, селезенки, почек, нервные реакции и т. д. На 1-й стадии ставится диагноз: безболезненная язва. Восстановление ткани влечет появление твердого рубца, отсюда и «твердый шанкр».

Фаза	**Рецидивирующий конфликт,** поэтому твердые рубцы.
Терапия	Вопросы см. выше. Выявить и разрешить конфликт и вызывающие его отпечатки и убеждения, чтобы процесс исцеления завершился.

ОРБП кожного покрова мужского полового члена

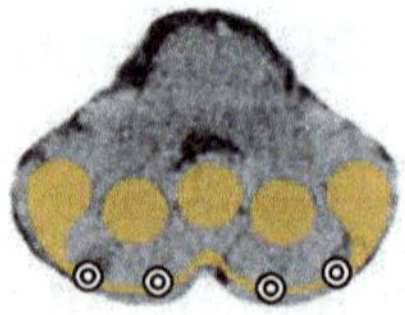

Меланома на мужском половом члене

Конфликт — Обезображения/атака/загрязнение, лишение целомудрия.

Примеры — ➜ *У мужчины секс или его определенные виды вызывают отвращение.*
➜ *Заместительное восприятие: отец с отвращением представляет себе сексуальные утехи сына-гея.*
➜ *Вербальная агрессия против пениса или унижение мужчины как любовника.*

Активная фаза — Локальный рост клеток кожи пениса. Разрастание меланомы.

Биосмысл — Усиление и утолщение дермы для более надежной защиты от осквернения.

Ремонт/исцеление — Казеозное разрушение меланомы, воспаление, боли.

Терапия — Если меланома кровоточит, конфликт разрешен, как минимум частично или временно. Если она незаметно растет - конфликт активен. Перекись водорода внешне. По необходимости – мазь на основе битуминосульфоната аммония или операция. См. главу «Кожа», стр. 285, 292.

ОРБП соединительной ткани пениса

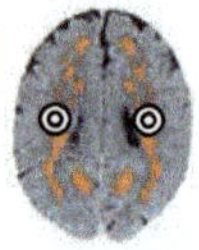

Фимоз, укороченная уздечка крайней плоти

Конфликт — Конфликт самооценки, применительно к крайней плоти или пенису. Более глубокая причина: мальчики в большинстве случаев заместительно перенимают этот симптом от кого-то из членов семьи, в которой мужчины либо угнетаются, либо по другой причине не позволяют себе проявлять мужские достоинства. (Например, мужчины в семье отвергаются или очерняются). Сходный конфликт при крипторхизме > часто оба симптома вместе. Д-р Фрауэнкрон-Хоффман: «Секс не должен доставлять удовольствие» или женщина нежеланно беременеет.

Примеры — ❁ *И бабушка, и мама мальчика – матери-одиночки, в грош не ставящие мужчин, которые «во всем виноваты»... У единственного сына фимоз на почве заместительного конфликта: чтобы быть любимым, нужно «прятать свои мужские достоинства»* (архив автора).
❁ *Отец мальчика, страдающего фимозом, живет в семье, где доминируют женщины: рано ушедший из жизни отец, доминантная мать, доминантная сестра. = Мальчик перенял проблему отца на себя: «запрет быть мужчиной»* (архив автора).

Активная фаза — Разрушение клеток коллагеновых и эластичных волокон крайней плоти или уздечки крайней плоти. Сокращение размеров из-за зависшего конфликта. > Фимоз, короткая уздечка крайней плоти

Биосмысл — Отражение семейной энергии, чтобы сделать ее заметной для всех.

Ремонт/исцеление — Восстановление, т.е. расширение крайней плоти при разрешении конфликта возможно без операции.

Вопросы — Как выглядит вопрос о маскулинности в семье? Доминируют женщины? Где мужчина? Он оказывает влияние на семейную жизнь? (Время, интерес). Отсутствует желание участвовать?

Терапия — Выявить и разрешить семейный конфликт, отпечатки и убеждения. Медитации Марса. Не спешить с операцией у детей, т. к. взрослый переносит ее гораздо легче. В этом случае растет вероятность, что дефект исправляется сам по себе после разрешения конфликта.

НОВАЯ МЕЗО

−+

Пластическое затвердение пениса (болезнь Пейрони), искривление пениса

Конфликт — Конфликт самооценки применительно к пенису.

Примеры — ➜ *Мужчина испытывает проблемы с потенцией.*
➜ *У мужчины происходит болезненный перегиб члена во время полового акта.*

Активная фаза — Диссимиляция клеток кавернозных тел или др. мезодермальных частей пениса.

Ремонт/исцеление — **Зависший ремонт или состояние после него**: восстановление или избыточное наращивание утраченной ткани. Образование бугорков (бляшек), уплотнения, усыхания, деформации в форме песочных часов (бутылкообразные участки с омоложенной тканью), деформации полового члена.

Биосмысл — Усиление пострадавших структур. (Изменения формы указывают на небиологически-длительный процесс.

Примечание — ТМ отмечает, что такая клиническая картина предупреждает о риске рака простаты. Новая Медицина рассматривает неэстетично выглядящий пенис как возможную причину «некрасивого генитального конфликта».

Примечание — Что-то произошло во время полового акта? Оскорбительное замечание? Собственные сомнения?

	Почему я идентифицирую себя так сильно с моим пенисом? (Факт: Для женщин, пенис, как правило, вторичен. Для женщин важны хорошие отношения). Присутствует неуверенность? Как мои предки относились к вопросу?
Терапия	Выявить и разрешить конфликт и вызывающие его отпечатки и убеждения. По необходимости – операция.

ОРБП вырабатывающих смегму желез

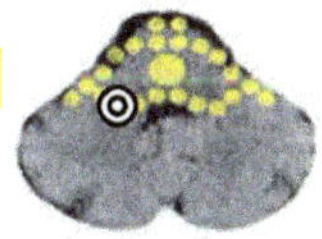

Воспаление крайней плоти II (вырабатывающих смегму желез)[1]

Вырабатывающие смегму железы находятся на внутренней стороне крайней плоти и выделяют белесо-желтый секрет (= смазку и пахнущее вещество).

Конфликт	Конфликт куска, связанный с сухостью влагалища. Проблемы во время полового акта.
Примеры	➜ *Мужчина не получает удовольствия от близости из-за сухого влагалища партнерши.* ➜ *Запретное желание секса с «лакомой» женщиной.*
Активная фаза	Повышение функции, рост ткани желез крайней плоти и усиленная выработка смегмы.
Биосмысл	Большее количество смазки облегчит проникновение во влагалище.
Ремонт/исцеление	ТБЗ-казеозное разрушение излишков ткани. Воспаление желез крайней плоти, боли, набухание, часто принимаемое за «воспаление крайней плоти» покраснение.
Вопросы	Когда началось воспаление? (Конфликт должен был разрешиться до этого). Симптом наблюдается в первый раз? (Нет> узнать про первичный конфликт). Каким был первый сексуальный контакт? (Осложнения, разочарование). Имеет ли сексуальность негативный оттенок? (Что-то неприличное, запретное). У ребенка: У отца проблемы с сексом или с сексуальностью? > Провести терапию с отцом.
Терапия	Конфликт разрешен, сопровождение пациента в фазе исцеления. При рецидивах – выявить и разрешить конфликт и «рельсы». Учитывать сексуальные желания женщины. Возможно, применить искусственную смазку. Коллоидное серебро, ДСМО наружно. По необходимости – MMS или антибиотики.

ЭНТО

1 Хамер. Научная таблица Германской Новой Медицины. Стр. 29.

Нарушение потенции, сниженное половое влечение, мужское бесплодие

Возможные причины

- **Отравление медикаментами:** препараты для снижения давления, психотропные, секвестранты и др. нарушают нормальное вегетативное взаимодействие > нарушения потенции.
- **Длительная симпатикотония из-за стресса** (один или несколько активных конфликтов или их механизмов). Сексуальное влечение является предпосылкой эрекции, а оно возникает только в состоянии расслабления (ваготонии).
- **Конфликт ареала или констелляция**: феминизация вследствие перехода с правой («мужской») половины мозга на левую («женскую») > нарушения потенции (стр. 323).
- **Яички: зависший активный конфликт потери.** > понижение выработки тестостерона > ослабление полового влечения > нарушения потенции (стр. 262).
- **Конфликт самооценки в активной фазе** > пониженная самооценка, низкий уровень энергии > легкие нарушения потенции (стр. 294).

Микропения (слишком маленький пенис)

Возможные причины (если это не игра воображения):)

- У детей обратить внимание на ситуацию в семье: мужские достоинства не ценятся или не принимаются в расчет. Ребенок несет семейные симптомы: *«Если мужчина, то хотя бы с маленьким пенисом».* > Если взрослые переменятся и примирятся с темой, ребенок избавится от этого бремени и сможет исцелиться.
- **Конфликт самооценки** применительно к члену в период полового созревания (ТМ: «идиопатическая микропения»). Напр., унижающие оценки внешнего вида или размера пениса, у детей обычно заместительно > искать в семье.
- **Констелляция коры больших полушарий** в период взросления > общая задержка развития с поздним и неполным формированием половых органов (стр. 323).
- **Яички** - фаза зависшего активного конфликта во время фазы роста > пониженная выработка тестостерона > недоразвитие мужских половых органов (стр. 262).
- **Слишком низкий уровень соматотропина** (гормона роста) в стадии взросления (стр. 114).

ГРУДЬ

Женская грудь в принципе является выпячиванием кожи над грудной мышцей. В окружении жировой клетчатки располагаются старо- мезодермальные молочные железы, которые в процессе эволюции сформировались из потовых желез.

Их выводные протоки выстланы эктодермальным плоским эпителием, который распространился в протоки из внешней кожи. По молочным протокам молоко из молочной железы поступает в сосок.

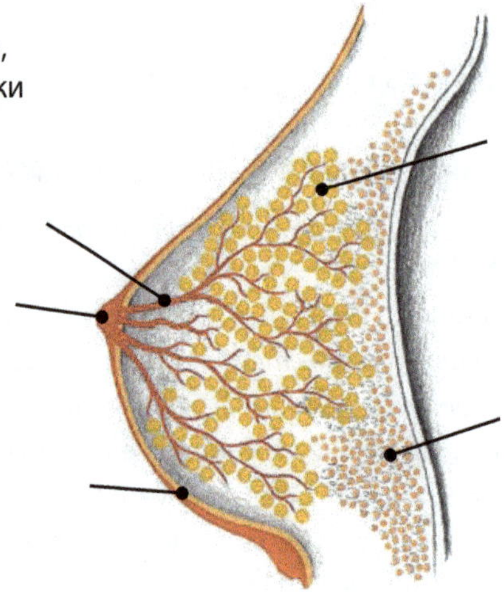

Рак груди (карцинома молочной железы, воспалительная карцинома = ВКГ)

Существует два типа рака груди. Сам термин "рак груди" еще ничего не говорит о том, о каком типе идет речь. В более 80% случаев затронуты молочные пртоки, в оставшихся 20% - молочные железы.

ОРБП молочных желез

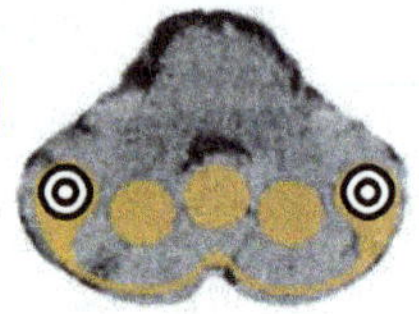

Рак молочных желез (аденокарцинома, лобулярная карцинома in situ)[1]

Конфликт

Пациентка-правша, левая грудь: конфликт, связанный с беспокойством, ссорой в сфере «мать-дитя» или опасением за «гнездо». Правая грудь: то же самое в отношении партнера. У левши – наоборот. Пояснение: «гнездо» – это дом, заботы о жилье, ссора в доме или из-за жилья. В более широком смысле: конфликт в связи с кормлением, дарением или помощью кому-то.

Примеры

❁ *43-летнюю женщину-левшу дочь обвиняет в разрушении ее брака. = Ссора между матерью и ребенком = опухоль молочной железы правой груди матери* (архив автора).
❁ *Женщина-правша летит с подругами на неделю в Турцию. В это время за дочерью-инвалидом присматривает бывший муж. В первый же день отпуска он звонит и сообщает, что у девочки тяжелый эпилептический припадок, и она в больнице. Мать испытывает чувство вины и хочет немедленно вернуться, но билетов нет. = Интенсивный, в течение недели конфликт, связанный с беспокойством за ребенка. У пациентки обнаруживается опухоль молочной железы слева (сторона «мать-дитя»). В дальнейшем состояние легкой активности конфликта сохраняется, т. к. она находится в постоянном ожидании новых припадков. Лишь зафиксировав стабильное самочувствие дочери в течение нескольких лет подряд, пациентка вступает в фазу ремонта: ночная потливость, покраснение груди, набухание. Спустя 6 недель, грудь прорывает = открытая форма ТБЗ. На протяжении 2-х лет рана выделяет зловонный гной. Только потом рана закрывается, но остается некрасивый шрам. Из-за него пациентка переживает конфликт обезображивания (> родимые пятна) и конфликты самооценки* (архив автора).

1 Хамер. Научная таблица Германской Новой Медицины. Стр. 45, 50.

	❁ *Испанка отправляется на учебу в один из крупных городов Германии, где вынуждена жить в темной квартире с окнами, выходящими во внутренний дворик. Южанка чувствует себя совершенно несчастной из-за нехватки солнца. «В Германии так темно!» Чтобы получить хоть немного света, она придвигает кровать к окну. Вскоре у девушки обнаруживается рак молочной железы* (архив Антье Шеррет). ❁ *Дочь-подросток доводит 44-летнюю мать «до белого каления», они даже стараются избегать друг друга = ссора с ребенком. У матери возникает опухоль молочной железы. Когда их отношения неожиданно улучшаются, женщина вступает в фазу ремонта* (архив автора). ❁ *65-летняя бабушка присматривает за внучкой. Во время летнего детского праздника ее огромная собака кусает одного из расшалившихся детей, решивших поиграть с животным в «лошадку». Больница составляет на владелицу собаки жалобу, и теперь женщина боится, что ей придется расстаться с любимым псом. = Конфликт, «мать-дитя», связанный с беспокойством о собаке = опухоль молочной железы. Когда дело закрывают, пациентка вступает в фазу ремонта, и у нее диагностируют карциному* (архив автора).
Активная фаза	Деление клеток ткани молочной железы. Рост одного или нескольких узлов (аденокарцинома). Чем продолжительнее и интенсивнее конфликт, тем больше становится опухоль. Если биопсия делается во время роста опухоли, ТМ находит «злокачественное новообразование». А если большого количества делящихся клеток не обнаруживается (= разрешенный конфликт), то диагноз звучит как «доброкачественное новообразование». Во время активного конфликта тенденция к повышенной заботливости и «усыновлению». Возможен рецидивирующий конфликт.
Биосмысл	Больше ткани молочных желез призвано произвести больше молока. Усиленное питание ребенка (партнера) быстрее его укрепит. В широком смысле, лече давать.
Ремонт/исцеление	ТБЗ-казеозная деструкция ткани, если присутствуют бактерии. Остатки клеток выводятся через лимфу. При том, что опухоль больше не растет, грудь остается набухшей из-за интенсивного обмена веществ в начале фазы. Боли, потливость по ночам, легкая гипертермия. Со временем узлы и грудь уменьшаются. Особо сильное набухание при синдроме. > Опасность паники. Если разрушающие опухоль бактерии отсутствуют, происходит ее инкапсуляция и «отключение» от участия в обмене веществ (в ТМ: «доброкачественность»). Опухоль сохраняется, но не мешает.
Кризис исцеления	Озноб, ощущение холода, интенсивные боли.
Примечание	Опухоль прорывается наружу, если из-за нее или пункции женщина переживет еще и конфликт обезображения или если кожа недостаточно прочна > зловонное разрушение опухоли (= открытый ТБЗ груди). Опасность возникновения «замкнутого круга». Учитывать сторону («мать-дитя», партнерство или локальный конфликт).
Вопросы	Во-первых, определить, затронуты ли молочные железы или протоки. (Анамнез, тактильные и визуальные данные, рентген, КТ, биопсия). Изучить результаты анализов, но иметь ввиду, что ТМ часто ошибается. (Не редкость абсурдные диагнозы, напр. «протоковая карцинома молочной железы»). Был ли сосок втянут? (Да > Явный признак молочных протоков. Нет > Указание на молочные железы). Найдено «микрообызвествление»? (Указание на молочные протоки). Чем ближе узлы к соску, тем больше вероятность того, что затронуты молочные железы. Покраснение кожи или соска? (Да > Указание на молочные протоки). Узел болит/горячий/покраснел? (Да > Указание на фазу ремонта обеих ОРБП). Когда был последний тест? (Хороший способ ограничения периода конфликта). Грудь открыта? (Да > зависший конфликт, обе ОРБП возможны). С какого момента прощупываются узлы? (Конфликт имел место гораздо раньше - учитывать период развития). Общие признаки активного конфликта во время роста узла? (Раннее утреннее пробуждение, плохой сон, потеря веса, отсутствие ночной потливости). Да> Указание на молочные железы. Общее признаки исцеления во время фазы роста узла? (Хороший сон, упорядоченные мысли, хороший аппетит, ночная потливость. Да > Указание на молочные протоки). Если мы уверены, что речь идет об ОРБП молочных желез: тест с хлопаньем в ладоши. Какой конфликт заботы, ссоры или гнезда имел место? Кого я больше не могла прокормить? Что на меня давило? О чем я все время думал? Почему я не могу справиться с этим? Что оставило этот отпечаток? У предков был рак молочной железы? (Да> Работать над аналогичными чертами характера/семейной проблемой). Какие патогенные убеждения подогревали конфликт? Могла бы помочь беседа? (Например, с человеком, о котором идет речь). Какая внутренняя перестройка могла бы помочь? Что я могу изменить с внешней стороны?

Терапия — Выявить и разрешить конфликт и вызывающие его отпечатки и убеждения. Психологическая установка: *«Не беспокойся, а живи». «Беспокойством делу не поможешь». «Я всех отпускаю и доверяюсь Судьбе». «Глупо тратить жизнь на споры по пустякам».*
Операция – да или нет? Если опухоль слишком большая, пациентка может не выдержать длительный ТБЗ груди. Поэтому ранняя операция, как правило, имеет смысл, при наличии хорошего врача. Операция ей показана при условии щадящей хирургии: удаление опухоли с сохранением лимфоузлов, кроме явно увеличенных.
Внимание! После операции часто возникает конфликт потери самооценки в отношении груди в фазе исцеления. > Увеличение лимфатических узлов. > Опасность замкнутого круга, если отсутствует понимание связей. Удаление опухоли и здесь единственный выход.
Для людей волевых и легко переносящих боль альтернатива операции – Черная мазь (Black Salve - заказать ее можно на www.cernamast.eu).
ТМ-химио- и антигормональная терапия нежелательны из-за множества побочных эффектов. См. также «Терапевтические средства для груди» стр. 277.

Синехия на молочных железах (склерозирующий аденоз, фиброаденома)

Та же ОРБП, что и выше.

Фаза — **Состояние после фазы ремонта** или после рецидивов. = Рубцовое перерождение остатка опухоли молочной железы.

Терапия — Конфликт разрешен, предупреждение рецидивов. Если грудь продолжает изменяться, означает, что конфликт не разрешен до конца. > Необходимо действовать: вопросы, разрешение конфликта (см. выше), при необходимости операция. Легкий массаж или лимфодренаж с мазью календулы, чтобы ткань снова стала эластичной. Ежедневно – утренний ритуал по Антону Штигеру (стр. 68).

ОРБП выводящих протоков молочной железы

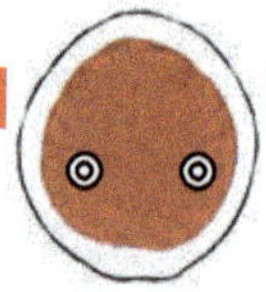

ОХ сенсорная функция в коре головного мозга сверху

Рак молочных протоков (внутрипротоковая карцинома, преинвазивная лобулярная карцинома in situ (LCIS), инвазивная лобулярная карцинома, внутрипротоковая гиперплазия, папиллярная аденома, карцинома Педжета)[1]

ЭКТО

Конфликт — 1. Левая грудь у правши (у левши наоборот): конфликт расставания матери/ребенка. Правая грудь: конфликт расставания с партнером. Мать/ребенок или партнер «оторвались от груди»/их нет.
2. Человек чувствует себя «выжатым». Мать/ребенок требуют слишком многого, собственная энергия уменьшается. Человек больше не может. Примечание: этот конфликт соответствует конфликту расставания при нежеланном тактильном контакте (хотеть избавиться от кого-то).

Примеры — ➜ *Дочь переезжает от матери в далекий город. ✍>Женщина замечает, что муж ей изменяет.*
❁ *Счастливая в браке женщина-левша безумно любит сына. Став студентом, он какое-то время живет с родителями, а затем сообщает, что ищет отдельную квартиру. «Громом с ясного неба» звучит это для матери: ее ребенок, ее малыш оставляет ее = «отнятие от груди». > Незаметное разрушение клеток молочных протоков в активной фазе конфликта. Но однажды осознав, что уход сына из семьи даже полезен для его развития, она замечает в своей правой груди узелок (сторона «мать-дитя»). В ТМ: «инфильтрирующая внутрипротоковая карцинома»* (Клаудио Трупиано, «Спасибо, доктор Хамер», стр. 298).
❁ *У 39-летней женщины-правши постоянные придирки к мужу из-за его бывшей жены: уж слишком он с нею приветлив и радушен. = Конфликт, связанный с отдалением партнера, затрагивающий молочные протоки правой железы. > Разрушение клеток в активной фазе, наращивание (рак) в фазе ремонта* (архив автора).

1 Хамер. Научная таблица Германской Новой Медицины. Стр. 120, 133.

ЭКТО

❁ *Бездетная женщина-правша (41 год) обожает своего пса Бенни. Живущую вместе с нею на ферме мать она просит не раскладывать повсюду крысиный яд, чтобы на него не наткнулась собака. Мать пропускает просьбу мимо ушей, и случается несчастье: Бенни съедает отраву и умирает – домашнее животное, почти дитя, «оторвано от груди». Женщина ни с кем это не обсуждает, т. к. думает, что «дело касается всего лишь песика». > В активной фазе конфликта у нее начинается разрушение клеток молочных протоков. Спустя год, она преодолевает боль утраты и в фазе ремонта замечает белесый струп на левом соске. В протоке у нее появляется узел 2 x 2 x 4 см. Пациентка испытывает облегчение, когда узнает о взаимосвязях процессов в организме. Она не предпринимает никаких действий, и узел рассасывается почти полностью в течение полугода* (архив автора).

❁ *Муж 42-летней правши подвержен сильному влиянию матери. Обоих внуков свекровь тоже стремится переманить на свою сторону, что постепенно разрушает семью. В сочельник, в то время, как женщина дома готовит подарки, муж с детьми на минутку «заскакивает к родителям», и там они празднуют Рождество. = Конфликт разлуки «мать-дитя». Дети «отняты от груди»* (архив автора).

❁ *Пример редко встречающегося конфликта нежелательного контакта с кожей: Чувствительная правша по своей натуре имеет низкий уровень энергии. Сын-подросток постоянно требует чего-то, хотя она и так дает ему все. И от мужа она не чувствует поддержки. = Конфликт разлуки - она чувствует себя опустошенной. У нее находят дуктальную карциному молочной железы на стороне «мать-дитя» (архив автора).*

Активная фаза Ограничение чувствительности = приглушение. Разрушение клеток плоского эпителия молочных протоков (язва) > увеличение диаметра просветов. При длительном конфликте протоки болезненно стягиваются, а сосок или какая-либо другая часть втягивается внутрь (т. н. «втянутые соски» или «скиррозные язвы молочных протоков» в ТМ). Если затронутыми оказываются множество протоков, размер груди в целом может уменьшиться. Возможен рецидивирующий конфликт.

Биосмысл 1. Приглушение болевых ощущений, чтобы легче забылась разлука. Человек чувствует меньше. 2. Увеличение просвета молочных протоков, чтобы молоко не только не застаивалось, и вытекало само, т. к. отсутствующим ребенку или партнеру оно уже без надобности.

Ремонт/исцеление Восстановление плоского эпителия слизистой оболочки (в ТМ: «внутрипроточная карцинома молочной железы», «перидуктальный мастит»). Опухание, зуд, боли. На эту ОРБП часто реагирует также и эпидермис. > Покраснение груди в фазе ремонта. Образование в молочных протоках секрета (с кровью или прозрачного) из-за интенсивного обмена веществ. Но т. к. проходимость протоков нарушена, секрет может скапливаться за соском, особенно при активности почечных собирательных трубочек = синдром. После завершения этой фазы грудь усыхает, могут остаться рубцы или обызвествления.

Кризис исцеления Ощущение холода или озноб, боли, возможно выделение крови или секрета из соска.

Примечание Рак соска = «карцинома Педжета» в ТМ. По ткани, образующей сосок, он относится к молочным протокам – та же ОРБП. Учитывать сторону («мать-дитя», партнерство или локальный конфликт).

Вопросы Выяснить, о какой ОРБП идет речь - стр. 272 - 275. Сосок втянут? (Да> Признак длительно активного конфликта). Когда появился узел? (= Начало фазы ремонта или начало хронического процесса). Грудь некрасиво изменяется? (= Указание на рецидивирующий конфликт). Тест с хлопанием в ладоши/определение стороны? Кто был оторван от моей груди? Или я чувствовал себя выжатым? (Напр., ребенком, партнером). Почему я реагировала так чутко? Кто/что оставило на меня отпечаток в плане разлуки/расстояния? (Напр., развод родителей, смерть брата или сестры). Как прошло мое рождение? Я была с матерью? Была ли я желанным ребенком? Я похожа на одного из родителей? (Разработать семейную тему). Рак молочной железы в семье? Какая медитация/установка была бы полезна? Что я еще хочу внутренне изменить? А снаружи?

Терапия Если грудь не успокаивается, выявить и разрешить конфликт и вызывающие его отпечатки и убеждения. Психологическая установка: *«Я люблю тебя, поэтому отпускаю». «Я дарю тебе свободу!»* При застое секрета ребенок или партнер может отсосать его ртом, как это делает младенец. Операция показана, если опухоль сильно увеличилась - не затягивать, иначе ни один хирург не осмелится оперировать без химио- и радиотерапии. Вырезать опухоль, щадя здоровые ткани.
Внимание: после операции конфликт самооценки в отношении груди вступает в фазу ремонта. > Рост грудных лимфатических узлов > опасность замкнутого круга, если пациентка не понимает взаимосвязей процессов в организме.

Противогормональная терапия (противоэстрагенная или подавляющая ароматазу) нежелательна из-за многочисленных побочных эффектов. См. также «Терапевтические средства для груди» стр. 277.

ЭКТО

Известковые отложения в груди (микрокальцинат)

Та же ОРБП, что и выше. Небольшие отложения извести, обычно размером с булавочную головку, иногда обнаруживаются маммографией и считаются *«подозрениями на рак»*.

Фаза	Состояние **после фазы ремонта**. Завершившаяся или рецидивирующая ОРБП молочных протоков. – В принципе, «отложения» превратившегося из-за отека в момент исцеления или рубцевания в известь молока.
Примечание	После ТБЗ молочных желез так же остаются известковые частички, но они обычно не диагностируются как «микрокальцинат».
Терапия	Конфликт разрешен. Терапевтические мероприятия не нужны, кроме предупреждения рецидивов.

−+

ОРБП кожи груди

ОХ в мозжечке - топография еще неизвестна

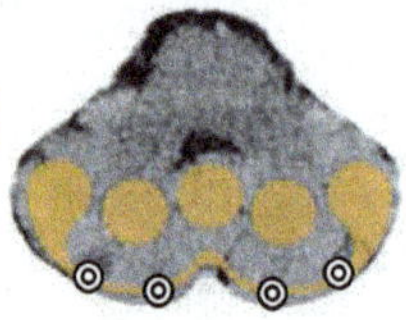

СТАРАЯ МЕЗО

Меланома на груди

Конфликт	Восприятие собственной груди обезображенной, нарушение ее целостности.
Примеры	❁ *Пациентка с раком груди из-за опухоли считает ее уродливой. На груди вырастает большая плоская меланома. Примечание: типичный вторичный конфликт, в ТМ – «метастазы». > Опасность «порочного круга» (*архив автора). ❁ *После вскармливания троих детей женщина недовольная своей бесформенной грудью. «О Боже, как уродлива моя грудь!» = конфликт обезображения, касающийся кожи. Именно в том месте, которое виделось ей особенно некрасивым, вскоре появилась меланома размером в 5 мл. = Рост в фазе активного конфликта (*архив автора).
Активная фаза	Деление клеток дермы, рост меланомы = вторичный конфликт рака груди.
Биосмысл	Утолщение как защита от обезображения или нарушения целостности.
Ремонт/исцеление	Казеозное разрушение ткани бактериями > распад меланомы с кровоточением и зудом.
Вопросы	Для небольших меланом иногда причина не может быть найдена (малозначима). Когда она начала расти? (Период конфликта). Она кровоточит и разрушается? (Нет > Признак активного конфликта). Из-за чего я чувствовал себя уязвленным/что сделало мне больно? (Рак молочной железы, реальный удар, неприятное ощупывание, обидные слова). Поэтому я неспокоен? (Да> Операция). Какая новая установка была бы целительна? (Напр., развить здоровый вес).
Терапия	Выявить и разрешить конфликт и вызывающие его отпечатки и убеждения. При небольших меланомах необязательно действовать, если пациентка не боится. Если она все время беспокоится по этому поводу, следует удалить меланому с целью минимизации риска. По необходимости Черная мазь или удаление (стр. 285, 292).

+−

Воспаление молочной железы (мастит), воспаление соска (телит)

Обе грудные ОРБП могут иметь место. Недуг проявляется обычно в послеродовой период. Воспаление молочных желез, как и воспаление соска или молочных протоков в ТМ именуется маститом (mastitis).

Пример	✍>*Ребенок родился здоровым, сосет грудь, все хорошо. Позади все беспокойства беременности = начало фазы ремонта > воспаление сосков.*
Фаза	**Ремонт** одной из двух ОРБП.
Примечание	Воспаление сосков может также быть вызвано и механическими причинами. Напр., интенсивным сосанием.

ОРБП микромышц сосудов

ОХ в среднем мозге - топография еще неизвестна

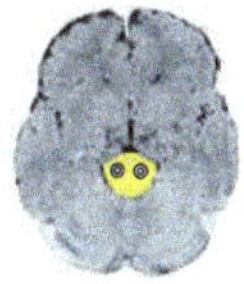

Болезнь Рейно соска

Симптомы: Сильные, тянуще-колющие боли в соске, как правило, у кормящих матерей, но часто наблюдаются и после окончания кормления грудью. Сосок бледный/синий и чувствителен к холоду. В большинстве случаев затронуты и другие части тела (стр. 143). В начале заболевания его трудно отличить от воспаления сосков (телит, мастит).

энто

Конфликт	Не хотеть чувствовать смерть или трупы, хотеть защититься от них. Конфликт связан с зачатием, беременностью, кормлением грудью, детьми или семьей.
Пример	❁ Кормящая мать страдает Рейно соска. Во время беременности умирает близкая родственница, но молодая женщина не хочет ничего об этом знать. Она вытесняет событие и не идет на похороны. Конфликт нежелания вступать в контакт со смертью (архив автора).
Фаза	Зависший активный конфликт. Напряжение мышц сосудов > недостаточное снабжение соска кислородом > побеление, боли в симпатикотонии.
Вопросы	Когда появились симптомы? Встреча с мертвым человеком/животным во время или до беременности? Как я с этим справилась? Была ли ситуация отработана? Вытесненные ситуации с трупами у предков? (Спросить у родителей, поиск отпечатков). Убеждения по отношению к смерти/умиранию (напр., «смерть - это страшно»).
Терапия	Найти и разрешить конфликт, убеждения и отпечатки. Тепло (горячий душ/ванны, грелка, теплые компрессы). Психологическая установка: «Я признаю происшедшее и полностью смиряюсь с ним“. Целительная беседа, ритуал прощания. Смириться со смертью.

+−

Деформация груди

Узлы

• Молочные железы в активной фазе конфликта или в фазе ремонта.
• Молочные протоки в фазе ремонта или рецидивирующий конфликт.
• Активные собирательные трубочки почек, «подкачав» старые узлы, могут симулировать ОРБП груди.

Кожные вмятины или втянутый сосок

• Молочные протоки в состоянии активности или после рецидивов.

Отвисшая грудь

• У женщин со «слабой соединительной тканью» грудь начинает отвисать еще в молодом возрасте, т. к. коллагеновые волокна истончены = свидетельство неуверенности в себе (часть общего конфликта самооценки, обычно переживаемого поколениями). > Повышать самооценку, напр., утренний ритуал по Штигеру (стр. 68).
• У женщин с нормальной и хорошей соединительной тканью отвисание груди может быть связано с ОРБП молочных желез, если увеличенные узлы «сдулись».
• Если грудь была упругой из-за активного конфликта беженца, то после его разрешения она должна стать вялой (хороший признак). Симптомы: выведение жидкости, снижение массы тела, ночное потоотделение.

Упругая грудь

• Собирательные трубочки почек в состоянии активности поддерживают упругость груди. Оборотная сторона медали: избыточный вес тела, задержка жиров и воды в организме вследствие конфликта беженца. Когда конфликт разрешется, грудь становится не такой красивой.

Терапевтические средства для груди

• Цветы Баха: конский каштан мясо-красный, цикорий, ива.
• Настои/обертывания: календула, тысячелистник, фенхель, ромашка, окопник, донник лекарственный.
• Листья савойской капусты отбить до мягкого и приложить.
• Мазать грудь цветочным медом, забинтовать и оставить так на некоторое время.
• ДСМО наружно.
• Вербену отварить, завернуть в ткань и приложить.
• Соли Шюсслера № 3, 11, 12.
• Ферментный препарат при воспалении груди.
• Лимфодренаж, мягкий массаж.
• Св. Хильдегарда: золотую пластинку (монету) нагреть на солнце, затем массажировать ею вокруг опухоли.
• При открытой груди: наносить цветочный мед, регулярно менять стерильную салфетку. Листья белокочанной или савойской капусты отбивать и прикладывать. 3% раствор перекиси водорода наружно и внутрь. Лечебную повязку с активированным углем и серебром при неприятном ТБЗ-запахе.

КОЖА, ВОЛОСЫ И НОГТИ

Кожа связывает нас с окружающей средой и одновременно защищает от нее. При этом эктодермальная эпидерма вместе с ее волосяным покровом выполняет связующую функцию, а старо- мезодермальная дерма – защитную.

Под дермой находится управляемая белым мозговым веществом мезодермальная гиподерма, покров, состоящий, в основном, из рыхлой соединительной и жировой ткани.

С точки зрения 5 Биологических Законов, кожа представляет собой «благодатное поле», нужно лишь аккуратно работать. Место изменений на коже всегда имеет значение - остается только выяснить, что именно произошло.

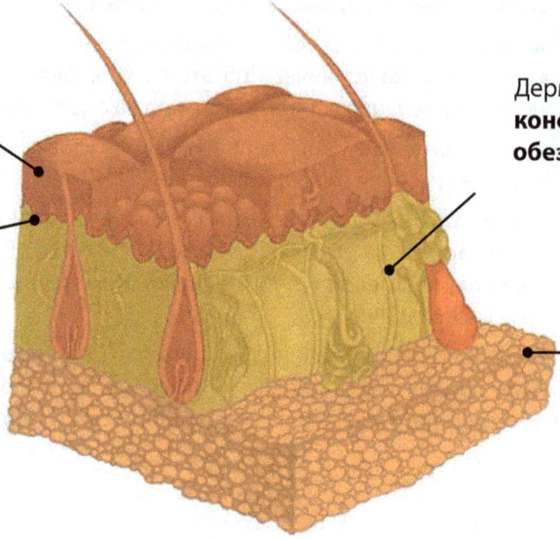

ОРБП эпидермы

ОХ сенсорика лица невысоко в коре головного мозга

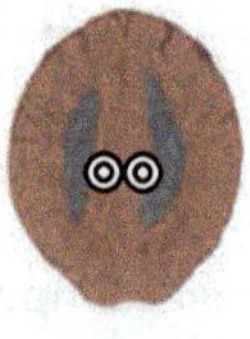

Кожная сыпь, экзантема, воспаление эпидермы, нейродермит, экзема, эритема, крапивница, красный плоский лишай, пузырчатка, рожа, рожистое воспаление, системная красная волчанка, плоскоэпителиальный рак, базалиома [1]

ЭКТО

–+

Конфликт

Конфликт расставания – желание/нежелание тактильного контакта. Конфликт близости-расстояния: телесный контакт обрывается, нельзя прикоснуться к любимому человеку или животному. Оказаться оставленным на произвол судьбы, не заметить опасность, не почувствовать что-либо. Затронутыми оказываются инь-меридианы: живот, грудь, внутренние поверхности верхних и нижних конечностей. Ими мы прикасаемся к другому человеку, если он нам нравится.

Разлука в смысле «нежелание иметь контакт»: кто-то находится к нам ближе, чем нам хотелось бы, досаждает. Затронутыми оказываются янг-меридианы: спина, ягодицы, внешние поверхности конечностей, локти, внешние стороны ладоней, колени. Кулаком, локтем, коленом мы «отбиваемся» от всего нежелательного.

При конфликтах расставания, касающихся головы или лица, речь, как правило, идет о репутации. У детей, – если им не хватает ласки родителей (погладить по головке). Если затронута голова, речь, как правило, также о поглаживании по голове. Нос - центр лица - о репутации и бытии в центре внимания, подошвы - местоположение или обувь. Многие кожные симптомы не имеют отношения к темам «мать-дитя» или «партнер», а на соответствующем месте произошел конфликт (например, приходилось носить неприятные резиновые перчатки).

Примеры

❁ *Ныне 53-летняя пациентка в 19-летнем возрасте теряет жениха. Молодой музыкант уезжает работать за границу, а она вынуждена остаться ухаживать за тяжело больной матерью и тремя младшими детьми. = Конфликт разлуки > разрушение клеток эпидермы в активной фазе кон-*

---

1 Хамер. Научная таблица Германской Новой Медицины. Стр. 118, 131.

ЭКТО

фликта. Спустя много лет, она вступает в фазу ремонта: нейродермит кожных покровов всего тела (восстановление эпидермы) = конфликт разлуки, затрагивающий внутренние поверхности (вынуждена отпустить любимого) и внешние – хотелось бы оставить братьев и сестер и устраивать собственную жизнь (архив автора).

✿ *Малыш переживает конфликт расставания, т. к. у матери появился партнер, и ребенок больше не может спать с ней в одной постели, как раньше* (архив автора).

✿ *В фирме существует обычай здороваться за руку. Новый сотрудник, не особо обременяющий себя личной гигиеной, вызывает у коллеги отвращение. Всякий раз ему приходится делать усилие, чтобы подать руку грязнуле. = Локальный конфликт «разлуки» – «не хотеть иметь контакт». Когда мужчина меняет место работы, у него начинается исцеление (= кожная сыпь). Страдает тыльная сторона ладони правой руки* (www.germanische-heilkunde.at).

✿ *Мать девочки, которой сейчас 4 года, после полугодового декрета идет работать на полставки, оставив дочь у бабушки. Девочке очень не хватает мамы = конфликт разлуки. С этого времени она страдает нейродермитом. Некоторое время назад вся семья, включая бабушку, провела отпуск в Хорватии. В первые два дня нейродермит проявился агрессивнее обычного = ремонт. К концу отпуска кожа ребенка полностью очистилась = завершившееся исцеление. К сожалению, это не конец истории, т. к. после отпуска мать снова вышла на работу* (архив автора).

✿ *У 16-летней школьницы-правши 3 недели назад на левой, а вскоре и на правой пятке появляется сыпь. На вопрос, страдает ли она от конфликта разлуки с матерью, своими кошками или с кем-нибудь еще она отвечает отрицательно. А услышав вопрос, не было ли чего-то связанного с ее обувью или ногами, что разрешилось 3 недели назад, она тут же вспоминает следующее: как и все девушки в ее возрасте, она обожает вечеринки. 3 недели назад на вечеринку она впервые надела туфли на шпильке. Весь вечер она пользовалась успехом, как полагает, именно из-за них = конфликт «расставания» в фазе ремонта. Простая терапия: не придавать обуви большого значения. Если это не сработает, носить эти туфли так часто, как только захочется* (архив автора).

✿ *Женщина 39-ти лет, бездетная правша, ребенком часто получала побои от матери, поэтому отношения между ними сложились плохие. В 25 лет она прекращает контакт с матерью, а 3 года назад та начинает попытки сближения. Дочь думает о примирении, но внутренне сопротивляется. = Конфликт расставания – нежелание контакта. Показательная ситуация: дочь сидит на скамейке в парке, а мать случайно оказывается на дорожке, и девушка отворачивается, чтобы та ее не узнала и не попыталась заговорить. В фазе зависшего исцеления в течение года у нее появляется 3 плоскоэпителиальные карциномы (в ТМ: «поверхностно распространяющаяся меланома») на внешней и внутренней стороне голени, бедра и предплечья, которые она удаляет. Пациентка испытывает облегчение, когда знакомится с пятью Биологическими Законами и узнает, что эти меланомы не являются заболеванием (в операции не было необходимости). Она принимает решение окончательно прервать контакт с матерью, чтобы зависший конфликт разрешился* (архив автора).

Активная фаза	Разрушение (обычно незаметное) эктодермального плоского эпителия эпидермы (язва) – прохладная, шершавая, бледная на вид кожа, как будто нарушено кровоснабжение. Большее или меньшее снижение чувствительности. Опыт показывает, что при преобладании болезненного конфликта воспоминания о расставании может наблюдаться нарушение кратковременной памяти. > Продолжительные подобные конфликты разлуки могут привести к деменции (стр. 327). Как вдова, которая каждый день думает о покойнике. «Сенсорный паралич» (отсутствие эмоций, глухота) в рамках рассеянного склероза является ничем иным, как активной фазой конфликта расставания. Этот конфликт требует развязки (ребенок плачет, пока мама не придет). Необходимо быть среди людей. Одиночество заставляет замыкаться в себе (своеобразная защита раны).
Биосмысл	Онемение (снижение чувствительности) призвано помочь забыть прерванный или нежелательный тактильный контакт. Ограничение памяти, чтобы меньше страдать.
Ремонт/исцеление	Восстановление эпидермы. Интенсификация обмена веществ, воспаление, покраснение, набухание, зуд, возможно жжение. Болезненный вид кожи. На самом деле она исцеляется, а «больной» была в активной фазе конфликта). Самые распространенные диагнозы: экзема, нейродермит.
Кризис исцеления	Чувство холода, озноб, боли, состояние прострации (= провалы памяти).
Примечание	Учитывать сторону («мать-дитя», партнерство или локальный конфликт). Усиление симптомов синдромом. Причиной конфликта могут быть не только люди и животные, но иногда также тесная обувь, неудобная или нелюбимая одежда (у детей), сильный холод, солнце, жара, пот и т. д.

Рожа или краснуха: Ремонт с синдромом > сильное покраснение и набухание.
Волчанка: в ТМ – коллагеновая болезнь – т.е. ОРБП гиподермиса > конфликт самооценки (стр. 289). Но на практике это часто ОРБП эпидермы в сочетании с синдромом > конфликт разлуки. В каждом отдельном случае это уточняется на основании симптомов и анамнеза.

Вопросы — Симптомы наблюдаются впервые? (Да > Конфликт расставания впервые разрешился > работать только над этим эпизодом. Нет > прояснить данный эпизод, а затем вернуться к первому проявлению и рассмотреть его). В какой части тела это началось? Внутренняя сторона? (Признак желания контакта). Внешняя сторона? (Признак желания дистанции). Лицо? (Признак желания выделиться или быть признанным). Произошло расставание с кем-то или с чем-то? (Напр., ссора с возлюбленным, развод, работа, переезд ребенка, внуков). Какую ситуацию из детства настоящая ситуация мне напоминает? (Найти отпечаток). Найти самые ранние отпечатки: Был я желанным ребенком? (Нет> важнейший пра-отпечаток, о котором необходимо будет позаботиться во время терапии). Как прошли роды? (Трудные роды могут дать первичный опыт расставания). Мог ли я после родов остаться с матерью? (Частый инициирующий опыт разлуки). Был ли я на грудном вскармливании достаточно долго? Когда меня отдали в ясли/детский сад? Я плакала, когда меня туда отдали? Мои родители часто ссорились? Расставание/развод? Переезд, когда я была ребенком, с тяжелым расставанием? Есть ли подобные симптомы в семье? (Да> признак семейного конфликта). Подобна ли семейная ситуация моих предков моей? (Проработать ситуации расставания). Какие внутренние шаги к исцелению я хочу предпринять? (Напр., медитация с возвращением в прошлое, ритуалы). Какие внешние меры были бы полезны? (Напр., беседа, прощание)

Терапия — Конфликт разрешен, сопровождение пациента в фазе исцеления. При рецидивах выявить и разрешить конфликт и вызывающие его отпечатки и убеждения. Психологическая установка: *«Я принимаю эту разлуку и иду дальше». «Я связан с Богом. Эта связь останется навсегда!» Если речь идет о семейной проблеме: «Я осознал все и выслал заряд любви - больше мне не нужно этого нести». «Я могу начать все сначала».* «Церемония» при конфликте разлуки ребенка с родителями: совместно сплести из ниток «ленточки дружбы» – родители для ребенка, ребенок – для них. Ленточки торжественно повязываются на запястья. Ребенку достаточно взглянуть на ленточку, чтобы почувствовать связь с матерью.
Прикосновения: поглаживания, массирования друг друга с целью получения тактильного контакта. Листья белокочанной капусты отбить и прикладывать. Коллоидное серебро наружно. Св. Хильдегарда: купания или обливания с отваром листьев тутовника. ДСМО. См. «Терапевтические средства для кожи» стр. 292.

ЭКТО

−+

Аллергическая контактная экзема, аллергия на солнце

Та же ОРБП, что и выше. Аллергии, с нашей точки зрения, являются не «болезнью», а предупреждением природы. Аллергии всегда основываются на «рельсах». Чтобы обнаружить «рельсы», нужна хватка детектива. Конфликт всегда связан с драматическим событием и неким находившимся при этом веществом. Произошло что-то ужасное/неприятное, когда человек имел дело с веществом.

Пример — ❁ *Девушка проходит обучение в пекарне. Она стоит у прибора, а наставник подкрадывается сзади и залезает рукой под юбку. С этого времени она страдает аллергией на муку* (форум www.neue-mediz.in).
❁ *Во время отдыха на море 5-летняя девочка засыпает на пляже под зонтиком. Когда она в панике просыпается, мамы рядом не оказывается = всеохватывающий конфликт разлуки. Включающий механизм – солнце, пляж и море. В течение 40 лет, находясь на пляже, пациентка страдает аллергией на солнце* (Клаудио Трупиано, «Спасибо, доктор Хамер», стр. 371).

Фаза — **Ремонт**—рецидив конфликта, запускаемого «рельсами».

Вопросы — Когда появилась аллергия? (Конфликт имел место непосредственно перед этим). Когда происходят ухудшения? Когда происходят улучшения? (Признаки конфликта). Что тогда произошло? Что изменилось в жизни? (Семья, отношения, работа - все тщательно проверить). Почему я не мог с этим справиться? (Найти отпечатки).

Терапия — Выявить и разрешить конфликт и вызывающие его отпечатки и убеждения, чтобы ОРБП завершилась. Вит. Д3, коллоидное золото, ДСМО. Если ничего не помогает, избегать контакт с «аллергеном». Гистамин обычно вызывает аллергию, стр. 153. См. также «Средства для кожи», стр. 292.

Онемение, покалывание, расстройства чувствительности (нейропатия, полинейропатия)

ОРБП подобна вышеописанной, но без видимых кожных симптомов. Наиболее распространенным является онемение пальцев ног и рук, но могут быть затронуты и другие части тела (напр., спина, ноги или руки).

Конфликт	Расставания (подробнее стр. 278). Хочется меньше контакта с кем-то (напр., неудачные отношения, проблемы на работе) или более близкого контакта (напр., развод, переезд ребенка).
Пример	❁ *Мужчина 55 лет женат на очень доминирующей женщине и поэтому несчастен. Несмотря на это, он не хочет разводиться. В период профессионального затишья он болезненно осознает свою дилемму. У него немеют несколько пальцев на правой ноге (партнер). Примечание: природа помогает пациенту менее интенсивно чувствовать, своего партнера, жену* (архив автора). ❁ *Замкнутый крестьянин страдает от того, что его жена постоянно обманывает его с другим мужчиной. Через несколько недель его губы немеют. Примечание: губы символизируют разговоры, поцелуи и еду. Его страдание (отсутствие поцелуев, разговоров), таким образом, снижается. К сожалению, пара распадается* (архив автора).
Активная фаза	Ограничение чувствительности афферентных волокон. Онемение, сенсорные расстройства. В ТМ определяется как «невропатия» или «подозрение на МС» (при дополнительных двигательных симптомах).
Биосмысл	Человек чувствуется меньше - тем самым облегчается мешающий контакт или его отсутствие.
Другие причины	Побочный эффект медикаментов (психотропных препаратов, антибиотиков, химиотерапии и мн. др). Грыжа диска: сжатие нерва в фазе ремонта (стр. 302 и 309).
Вопросы	Когда появились симптомы? (Конфликт начался тогда и длится до сих пор). Исключить другие причины (медикаменты, межпозвоночный диск). Какая область тела затронута? (Внутренняя: человеку кого-то нехватает; наружная: человек хочет отдалиться от кого-то. Пальцы ног, подошва: конфликт места). Какие события сенсибилизировали меня? (Поиск отпечатков - детство, беременность, предки). Какие изменения в сознании могли бы помочь? Какие еще меры могли бы излечить? (Напр., беседа).
Терапия	Другие вопросы стр. 280. Найти и разрешить конфликт, убеждения и отпечатки.

Белый рак кожи (базалиома, базально-клеточная карцинома)

Та же ОРБП, что и выше, затронут нижний слой эпидермиса. Базалиомы проявляются обычно в виде стойких красноватых зудящих мокнущих бугорков. Они часто кажутся меньше, чем они на самом деле, поскольку расширяются в глубине.

Пример	❁ Правша получает пощечину по правой щеке. На этом месте возникает базалиома. = Локальный конфликт разделения - в этом случае нежеланный кожный контакт. Всякий раз, когда он чувствует себя угнетенным, проявляются «рельсы», поэтому базалиома присутствует вот уже несколько лет (архив автора).
Фаза	**Рецидивирующий конфликт** или зависший ремонт.
Терапия	Вопросы см. выше. Выявить и разрешить конфликт и вызывающие его отпечатки и убеждения, чтобы ОРБП закончилась. Бездействие возможно в случае небольшх базалиом, когда пациент не боится и опухоль не растет. Если пациент непрерывно думает о проблеме, следует оперировать, чтобы свести к минимуму риск. Вит. Д3 внутрь. Коллоидное золото, ДСМО наружно. В случае необходимости, Черная мазь или операция. См. «Средства для кожи» стр. 292.

Чешуйчатый лишай (псориаз)[2]

Та же ОРБП, что и выше (стр. 278 - 281). Хроническое заболевание кожи с четко очерченными красными пятнами.

Примеры	❁ *Чешуйчатый лишай с детства (запись молодой женщины на форуме faktor-l-forum): «Я родилась семимесячной, очень маленькой и легкой. Тем не менее, вошла в этот мир без видимых физических или психических изъянов. Только что-то мне подсказывало, что мое рождение преждевременно, что я слабая и беззащитная, и никого нет рядом. Через полгода мать отдала меня в детский дом.*

2 Хамер. Научная таблица Германской Новой Медицины. Стр. 118, 131.

В это время у меня была сломана рука, т. к. старшая сестра столкнула меня с дивана, а еще раньше она хотела задушить меня подушкой.
В детском доме я пробыла недолго, меня быстро удочерили. Приемный отец был очень любящим, а мать скорее практичной. Их брак распался через 5 - 6 лет, и я осталась с матерью. Все за нее беспокоились, на меня не обращали внимания. Для дедушки и бабушки тоже существовала только она. Еще бы – одинокая женщина с ребенком, как не пожалеть. То, что мое сердце обливалось кровью, никого не интересовало. Снова я оказалась в одиночестве. Вскоре моя мать познакомилась с мужчиной. Они прожили вместе год, и я даже стала называть его «папой», что стоило некоторых усилий. Они хотели пожениться, но он бросил ее за день до свадьбы. Потом появился третий муж, которого я по сей день называю отцом, потому что он был им дольше других. Но, как и следовало ожидать, этот брак тоже распался. Хотя к тому времени у меня уже была собственная жизнь, это меня больно задело. А три месяца назад я потеряла ребенка на десятой неделе беременности». Трогательный перечень конфликтов расставания с самого начала ее жизни, некоторые из них еще активны, другие в процессе исцеления.
❁ *64-летний разведенный пациент-правша поддерживает чудесные отношения с дочерью. Однажды она знакомит его с мужчиной, который отцу категорически не нравится, что несколько отдаляет отца и дочь. = Конфликт расставания, желание избавиться от этого парня. > Очаги чешуйчатого лишая на внешних сторонах обеих голеней из-за рецидивов (*архив автора).

Фаза — Два конфликта разлуки перекрывают друг друга в одной и той же области кожного покрова. Один находится в стадии исцеления (= красная кожа), **другой – в фазе активности** (= шелушение).

Примечание — Учитывать сторону («мать-дитя», партнерство или локальный конфликт). Изуродованные лишаем участки кожи могут быть следствием конфликта обезображения > удалить зеркало и не обращать на псориаз внимания.

Терапия — Вопросы стр. 280. Выявить и разрешить конфликт и вызывающие его отпечатки и убеждения, чтобы ОРБП подошла к концу. См. «Терапевтические средства для кожи» стр. 292.

Корь, краснуха, ветряная оспа (ветрянка)

Та же ОРБП, что и выше (стр. 278 - 282).

Конфликт — Всеохватывающий конфликт расставания – желание или нежелание тактильного контакта. Конфликт близости и расстояния.

Примеры — ➜ *Школьники обожают свою учительницу. Неожиданно среди учебного года она уходит в декретный отпуск = коллективный конфликт расставания. Когда класс привязывается к новой учительнице, у всех одновременно начинается исцеление > корь в фазе ремонта.*
➜ *Для некоторых детей период детского сада наступает слишком рано. Они охотно остались бы со своими мамами дома. Когда же они сдруживаются и начинают воспринимать воспитательницу как «эрзац-маму», то у всех сразу обнаруживается ветряная оспа или корь = исцеление конфликта разлуки.*
❁ *Трое детей из одной семьи (разница в возрасте менее 2-х лет) пошли в школу и страдают от потери тактильного контакта с родителями. На каникулах они в полной мере наслаждаются возможностью «потискаться» и поиграть с мамой и папой. Одновременно у всех троих начинается ветрянка = ремонт (*архив автора).

Фаза — **Ремонт**: восстановление эпидермы в виде красных пятнышек (т. н. «коревая экзантема»), возможны пузырьки при ветрянке.

Примечание — Почему часто одновременно заболевают сразу несколько детей из одной семьи или одного класса? Потому что они переживают многие ситуации вместе > общее поле группового восприятия и мышления («морфогенетическое поле» по Шелдрейку). Чем гомогеннее группа, тем более похожей будет реакция отдельных ее членов на что-то. Одинаковое восприятие вызывает и сходные конфликты. Сегодня большие эпидемии кори случаются редко, т. к. общество настроено на индивидуализацию.

Как правило, одновременно несколько органов, вовлеченных в конфликт, вызванный одной и той же причиной, вступают в фазу исцеления > воспаления глотки, носа, слизистой глаза или лимфоузлов.

«Вызревание» или «развитие» детских болезней» происходит до того, как проявляются симптомы.

ЭКТО

«Вызревание» = разрешение конфликта = стартовый сигнал для фазы ремонта. У взрослых «вызревание» тоже случается до «болезни», иначе недуг бы не случился. Не путать «вызревание» детских болезней с окончанием вызревания при конфликтах ареала. Конфликты «разлуки» на уровне кожи к ним не относятся.

Терапия — Вопросы стр. 280. Конфликт разрешен, сопровождение пациента в фазе исцеления. Возможно кратковременное применение кортизона, если другие меры не дали результата. Прививка от кори не защищает. Наоборот, в вакцинах содержатся яды, наносящие ребенку вред. См. «Терапевтические средства для кожи» стр. 292.

Бородавка, щипица, остроконечная кондилома, контагиозный моллюск

Конфликт — Локальный конфликт расставания. По Фрауэнкрон-Хоффман, дети часто чувствуют себя неполноценными из-за унижающих взглядов, например, матери или учительницы, которая смотрит на пальцы.

Примеры — ➜ Ребенок чувствует строгий взгляд матери на руку, когда учит уроки.

❁ *Молодой человек, 21 год, нехотя учится на почтальона. На подушечках пальцев, которые соприкасаются с письмами, у него возникают бородавки. Они исчезают, как только парень бросает работу* (www.gnm-forum.eu).

❁ *Школьница ездит верхом и любит пони Нептуна больше всех. Однажды она с мамой приходит на конюшню и видит пустое стойло. Нептун умер. = Конфликт расставания с «партнером» и седлом. На правой ягодице девочки образуются многочисленные контагиозные моллюски, она воспринимала лошадь как партнера. Болячки прибавляются, т. к. мать и дочь регулярно заходят на конюшню (= рецидивы). Узнав о пяти Биологических Законах, они уясняют связь между событиями, отправляются в другой клуб, где скоро у девочки появляется новый любимец > исчезновение моллюсков* (www.germanische-heilkunde.at).

Фаза — **Зависший ремонт**—избыточное восстановление эпидермы.

Вопросы — Когда появились бородавки? Что случилось на этом месте? (Нежеланный/желанный кожный контакт, взгляды). Что оставило на меня этот отпечаток? (Ранняя разлука, перфекционизм родителей). Какие методы лечения пробовали?

Терапия — Выявить и разрешить конфликт и «рельсы», чтобы ОРБП завершилась. «Отворот»: в полнолуние потереть бородавку половинкой луковицы, бросить за спину и, не оборачиваясь, «попрощаться» с бородавкой. Не думать больше ни о конфликте, ни о бородавке. Прививать детям силу и уверенность в себе. Смачивать соком чистотела, лимона, маслом чайного дерева, уксусом или натирать свежеразрезанной луковицей. Операция (замораживание, лазер) редко дает результат, бородавки появляются снова, остаются рубцы). Обычно они исчезают сами.

Старческая бородавка (себорейный кератоз)

а же ОРБП, что и выше (стр. 278 - 283).

Фаза — **Зависший ремонт**—избыточное восстановление плоского эпителия.

Примечание — Натуропатия объясняет это явление снижением объемов секреции: шлаки проявляются в виде коричневых бородавок (коричневый цвет указывает на печень). Я думаю, что это может быть отчасти верно, но, вероятно, в сочетании с вышеописанным конфликтом. Если бородавка причиняет эстетические неудобства > удаление хирургическим путем.

Повышенное образование рогового слоя на ногах (гиперкератоз)

При ходьбе босиком по улице мы понимаем, как больно может сделать естественный грунт. Как приспособление к таким механическим раздражителям, роговой слой на подошве утолщается (например, в летнее время или во время отпуска). Но когда роговой слой утолщен без причины и появляются трещины, может иметь место следующий конфликт:

Конфликт — Необходимости защищаться от сурового мира (по аналогии с твердым грунтом). Отпечаток: Мало любви в детстве, раннее столкновение с трудностями, необходимость пробиваться в одиночку («тернии»).

Пример — ❁ Дочь предпринимателя должна уже ребенком помогать в магазине. Когда бизнес прогорает, она, будучи молодой девушкой, вынуждена улаживать неловкие моменты с банком. На пятках и больших пальцах ног образуются жесткие, потрескавшиеся участки (архив автора).

Фаза	Зависший ремонт - избыточное образование ороговевшего плоского эпителия на подошвах.
Биосмысл	Утолщение рогового слоя для того, чтобы быть готовым к тяжелой жизни.
Терапия	Найти и разрешить конфликт, убеждения и отпечатки. Регулярно использовать пемзу/терку для пяток. Для предотвращения трещин смазывать подошвы оленьим жиром, кремом с календулой.

ОРБП нижнего слоя эпидермы

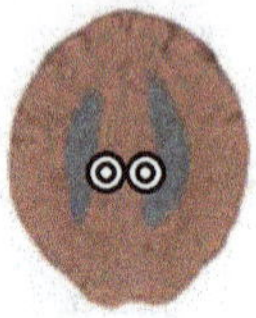

ЭКТО

Белые пятна, нарушение пигментации (витилиго)[1]

Конфликт	Интенсивный драматичный конфликт разлуки. Сильный конфликт близости-расстояния. Очень болезненное, несправедливое или некрасивое расставание. По Фрауэнкрон-Хоффман: внешне человек показывает чистоту, но чувствует себя нечистым. Часто у детей из смешанных браков с проблемами: «Лучше без цвета кожи».
Примеры	❁ 45-летняя высокочувствительная женщина-правша чувствует, что ее муж отдаляется. Больше всего ей не хватает поцелуев. Над правой верхней губой появляется белое пятно (архив автора). ❁ *У женщины по всему телу белесые пятна. Она прекратила загорать, чтобы на светлой коже они не были так заметны = дефицит меланина. История конфликта: ее муж – наркоман. Даже после рождения детей он не смог отказаться от наркотиков, несмотря на многочисленные попытки это сделать. Через некоторое время женщина принимает решение во имя детей развестись с мужем. Ее одолевают сомнения в справедливости этого шага.* (Клаудио Трупиано, «Спасибо, доктор Хамер», стр. 283). ❁ *Замужняя женщина обращается к терапевту по поводу белесых пятен на внутренних поверхностях рук и ног. На его вопросы по поводу возможного развода с мужем она отвечает отрицательно. Терапевт формулирует иначе: не пережила ли она какое-то несправедливое расставание, и женщина сдается. Оказывается, год тому назад она влюбилась в мужчину из другого города. Отношения грозят завершиться, потому что он ее ни разу не навестил, и ей все время приходится ездить к нему. = Интенсивный, воспринимаемый как несправедливость, конфликт разлуки. А т. к. они продолжают обмениваться смс-сообщениями, конфликт поддерживается в состоянии активности* (Клаудио Трупиано, «Спасибо, доктор Хамер», стр. 282).
Активная фаза	Разрушение ткани в самом нижнем слое эпидермы, содержащем коричневый пигмент (меланин). > Белые пятна, там, где он отсутствует. Учитывать сторону («мать-дитя» или партнер). Обычно рецидивирующий конфликт.
Биосмысл	Повышение чувствительности через разрушение пигмента > более легкое проникновение солнечного света, усиление контакта с космическим информационным полем. «Утешение теплом солнечных лучей».
Ремонт/исцеление	Восстановление меланоформного слоя > исчезновение пятен.
Терапия	Вопросы стр. 280. Выявить и разрешить конфликт и вызывающие его отпечатки и убеждения. См. «Терапевтические средства для кожи» стр. 292.

Скарлатина

Эта «болезнь» проявляется множеством симптомов, каждый из которых должен быть рассмотрен отдельно, хотя вероятно один конфликт запустил несколько ОРБП. Главный из них = «малиновый язык» (стр. 175). Скарлатиновая сыпь: так же ОРБП, что и выше.

Примеры	❁ *У старшего брата 4-летнего мальчика день рождения. В магазине игрушек тот выбирает себе в подарок педальный автомобиль. Младший, увидев машинку, бежит к ней, чтобы прокатиться. Мать останавливает: «Это подарок брату!» Малыш плачет > интенсивный конфликт расставания = скарлатиновая сыпь в фазе ремонта = восстановление эпидермы* (www.germanische-heilkunde.at).
Фаза	Ремонт – обширное восстановление нижнего слоя эпидермы = скарлатиновая сыпь.
Терапия	Конфликт разрешен, сопровождение пациента в фазе исцеления, предотвращение рецидивов. См. «Терапевтические средства для кожи» стр. 292.

1 Хамер. Научная таблица Германской Новой Медицины. Стр. 120, 132.

ОРБП дермы

ОХ в мозжечке - топография еще неизвестна

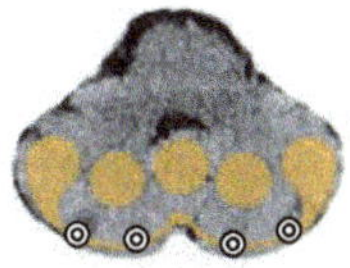

СТАРАЯ МЕЗО

+ −

Рак кожи (меланома, амеланотическая меланома, нодулярная меланома)[1]

Конфликт — Обезображения/нападения. Нарушение целостности. Пораниться, запачкаться, чувствовать себя изуродованным. Пояснение: реальное телесное повреждение (удар, толчок, пощечина), загрязнение (фекалии, грязь, моча) или вербальная агрессия. Часто возникает при ссорах и врачебных диагнозах.

Примеры — ❁ *Облучение после операции рака кости предплечья оставляет на коже пациентки коричневый рубец = локальный конфликт обезображения. Вместо того, чтобы забыть, пациентка постоянно теребит его = активизация конфликта. На этом месте вырастает меланома.* = Рост в активной фазе (архив автора).

❁ *Успешный бизнесмен-правша становится президентом футбольного клуба. К несчастью, клуб преследует полоса неудач, и спортивная пресса винит в них президента, обрушив на него шквал критических ударов «ниже пояса» = посягательство на целостность. С правой стороны живота (партнерство) в активной фазе конфликта у него вырастает меланома. Когда дела у клуба налаживаются, меланома, кровоточа, рассасывается. = Ремонт. «Доброкачественность» в ТМ* (архив автора).

❁ *Муж и жена периодически ссорятся. При этом у нее есть привычка: со словами «ну, дружочек…» она больно тычет ногтем ему в грудь, что ему совсем не нравится. Дело оборачивается ростом на этом месте клеток дермы = локальное нарушение целостности* (www.germanische-heilkunde.at).

Активная фаза — Локальное деление клеток дермы. Рост меланомы. Обычно рецидивирующий конфликт.

Биосмысл — Утолщение дермы с целью лучшей защиты от загрязнения и нарушения целостности.

Ремонт/исцеление — ТБЗ-казеозное разрушение грибками или бактериями. Если меланому прорывает, то говорят об «открытом ТБЗ кожи». Сегодня это случается редко, потому что меланомы безжалостно вырезаются с *обширным захватом здоровой ткани.*

Примечание — Учитывать сторону («мать-дитя», партнерство или локальный конфликт). Частый результат конфликтов обезображения: человек хочет показать себя с лучшей стороны, потому что чувствует себя неуверенно > использование макияжа.

Вопросы — Когда появилась меланома? (Конфликт имел место незадолго до этого). Что случилось с тем участком тела? (Операция, удар, травма). Или речь идет о словесной атаке? Тест «похлопаем в ладошки»? Почему я так чутко реагировал? У меня есть следы неудачного хирургического вмешательства? Что в семейной жизни оставило на меня этот отпечаток? Подобные травмы у предков? Как я справляюсь с диагнозом? (Заменить страх знанием).

Терапия — Выявить и разрешить конфликт и вызывающие его отпечатки и убеждения.
Психологическая установка: *«Я силен и защищен». «Вокруг меня надежная кристаллическая сфера». «Я принимаю только хорошее».* Цветы Баха: дикая яблоня.
Если меланома создает неудобства – щадящая эктомия. Черная мазь для быстрого удаления «злокачественных» меланом (альтернатива операции). Рекомендуется людям с хорошими нервами и терпимым к боли. Заказ www.cernamast.eu. См. «Терапевтические средства для кожи» стр. 292.

Опоясывающий лишай

Возможно, опоясывающий лишай – это комбинация ОРБП дермы (конфликт обезображения) и ОРБП эпидермы (конфликт расставания) в фазе ремонта с участием периферических нервных путей.

Примеры — ❁ *Мать узнает, что дочь лесбиянка, и чувствует себя после ее объятий «грязной». > Рост клеток дермы в активной фазе. В фазе ремонта возникает опоясывающий лишай.* (Хамер, «Научная таблица Германской Новой Медицины», стр. 49).

❁ *У 12-летней девочки-правши очень строгий отец. Однажды вечером он хватает ее за грудь. Девочка догадывается, что это не «обычное прикосновение» = нарушение целостности. Даже через 40 лет это воспоминание действует на нее как «рельсы», если отец повышает на нее голос*

---

1 Хамер. Научная таблица Германской Новой Медицины. Стр. 44, 49.

или критикует. > В фазе ремонта на ее левой груди образуется опоясывающий лишай (архив автора).

Активная фаза	Рост маленьких опухолей дермы вдоль отдельных сегментов нервов.
Биосмысл	Утолщение дермы с целью защиты.
Ремонт/исцеление	ТБЗ-казеозное разрушение опухоли. При открытом лишае образуются болезненно жгущие пузырьки, которые почесываются. Обострение синдромом. Учитывать сторону («мать-дитя», партнерство или локальный конфликт).
Терапия	Конфликт должен был разрешиться непосредственно перед появлением болей. Сопровождение пациента в фазе исцеления, предотвращение рецидивов. Щелочная диета, ферментный препарат, листья белокочанной капусты отбивать и прикладывать. Коллоидное серебро и 3%-раствор перекиси водорода наружно и внутрь. Творожные обертывания, масло из цветков зверобоя наружно. См. также «Терапевтические средства для кожи» стр. 297. Противовирусные препараты ТМ нецелесообразны из-за побочных действий. При сильных болях – НПВС-препараты, напр., аспирин.

Воспаление сальных или потовых желез (акне)

Так же ОРБП, что и выше (стр. 285). Акне – кожная проблема периода полового созревания. Вопросы внешнего вида едва ли беспокоят детей, тогда как для подростков они исключительно важны: *«нравлюсь ли?», «привлекательна ли?»*. Фокусирование на них делает подростка особенно уязвимым для конфликтов обезображения.

Время акне обычно проходит, когда молодые люди осознают, что существуют гораздо более важные вещи или если замечают, что их любят.

Примеры	➜ *Подростка дразнят, потому что у него оттопыренные уши.* ❁ *Югославскую девочку помещают в обычную австрийскую начальную школу, хотя она ни слова не говорит по-немецки. Она страдает от того, что одноклассницы «за ее спиной говорят о ней гадости», зная, что иностранка не понимает. = Локальный конфликт обезображения, угроза за спиной. > Рост клеток дермы в активной фазе конфликта, рецидивы. Акне на спине в фазах исцеления. Одновременно морально-интеллектуальный конфликт самооценки, затрагивающий шейный отдел позвоночника* (архив автора). ❁ *Красивая 15-летняя гимназистка на танцах чувствует себя одиноко. Особенно ее травмирует невнимание нравящегося ей парня, который предпочитает другую. = Локальный конфликт «уродства» в отношении лица и внешнего вида. Когда девушка преодолевает разочарование (= ремонт), на лице возникает акне, и она на два года попадает в «замкнутый круг»* (архив автора).
Фаза	Ремонт. **Обычно рецидивирующий конфликт.** ТБЗ-казеозное разрушение дермы или сальных желез = акне. Из-за акне возникает чувство еще большего уродства = замкнутый круг.
Вопросы	У родителей тоже были прыщи? (Да> Семейная проблема > Понять, какая ситуация вызвала конфликт - установить параллели с пациентом. Объяснить подростку, что он несет в себе унаследованный образец поведения, и что теперь он может оставить его позади.
Терапия	Выявить и разрешить конфликт и вызывающие его отпечатки и убеждения, чтобы ОРБП завершилась. Психологические установки: *«Не важно, что обо мне говорят и думают другие. Главное, что я нахожу свою внешность в полном порядке». «Я такая, какая есть!»* Убрать лишние зеркала. Солнечные ванны, зимой солярий. Цветы Баха: дикая яблоня. Кейси: стимулировать работу кишечника. Наносить перекись водорода, ДСМО. Щелочная диета, чистка и уход за кожей (оливковое масло, хозяйственное мыло). См. также стр. 292.

Грибок на ногах и ногтях (стригущий лишай, онихомикоз, дерматомикоз)

Та же ОРБП, что и выше (стр. 285 - 286).

Примеры	❁ *Синеет ноготь на большом пальце ноги из-за слишком тесной обуви = реальное обезображение > организм усиливает ногтевое ложе или сам ноготь, чтобы в дальнейшем они сумели выносить давление. В фазе ремонт возникает грибок = разрушение ногтя и ногтевого ложа* (архив автора). ❁ *Помешанный на чистоте парень 3 дня едет в поезде, не меняя носки. Запах потных ног вызывает у него отвращение и ему стыдно = локальный конфликт обезображения. > Деление клеток дермы в активной фазе конфликта. Дома между пальцами ног у него появляется грибок. = Ремонт с разрушением дермы. Если ему приходится носить те же носки дольше одного дня, происходит*

	рецидив (архив автора). ➜ *Родители внушают ребенку, что отвратительно «наступать на волосы» в общественном душе. Случайно это происходит: он наступает на клок волос = локальный конфликт обезображения.*
Активная фаза	Усиление и утолщение ногтевого ложа или дермы ног (безболезненно).
Биосмысл	Утолщение ногтевого ложа, чтобы сделать его сильнее и лучше противостоять атакам.
Ремонт/исцеление	Зловонное разрушение ткани грибками = дерматофитоз или онихомикоз, что еще более усиливает чувство загрязнения > часто пожизненный «замкнутый круг».
Терапия	Выявить и разрешить конфликт, «рельсы», отпечатки, чтобы ОРБП завершилась. Тщательная гигиена ног, чтобы они нравились себе самому. Не обращать на грибок внимания > вырваться из замкнутого круга. Ножные ванны и смазывание экстрактом печеночного мха. Цветы Баха: дикая яблоня. Коллоидное серебро или MMS наружно. 3%-раствор перекиси водорода наружно и внутрь. Наружные ТМ-препараты дают слабый результат, а прием внутрь ингибиторов грибка категорически нерекомендован.

Панариций (гнойное воспаление)

Та же ОРБП, что и выше (стр. 285 и выше).

Пример	❁ *Мать 42-летней женщины-правши грубо вмешивается в процесс воспитания своего внука. Однажды, когда бабушка в очередной раз влезла не в свое дело, разгорелся жаркий спор: она снова «наступила дочери на мозоль» = нарушение целостности, рост клеток ногтевого ложа в активной фазе. В фазе ремонта с левой стороны («мать-дитя») – острое гнойное воспаление. = ТБЗ-казеозное разрушение утолщенного ногтевого ложа* (архив автора).
Фаза	**Ремонт**: гнойно-казеозное разрушение ногтевого ложа грибком или бактериями.
Терапия	Конфликт разрешен, сопровождение пациента в фазе исцеления, предотвращение рецидивов. Открытая обувь, охлаждение пальцев. Обертывания уксуснокислым глиноземом, лечебной грязью, творогом. Коллоидное серебро и 3%-раствор перекиси водорода наружно и внутрь. Листья белокочанной капусты отбить и прикладывать, поверх надев носки. По необходимости – мазь битуминосульфоната аммония или вскрытие очага (инцизия).

Повышенная потливость (гипергидроз)

Потливость по ночам является признаком фазы ремонта. Потливость в жару – это охлаждение. Стойкий запах подмышек во время стресса указывает на проблему с ареалом. Холодный пот возникает при недостатке глюкозы. Потливость может быть также усилена препаратами (антидепрессанты, антибиотики, кортизон).

Дальнейшее описание потливости касается других проявлений организма во время стресса. Вариант конфликта обезображивания:

Конфликт	Ощущение себя атакованным, уязвленным, беззащитным или неуверенным.
Фаза	Повышение функции потовых желез дермы в **активной фазе конфликта**.
Биосмысл	Вспотевший становится скользким и гладким, как угорь, легче ускользая от нападения или выкручиваясь из неудобной ситуации, становясь «неудержимым» (по Мюнниху).
Вопросы	Почему человек чувствует себя в общем слегка задетым или скомпрометированным? Отсутствие уверенности в себе? Мания преследования? Кто в семье находится в подобной ситуации? (Имеет смысл открыто поговорить с этим человеком - чтобы понять ситуацию и исцелить). Я готов оставить этот шаблон позади? Что является источником истинной уверенности в себе? (Божественная часть меня). Я хочу разбудить этот источник?
Терапия	Опасность замкнутого круга, потея, человек чувствует себя еще менее уверенным. Выявить и разрешить конфликт и вызывающие его отпечатки и убеждения. Учиться хладнокровию. Связь с Богом.

Лепра, бубонная чума

Та же ОРБП, что и выше (стр. 285 - 287). Болезнь бедняков средневековья и развивающихся стран (Африка): отсутствие должной гигиены (моча-фекалии-пот, зловоние), уродующие травмы, грубые формы обращения = «идеальные» условия для возникновения конфликтов, связанных с обезображиванием или загрязнением.

Лепра	ТБЗ-казеозное разрушение дермы микобактериями = **Ремонт**.
Чума	Не только контакта, но и просто взгляда на больного бубонной чумой хватало, чтобы почувствовать себя испачканным или зараженным. Страх перед «инфекцией» доделывал остальное. > Цепная реакция распространения (ТБЗ-разрушение кожных покровов). > замкнутый круг из-за зловещего клейма > **рецидивирующие конфликты**. «Болезнь» исчезает по мере улучшения условий жизни.

«Грибковая инфекция» кожи (кандидоз, дермато- и эпидермомикоз)

Необходимо принимать во внимание, что большинство этих диагнозов ошибочны, поскольку не найдена культура-возбудитель. В большинстве случаев – конфликт разлуки (см. «Воспаление эпидермы»), иногда с синдромом. Если же анализ выявляет грибковую культуру, то речь идет об ОРБП дермы (см. выше).

Фаза	**Ремонт:** казеозное разрушение ткани дермы грибком.
Терапия	Конфликт разрешен, сопровождение пациента в фазе исцеления. При рецидивах выявить и разрешить конфликт и вызывающие его отпечатки и убеждения. Колоидное серебро наружно и внутрь. См. также «Терапевтические средства для кожи» стр. 292.

Предрак кожи: родимое пятно, родинка (пигментный и невоклеточный невус, злокачественное лентиго), фотогенное повреждение эпидермы (актинический кетароз)

Относится ли эта ОРБП к дерме или эпидерме необходимо выяснять в каждом отдельном случае: «отметина» может быть на поверхности (= конфликт разлуки) или проявляться из глубины (= конфликт обезображения).

Солнечный ожог – рак кожи вследствие УФ-облучения

С давних времен ТМ навязывает нам представление о вреде солнца-агрессора. Между тем, солнечный свет нам жизненно необходим. Использованный в меру, он является важнейшим источником здоровья души и тела, и нам следовало бы принимать эти лучи как **«священный дар».**

Нет сомнения в том, что солнечные ожоги наносят коже вред, вызывая ее преждевременное старение, но они не являются причиной рака.

Интересно, что меланомы зачастую возникают на таких участках тела, которые едва ли были подвержены воздействию солнечного света, напр., пониже спины или на груди. Их чаще фиксируют на теле «любителей загара» только потому, что там их целенаправленно ищут. Опасным процесс загорания становится тогда, когда загорающий убежден в этой опасности = самореализация прогноза > конфликт атаки. > Деление клеток дермы > меланома.

«Куриный глаз»

Мозоль «куриный глаз» (подошвенная бородавка) – это локальное утолщение эпидермы с расположенной по центру и уходящей вглубь кожи ножкой.

Чаще всего она возникает на участке наибольшего давления обуви.

Возможные причины

- Приспособление эпидермы к неудобной обуви > утолщение рогового слоя.
- Конфликт расставания в состоянии зависшего исцеления – желание расстаться с тесной обувью.

«Проказа»

В немецком языке словом «прокаженный» (Aussatz – aussetzen – выгонять) обозначали тех несчастных, которых изгоняли из населенных пунктов. С 11-го века в Священной Римской империи существовали «трибуналы эскулапов», которые по ряду симптомов (от «гусиной кожи» до «лихорадки») решали, оставить ли человека или выдворить. «Прокаженному» наносилось клеймо и его выгоняли. По тем временам это был для него смертный приговор. Понятно, что изгои переживали все возможные конфликты и недуги, напр., связанные с ареалом, поскольку теряли семью и дом; с самосохранением и со страхом перед голодной смертью, потому что не знали, как им теперь добывать пропитание; конфликты разлуки, т. к. обрывался контакт с любимыми; загрязнения, потому что чувствовали себя нечистыми (отсутствие личной гигиены).

ОРБП подкожной клетчатки

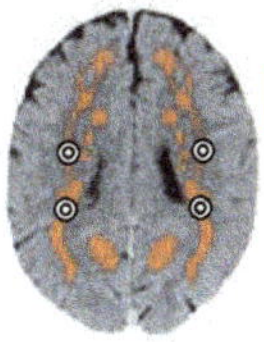

Растяжки кожи, послеродовая полосовидная атрофия[1]

Конфликт Конфликт самооценки, восприятие какого-то участка тела некрасивым, неэстетичным.

Примеры ❁ *Симпатичная, стройная женщина (ок. 40 лет) недовольна видом своей плоской груди. = Локальный конфликт самооценки, восприятие себя некрасивой. > Разрушение клеток в активной фазе, восстановление в фазе ремонта (многочисленные красные полосы на обеих грудях)* (архив автора).
❁ *Культурист-любитель упорно накачивает мышцы предплечья. Но ему кажется, что они все еще слишком хилые. = Локальный конфликт самооценки в отношении предплечий > растяжки* (архив автора).

Активная фаза Атрофия фиброзной ткани > ослабление или исчезновение сетчатой структуры волокон подкожной клетчатки > растяжки.

Ремонт/исцеление Восстановление волокон, растяжки остаются. По линиям трещин наращивается соединительная ткань (ремонтный материал). > Красные растяжки, которые затем бледнеют = состояние после фазы ремонта. **Обычно хронический конфликт.**

Биосмысл Усиление соединительной ткани.

Примечание Учитывать сторону («мать-дитя», партнерство или локальный конфликт).

Вопросы У моих предков также были растяжки, целлюлит или липомы? (Да> семейная проблема). Почему я недоволен своей внешностью? Я находился под влиянием родителей? (Мать боролась с лишним весом, отец ее поэтому критиковал). У матери были проблемы с весом во время беременности? Родители зациклены на форме/спорте? (Спортсмены, всегда в форме). Я ослеплен индустрией красоты? Разве тело - не всего лишь оболочка? В чем смысл моей жизни? Что я хочу оставить после себя?

Терапия Выявить и разрешить конфликт, «рельсы» и отпечатки, чтобы ОРБП закончилась. Психологическая установка: *«Я комфортно чувствую себя в своей коже и доволен своим внешним видом». «Тело – всего лишь временная оболочка моей бессмертной души!»* Утренний ритуал по Антону Штигеру (стр. 68). Щелочная диета, гимнастика, движение, контрастные водные процедуры (сауна, обливания). Интенсивный массаж с камфорным, розмариновым и маслом корицы. Массажная щетка. Цветы Баха: лиственница.

Жировик (липома)

Конфликт самооценки, восприятие какого-то участка тела некрасивым, неэстетичным. Какая-то часть тела недостаточно объемная или недостаточно защищена (напр., спелеолог часто ударяется).

Пример ❁ *45-летний правша много внимания уделяет своей физической форме, регулярно бегает, посещает фитнесс-студию. Работа над новым проектом вынуждает его на два года забросить спорт, и вид дряблого тела его очень огорчает. = Локальный конфликт самооценки, некрасивые формы. По окончании проекта мужчина возобновляет тренировки. Через пару недель на правом предплечье у него образуется жировик размером с бобовое зерно = ремонт* (архив автора).

Фаза **Зависший ремонт** – локально-избыточное образование жировой или соединительной ткани. Образование липом или фибром.

Терапия Конфликт разрешен, терапия не требуется. Предотвращение рецидивов. Если появляются новые липомы – выявлять и разрешить конфликт и отпечатки. Вопросы см. выше. Операция по эстетическим соображениям.

Склеродермия, морфея

При этом заболевании вследствие затвердевания подкожной клетчатки (коллагеновое волокно) кожа делается твердой и неэластичной. Обычно затрагивает небольшой, размером с монету, участок. Натяжения кожи большого размера (напр., на суставах) могут сковывать движения. Кожа превращается в «доспехи». Если поражена не только кожа, но и кровеносные сосуды и внутренние органы, говорят о системной склеродермии.

---

1 Хамер. Научная таблица Германской Новой Медицины. Стр. 60, 71.

Новая мезо

−+

Конфликт	Конфликт самооценки: непереносимая жизненная ситуация, чувство беспомощности и незащищенности.
Пример	❁ *50-летнего грека увольняют с работы, и он тщетно ищет новую. Система социальной защиты бессильна = невыносимо тяжелая ситуация* (архив автора).
Фаза	**Рецидивирующий конфликт в состоянии зависшей активности.** Затвердение, утолщение и рубцевание подкожной клетчатки (коллагеновых волокон).
Биосмысл	Внешнего кожного покрова кажется недостаточно, требуется усиление защитного панциря, чтобы преодолеть обстоятельства.
Вопросы	Когда появились затвердения? (Конфликт имел место до этого). Какую тяжелую ситуацию я не мог/не могу терпеть? Что изменилось в моей жизни? Что меня нервирует? Какая часть тела была поражена первой? (Указание на конфликт). С чем я связываю эту часть тела? Что она символизирует? Тест «похлопаем в ладошки»? Несу ли я ответственность за ситуацию? (Да> установить конкретные шаги для ее разрешения). Могу ли я оставить все в руках Божьих? Могу ли я простить себе? Что оставило на меня этот отпечаток? Как мои предки относились к вопросу? Какая внутренняя перемена могла бы излечить? Что можно реально изменить? С кем я бы мог/должен был поговорить об этом?
Терапия	Выявить и разрешить конфликт и вызывающие его отпечатки и убеждения, чтобы ОРБП завершилась. Искать, где любовь - там и решение. Полное исцеление возможно только в первые несколько месяцев. См. «Терапевтические средства для кожи» стр. 292.

«Апельсиновая корка» (целлюлит), ожирение ног (липедема)

Конфликты	Конфликт самооценки в отношении неэстетичной части тела в паре с конфликтом беженца (= синдром). Дополнительный аспект у женщин с накапливанием жира на бедрах: нужно доказывать/подчеркивать свою женственность, напр., после разочарования с мужчинами.
Примеры	➜ *У женщины толстые ноги, и ей это неприятно.* ➜ *Из-за толстого живота мужчина видит себя в сауне посмешищем.*
Ткань	Подкожная жировая клетчатка – белое мозговое вещество - мезодерма.
Активная фаза	Разрушение жировой ткани (некроз).
Ремонт/исцеление	Восстановление жировой ткани. При зависшем ремонте – избыточное производство. Фон – активная ОРБП почечных собирательных трубочек (синдром). > Накапливание воды и жира = целлюлит или липедема. **В общем, речь о хроническом конфликте.**
Биосмысл	Наращивание жировой прослойки. Толстые существа на языке природы – «красивые» и успешные в добывании корма. Тощим стать легко.
Терапия	Вопросы, терапия см. выше. Выявить и разрешить конфликт и вызывающие его отпечатки и убеждения. Ритуал Штигера (стр. 68). Цветы Баха: лиственница, дикая яблоня.

Рубцы и рубцовые опухоли (келоид)

Конфликт	Самооценка применительно к месту повреждения или операции. Страх операции.
Пример	❁ *Женщина огорчена из-за предстоящей полосной операции. = Локальный конфликт самооценки. Появится некрасивый рубец. = Зависший ремонт* (архив автора).
Активная фаза	Разрушение клеток в области рубца.
Ремонт/исцеление	Избыточное восстановление соединительной ткани в виде келоида (зависшее исцеление).
Биосмысл	Упрочнение рубца.
Терапия	Разрешить конфликт - принять ситуацию. Чтобы келоид вообще не образовался: полностью принять факт операции или ранения. Не пытаться спорить с судьбой. Смириться с происходящим. Не сомневаться в исцелении. Обрабатывать место камфарой или маслом корицы. Акупунктурное высвобождение энергии. Наносить ДСМО. Кейси: массаж смесью камфорного и арахисового масел в равных долях. Эти средства должны значительно улучшить келоид.

Воспаление волосяной луковицы (фолликулит, фурункул, карбункул)

Воспаление волосяной луковицы (фолликул) может быть вызвано ОРБП дермы или эпидермы.

Конфликт	Конфликт обезображения/атаки – «глубокая рана» – или самооценки (в зависимости от локализации).
Примеры	❁ *У кассирши супермаркета часто появляются фурункулы на ягодицах и на внутренней поверхности бедра. Из-за легкого недержания мочи она использует прокладки, которые не всегда удается вовремя сменить. Она чувствует себя нечистой = локальный конфликт обезображения. Ремонт > фурункул* (архив автора).
Фаза	**Ремонт**
Терапия	Конфликт разрешен, сопровождать пациента в фазе ремонта, предотвращать рецидивы. Возможен рецидивирующий конфликт. Прикладывать измельченный лук, листья белокочанной капусты. Вскрыть, если сильно давит на соседние ткани. Настои наружно: арника, плаун, пажитник, алтей, ромашка и др., ДСМО.

ОРБП эпидермы

ОХ сенсорная функция в коре головного мозга сверху

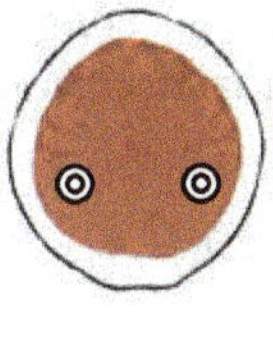

Перхоть, полное или очаговое облысение (ареата)[1]

ТМ считает, что причиной облысения у мужчин (алопеции) является высокий уровень тестостерона. Но тогда оно чаще должно было бы встречаться, прежде всего, у молодых. 5 Биологических Законов Природы тоже не до конца объясняют массовую алопецию у мужчин: выходит, что конфликты расставания в отношении волос на голове они переживают сильнее, чем женщины?

Многие медикаменты могут вызывать выпадение волос: контрацептивы, цитостатические, обезболивающие, антиагрегатные, антигипертензивные, противовоспалительные препараты, средства против холестерина и др.

Если причина не в медикаментах, то очаговое и внезапное облысение появилось по причине конфликта.

Конфликт	Конфликт расставания применительно к голове – ощущение отверженности. По Фрауэнкрон-Хоффман: нужно показать, что у человека присутствует интеллект. Многие современные мужчины ассоциируют себя с интеллектом. Женщинам это менее необходимо.
Пример	❁ *Свою первую разлуку ныне 20-летняя замужняя женщина-правша пережила в 8 лет, когда внезапно умерла ее бабушка, которая имела привычку прижимать голову внучки к своему животу. Девочке это очень нравилось. Второй, еще более интенсивный конфликт разлуки произошел год назад, когда ее неожиданно покинули обе лучшие подруги. Попытки их вернуть успеха не имели. - Очаговая алопеция на 70% площади = фазе активного конфликта* (архив автора). ❁ *6-летнюю дочь «прогоняют» с постели родителей (ей некуда голову приклонить) = локальный конфликт разлуки = алопеция* (архив автора).
Активная фаза	Ограничение обмена веществ, алопеция, сухая, плохо снабжаемая кровью кожа волосистой части головы, перхоть (= указание на активный конфликт). Обычно рецидивирующий конфликт.
Биосмысл	Снижая чувствительность, природа помогает смягчить момент разлуки. Человек доказывает смекалку.
Ремонт/исцеление	Интенсификация обмена веществ, набухание, покраснение, зуд. Рост новых волос с опозданием в 2-3 месяца. Остаточная перхоть выпадает, а новая уже не образуется.
Вопросы	Когда началось выпадение волос? (Конфликт имел место до этого). Произошло расставание, кто-то был отвергнут или пережил шок? Почему я связываю это с головой? (Напр., кого-то гладят, массируют, ласкают, или, наоборот, бьют/увечат). Или я должен доказать смекалку? (Напр., в профессиональном обучении). Насколько важен интеллект в нашей семье? Я себя сильно с ним идентифицирую? Что останется, если у меня отнять ум? Произошло что-то, связанное с головой/волосами? Какая перемена в сознании необходима? Какое новое отношение я хочу развить в себе?
Терапия	Выявить и разрешить конфликт и вызывающие его отпечатки и убеждения. В течение минимум 4 недель прикладывать к голове отбитые листья капусты, пить капустный сок (выжимки можно прикладывать в качестве компресса. - Софи Р. Кнаак, «Очаговая алопеция»). Втирание настоя полыни,

1 Хамер. Научная таблица Германской Новой Медицины. Стр. 119, 131.

крапивы, корня лопуха, самшита. Массаж кунжутным маслом и эфирными маслами тимьяна, розмарина, кедра. Кейси: втирание керосина, массаж, гимнастика, очищение организма щелочной пищей (дикое просо). Промывание кишечника. Св. Хильдегарда: мазь календулы. Хлебный напиток, минеральный комплекс Schindele´s Mineral.

ОРБП нижнего слоя эпидермы

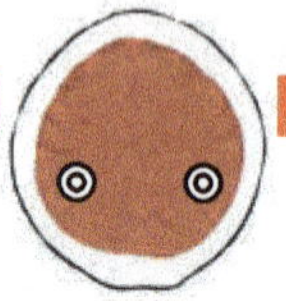

ЭКТО

−+

Седина

Седые волосы – это результат снижения выработки меланина. Нормальный процесс старения. Ранняя или внезапно появившаяся седина всегда связана с конфликтом.

Конфликт	Интенсивный конфликт расставания, обычно в отношении поколений (тема семьи, потомков).
Примеры	❁ *49-летняя мать-одиночка 3-х детей ложится в больницу. Им она обещает, что сразу после операции позвонит домой. Когда она приходит в себя после наркоза, то узнает от медсестры, что операция закончилась сутки тому назад. = Интенсивный конфликт разлуки. В течение нескольких дней пациентка полностью поседела = активная фаза* (архив автора). ❁ *40-летняя женщина, мечтающая о детях, во время обследования узнает, что никогда не сможет их иметь. = Драматичный конфликт расставания с потомством. За одну ночь она седеет* (архив автора).
Ткань	Эпидерма – нижний (меланоцитоформный) слой – постсенсорная эктодерма.
Активная фаза	Нарушение обмена веществ и разрушение меланинового слоя > седина.
Биосмысл	Облегченного проникновения солнечного света (тепла, информации, знаний). > «Утешение и мудрость дают солнечные лучи». «Мудрость старины».
Ремонт/исцеление	Восстановление меланоцитоформного слоя. Репигментация волос.
Терапия	Выявить и разрешить конфликт и вызывающие его отпечатки и убеждения.

Терапевтические средства для кожи

- Природные раздражители – свет (умеренные солнечные ванны), вода, дождь, ветер.
- Комплекс витамина B в дрожжевых продуктах (напр., в пиве).
- Витамины E и A в растительных маслах холодного отжима, особенно в льняном масле. Вит. Д3.
- Рыбий жир.
- Коллоидное золото (приобретение, информация: info@5bn.at).
- Кейси: щелочная диета, следить за работой кишечника и циркуляцией (гимнастика); прием в пищу двух миндалин в день, массаж, растирания оливковым маслом, оливковое мыло для умывания.
- ДСМО.
- Настои для кожи наружно или внутрь: барбарис, листья березы и ежевики, шалфей, коровяк, ромашка, вероника, цикорий и др.
- Ванны и растирания с ЭМ (см. «Эффективные микроорганизмы»), 3%-раствор перекиси водорода.
- Ванны с морской солью или щелочные ванны.
- Св. Хильдегарда: тимьян (приправа), айва, свекла.
- При воспалениях: коллоидное серебро наружно. Обертывания с ромашкой, лечебной грязью, уксуснокислым глиноземом. Прикладывать вареный картофель, соли Шюсслера № 1, 3, 11, MMS.
- Открытые раны: обмазывать цветочным медом, прикладывать листья белокочанной капусты, мази календулы, окопника, прополиса.
- Черная мазь для удаления «злокачественных» опухолей кожи (альтернатива хирургическому вмешательству). Рекомендуется людям с хорошими нервами и терпимым к боли (www.cernamast.eu).
- Натуральная бура, керосин внутрь и наружно.
- Уход за кожей: оливковое или другое растительное масло с добавлением нескольких капель эфирного масла – альтернатива дорогим и неполезным для здоровья химическим смесям. Оливковое масло могло бы претендовать на роль идеального средства по уходу за кожей, если бы не специфический запах и ограниченный срок годности. Альтернатива: подсолнечное масло. Дешевые масла, полученные не способом холодного отжима, менее ценны, но имеют то преимущество, что могут долго храниться и не приобретают прогорклого запаха.

КОСТИ И СУСТАВЫ

Примерно 206 костей образуют скелет человека.

В их строении выделяют два основных вида вещества: плотное, компактное снаружи и губчатое внутри.

Сверху кость «одета» в надкостницу.

Кроме эктодермальной надкостницы, остальные составляющие опорно-двигательного аппарата (связки, сухожилия, мышцы, диски, мениски, синовиальные сумки) образованы мезодермальной тканью.

Опорно-двигательный аппарат (ОДА) является «удобной» площадкой для выявления и систематизации конфликтов. Даже новичок способен справиться с этой задачей, если немного постарается.

Основной конфликт – самооценка. Каждая часть двигательного аппарата имеет свой нюанс.

ОДА важен для тела, как уверенность в себе для души человека.

Сильные конфликты самооценки проявляются в наиболее твердой костной ткани.

Легкие «оседают» на более мягких тканях – хрящах и связках.

Если затронутыми оказываются мышцы и сухожилия, то конфликт нужно искать в самом процессе движения.

ОДА управляется белым веществом больших полушарий головного мозга. Эта часть мозга имеет губчатую структуру, на которой не всегда четко видны очаги Хамера. Д-р Хамер отмечает, что для запуска ОРБП по сигналам конфликтов самооценки вовсе не обязательны предшествующие шоковые события.

Чтобы включилась «защита» достаточно «обычных» затянувшихся мучительных переживаний, напр., убеждения в том, что ты *«никудышный партнер»* или *не можешь что-то выдержать*.

Проблемы с ОДА, по моему мнению, возможны и при отсутствии конфликтов. Питание, образ жизни, движение играют роль.

Напр., слишком много движений (экстремальный спорт) или они однообразны; движений слишком мало (весь день сидение то в офисе, то у телевизора, то в автомобиле). Все это вредно для нашего здоровья.

В особенности для суставов, которые живы движением, но без перебора. Не зря же говорят: *«Все хорошо в меру»*. Для многочасового сидения наш организм не приспособлен, как не годится он и для длительного стояния на коленях (укладчик плитки). Последствия: местами укороченные или атрофированные мышцы > дисбаланс нагрузок на позвоночник и суставы > нарушение обмена веществ в суставах > уязвимость, боли в отсутствие конфликтов, становящиеся причиной новых конфликтов: *«Моим коленям теперь тоже конец!»* = локальный конфликт самооценки.

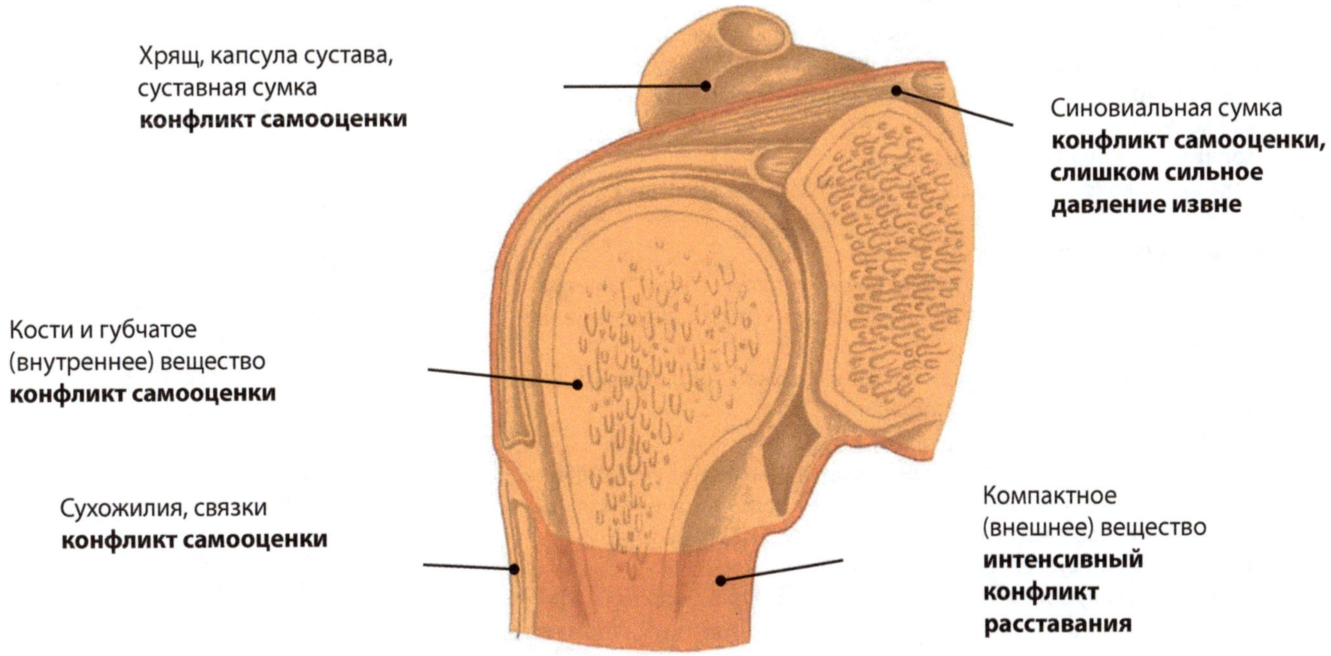

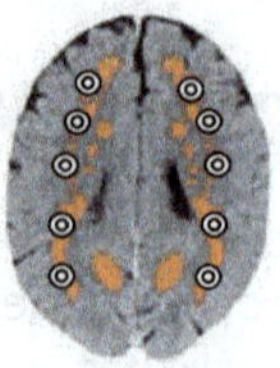

ОТДЕЛЬНЫЕ КОНФЛИКТЫ САМООЦЕНКИ[1]

Кости черепа, шейный отдел позвоночника (ШОП), затылок

Морально-интеллектуальный конфликт: ощущение несправедливости, зависимости, обмана, неблагодарности, неверности, непристойности, нетерпимости. Чувство собственной глупости, быть одураченным. Человек считает, что он должен делать все идеально и сразу. «Ломать голову над чем-либо».

Верхняя и нижняя челюсти

Конфликт, связанный с неспособностью «вырвать что-либо зубами» или локальный конфликт применительно к челюсти, подбородку.

Плечо

Конфликт, связанный с мнением о себе как о плохой матери, плохом ребенке (правши, левое плечо) или плохом партнере (правши, правое плечо).

Локоть

Конфликт, связанный с неспособностью обнять, удержать, бросить, толкнуть, отразить, ударить и т. п. Локоть – эквивалент колена > конфликт честолюбия (напр., теннисисты, гандболисты, мастеровые).

Кисть, пальцы

Конфликт, связанный с неловкостью, неумелостью.

Убежденность в том, что поступил неверно, не так взялся за дело, сделал неправильно, оказаться неспособным сделать что-то руками (чаще всего у перфекционистов). Или локальный конфликт, напр., кисть потеряла дееспособность после перелома ладьевидной кости.

Грудной отдел позвоночника (ГОП)

Конфликт «сломанного жизнью», униженного. Ощущение себя слабее других, что заставило сдаться. Или локальный конфликт повреждения грудной клетки.

Грудина, ребра

Локальный конфликт самооценки – напр., из-за рака груди.

НОВАЯ МЕЗО

Поясничный отдел позвоночника (ПОП)

Центральный конфликт самооценки, напр., ощущение, что не можешь больше вынести давления. Или локальный конфликт, напр., из-за диагноза «рак кишечника» или «геморрой». Гете, «Фауст»: «Приходит мой конец! Ларец сломает мне крестец!"

Копчик, лобковая кость, кости таза

Локальный конфликт самооценки, зачастую из-за сексуальности или потенции.

Седалищная кость

Конфликт, связанный с неусидчивостью, неспособностью «отсидеться», чтобы дело разрешилось само. Или локальный конфликт самооценки.

Бедра и шейка бедра

Конфликт, связанный с неспособностью выдержать что-либо, выстоять. Или локальный конфликт самооценки.

Колено

Конфликт, связанный с неспортивностью, непризнанием, честолюбием. Тема послушания, религии (в церкви стоят на коленях). Или локальный конфликт: неспособность бегать, прыгать, ударить ногой и т. п.

Голеностопный сустав, стопа, пальцы ног

Не выносить какую-либо ситуацию или кого-то. Конфликт, связанный с неспособностью бегать, прыгать, ударить ногой, тормозить и т. п. Часто также тема «своего места».

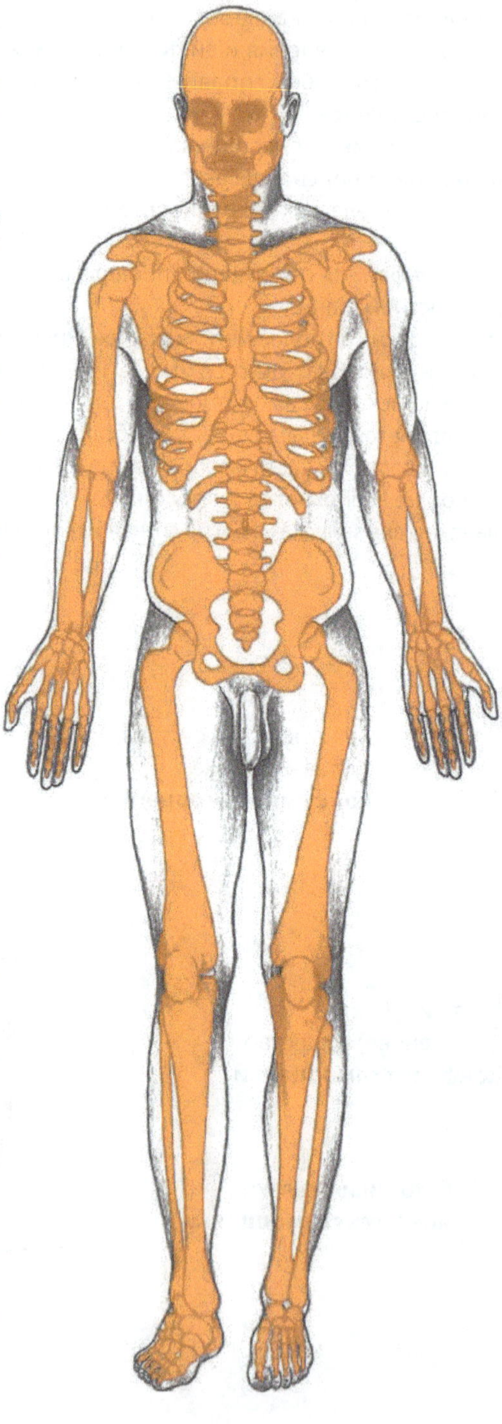

---

1 Хамер. Научная таблица Германской Новой Медицины. Стр. 63, 75.

ОРБП костей, хрящей, связок

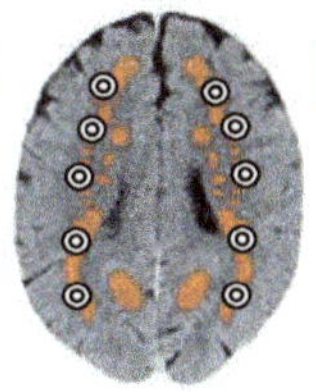

Далее приводятся болезни, сначала в порядке протекания, затем – по месту нахождения – от головы к ступням.

БАЗОВАЯ СХЕМА ПРОЦЕССА[1]

Конфликт — Конфликт самооценки, в соответствии с локализацией, смотри ниже.

Ткань — Кости, хрящи, мышцы, сухожилия – новая мезодерма.

Активная фаза — Безболезненное разрушение костной ткани (остеолиз), суставов или мышц. Снижение уровня обмена веществ, «чувство холода». Часто надломы (фрактуры), т. к. надкостница выполняет роль «бандажа». Ограничение процесса кроветворения (гемопоэз) > малокровие (стр. 134).

Ремонт/исцеление — Интенсификация обмена веществ = воспаление. Восстановление тканей с помощью бактерий. Набухание, покраснение, боли (в шее, крестце, суставах). Растяжение надкостницы = избыточное производство кровяных клеток - в принципе, рак костей = лейкемия (стр. 136). Усиление болей в состоянии покоя и ночью, болеутоляющиедействуют.

Биосмысл — Зависшая активность конфликта: затронутый сустав или кость растворяется или выходит из строя. > Человеку нужно искать новое поле деятельности (напр., новую работу), на котором он снова может быть полезен. В экстремальных случаях: человек растворяется изнутри, потому что он «бесполезен для стаи». При этом гарантируется выживание стае в целом.
Ремонт: боли заставляют соблюдать покой, необходимый организму для восстановления.
По окончании ОРБП нормальной длительности: укрепление костей, хрящей, связок, жил или мышц. Затронутое место станет прочнее, чем было (как после зажившего перелома) и толще (в природе «признак благополучия»).

Примечание — При болях в суставах или позвоночнике трудно точно установить, это ОРБП костей или хрящей и связок. В принципе, это интересно лишь с научной точки зрения, поскольку боли означают разрешение конфликта и прохождение фазы ремонта, а если боли не проходят через полгода, они сигнализируют рецидивирующий конфликт. Исключение: редкий «острый конфликт разлуки», затронувший надкостницу, с болями в его активной фазе (см. «Ревматизм»).

Возможный результат конфликта самооценки стремление быть лучше всех, брать на себя невыполнимые задачи > «выгорание».

Изношенность сустава (артроз)

Конфликт — Конфликт самооценки или неспособности (стр. 294).

Ткань — Хрящи, межпозвоночные диски/мениски – новая мезодерма.

Фаза — **Зависшая активность** или **рецидивирующий конфликт.** Более длинные фазы активности часто чередуются с короткими фазами исцеления. > Замена функциональной ткани на дряблую рубцовую > потеря эластичности и прочности.
Опасность «замкнутого круга»: больной сустав порождает новый конфликт: *«Ну вот, теперь я уже не смогу ходить в походы, как раньше. Мои бедра этого уже не вынесут». «Мое колено больше никуда не годится!»* Учитывать сторону («мать-дитя», партнерство или локальный конфликт).

Вопросы — Сначала установить сторону (напр., тест «похлопаем в ладошки»). Какой сустав, какая сторона затронута? Когда я впервые почувствовал признаки болезни? (Конфликт активен с тех пор). В настоящее время жалобы, прежде всего, имеют место днем или ночью? (В дневное время: хронически, без воспаления = более или меньше активная фаза > согревание, см. ниже. Ночью: Острая фаза в данный момент, воспаление = промежуточная фаза ремонта> охлаждение, см. терапию при воспалении суставов, стр. 296). Жалобы ночью: какой конфликт разрешился незадолго до начала болей по ночам? (> След первичного конфликта). Так мы узнаем, имеет ли он отношение к матери/ребенку или к партнера, и был ли он, по край-

1 Хамер. Научная таблица Германской Новой Медицины. Стр. 63, 75.

НОВАЯ МЕЗО −+

ней мере, временно, разрешен. Искать первичный конфликт: В какой ситуации я чувствовал негативную оценку после начала конфликта? Ситуация в жизни в тот момент? (Семья, образование) Что меня нервировало, какие эмоции преобладали? Параллели к сегодняшнему эмоциональному состоянию? Как прошла беременность/роды/младенчество? (Искать отпечатки) Был ли я желанным ребенком? Я похож на кого-то из предков? (Мать/отца, дедов, прадедов) Какие шаблоны я перенял от этого человека? Как далеко в семье восходят эти модели? Какие целительные мысли я пошлю моим предкам? (Исцеление семьи приведет к собственному исцелению). Какое новое отношение я хочу выработать? Я в гармонии с семейным порядком? (Стр. 48).

Терапия — Выявить и разрешить конфликт и вызывающие его отпечатки и убеждения, предотвращение рецидивов. Психологические установки: *«Боль означает исцеление». «Я уверен в себе и спокойно смотрю в будущее, полностью доверяя Господу».* Утренний ритуал по Штигеру (стр. 68).

Полноценная щелочная диета, неочищенное просо, хлебный напиток, вит. Д3. Льняное масло (омега-3). Три раза в неделю бульон на говяжьих костях, ввести в рацион рыбу и птицу. Ежедневно 1 ст.л. рыбьего жира. Натуральная бура внутрь, возможно и наружно (www.institut-ernaehrung-gesundheit.com). Цветы Баха: лиственница, вяз, золототысячник (василек). Возможен курс лечения керосином.

Общая установка: подпитка энергией. Теплые ванны, сауна, баня, инфракрасное и УФ-облучение, сухие и влажные растирания щеткой. Солнечные ванны или солярий. Интенсивный массаж с маслами, стимулирующими кровообращение (майоран, розмарин, тимьян, кориандр, корица, камфора). Акупунктура, массаж соединительной ткани, ножных рефлексных зон, компрессы горячим картофелем или горчичники. Банки (сухие), нарывной пластырь из шпанских мушек. Лечебная гимнастика.

Умеренное движение. Силовые упражнения для наращивания мышц. Натуральные (или идентичные им) гормоны для пожилых людей (омолаживающий эффект, в т. ч. для суставов).

Катаболизм костной ткани (остеопороз)

Возрастное явление, утрата костной массы, потеря прочности костей, хрупкость. Почти половина 70-летних страдает остеопорозом, причем, женщины вдвое чаще мужчин.

Конфликт — Более или менее всеобъемлющий конфликт самооценки.

Примеры — ➜ «Я больше ни на что не годен, я только груз для семьи».
➜ *Кого-то отправляют на пенсию, и он вдруг чувствует себя дряхлым: «Я теперь старая развалина».*
❁ *Дети, смысл всей жизни матери, покинули родной дом: «Спрашиваю себя, зачем я теперь нужна?» = Конфликт самооценки > разрушение клеток костной ткани в активной фазе = остеопороз. Болезненное восстановление в фазе ремонта, если она наступает (архив автора).*
❁ *Случай из практики стр. 35.*

Фаза — **Активная фаза** конфликта, чередующаяся с краткими фазами ремонта > разрушение костной ткани > остеопороз.

Примечание — Интересно, что в странах Азии, где старики пользуются уважением в обществе, остеопороз практически отсутствует. Поддержание самооценки в пожилом возрасте – важная социальная и индивидуальная задача.

Другие причины — Недостаток движения (гиподинамия): при отсутствии нагрузок на кости, их структура сокращается до пределов необходимого. Плотность костей может быть повышена путем регулярных тренировок (как и мышц). Спорт поднимет также уровень самооценки, если получать удовольствие, а не гнаться за результатами.

- Неправильное питание, злоупотребление сахаром вредят костному обмену веществ.
- Длительный прием кортизона: стероиды сдерживают тканеобразование и ведут к изнашиванию кости.

Вопросы — • Как я отношусь к старению? Я чувствую себя ценным? Как относятся к старикам в моей семье? К чему я стремлюсь? Как я могу внутренне измениться? (Новые задачи, внутренние цели).

Терапия — Выявить и разрешить конфликт и вызывающие его отпечатки и убеждения. Предотвра-

щение рецидивов.
Психологические установки: *«Прощай, молодость!» «Духовные ценности важнее. Я делаю ставку на мудрость и силу характера». «У меня достаточно для этого силы и мужества».*
Движение, особенно силовая тренировка, наращивание мышц.
Интенсивный массаж согревающими маслами. Масло или мазь окопника.
Щелочная диета. Избегать белую муку, сахар, лимонады, сока-колу (фосфат).
Натуральный вит. D (масла холодного отжима, рыбий жир, яйца, молокопродукты), кальций (кунжут, просо, овощи, семя крапивы, молокопродукты и др)., льняное масло. Настои: хвощ, зеленый овес, полынь. Натуральная бура внутрь (www.institut-ernaehrung-gesundheit.com). Schindele´s Mineral. 5 Биологических Законов Природы отвергают бисфосфонаты, используемые в традиционной медицине, по причине их вредности для здоровья. См. также терапию при артрозе выше.

Некроз костного мозга, фиброз костного мозга (миелофиброз, остеомиелосклероз)

Конфликт — Очень интенсивный конфликт самооценки, в соответствии с локализацией (стр. 294). Костный мозг находится внутри кости, поэтому речь идет о самом важном.

Фаза — **Активная фаза (**некроз костного мозга) или рецидив конфликта (фиброз). Разрушение ткани костного мозга или замена ее на соединительную.

Терапия — Выявить и разрешить конфликт и вызывающие его отпечатки и убеждения. Избегать рецидивы. См. также вопросы и терапию при артрозе выше.

Болевой синдром в суставах после травмы (синдром Зудека)

В случае, если после травмы возникают проблемы при лечении перелома, появляются хронические боли и даже искривление сустава, говорят о “синдроме Зудека”

Конфликт — Локальный конфликт самооценки, точнее, обесценивание себя из-за травмы или ограничений.

Пример — ✍>*«Сломана лодыжка. Я полностью выпал из жизни. Едва ли смогу вернуться».*

Фаза — **Активная фаза конфликта** или **рецидив**: разрушение костной ткани, практически без образования каллюса. В промежутках: фазы восстановления костной ткани (костная мозоль), боли.

Вопросы — Почему это так сильно на меня подействовало? Как мои предки справлялись с несчастными случаями/травмами? Чему я могу научиться из ситуации вынужденного бездействия? (Напр., терпение, пересмотр жизненных целей). Какие есть положительные эффекты? (К примеру, жизнь снова замедляется, больше времени для семьи).

Терапия — Оптимизм. Усилием воли разомкнуть порочный круг. Найти согласие с собственным телом > переориентация: поставить другие приоритеты в жизни. Терапия стр. 302.

«Стеклянные кости» или несовершенный остеогенез

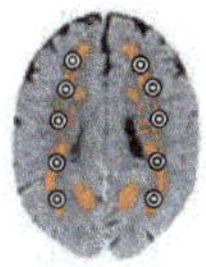

В ТМ: наследственная болезнь, неполное формирование костной ткани и крайняя хрупкость костей.

Конфликт — Всеобъемлющий конфликт самооценки.

Фаза — **Активная фаза** – ограничение роста клеток или разрушение костной ткани.

Примечание — Возможны внутриутробные или перенятые от родителей конфликты.

Терапия — Выявить и разрешить конфликт и вызывающие его отпечатки и убеждения. См. также вопросы и терапию при артрозе выше.

Деформирующая остеодистрофия (болезнь Педжета)

Эта хроническая болезнь возникает в результате повышенной активности остеокластов – клеток, разрушающих костную ткань. В дальнейшем кость деформируется и утолщается.

Конфликт — Конфликт самооценки в соответствии с локализацией (стр. 294).

Фаза — Сначала **зависший активный конфликт** (разрушение клеток, размягчение костей). Затем его чередование с фазами ремонта (рост клеток, отвердение).

Терапия — Выявить и разрешить конфликт и вызывающие его отпечатки и убеждения, чтобы ОРБП завершилась. См. также терапию при артрозе стр. 296.

Воспаление сустава (артрит)[2]

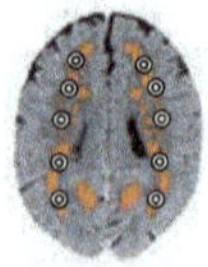

Конфликт	Конфликт самооценки в соответствии с локализацией (стр. 294).
Фаза	**Ремонт**– восстановление ткани через усиленный обмен веществ: боли, набухание, покраснение. Обострение синдромом. Возможен рецидивирующий конфликт.
Примечание	Учитывать сторону («мать-дитя», партнерство или локальный конфликт).
Вопросы	Воспаление началось внезапно? (Да> неожиданное позитивное событие разрешило конфликт). Это событие часто не имеет непосредственного отношения к конфликту, например, человек влюбляется, отпуск, выход на пенсию, веселая вечеринка). Воспаление появилось постепенно? (Да> медленное незаметное разрешение конфликта, например, через спасительную перемену отношения, позитивное развитие партнерства). Что меня нервировало до этого? Какое новое отношение поможет мне избежать рецидивов?
Терапия	Конфликт разрешен, сопровождение пациента в фазе исцеления. Если воспаление наблюдается в течение 6 месяцев, присутствует рецидивирующий или зависший конфликт. > Выявить и разрешить конфликт и вызывающие его отпечатки и убеждения, чтобы ОРБП завершилась. Щадящий режим, приподнятое изголовье постели, умеренные движения без болевой нагрузки. Задача: отвод энергии. Холодные обливания, компрессы, обертывания (в т. ч. с солью). Лед, пузырь со льдом (не более 2-х мин. прямого контакта с кожей, чтобы не возникла реактивная гиперемия с согревающим эффектом). Обертывания творогом, глиной или уксуснокислым глиноземом (напр., Pasta cool), сенной цвет. Коллоидное серебро и натуральная бура внутрь и наружно. Комплекс Schindele`s Mineral внутрь. Прикладывания отбитых листьев капусты. Натирания шведской горечью или настойкой из мелиссы, ладана или мирры, бренди. Разбавленные эфирные масла наносить тонким слоем на кожу: лаванда, мята, мелисса, ромашка. Лимфодренаж, акупунктура и массаж рефлексных зон. Кейси: втирание арахисового или касторового масла, настойки мирры. Щелочная диета, исключить свинину, а лучше – любое мясо. Хлебный напиток. Вит. Д3. Льняное масло. Ферментный препарат (ворбензим), мазь Траумееля. Соли Шюсслера № 3, 4, 9. Облучение синим светом; возможно, наложение пиявок. ДСМО внутрь и наружно. По необходимости – противоревматические ТМ-препараты (стр. 63). При интенсивных болях: каннабидиол, противоревматические ТМ-препараты. Вокможен курс лечения керосином. Кортизон (недолго). После прекращения болей – движение, силовые тренировки, наращивание мышц. Противовоспалительные препараты смягчают симптомы фазы ремонта, но могут несколько замедлить исцеление.

НОВАЯ МЕЗО

–+

Воспаление синовиальной сумки (бурсит)

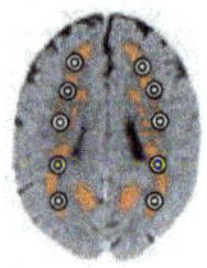

Синовиальные сумки располагаются в местах трения мягких тканей о костные выступы (например, локти) и служат промежуточным складом и смягчающей подушкой.

Конфликт	Исходя из функции: конфликт самооценки, слишком сильное давление извне (в соответствии с локализацией, стр. 294).
Фаза	**Ремонт**: воспаление, набухание, боли, покраснение.
Примечание	Обострение синдромом. Учитывать сторону («мать-дитя», партнерство или локальный конфликт).
Терапия	Конфликт разрешен, сопровождение пациента в фазе исцеления, предотвращение рецидивов. См. воспаление сустава стр. 298.

Воспаление костного мозга (остеомелит)

По ТМ, бактериальная инфекция, вызываемая стафилококками. Согласно Новой Медицине, речь не об инфекции.

Конфликт	Конфликт самооценки в соответствии с локализацией (стр. 294).
Фаза	**Интенсивная фаза ремонта** > острое воспаление костного мозга. Выпот (эксудат) растягивает надкостницу > боли. Бактерии оптимизируют исцеление.
Примечание	Обострение синдромом. При хроническом течении (= рецидивы конфликта) могут образоваться кисты и абсцессы. Учитывать сторону («мать-дитя», партнерство или локальный конфликт).

2 Хамер. Научная таблица Германской Новой Медицины. Стр. 63, 75.

Терапия	Конфликт разрешен, сопровождение пациента в фазе исцеления, предотвращение рецидивов. См. воспаление сустава стр. 298.

Опухоль костного мозга (плазмоцитома, миелома, болезнь Калера)

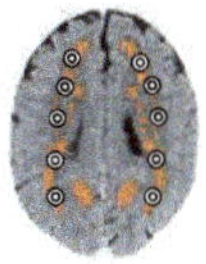

Конфликт	Очень интенсивный конфликт самооценки, в соответствии с локализацией (стр. 294).
Фаза	**Ремонт**: деление клеток, восстановление костного мозга.
Примечание	Опухоли всегда предшествует некроз. Если затронута плоская кость > лейкемия (избыточная выработка крови). Если воспаление наблюдается в течение 6 месяцев или более, присутствует рецидивирующий конфликт.
Терапия	Конфликт разрешен, сопровождение пациента в фазе исцеления, предотвращение рецидивов. См. воспаление сустава стр. 298. Аллогенная трансплантация стволовых клеток не эффективна.

Опухоль кости (остеобластома, остеома, остеоидостеома, саркома Эвинга и др).

Конфликт	Конфликт самооценки в соответствии с локализацией (стр. 294).
Активная фаза	Безболезненное разрушение костной ткани (остеолиз).
Ремонт/исцеление	Восстановление костной субстанции = «костная опухоль» в ТМ. Часто зависший конфликт.
Биосмысл	Усиление, упрочение. После завершения ОРБП затронутое место прочнее, чем до этого.
Примечание	Большинство опухолей костной ткани ТМ считает «метастазами» (= вторичный рак), в то время, как они являются следствием локальных конфликтов самооценки после получения диагноза «рак» или увечащей терапии (операция, радио- или химиотерапия). Напр., диагноз «рак груди»: *«Я больше не женщина!»* = деление клеток в ткани грудины или ребер = «рак кости» в ТМ. Частые обследования и все более точная техника способствуют частому обнаружению опухолей. «Первичный рак» костной ткани ТМ выявляет потому, что пациент жалуется на боли. Раньше ему предписывали постельный режим и отсылали домой. Сегодня ищут и «находят» причину. Подозрения на рак вызывают не только уплотнения ткани на ЦКТ, но и области с пониженной плотностью вещества = «гигантоклеточная опухоль», «остеокластома» в ТМ.
Остеосаркома	К сожалению, при подозрении на рак часто делают пункцию. > Жидкая костная субстанция (callus) вытекает и «затвердевает» в прилегающей ткани = остеосаркома. = Для ТМ доказательство «злокачественности». > На самом деле остеосаркомы в основном возникают из-за ошибочной терапии (пункция), реже из-за травм во время фаз ремонта костей. Если отверстие не закрывается само по себе, можно попробовать прекратить вытекание каллюса при помощи облучения или операции.
Терапия	Конфликт разрешен, сопровождение пациента в фазе исцеления, предотвращение рецидивов. При сильных болях оправдано широкое применение противопротиворевматических ТМ-препаратов, каннабидиола, но не химиотерапии. В исключительных ситуациях, если боли стали невыносимыми – радиотерапия. См. воспаление сустава стр. 298.

Опухоль хряща (хондросаркома, хондробластома, хондрома, остеохондрома)

Опухоли хрящей диагностируются редко. Картина сходна с описаной выше.

Конфликт	Конфликт самооценки в отношении передвижения (локализация стр. 294).
Пример	❁ *У 40-летней замужней женщины-левши есть две дочери 11 и 13 лет. Старшая в первые 2 года жизни была очень плаксивым ребенком, и мать пребывала в сильном стрессе, часто с грустью вспоминая времена без детей = конфликт самооценки. А 3 года назад, во время отпуска в Италии она вдруг осознает, что дети уже самостоятельные и даже научились плавать = разрешение конфликта, сильные боли, отдающие из малого таза (правая сторона – «мать-дитя») в ногу = фаза восстановления. Когда и дома боли не проходят, нейрохирург предлагает биопсию для «выявления причины». В результате «злокачественное новообразование» усугубляется еще и хирургическим вмешательством. Дважды открытая ткань (callus) вытекает в полость малого таза, образуя хондросаркому 10,5 x 5,5 x 9 см. Пациентку ожидает пожизненное глотание химии* (архив автора).
Фаза	**Ремонт,** восстановление хрящевой субстанции или рецидивирующий конфликт.
Терапия	Конфликт разрешен, сопровождение пациента в фазе исцеления, предотвращение рецидивов. См. терапию при раке костей стр. 299 и воспалении сустава стр. 298.

Кальциноз позвоночника (болезнь Бехтерева)

Считается «ревматическим» заболеванием. Отложение кальция приводит к прогрессирующему ограничению свободы движения позвоночника. > «Сращивание» между собой тел позвонков.

Конфликт — Давление сверху. Конфликт самооценки, касающийся позвоночника (стр. 294).

Пример — ❁ *52-летний мужчина всю жизнь страдает из-за требовательности отца, который не находит в сыне ничего хорошего. Кроме того, с детства пациента преследует воспоминание, когда он сбивает на велосипеде инвалида и тот умирает. = Конфликт самооценки, ощущение придавленности жизнью – основной конфликт самооценки, рецидивы. > Чередование фаз разрушения и восстановления ткани тел позвонков. > Отложение кальция > «Болезнь Бехтерева» (*архив автора).

Фаза — **Зависший ремонт:** во время каждой его фазы прибавляется костная ткань. > Избыточный кальциноз и скованность позвоночника.

Биосмысл — Приобрести твердый позвоночник, чтобы выдерживать давление (оставаться на ногах).

Вопросы — К встрече с кем или к какой ситуации я не был готов? У предков та же проблема? (Да> Семейная проблема) Что оставило на меня этот отпечаток? (Детство, подобные чувства родителей, беременность).

Терапия — Выявить и разрешить конфликт и вызывающие его отпечатки и убеждения, чтобы зависший ремонт разрешился. Терапия в период обострения – см. «Воспаление сустава» стр. 298, в периоды ремиссии – см. стр. 296.

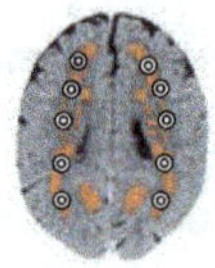

Подагра (урикопатия)

И ТМ, и Новая Медицина считают подагру результатом переокисления. Кристаллы мочевой кислоты (ураты) вызывают воспалительный процесс в суставах, а это, с нашей точки зрения, говорит о том, что в процессе задействованы собирательные трубочки почек. Подагра - комбинация двух ОРБП, протекающих одновременно, находясь при этом в разных фазах.

Конфликт/Фаза — **Разрешенный или зависший конфликт самооценки** (локализация стр. 294) + активный конфликт беженца (собирательные трубочки почек) = синдром (стр. 234).

Примечание — Повышение содержания мочевой кислоты, т. к. ОРБП собирательных трубочек вызывает не только накопление воды, но и белка в форме ураты. Задержка воды > отеки, сильные боли = острый приступ подагры. Учитывать сторону: «мать-дитя» или партнерство. Часто тенденция к переокислению в семье.

Терапия — Конфликт самооценки разрешен. Выявить и разрешить конфликт беженца (стр. 234).
Щелочная диета, свежий воздух, спорт до интенсивного потения или сауна. Даже только эти приемы принесут заметное улучшение.
Св. Хильдегарда: ежедневно жевать три пряных гвоздики, пить настой золототысячника. Коллоидное серебро наружно и внутрь. См. «Воспаление суставов» стр. 298. ТМ-препараты, снижающие уровень ураты (урикостатики и урикозурики) – для пациентов, которым в тягость искать пути разрешения конфликтов и изменения образа жизни.

НОВАЯ МЕЗО

Ревматизм I (ревматический артрит, хронический полиартрит, фибромиалгия)[3]

Для ТМ ревматизм – это т.н. «аутоиммунное заболевание»: Клетки организма почему-то «ополчились» на собственную ткань и разрушают ее. Подтверждением считаются «ревматоидные факторы» и повышение скорости оседания эритроцитов. Под ревматоидным фактором понимают в ТМ «антитела», которые работают против тканей тела. Для их выявления в пробирке или на лабораторном стеклышке наблюдается реакция плазмы крови на другие белки. Существуют различные тесты, напр., Ваалера-Роузе или ИФА. Мы не рассматриваем результаты этих тестов. «Антителам» приписывают борьбу «хороших» с «плохими». Из этого сомнительного представления возникли понятия «иммуноглобулинов», «антител» и «антигенов».

Однако фактом является то, что свидетельств некоего противостояния в организме ни разу не было зафиксировано. Понятие «иммунная система» в Новой Медицине отсутствует, поскольку ее не существует. Так же, как и «иммуноглобулинов», «антител» и «антигенов». Речь может вестись лишь о «глобулинах», которые в большом количестве находят в организме после интоксикаций (прививки, антибиотики, наркотики, алкоголь и т. д)., ранений (ушибы, растяжения) или в периоды фаз ремонта любого из органов.

3 Хамер. Научная таблица Германской Новой Медицины. Стр. 63, 75.

НОВАЯ МЕЗО

Конфликт	Конфликт самооценки в соответствии с локализацией (стр. 294).
Пример	❁ *36-летняя стройная красивая учительница-правша много лет страдает от полиартрита рук и ног. Она с нетерпением ждет день своей свадьбы, но в процесс подготовки ретиво вмешивается мать. Она непременно хочет выбрать букет для дочери, которая «сама не в состоянии». Та в гневе, в конце концов – это ее свадьба. = Сигнал к запуску конфликта самооценки (нерасторопность), связанного с матерью. Невеста принимает решение самой подобрать цветы и музыку. = Разрешение конфликта, начало фазы ремонта. > Приступ ревматизма левого («мать-дитя») колена* (архив автора).
Фаза	**Острый приступ = ремонт. Бессимптомные интервалы = активная фаза конфликта** или окончательное исцеление. Прибавление новых клеток после каждого воспаления = утолщение и деформация затронутого сустава.
Примечание	Учитывать сторону («мать-дитя», партнерство или локальный конфликт).
Терапия	Выявить и разрешить конфликт и вызывающие его отпечатки и убеждения, чтобы ОРБП завершилась. Понять, что ревматизм не ниспослан судьбой, а может пройти. Установка: *«Я больше не буду воспринимать все так трагично». «Долой завышенные запросы!» «Долой перфекционизм!» «Я верю в себя». «Я сильный».* Настои золототысячника, ДСМО. Курс лечения керосином. При обострении – см. «Воспаление сустава» стр. 298, в периоды ремиссии – см. «Изношенность сустава» стр. 296. Противовоспалительные ТМ-препараты, каннабидиол или кортизон (недолго) – по необходимости. В исключительных случаях – кратковременно метотрексат.

ОРБП наружного слоя надкостницы

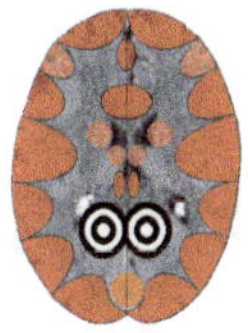

ЭКТО

Ревматизм II[1]

Признаки	Боли в фазе активного конфликта. – Растекающиеся боли в «холодных» тканях.
Конфликт	Интенсивный или драматичный конфликт расставания. Конфликт расставания из-за причиненной кому-то или самому себе боли.
Пример	❁ См. главу «Боли в затылке» стр. 47.
Ткань	Наружный слой надкостницы- эктодерма. Различает два слоя надкостницы: непосредственно прилегающий к кости, глубокий слой относится к ОРБП костной ткани (конфликт самооценки), с болями в фазе ремонта, см. выше. Наружный ответственен за ревматизм, с болями в активной фазе конфликта - днем и в условиях стресса (= драматичный конфликт расставания, описываемый здесь, это редкая ОРБП).
Активная фаза	Блуждающие боли в дневное время. Область ощущается холодной или таковою есть, Отсутствие припухлости или покраснения, недостаточное снабжение кровью. Важный симптом: холодные ноги, иногда даже икры, часто также холодные руки. Галюцинации ощущений в затронутой процессом части.
Ремонт/исцеление	Снижение восприимчивости к боли. Обычно рецидивирующий конфликт.
Примечание	Более интенсивные боли днем (симпатикотония), улучшения ночью в состоянии покоя. Анестетики почти не помогают. (С конфликтами самооценки все наоборот). Наблюдается гораздо реже, чем конфликт самооценки. Учитывать сторону («мать-дитя», партнерство или локальный конфликт).
Вопросы	При этой ОРБП симптомы должны были появиться одновременно со стрессовой ситуацией, в противном случае имеет место конфликт самооценки. Что меня нервировало, когда это началось? Произошло расставание? Что оставило на меня этот отпечаток? (Детство, напр. развод родителей, беременность, напр. нежеланный ребенок, рождение, напр., по какой-либо причине ребенок не может быть с матерью). Какое новое отношение было бы полезно?

1 Хамер. Научная таблица Германской Новой Медицины. Стр. 142, 147.

	От каких эмоций я хочу отказаться? Что я могу изменить с внешней стороны?
Терапия	Выявить и разрешить конфликт и вызывающие его отпечатки и убеждения. Св. Хильдегарда: при холодных ногах – стельки из барсучьего меха, против болей – компресс из листьев ясеня. Хлебный напиток, рыбий жир, ДМСО. Курс лечения керосином. См. также средства стр. 296 и выше.

Перелом кости (фрактура), стрессовый (усталостный) перелом

Переломы, будучи травмами, не относятся к области применения пяти Биологических Законов Природы.
Однако несчастные случаи происходят, с духовной точки зрения, неслучайно. Задуматься о их возможных причинах может быть полезно для духовного роста. С точки зрения Новой Медицины при переломах может присутствовать ОРБП: в активной фазе конфликта костной ОРБП кость ослаблена из-за разрушения клеток. > Опасность усталостного перелома, от которого не в силах защитить надкостница-«бандаж». (Она плотно прилегает к поверхности кости и усиливает ее прочность). В фазе ремонта эта функция надкостницы ослабевает, поскольку отек приподнимает ее над костью. Кроме того, костная ткань в фазе ремонта подобна губке и ткань легко поддается переломам. > Боль призвана «обездвижить» пострадавшего, чтобы кость скорее зажила (= биосмысл).
То же касается разрывов связок, сухожилий и мышц. – Ослабленные структуры в активной фазе конфликта, когда человек *«ничего не чувствует»*, находясь *«в форме»* > опасность повреждения. В фазе ремонта боль служит предупреждением и сдерживающим фактором.

Терапия
Выполнять предписания врача в режиме покоя, кратковременное наложение гипсовой повязки. Раздавливать корень окопника и прикладывать свежим. Или нанести мазь окопника толстым слоем на место перелома, если оно доступно. Настои: корень окопника, хвощ. Св. Хильдегарда: золототысячник, подорожник или подорожник большой наружно и внутрь. Терапия после снятия гипса – см. «Воспаление сустава». стр. 298.

ОПОРНО-ДВИГАТЕЛЬНЫЙ АППАРАТ ОТ ГОЛОВЫ ДО НОГ

ОРБП костей, хрящей или связок

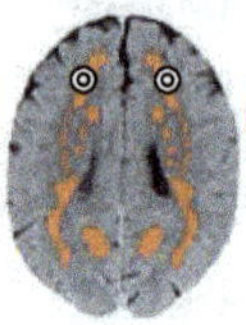

Боли в затылке, цервикальный синдром, онемение рук

НОВАЯ МЕЗО

Онемение рук чаще всего возникает в результате компрессии кровяных или нервных русел, отвечающих за их иннервацию, из-за опухоли в области нервных корешков (как правило, это не самостоятельная ОРБП).

Конфликт	Морально-интеллектуальный конфликт самооценки, болезненно воспринятые несправедливость, зависимость, обман, неблагодарность, грубость, нетерпимость и т. п. Ощущение собственной глупости или недоразвитости.
Примеры	❁ *Пенсионерку на занятиях гимнастикой используют для демонстрации упражнений. Неожиданно шеф клуба сообщает ей, что «она больше не нужна» = конфликт самооценки, несправедливость. Когда члены клуба за нее заступились, началось исцеление. > Разрушение ткани в активной фазе конфликта и восстановление в фазе ремонта, с болями в затылке* (архив автора). *Студент готовится к выпускным экзаменам, и ему катастрофически не хватает времени = интеллектуальный конфликт самооценки. С этого момента всякий раз, когда ему нужно что-то учить, включается механизм запуска конфликта > боли в затылке (архив автора).* ❁ *Секретарша директора-перфекциониста морально перенапряжена, потому что он всегда требует от нее абсолютно точного исполнения = интеллектуальный конфликт самооценки. Когда с ним случился инфаркт и напряжение в офисе снизилось, женщина вступила в фазу ремонта = «цервикальный синдром» в ТМ* (архив автора). ❁ *24-летняя дочь от первого брака 48-летнего, спортивного пациента-правши больше года встречается с парнем, которого отец считает «отпетым эгоистом и ей не парой» = моральный конфликт самооценки, затрагивающий левую сторону ШОП (сторона «мать-дитя»). И ког-*

да дочь наконец расстается с этим молодым человеком, отец испытывает облегчение, радуясь, что для дочери наступил долгожданный покой = начало фазы ремонта. > В течение 4-х месяцев его левая рука немеет по ночам (архив автора).

Фаза — **Ремонт** или зависший ремонт; часто – рецидивы конфликта.

Примечание — Недостаток движения (сидячий образ жизни) усиливает страдания. Сопровождающий симптом – головокружение. Учитывать сторону («мать-дитя», партнерство или локальный конфликт).

Вопросы — Что привело меня к исцелению? (Выходные, отпуск, разговор) Из-за чего я до этого чувствовал себя недооцененным? Это был первый конфликт такого рода? Какой отпечаток стоит за конфликтом (беременность - чувства родителей, школа, воспитание, первый партнер)? Какие изменения - внутри и снаружи - были бы целительны? Какая ежедневная медитация могла бы помочь? См. также вопросы стр. 295 и 298.

Терапия — Выявить и разрешить конфликт и вызывающие его отпечатки и убеждения. Психологическая установка: *«Я верю в себя». «Не все сразу получается. Достаточно сделать, что могу». «То, что я не в силах изменить, меня не волнует».* Терапия при острых болях – см. «Воспаление сустава» стр. 298, при хронических болях – см. «Изношенность сустава» стр. 296.

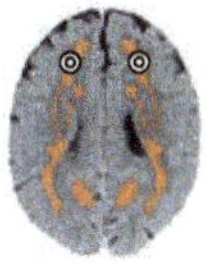

Грыжа межпозвоночного диска (пролапс)

Та же ОРБП, что и выше.

Фаза — **Интенсивный ремонт** – опухоль так велика, что студенистое ядро межпозвоночного диска смещается назад. Как только отек спадает, диск возвращается на прежнее место. Все нормализуется, если не происходит рецидивов.

Примечание — Грыжа межпозвоночного диска появляется часто при синдроме. Сам диагноз воспринимается как угроза, особенно если это касается ШОП. Многие думают, что это *«проблема на всю жизнь»* с устойчивым параличом в финале. > Конфликт самооценки применительно к данной области позвоночника = шок от диагноза, самозапуск ОРБП, как в случае с рассеянным склерозом (в активной фазе: разрушение клеток в телах соседних позвонков или межпозвоночном диске, из-за чего в фазе ремонта или при повышенной нагрузке студенистое тело может быть смещено). Учитывать сторону: «мать-дитя» или партнерство (как и путь распространения).

Терапия — Конфликт разрешен, сопровождение пациента в фазе исцеления. При рецидивах выявить и разрешить конфликт и вызывающие его отпечатки и убеждения. См. вопросы стр. 295 и 298.
Помнить, что заболевание временно, по окончании фазы ремонта все пройдет.все встанет на свои места. Терапия: см. «Воспаление сустава» стр. 298.
При сильных болях – режим покоя (возможно, ок. недели). Если ремонт слишком интенсивен, можно попробовать инъекцию анестетика и кортизона вблизи корешка нерва). Операция как самое последнее средство.

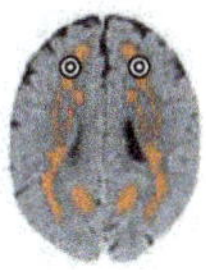

Опухоль глазницы

Конфликт — Конфликт самооценки применительно к глазу.

Пример — ✍> *«Твой глаз выглядит так жутко, что от тебя бежать хочется».*

Фаза — **Ремонт или зависший ремонт:** наращивание ткани глазницы = опухоль.

Терапия — Конфликт разрешен, сопровождение пациента в фазе исцеления, предотвращение рецидивов. Ни в коем случае не прокалывать.

Боли в плече

Конфликт — Конфликт самооценки: Человек полагает, что является плохой матерью (левое плечо правши) или плохим партнером (правое плечо правши). У левши – наоборот. Пояснение: боль в плече возникает от нечистой совести, чувства вины, упреков в адрес самого себя, если что-то «не по плечу».

Примеры — ❁ *Беременная размышляет, не сделать ли аборт, зная, что ребенок чувствует эти мысли. = Конфликт самооценки: я плохая мать. Сейчас сыну 14 лет, но чувство вины не покидает женщину, напоминая о себе при каждом удобном случае. = Рецидивирующий конфликт, хронические боли в плече со стороны «мать-дитя»* (архив автора).

❁ *Дочь считает, что мать относится к ее детям, а своим внукам хуже, чем к детям сестры, для которых у нее всегда есть время. > Пожилая женщина думает, что она «плохая мать и бабушка». > Конфликт рецидивирует из-за того, что она никак не может угодить дочери. > Хронические боли в плече* (архив автора).

❁ *Молодая мама не может досыта накормить младенца грудью из-за втянутых сосков. При очередном контроле педиатр упрекает ее в недовесе ребенка = конфликт самооценки: я плохая мать. Исцеление начинается через 3 года, когда при вскармливании второго ребенка все налаживается. > Восстановление ткани. > Боли в плече* (архив автора).

❁ *Во время скандала с мужем жена срывается и орет. Через некоторое время ею овладевает чувство вины и раскаяния* (архив автора).

Фаза — **Ремонт или рецидивирующий конфликт** – восстановление костей, хрящей, мышц и связок в области хряща. Боли, воспаление.
Учитывать сторону («мать-дитя», партнерство или локальный конфликт).

Вопросы — На основе симптомов прояснить, находится ли пациент в фазе ремонта или зависшего конфликта. (Длительность больше полугода > зависший или рецидивирующий конфликт). Какое событие привело меня в данный момент к исцелению? (Напр., похвала, беседа, примирение). Почему я сомневался раньше? (Выявить конфликт). Боль в плече появилась в первый раз? (Нет > прояснить прежний эпизод). Почему я всегда ищу собственные ошибки? Какой отпечаток стоит за этим? (Дефицит самооценки по причине воспитания, схожести с родителями, беременностью). Я в достаточной степени ассоциирую себя с Божественным? Другие вопросы стр. 295 и 298.

Терапия — Конфликт разрешен. В случае хронических болей выявить и разрешить конфликт и вызывающие его отпечатки и убеждения. Психологическая установка: *«От чувства вины за прошлое мало пользы. Сегодня и сейчас я сделаю все наилучшим образом». «С этого момента я перекладываю все на здоровое плечо»*. Цветы Баха: сосна, лиственница, дивала. После прекращения болей: умеренные двигательные упражнения. Терапия при интенсивных болях – см. «Воспаление сустава» стр. 298.
В хронической фазе – см. «Изношенность сустава» стр. 298.
При слишком интенсивной фазе ремонта можно применить инъекцию анестетика и кортизона под акромиальный отросток ключицы. Операция иногда полезна, но часто безрезультатна.

Отложение извести в плечевом суставе

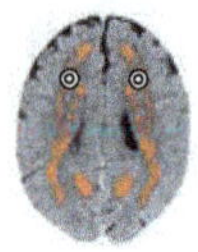

Так же ОРБП, что и выше.

Фаза — **Рецидивирующий конфликт** – зависший ремонт. Локальное наращивание клеток (благополучие) > отложение извести в суставной щели.

Терапия — Вопросы стр. 295 и 298. Выявить и разрешить конфликт и вызывающие его отпечатки и убеждения, чтобы ОРБП завершилась. Известковые отложения, как правило, не мешают, но если частицы большие и попадают в суставную щель, выждав некоторое время и предприняв все действия по исцелению, можно прооперировать. Терапия при интенсивных болях – см. «Воспаление сустава» стр. 296, в хронической фазе – см. «Изношенность сустава» стр. 298.

«Локоть теннисиста», «локоть гольфиста» (эпикондилит)

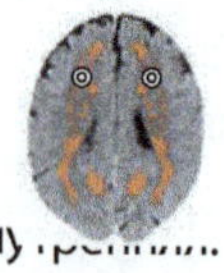

= Болезненное воспаление надмыщелка локтя. Локоть теннисиста – наружная сторона, гольфиста – внутренняя.

Конфликт — Локальный конфликт самооценки: локоть теннисиста - неспособность отталкивать, толкать, бить и т.д.; локоть гольфиста - неспособность обнимать, держать и т.д. Опыт показывает, что чаще всего бывает у людей, успех которых связан с руками и локтями (теннисисты, гольфисты, мастеровые, официанты и т.д.). У других страдают коленные суставы. Локоть может реагировать при конфликтах «побеждает самый упорный» (в качестве «жертвы» или «победителя»).

Примеры — ❁ *22-летний парень во время каникул подрабатывает у своих родственников. Он старается изо всех сил, но через 2 недели против ожидания получает мизерную зарплату. = Конфликт самооценки, непризнание трудовых заслуг, связанных с работой руками (официант). Исцеление наступает, когда в знак протеста он возвращает полученные деньги > острый эпиконделит, сильный отек из за синдрома* (архив автора).

*Боксер-полупрофи упорно готовится к важному бою, но проигрывает. = Конфликт самооценки, задето честолюбие, или локальный конфликт: неспособность нанести удар. Жажда реванша заставляет его тренироваться дальше. Когда он решает боксировать не ради славы, начинаются боли в локтях = Ремонт (*архив автора).

*Прораб жертвует собой во благо фирмы без особой благодарности с ее стороны. = Конфликт самооценки: отсутствие признания. «Выгорев» окончательно, он решает умерить пыл = разрешение конфликта. В фазе ремонта – «рука теннисиста», дающая о себе знать много месяцев подряд (*архив автора).

*14-летняя, школьница-правша активно занимается дзюдо. 16 месяцев назад во время тренировки она вывихнула локтевой сустав. В больнице ей наложили гипс = локальный конфликт самооценки. После снятия гипса сустав после каждой тренировки воспаляется, и это продолжается 15 месяцев. Девочка очень боится, выдержит ли он = рецидивирующий локальный конфликт самооценки. Опытный терапевт рекомендует ей не воспринимать все так серьезно и забыть честолюбие = разрешение конфликта. Возможно, неслучайно пострадал сустав со стороны «мать-дитя», так как пациентка признается, что «похвала матери» ей гораздо важнее, чем отца и других (*архив автора).

Фаза — **Ремонт:** восстановление сухожилий, локоть теннисиста, гольфиста.

Вопросы — Когда это началось? Сторона: «мать-дитя» или партнер? Как я в основном использую руки? Спортсмен, мастер? Какой конфликт самооценки разрешился тогда? Почему я идентифицирую себя с этим так сильно? Почему я должен доказывать свои способности? (Собственная неуверенность). Что оставило на меня отпечаток в плане амбиций? (Например, амбициозные родители, неудачники в семье). Какая новая установка могла бы стать целительной?

Терапия — Конфликт разрешен, сопровождение пациента в фазе исцеления. При рецидивах - выявить и разрешить конфликт и вызывающие его отпечатки и убеждения. После окончания интенсивных болей: растяжки, движение, силовые упражнения. См. также стр. 298.

Артроз и полиартрит суставов пальцев

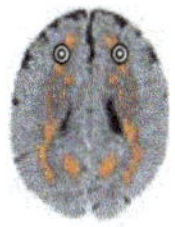

Конфликт — Конфликт самооценки: неуклюжесть. Пациент считает, что с кем-то не так обошелся, неправильно сделал некое дело, в прямом или в переносном смысле. Не выполнил что-то руками (перфекционизм). Или локальный конфликт самооценки, как после перелома, когда рука не способна выдерживать нагрузку. Большой палец символизирует «я», себя самого. Указательный - обвинения, указание, правоту («с поднятым указательным пальцем»). Средний палец - выражение презрения, сексуальность. Безымянный - супружескую связь, партнерство, соединение (обручальное кольцо).

Примеры — *Женщина, с детства приученная «все делать правильно», постоянно сомневается в себе, переживая перфекционистские конфликты самооценки применительно к рукам. Результат – утолщенные суставы (*архив автора).

*Парень хотел бы обучаться ремеслу, но мать упрашивает его закончить школу и получить аттестат, и он уступает. = Конфликт самооценки: запрет работать руками. Разрушение клеток костей запястья в активной фазе, воспаление сустава в фазе ремонта (*архив автора).

Фаза — «Обострение», полиартрит = Ремонт. Артроз = **рецидив конфликта**.
Утолщение суставов из-за повторяющихся воспалений > опасность замкнутого круга.
Учитывать сторону. Полиартрит – недуг перфекционистов.

Вопросы Фаза — При какой деятельности я сомневаюсь в собственных способностях? Или это постоянное чувство? Откуда оно? (Неловкость в детстве, воспитание: «Ты этого все равно не сможешь»). Те же симптомы у предков? (Указание на семейную проблему > Медитация/молитва за семью). Какую новую установку я в себе выработаю? Какие реальные изменения могли бы помочь? (Напр., новое хобби).

Терапия — Выявить и разрешить конфликт и вызывающие его отпечатки и убеждения, чтобы ОРБП завершилась. Психологическая установка: *«Человеку свойственно ошибаться». «Я верю в себя и не вижу большой трагедии в своих неудачах»*. Терапия при интенсивных болях – см. «Воспаление сустава» стр. 298, в хронической фазе – см. «Изношенность сустава» стр. 296.

Воспаление сухожильного влагалища (тендовагинит)

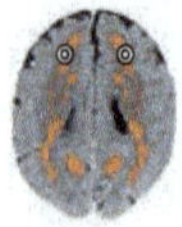

Та же ОРБП, что и выше.

Согласно ТМ – возникает от перенапряжения, что отчасти верно. Но и конфликт играет не последнюю роль.

Пример	❁ *Начав обучение у массажиста, девушка засомневалась, правильно ли это: у нее слишком слабые руки = моторный конфликт самооценки. И когда пациенты начали хвалить ее работу, наступило исцеление: воспаление сухожильного влагалища - замкнутый круг, т. к. в «болезни» она увидела подтверждение своих сомнений и должна уйти из профессии* (архив автора).
Фаза	**Ремонт:** восстановление сухожилия или сухожильного влагалища. Воспаление, боли.
Биосмысл	Упрочение структур. Смысл болей: обездвиживание пациента, чтобы тело и, в частности, сухожилия могли укрепиться в состоянии покоя. После ОРБП сухожилие становится прочнее.
Терапия	См. выше. Конфликт разрешен, сопровождение пациента в фазе исцеления, предотвращение рецидивов.

Синдром запястного канала

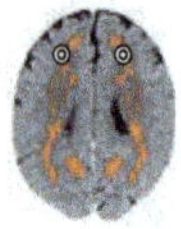

НОВАЯ МЕЗО

Та же ОРБП, что и выше. По т. н. запястному каналу проходят сухожилия сгибателя и срединный нерв. Хронические воспаления приводят к сужению канала и сжатию нерва.

Фаза	**Зависший ремонт:** избыточное восстановление запястного канала и сгибательных сухожилий. > Утолщение структур, сужение канала. Воспаление, боли = синдром запястного канала. Обычно рецидивирующий конфликт. Чаще других – у любителей мясного с тенденцией к ацидозу. Может играть свою роль конфликт «невозможности удержать что-либо».
Биосмысл	Укрепление структур. Смысл болей: обеспечение состояния покоя.
Терапия	Выявить и разрешить конфликт и вызывающие его отпечатки и убеждения, чтобы зависший ремонт завершился. После острой фазы – лечебная гимнастика на растяжение, упражнения на гибкость. Терапия при интенсивных болях – см. «Воспаление сустава» стр. 298, в хронической фазе – см. «Изношенность сустава» стр. 296. При необходимости операция.

Укорочение ладонных сухожилий (контрактура Дюпюитрена)

Конфликт	Конфликт самооценки: неспособность удержать что-либо или кого-либо. Не быть в состоянии «вцепиться когтями».
Примеры	➜ *Пациенту кажется, что он продал участок слишком дешево = неспособность «вырвать» когтями свои деньги.*
	❁ *Человек ссорится с лучшим другом и теряет его = конфликт «неспособности удержать». Поскольку оба вместе работают и часто видятся – рецидивы > контрактура Дюпюитрена* (архив автора).
Активная фаза	Разрушение клеток ладонных сухожилий.
Ремонт/исцеление	Восстановление ткани. Контрактура из-за **рецидивов конфликта** > рубцовая деформация и утолщение сухожилий. > Рука не открывается полностью (пальцы не выпрямляются). Но «хватание» работает хорошо.
Биосмысл	Усиление сухожилий, чтобы лучше хватать или удерживать.
Примечание	Учитывать сторону («мать-дитя», партнерство или локальный конфликт).
Впросы	Когда это началось? (Учитывать время, необходимое для проявления симптомов). Кого или что я хочу удержать? Прикрепляться к вещам мне вообще свойственно? Как вели себя в этом отношении мои предки? Какие события оставили на меня отпечаток? Какие меры могли бы разрешить нынешний конфликт? Какую новую установку в отношении «отпускания» я хочу выработать?
Терапия	Выявить и разрешить конфликт и вызывающие его отпечатки и убеждения. Психологическая установка: *«Я отпускаю это от себя»*. Упражнения на гибкость, растяжка, плавание, гимнастика. Щелочная диета. Операция обычно приносит мало результатов - прибегать как к последнему средству. См. «Изношенность сустава» стр. 296.

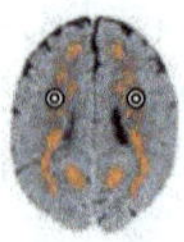

Боли в грудине или ребрах

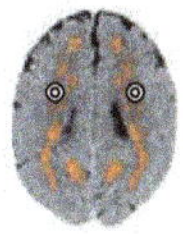

Конфликт — Локальный конфликт самооценки. Невозможность быть обнятым или заключить кого-то в объятия (ребра). Невозможность прижаться к чьей-то груди или прижать к груди кого-то (грудина) или эстетический конфликт (декольте). Обычно этот конфликт является результатом других конфликтов.

Примеры — ❁ *После удаления груди пациентка не чувствует себя полноценной женщиной. В фазе ремонта у нее появляются боли в реберной дуге. Отек костной ткани в ТМ = «метастазы»* (архив автора).

❁ *Во время осмотра пациента врач сообщает ему, что «с легким что-то не в порядке»* (архив автора).

❁ *Услышав диагноз «рак груди», пациентка переживает локальный конфликт самооценки: «Теперь мне грош цена». Когда опухоль благополучно удалена, у нее начинаются боли в ребрах. = Ремонт* (архив автора).

Фаза — **Ремонт:** восстановление грудины и ребер, боли.

Терапия — Конфликт разрешен, сопровождение пациента в фазе исцеления. см. «Воспаление сустава» стр. 298.

Боли в грудном отделе позвоночника

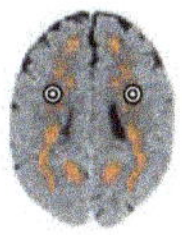

Конфликт — Конфликт самооценки: жизнь сломила. Чувство унижения, слабости.
Нужно сносить что-то, пресмыкаться. *«Он бесхребетный!»*

Или локальный конфликт самооценки, если, напр., с грудной клеткой что-то не в порядке.

Примечание — Относится ко всему позвоночнику: каждый отдельный позвонок связан с внутренним органом, например, девятый, десятый и одиннадцатый позвонки с почками. > При возникновении жалоб искать конфликт, связанный с почками.

Примеры — ❁ *Практикантка настолько рада полученному месту, что смиряется с придирками шефа. Она несчастна = конфликт самооценки: жизнь скрутила. Весь период практики ее мучают боли в грудном отделе позвоночника = рецидивы конфликта. После этого она дает себе слово на новом месте не допускать к себе подобного отношения. С этого момента жалобы прекращаются* (архив автора).

❁ *Женщины комплексует по поводу своей маленькой груди = локальный конфликт самооценки* (архив автора).

Фаза — **Ремонт** или рецидивирующий конфликт. Восстановление тела позвонка или хряща, боли.

Вопросы — Я преклоняюсь? (Перед властью, я зависим от старших, от начальства). У предков были подобные тенденции? (Указание на семейную проблему). Что произошло бы, если бы я не подчинился? Какие убеждения сделали меня таким? (Например, «меня любят только тогда, когда я хорошо себя веду»).

Терапия — В случае хронического конфликта выявить и разрешить конфликт и вызвавшие его отпечатки и убеждения. Психологическая установка: *«Никто не имеет права меня унижать». «Я пойду по жизни с гордо поднятой головой»*. Боли в грудном отделе позвоночника говорят об энергетической опустошенности. > Согревать. Св. Хильдегарда: натирания лавровым маслом. При нестерпимых болях, сопровождающих исцеление, возможно применение противоревматических препаратов. Дополнительные средства см. «Изношенность сустава» стр. 296.

Боковое искривление позвоночника (сколиоз), сутулость (юношеский кифоз, болезнь Шойермана, клиновидный позвонок)

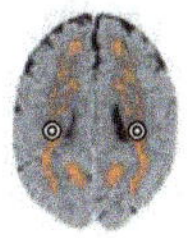

Та же ОРБП что и выше, если затронуты позвонки грудного отдела.
Искривления, как правило, образуются в детстве или в юности и сопровождаются торсией (скручиванием).

Активная фаза — Односторонняя деструкция тел позвонков в зависимости от содержания конфликта («мать-дитя» или партнер). > Скручивание отдела позвоночника. Организм пытается компенсировать этот дефект, образуя выше или ниже противонаправленные искривления = сколиоз. Клиновидный позвонок и сутулость появляются в случае, если деструкция тел позвонков происходит со стороны брюшной полости.

Ремонт/исцеление — Асимметричные поврежденные позвонки укрепляются, как бы «цементируется». Боли возникают только во время клеточного роста. > В дальнейшем искривления сохраняются, как память от завершенного зависшего конфликта.

Примечание — Искривления не обязательно причиняют неудобства. Есть как «совершенно кривые» пациенты без малейших жалоб, так и пациенты с идеально прямой спиной и массой проблем. > Организм хорошо справляется с этими отклонениями.

Вопросы — Если сколиоз возник в детстве > проблема в родителях или в семье. > Я могу помочь моему ребенку только работая над собственным сознанием. Темы: честность, прямолинейность, жертвы во имя любви, денег, престижа. У других членов семьи тоже сколиоз? (Искать сходство).

Терапия — Выявить и разрешить конфликт и вызывающие его отпечатки и убеждения. Несомненно позитивно думать о собственном позвоночнике.
Сомнения и жалобы не помогут. Гимнастика для осанки, силовые тренировки, спорт.

Боли в поясничном отделе позвоночника (ПОП), копчике, крестце (люмбалгия), ишиас-синдром

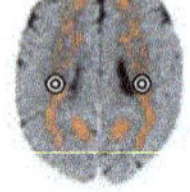

НОВАЯ МЕЗО

Конфликт — Основной личностный конфликт самооценки, потрясение до глубины души. Перенагрузка, человек больше не в силах выдерживать некое давление. Или локальный – напр., из-за диагноза «рак кишечника» или сексуальных сомнений.

Примеры — ❁ *Замужняя мать 2-летнего ребенка (правша) с момента его рождения страдает от болей в ПОП и ишиасом с левой стороны («мать-дитя»).*
История конфликта: свекровь живет вместе с нею и не упускает ни малейшей возможности уличить невестку в неспособности заботиться о малыше = основной конфликт самооценки в отношении ребенка. Мать ощущает себя неполноценной и униженно смиряется = зависший конфликт > постоянные боли в крестце (Клаудио Трупиано, «Спасибо, доктор Хамер», стр. 261).
❁ *Пациент, 41 год, обучаясь в юности в технической школе, годами был несправедливо притесняем преподавателем математики, принимая это близко к сердцу. = Основной личностный конфликт самооценки. Вся его дальнейшая учеба проходила под девизом «я ему докажу!» Сегодня успешный инженер, он регулярно испытывает сильные боли в области крестца = рецидивы конфликта. Сигнал на запуск: математические расчеты в момент стресса* (архив автора).
❁ *У пациента находят опухоль кишечника. = Локальный конфликт самооценки (архив автора).*
❁ *Женщину бросает любимый мужчина. Она считает, что он ее оставил, потому что она была плохой любовницей. = Локальный или центральный конфликт самооценки* (архив автора).

Фаза — **Ремонт или рецидивирующий конфликт:** восстановление ткани кости или хряща после предшествовавшего, обычно бессимптомного, их разрушения. Находящиеся в процессе исцеления ткани костей, хрящей или межпозвоночных дисков набухают и сжимают позвоночный канал или корешки нервов (ишиас).

Примечание — Учитывать сторону: «мать-дитя», партнерство (в какую ногу отдает боль) или локальный конфликт. Обычное утверждение врачей о различии в длине ног не следует принимать всерьез, это чересчур механический подход. Я знаю совершенно симметричных людей, у которых постоянные боли и других, с грубо сдвинутой статикой (перекос таза, сколиоз), у которых их нет. Терапия по устранению проблемы, однако, полезна, еще и потому, что она благоприятно отражается на органах малого таза.

Вопросы — Какой конфликт разрешился, когда появились боли? Что привело меня к исцелению? (Напр., похвала, завершение трудного проекта, выходные, отпуск, выход на пенсию). Я плохо переношу сидячий образ жизни? (Да> Указание на то, что конфликт возник, когда человек сидел - сидение стало «рельсами»). Почему я не могу справиться с давлением? Я ставлю себя под давление? Подобные симптомы у предков? (Указание на семейную проблему. > Понять, почему в семье люди ставят себя под давление и какие убеждения тому причиной. Напр., «Главное - производительность». «Только прилежных любят». «Только больные могут бездельничать»). Какие внутренние и внешние изменения я хочу провести?

Терапия — Конфликт разрешен. В случае хронического течения – выявить и разрешить конфликт и вызвавшие его отпечатки и убеждения. Психологическая установка: *«На меня давят, чтобы я учился сопротивляться». «Буду веселым и беззаботным, и жить станет легче» (итальянский менталитет).*
Хиропрактика, остеопатия, силовые тренировки, развитие мышц.
Противоревматические препараты – по необходимости. При нестерпимых болях – инъекция анестетика и кортизона в область, близкую к нервному корешку. Терапия при интенсивных болях – см. «Воспаление сустава» стр. 298, в хронической фазе – см. «Изношенность сустава» стр. 296.

Грыжа межпозвоночного диска ПОП (пролапс), протрузия межпозвоночного диска

Та же ОРБП, что и выше.

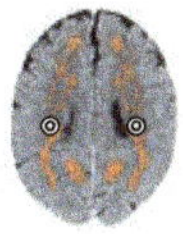

Пример — ❁ *Женатый семьянин строит дом и одновременно отстаивает себя на фирме. = Основной личностный конфликт самооценки. Когда семья наконец заселяется, у него обнаруживается грыжа межпозвоночного диска = ремонт* (архив автора).

Фаза — **Интенсивная фаза ремонта или рецидивирующий конфликт.** Грыжа межпозвоночного диска возможна только с синдромом. Фазе ремонта, естественно, предшествовала активная фаза конфликта, когда происходило разрушение клеток в телах позвонков, соседних с пострадавшим межпозвоночным диском или в самом диске. > Поэтому в фазе ремонта или при усилении нагрузки студенистое тело может быть выдавлено. Как только восстановление структуры завершается и отек спадает, пролапс исчезает. Все нормализуется, если не будет рецидивов.

Примечание — «Грыжа межпозвоночного диска» может спровоцировать новый конфликт. Многие пациенты уверены, что теперь им придется *«жить с этой грыжей»*. = Диагностический шок в виде следующего конфликта самооценки. > Опасность замкнутого круга. Грыжи межпозвоночных дисков часто встречались и раньше, но, поскольку еще не было КТ и МРТ, диагностировали их гораздо реже (когда немели большие пальцы ног).

Терапия — Конфликт самооценки разрешен, предотвращение рецидивов. При хроническом течении разрешить конфликт и вызвавшие его отпечатки и убеждения. Психологическая установка: *«Давления и сомнения остались позади!»* Помнить, что грыжа уйдет, если выдержать фазу ремонта. См. «Воспаление сустава». стр. 298. При очень интенсивной фазе ремонта – инъекция анестетика и кортизона в область, близкую к нервному корешку. Операция как последнее средство при онемениях, после максимального выжидания.

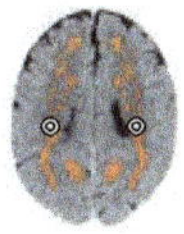

Сужение позвоночного канала (спинальный стеноз)

Та же ОРБП, что и выше (стр. 308).

Фаза — **Зависший ремонт** в течение длительного времени. Избыточное восстановление костной ткани, сужающей позвоночный канал. > Болезненная компрессия нерва, отдающая в ногу.

Терапия — Выявить и разрешить конфликт и вызывающие его отпечатки и убеждения, чтобы ОРБП завершилась. Вопросы см. выше. Растяжка, гимнастика. При нестерпимых болях антиревматик. Операция при необходимости, когда все прочие средства исчерпали себя. Терапия при интенсивных болях – см. «Воспаление сустава» стр. 298, в хронической фазе – см. «Изношенность сустава» стр. 296.

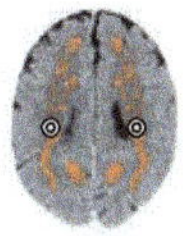

Спондилолистез

С этим диагнозом обычно нет однозначной уверенности. Та же ОРБП, что и выше (стр. 308).

Фаза — Рецидив конфликта – **зависший конфликт в активной фазе.** Деформация дисков между позвонками или окружающих их мелких мускулов или связок > отдельные позвонки теряют опору и могут соскальзывать вперед или назад.

Терапия — Выявить и разрешить конфликт и вызывающие его отпечатки и убеждения. Вопросы см. выше. Силовая тренировка, развитие мышц (без растяжки) для стабилизации. Терапия при интенсивных болях – см. «Воспаление сустава» стр. 298, в хронической фазе – см. «Изношенность сустава» стр. 296.

Боли в лобковой или тазовой костях

Конфликт — Локальный конфликт самооценки. У мужчин часто связан с сексом, потенцией. Женщины на такой конфликт реагируют по большей частью болями в тазовых, лобковых костях или крестце.

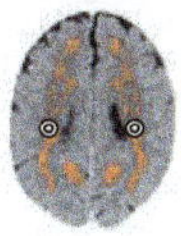

Примеры — ➜ *У кого-то недержание. = Локальный конфликт самооценки. Разрушение костной ткани в активной фазе конфликта, восстановление и боли в фазе ремонта.*
➜ *Женщина фригидна.* ✍> *У женатого мужчины преждевременная эякуляция.*

Фаза — **Ремонт:** Восстановление субстанции лобковых или тазовых костей. Возможен рецидивирующий конфликт. Учитывать сторону («мать-дитя», партнерство или локальный конфликт).

Терапия	Конфликт разрешен, сопровождение пациента в фазе исцеления. При хроническом течении разрешить конфликт и вызвавшие его отпечатки и убеждения. Вопросы см. выше. См. «Воспаление сустава» стр. 298.

Усталостный перелом тазовых костей

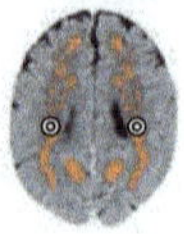

Та же ОРБП, что и выше.

Фаза	**Зависший конфликт в активной фазе:** разрушение костной массы > потеря прочности. Незначительные боли, возможна восприимчивость к холоду.
Терапия	Выявить и разрешить конфликт и вызывающие его отпечатки и убеждения. Средства стр. 296.

Боли в седалищной кости

Конфликт	Конфликт самооценки, неспособность обладать чем-либо. Тема сексуальности.
Примеры	➜ *Человек полагает, что не «пересидит» какую-то ситуацию, напр., на работе.* ➜ *У пациента геморройные шишки = локальный конфликт самооценки.*
Ремонт/исцеление	Восстановление костной ткани, боли. Возможен рецидивирующий конфликт.
Терапия	Конфликт разрешен, сопровождение в фазе исцеления. Средства «Воспаление сустава» стр. 298.

Боли в бедре

Конфликт	Конфликт самооценки, не быть в состоянии выдержать что-либо. Тема сексуальности.
Примеры	❁ *У молодой женщины-правши с детства перекос таза, не причинявший ей неудобств. Когда она решила завести ребенка, то обратилась к специалисту, чтобы выяснить, не создаст ли это проблемы. Тот прокомментировал ситуацию так: «Надеюсь, вы не собираетесь заводить детей. - В противном случае, Если Вы намерены родить ребенка, то еще до беременности следует увеличить объем таза. Для этого придется вырезать часть бедренной кости, до родов вживить ее в область колена, а после рождения ребенка и окончания кормления грудью вернуть обратно». = Локальный конфликт самооценки, в отношении таза и бедер. Поплакавшись подруге, женщина продолжила консультации, и, наконец, опытный гинеколог «разрешил» ей забеременеть. После рождения здорового ребенка левое бедро пациентки (сторона «мать-дитя») вступило в фазу ремонта. Сильные боли продолжались полгода, женщина была не в состоянии даже сесть в машину. Вскоре родился второй здоровый мальчик, и жалобы полностью исчезли* (архив автора). ❁ *Мать постоянно вмешивается в отношения сына с женой. «Сидя между двумя стульями», он совсем теряется. = Конфликт самооценки, невозможность выдержать* (архив автора). ❁ *У 69-летней замужней матери двоих сыновей (правши) стареет пес, которого она очень любит. Он буквально член семьи и друг. Хозяйка сильно переживает предстоящее усыпление, поскольку заранее знает, что мучительных болей у животного не допустит. = Конфликт самооценки: «Я не смогу его убить». Конфликт затрагивает левое бедро (партнерство). Решение проблемы берет на себя муж. Именно он отправляется к ветеринару. С одной стороны, жена крайне опечалена смертью своего любимца, но с другой, – рада, что усыпление позади. Через 10 дней в рамках фазы ремонта у нее начинаются боли в левом бедре, продолжающиеся месяц* (архив автора).
Фаза	**Ремонт** или рецидив конфликта. Восстановление кости и хряща в суставе или в шейке бедра > воспаление, ограничение подвижности, боли.
Примечание	Учитывать сторону («мать-дитя», партнерство или локальный конфликт).
Вопросы	Как долго уже присутствуют симптомы? (Более 6 месяцев > хронически зависший конфликт. Менее 6 месяцев> фаза ремонта или хронически зависший конфликт). Сторона? Чего я не могу выдержать/вынести? Что мне дается трудно? К чему я не готов? Проблемы с бедром у предков? (Указание на семейную проблему) Какие эмоции сопровождают эту тему? Каковы самые ранние воспоминания детства на эту тему? Как прошла беременность? Роды? Мать думала напр., что не переживет роды? Что я хочу изменить внутри? А что внешне? Какая новая установка поможет мне обрести легкость?
Терапия	Конфликт разрешен. В случае рецидивов – разрешить конфликт и вызвавшие его отпечатки и убеждения. См. «Воспаление сустава» стр. 298.

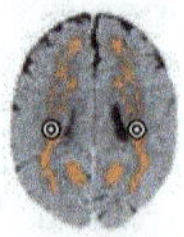

Артроз бедренного сустава (коксартроз)

Та же ОРБП, что и выше.

Фаза — **Рецидивирующий конфликт:** сменяющие друг друга фазы разрушения и восстановления клеток приводят к рубцеванию функциональной ткани. > Огрубление поверхности > прогрессирующее разрушение хряща. Ограничение подвижности сустава, боли.

Терапия — Вопросы см. выше. Выявить и разрешить конфликт и вызывающие его отпечатки и убеждения. Психологическая установка: *«Даже если кажется, что сил больше нет, свет надежды обязательно появится». «Я знаю, что все будет хорошо».* Цветы Баха: лиственница, каштан благородный, ива.

См. «Воспаление сустава» стр. 296.

Протезирование, если в результате рецидивов конфликтов поверхности сустава сильно разрушены. Мастерство хирургов и точная техника в большинстве случаев творят чудеса!

Распад головки бедренной кости (асептический некроз, болезнь Пертеса)

Та же ОРБП, что и выше (стр. 310).

Симптомы — Часть головки бедренной кости отмирает (некротизирует) и отламывается. > Внезапные, сильные боли (щадящая поза!). Недуг собак и маленьких детей.

Фаза — **Фаза активного конфликта:** разрушение костной ткани > утрата прочности > распад головки бедренной кости.

Терапия — Выявить и разрешить конфликт и вызывающие его отпечатки и убеждения. Дети обычно страдают от конфликтов родителей. Терапия – см. «Изношенность сустава» стр. 296. При необходимости операция.

Боли в колене, воспаление коленного сустава (артрит), воспаление слизистой сумки (бурсит)

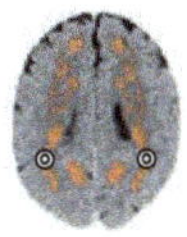

Конфликт — Конфликт самооценки, связанный с неспортивностью: непризнание, неудовлетворенное честолюбие, результирующее отсюда унижение. У людей, успех которых достигается ногами, страдают коленные суставы (футболисты, бегуны, велосипедисты и т. п).

Примеры — ❁ *Парень-правша женится и вступает в семейное предприятие, где ему отводится роль аутсайдера. Его не хвалят, хотя он работает до изнеможения. Когда тесть с тещей отходят от дел, на него внезапно обрушивается всеобщее признание. Разрешение конфликта привело к тому, что правое (партнерство) колено воспалилось и опухло = фаза ремонта, затянувшаяся на несколько лет. Дело закончилось искусственным коленным суставом* (архив автора).

❁ *Сегодня пациенту-правше 50 лет. В детстве родители совершенно лишили его уверенности в себе, и в школе он часто был второгодником. С трудом парень находит место ученика парикмахера, пребывая в уверенности, что «не сумеет стричь» = конфликты самооценки и нерасторопности, затрагивающие правое (партнерство) колено. Что экзамен будет провален, не оставляло сомнений. Но результат показал, что он был успешно сдан! = Начало опухания правого колена = ремонт. Многократные операции на 2 года приковывают пациента к постели. Затем ему становится лучше, но рецидивы конфликта продолжают создавать сильные боли в колене* (архив автора).

Фаза — **Ремонт:** повышенный обмен веществ, разрастание тканей костей, хрящей, мениска или синовиальной сумки. Опухоль, покраснение, боли. Учитывать сторону («мать-дитя», партнерство или локальный конфликт). Часто рецидивирующий конфликт.

Вопросы — Когда начались боли? (До этого конфликта должно был разрешиться) Острая боль (ночью): Внезапное разрешение. Постепенное начало боли -неустойчивое разрешение конфликта или хронический конфликт. Какой конфликт разрешился? Сторона? Кому я хотел показать что-то? (Тест на определение ведущей руки может пролить свет на ситуацию). Почему я жаждал признания/похвалы? (Какая глубинная потребность стоит за этим - чаще всего, желание быть любимым). Почему я ассоциирую себя с производительностью? (Воспитание, тип родителей, предки). Я чувствовая себя униженным или маленьким? На кого в семье я похож? (Указание на отпечаток > искать похожую мотивацию). Чего я стою без признания? Какие конкретные меры могут разрешить конфликт? Какую новую установку я хочу выработать? Какая медитация была бы полезна?

Терапия
Конфликт разрешен, сопровождение пациента в фазе исцеления. При рецидивах - выявить и разрешить конфликт и вызывающие его отпечатки и убеждения. См. «Воспаление сустава» стр. 298. При сильных болях - противоревматические препараты или инъекции анестетика в сочетании с кортизоном.

Надрыв мениска коленного сустава, повреждение хряща, разрыв или надрыв крестообразной или боковой связки коленного сустава

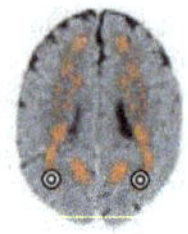

Та же ОРБП, что и выше.

Примеры
❁ Из собственного опыта автора: *после участия в Олимпиаде в Лос-Анджелесе я, 23-летний виндсерфер, устроил себе годичный перерыв. Чтобы участвовать в следующих играх, нужно было пройти многомесячные отборочные соревнования. Мне не повезло, и я выбыл из группы = конфликт самооценки из-за неспортивности. Во время отборочного тура у меня надорвался мениск левого (сторона партнера) колена, который пришлось подвергнуть артроскопии = травма в активной фазе из-за ослабленной ткани.*

НОВАЯ МЕЗО

Фаза
Рецидивирующий конфликт.

Примечание
Надрывы или разрывы случаются обычно в результате травм. Однако не следует сбрасывать со счетов и конфликты, поскольку травмы случаются в местах ослабления и дряблости ткани в активной фазе конфликта или исцеления. Причиной может стать также плохое питание или гиподинамия. Они были бы не нужны природе как элемент исцеления, если бы мы понимали, что она хочет сообщить нам посредством боли. (Щадящий режим, осторожные движения).

Терапия
Выявить и разрешить конфликт и вызывающие его отпечатки и убеждения. Вопросы см. выше. Психологические установки: *«Я знаю, что я могу, даже если это незаметно другим». «Истинное признание у каждого внутри: чувство, что ты творишь добро и даришь любовь»*. Терапия при интенсивных болях – см. «Воспаление сустава» стр. 298, в хронической фазе – см. «Изношенность сустава» стр. 296. При сильных болях – противоревматические препараты или инъекции анестетика и кортизона непосредственно в сустав.
Протезирование, если в результате рецидивов конфликтов поверхности сустава сильно разрушены. Как правило, оно успешно - благодаря искусству хирургов.

Суставная мышь (артремфит)

Та же ОРБП, что и выше (стр. 311). Частица костной ткани, хряща или мениска, свободно плавающая в полости сустава и вызывающая внезапные боли и ограничение его подвижности.

Фаза
Состояние после завершившейся ОРБП – **рецидивирующий конфликт** – или вследствие травмы.

Терапия
Выявить и разрешить конфликт и вызывающие его отпечатки и убеждения. Вопросы см. выше. Если ущемления происходят часто – артроскопическая чистка сустава, чтобы не возникали воспаления. Кроме того, при активном действии мыши существует опасность возникновения локальных конфликтов.

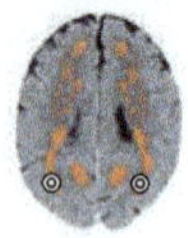

Надрыв или разрыв крестообразной связки или боковой связки

Конфликт
Самооценки и неспортивности. По Фрауэнкрон-Хоффман, крестообразная связка связана - исходя из ее функции - с неспособностью повернуть и начать все сначала.

Фаза
Рецидивирующий конфликт делает связки шероховатыми и непрочными.

Терапия
Найти и разрешить конфликт и вызывающие его отпечатки и убеждения.
Операция или шины, в зависимости от рекомендаций ортопеда.

Воспаление голеностопного сустава или сустава пальца ноги

Конфликт

Не быть в состоянии вынести какую-то ситуацию или кого-то, конфликт самооценки: неспособность бегать, прыгать, шагать, тормозить и т. п. или локальный конфликт самооценки. Часто – места: *«Вот если бы я был там, а не здесь!» «Я здесь лишний». «К сожалению, нужно оставаться здесь».*

Пример

❁ *Из-за простуды школьнику не разрешили принять участие в походе, которого он очень ждал = локальный конфликт самооценки: неспособность двигаться, бегать, прыгать. Исцеление началась, когда группа вернулась домой > воспаление голеностопного сустава* (архив автора).

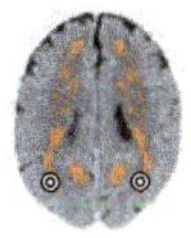

Фаза

Ремонт: восстановление ткани кости или хряща. Боли, отек.

Примечание

Воспаление сустава большого пальца может говорить о подагре (= синдром, стр. 234).

Вопросы

Когда появились жалобы? (Предшествующий конфликт начал разрешаться незадолго до этого). Боли впервые? (Нет > Разобраться с первым эпизодом). Кого или что я не выносил? Или я недоволен моим местоположением? (Рабочее место, место жительства, семья). Какие эмоции резонируют? Что из детства это мне напоминает? У предков была подобная ситуация? (Расспросить родителей). Какие новые эмоции могли бы быть целительны? Что я могу изменить с внешней стороны?

Терапия

Конфликт разрешен, сопровождение пациента в фазе исцеления. При рецидивах - выявить и разрешить конфликт и вызывающие его отпечатки и убеждения. Св. Хильдегарда: средство из паслена.

При слишком интенсивной фазе ремонта – противоревматические препараты или инъекции анестетика и кортизона непосредственно в сустав. См. «Воспаление сустава» стр. 298.

Воспаление ахиллова сухожилия

Конфликт

Конфликт самооценки. Без ахиллова сухожилия нельзя прыгать и бегать. Поэтому речь идет о продвижении вверх и вперед. По Фрауэнкрон-Хоффман, человек стремится вверх, хочет подняться, но не может.

Пример

❁ *Футбольный тренер остро переживает каждое поражение своей команды = заместительный конфликт самооценки: неспособность быстро бегать. Когда же команда добивается серии побед, его ахиллово сухожилие вступает в болезненную фазу ремонта* (архив автора).

Фаза

Ремонт: восстановление, упрочение ткани сухожилия. Боли при физической нагрузке. Утолщение остается (благополучие). Часто рецидивирующий конфликт.

Вопросы

Какой конфликт разрешился, когда появились боли? Симптомы наблюдаются впервые? (При необходимости исследовать первый эпизод). Речь идет о невозможности идти/двигаться вперед? Или о невозможности подняться? Какие эмоции и отпечатки тому причиной? (Амбиции, нетерпение). Откуда они берутся?

Терапия

Конфликт разрешен, сопровождение пациента в фазе исцеления. Из-за опасности разрыва быть осторожными с нагрузками (не игнорировать боли). См. «Воспаление сустава» стр. 298.

Надрыв или разрыв ахиллова сухожилия или боковых связок

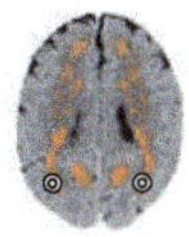

Та же ОРБП, что и выше.

Фаза

Рецидивирующий конфликт, конфликт в активной фазе или в фазе ремонта, **в общем, зависший конфликт.**

Примечание

Различия между «травмой» и ОРБП нечетки.

Причиной травм часто является ослабленная, дряблая ткань. Надрывы сухожилия в фазе ремонта часто происходят у нетерпеливых спортсменов (тренироваться, несмотря на боль).

Терапия

Выявить и разрешить конфликт и вызывающие его отпечатки и убеждения. Вопросы см. выше. См. «Воспаление сустава» стр. 298. Щелочная диета. При необходимости – операция.

Пяточная шпора

Конфликт

Конфликт самооценки. Невозможность пришпорить кого-то, подогнать кого-то. Или невозможность бежать достаточно быстро.

НОВАЯ МЕЗО

Примеры	❁ *Одна из коллег учительницы возражает против любого ее начинания. = Конфликт самооценки: неспособность выносить такую ситуацию. Когда при работе над крупным проектом ей удается настоять на своем, в фазе ремонта у нее вырастает болезненная пяточная шпора* (архив автора). ❁ *В результате несчастного случая в саду женщина получает перелом голеностопного сустава. Ее взрослая дочь-левша винит в этом себя и переживает (заместительно, за мать) локальный конфликт самооценки. Когда гипс снят и мать снова может ходить, у дочери начинается исцеление. > Сильные боли в правой (сторона «мать-дитя») пятке* (www.germanische-heilkunde.at).
Фаза	**Ремонт:** избыточное наращивание ткани костей или сухожилий (благополучие) на пяточной кости, апоневрозе или в начале ахиллесова сухожилия. Отложения извести при рецидивах конфликтов. Боли обычно проходят, даже если рентген после завершения фазы ремонта все еще показывает пяточную шпору.
Вопросы	Кого я не мог пришпорить? (Момент агрессии). Или я хотел убежать от кого-то? (Напр., тещи, властного начальника). Что оставило на меня этот отпечаток? (Родители, детство).
Терапия	Конфликт разрешен. При рецидивах - выявить и разрешить конфликт и вызывающие его отпечатки и убеждения. Психологические установки: «*Я в ладу с самим собой. Все, что противостоит мне, имеет свой смысл, я могу только извлечь из этого урок*». См. «Воспаление сустава» стр. 296, «Изношенность сустава» стр. 298. Носить только удобную, по возможности открытую обувь. Стелька с вырезом под шпору, чтобы нога отдыхала. Операция нужна в редких случаях. > Желательно выждать подольше.

Косое положение большого пальца ноги

Конфликт	Конфликт самооценки: неспособность столкнуть кого-то со своего пути (дать пинка), а также бегать, танцевать, балансировать, прыгать, топать, тормозить и т. п. Иногда конфликт дислокации (не то место). По Фрауэнкрон-Хоффман: человеку навязывают направление, в котором он должен двигаться, но он туда не хочет. Закрытые двери.
Пример	❁ У 35-летней матери двоих сыновей, несмотря на плоскую обувь и отличное питание развивается двусторонняя вальгусная деформация первого пальца. Ее единственный крупный конфликт заключается в том, что ее сыновья постоянно ссорятся. = Конфликт самооценки. Она с радостью дала бы пинка старшему сыну, чтобы он, наконец, успокоился. Оказывается, что дети отражают ее собственное поведение, потому что она сама также все время ссорится со своим братом, и даже в последнее время прервала с ним контакт (архив автора).
Фаза	**Рецидивирующий конфликт,** зависший ремонт. С каждым воспалением (= ремонт, рост клеток) нарастает слой. > Утолщение, косое положение, деформация большого пальца и сустава большого пальца. 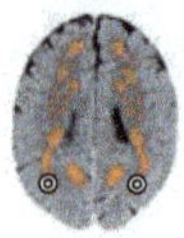
Примечание	Слишком узкая обувь или высокие каблуки, если носить их долго, могут разрушить сустав (конфликт в этом случае отсутствует). Опасность замкнутого круга: конфликт из-за некрасивой ноги. Учитывать сторону («мать-дитя», партнерство или локальный конфликт).
Терапия	Выявить и разрешить конфликт и вызывающие его отпечатки и убеждения, чтобы ОРБП завершилась. Плоская, свободная (лучше открытая) обувь. См. «Воспаление сустава». стр. 298. На более поздней стадии может быть целесообразна операция.

МУСКУЛАТУРА

Существует два вида мышечной ткани: непроизвольно сокращаемая гладкая мускулатура внутренних органов, управляемая средним мозгом, и произвольная поперечнополосатая мускулатура опорно-двигательного аппарата, управляемая большими полушариями.

Эта вторая, скелетная мускулатура, о которой далее пойдет речь, связана с двумя отделами мозга: 1. белым веществом, ответственным за питание мускулов; 2. корой больших полушарий, ответственных за иннервацию мускулов и передачу нервных импульсов. Обе описанные ниже программы зачастую действуют одновременно и параллельно. Большинство мышечных симптомов как параличи, судороги, эпилепсия, болезнь Паркинсона происходят из-за ОРБП иннервации мускулатуры.

ОРБП иннервации мускулатуры

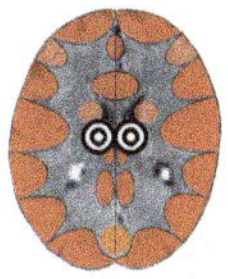

БАЗОВАЯ СХЕМА ПРОЦЕССА[1]

Моторные раздражители (иннервация), то есть сигналы на сокращение или расслабление, поступают из коркового центра больших полушарий.

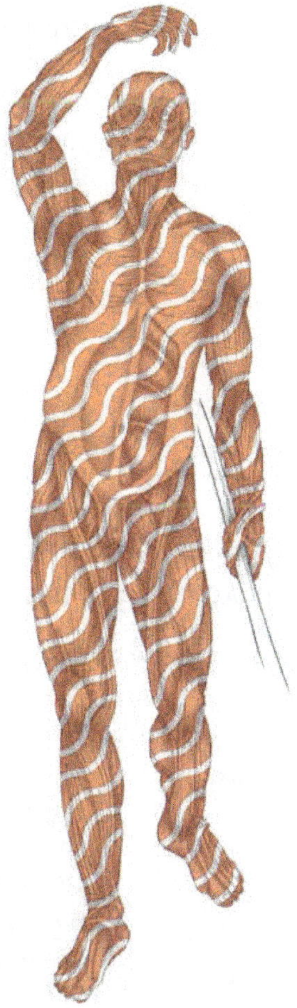

Конфликт	Моторный конфликт. Реальный: вследствие падения, несчастного случая или травмы. В переносном смысле: страх быть связанным, прикованным = конфликт невозможности, нежелания, неспособности или запрета двигаться. Не мочь уйти от неприятности, не видеть выхода, чувствовать себя в чужой власти, неспособным к действию. Не знает, как начать и завершить. Идиомы: «сковать страхом», «застыть от ужаса», «остолбенеть и потерять дар речи», «опустить руки». Мускулатура и спины: не быть способным уклониться от кого-то или чего-то. Мускулатура плеча: чувство вины, невозможность обнять или притянуть к себе кого-то. Сгибатели рук и ног (аддукторы): не быть в состоянии кого-то или что-то удержать, притянуть к себе, обнять. Разгибатели рук и ног (абдукторы): не мочь оттиснуть, отбить, оттолкнуть, отразить кого-то или что-то. Аддукторы и абдукторы, в числе прочего, стабилизируют положение. Конфликт, быть оттолкнутым, отверженным. Нога в общем: не мочь уйти, скрыться, пойти с кем-либо, последовать за кем-то. Не быть в состоянии (достаточно быстро) бегать, карабкаться, подниматься или спускаться, танцевать, прыгать, балансировать и т. д. «Ноги стали ватными, колени подкосились».
Ткань	Поперечнополосатая мускулатура – кора головного мозга - эктодерма (иннервация).
Активная фаза	Ограничение иннервации, уменьшение количества сигналов от коркового центра к мышце. > Слабость или паралич (в зависимости от интенсивности конфликта). Беспокойство, неусидчивость.
Биосмысл	Рефлекс мнимой смерти: многие животные прикидываются мертвыми, если за ними гонятся и они оказываются в безвыходном положении (косуля, мышь, змея). Жертву оставляют в покое или упускают из вида. (Напр., кошки охотятся только за подвижными объектами). Девиз: «Затаиться, пока не минует опасность».
Ремонт/исцеление	Восстановление иннервации после первичного ухудшения.
Кризис исцеления	Некоординированное подергивание и судороги = эпилептический припадок. Локальная судорога = мышечная судорога, мышечное подергивание. Ощущение холода, холодный пот. Тик в ногах.
Примечание	Внимание! В начале фазы ремонта и после кризиса парез может на некоторое время усиливаться из-за вызванного отеком растяжения нервных соединений в мозгу. Этот хороший знак может быть неверно истолкован пациентом (замкнутый круг). Часто жалобы, связанные с мышцами, вызваны отравлениями лекарством, а не психической причиной или одновременно конфликтом и отравлением антигипертензивными, психотропными, а также препаратами, регулирующими уровень холестерина и др. > Следует внимательно изучать аннотацию к ним, фиксировать время начала приема медикамента и появления жалоб.

экто −+

1 Хамер. Научная таблица Германской Новой Медицины. Стр. 138, 143.

ОРБП обмена веществ в мышцах

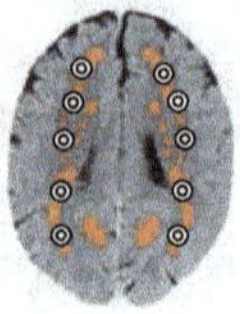

НОВАЯ МЕЗО

БАЗОВАЯ СХЕМА ПРОЦЕССА[1]

Конфликт	Конфликт самооценки в отношении движения. Подробности конфликта стр. 294.
Ткань	Поперечнополосатая мускулатура – новая мезодерма – питание, обмен веществ.
Активная фаза	Ограничение питания, разрушение мышечной ткани в затронутой мышце, мышечная слабость (некроз, атрофия).
Ремонт/исцеление	Болезненное восстановление ткани, набухание. Увеличение поперечного сечения мышцы (гипертрофия).
Биосмысл	Утолщение мышцы по сравнению с начальным размером (= благополучие).

1 Хамер. Научная таблица Германской Новой Медицины. Стр. 61, 72.

ОРБП иннервации мускулатуры

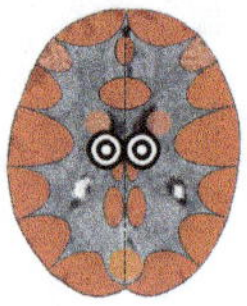

ЭКТО

Параличи мышц, рассеянный склероз (РС), детский паралич (полиомелит), боковой амиотрофический склероз (БАС)[1]

При рассеянном склерозе в центральной нервной системе воспаляются нервные оболочки (миелиновые оболочки) и не могут больше выполнять свою функцию - быстро передавать нервные импульсы. При этой ОРБП речь идет, следовательно, о передаче приказов.

Конфликт	Моторный конфликт. Страх быть прикованным. Конфликт, связанный с нежеланием или запретом двигаться (стр. 315). По д-ру Сабба: конфликт послушания. Считать, что необходимо выполнять все приказы. Против воли, но человек их исполняет. Истоки этого конфликта, вероятно, в раннем детстве: ломается фаза противоречия. Нельзя сказать «нет» - нужно беспрекословно повиноваться.
Примеры	❁ *63-летний пенсионер и на заслуженном отдыхе чрезвычайно активен: спорт, хлопоты по дому. Однажды, катаясь на лыжах, он ломает бедро и на 4 месяца оказывается в постели = моторный конфликт, запрет движения. Затем его посылают на реабилитацию, где он успешно восстанавливает прежнее состояние = разрешение конфликта. И тут по ночам начинаются сильнейшие судороги в икрах ног. Они не прекращаются неделями и только усиливаются, доставляя больше страданий, чем перелом бедра = моторный конфликт из-за спазмов = замкнутый круг. По совету врачей пациент оказывается в стационаре. МРТ, пункция и тест нервной проводимости озадачивают врачей. Их диагноз: БАС. Пациенту объясняют, что болезнь будет прогрессировать, и он умрет от удушья из-за общего мышечного паралича = всеобъемлющий моторный конфликт боязни предстоящего паралича. В течение полугода бывший спортсмен оказывается в инвалидной коляске и не может сам повернуться в кровати = замкнутый круг и подтверждение диагноза (= реализовавшееся пророчество). Трагический случай* (архив автора). ❁ *43-летняя женщина работает в офисе. В течение месяца она должна взять на себя и работу коллеги, находящейся в отпуске, что превышает возможности женщины. = Конфликт, человек полагает, что нужно выполнять все приказы. Когда коллега возвращается, пациентка входит в ваготоническую фазу ремонта с головокружением, головными болями и легким нарушением зрения. Врач ставит диагноз: «подозрение на рассеянный склероз». Из-за диагноза женщина выходит на пенсию раньше положенного. К счастью, она знакома с Новой Медициной и диагноз ее не пугает, поэтому она полностью выздоравливает (архив автора).*
Фаза	Активная фаза. **Зависший конфликт в активной фазе.** Ослабление или паралич мышц.

1 Хамер. Научная таблица Германской Новой Медицины. Стр. 138, 143.

Биосмысл

Рефлекс «притвориться мертвым» - не двигаться, пока опасность не будет позади. Конфликт послушания: Человека больше ни к чему нельзя будет принудить/его оставят в покое, потому что он и так не в состоянии выполнять приказы/инструкции.

Примечание

Диагноз «рассеянный склероз» даже в ТМ считается нечетким. (В ликворе измеряют содержание белков, а ЦКТ и МРТ ищут «белые пятна», свойственное также здоровым людям). Но он провоцирует новый конфликт, обычно более тяжкий, чем первичный. Многие пациенты ярко представляют себе инвалидную коляску, оставляя ее «след в памяти». = Ятрогенный (вызванный врачебным диагнозом) конфликт в фазе зависшей активности. Некоторая часть пациентов с поперечным миелитом относятся к этой же группе.

Об этой ОРБП идет речь и если затронут зрительный нерв (смотри раздел «Глаз» стр. 96). Сенсорные нарушения также могут привести к диагнозу «рассеянный склероз» (см. раздел «Кожа» стр. 280).

Диагноз БАС действует еще разрушительнее - человеку предсказывают смерть от удушья. В принципе, речь идет об одной и той же ОРБП.

Другие причины параличей 1. Травмы или неудачные операции (механогенные параличи) – повреждения нервов. 2. Интоксикация химикатами, медикаментами (токсикогенные параличи), напр., прививки, аспартам. 3. Давление отека на участки мозга, управляющие движениями (обычно конфликт самооценки в фазе ремонта).

экто

−+

Вопросы

Когда появились симптомы? (Конфликт имел место раньше. При внезапном появлении симптомов - незадолго до этого. При постепенном начале болезни возм. несколько лет тому назад). Только слабость/паралич? (Да> чистый активный конфликт). Судороги/спазмы? (Да> промежуточные фазы ремонта). Какая часть тела была затронута первой? (По пораженной группы мышц можно определить конфликт, стр. 315). Сторона матери/ребенка или партнера? (Тест «похлопаем в ладошки»). Произошло падение или несчастный случай? (Типичный моторный конфликт). Был ли конфликт послушания? Всегда ли я послушен и сдержан? Был мой сломлен в детстве мой дух противоречия? Мышечные заболевания у предков? (Да> указание на семейную проблему> точно выяснить, о чем шла речь). Какие еще отпечатки играют роль? Как прошла беременность? (Несчастные случаи, конфликт послушания у матери). Как прошли роды? (Частый моторный конфликт). Дает ли мне болезнь преимущества? (Любовь/забота, больше нет необходимости бороться, больше не нужно напрягаться и принимать приказы). Выгоды перевешивают? (Если да, то это препятствие исцелению > выяснить для себя, чего я действительно хочу). Какие внутренние изменения я хочу провести? Была бы полезна, например, целительная медитация? Какие внешние меры я хочу принять?

Терапия

Выявить и разрешить конфликт и вызывающие его отпечатки и убеждения (акцент на понимание взаимосвязей процессов в организме). Психологическая установка: «Теперь я знаю, что происходит, и избавляюсь от чар». «Я снова смогу двигаться, как раньше». Двигательная терапия, но без фанатизма. Массаж рефлексных зон и классический, акупунктура. Кейси: интенсивный массаж с арахисовым или оливковым маслом с миррой. Возможна терапия керосином. Йога, плавание, гимнастика и т.д. Ножные ванны с хлористым магнием ($MgCl_2$). Рыбий жир. Солнечные ванны или солярий. Коллоидное золото. Массаж щеткой и контрастный душ. Витамины группы В. Растирания маслом розмарина, корицы или камфорным. LDN в малых дозах. ТМ-терапия кортизоном, бета-интерфероном и др. не рекомендуется. См. также средства стр. 296.

Мышечная судорога

Конфликт

Моторный конфликт в соответствии с локализацией (стр. 315).

Примеры

❁ *Мужчина спускается на машине по зимней горной дороге. Внезапно он осознает, что едет слишком быстро и не впишется в поворот. = Моторный конфликт, неспособность затормозить. У самого обрыва автомобиль останавливается, уткнувшись в сугроб. В течение трех последующих ночей у пациента наблюдаются судороги икроножной мышцы правой («тормозной») ноги = кризис исцеления* (архив автора).

❁ *Пожилая альпинистка очень старается не отстать от группы более молодых. = Моторный конфликт: неспособность держать темп. Вечером у нее начинаются сильные спазмы бедренной мышцы. = Кризис в рамках фазы ремонта. Это повторяется, когда она идет в группе, если в одиночку, спазмы не возникают* (архив автора).

Фаза	**Кризис исцеления** (= эпилептический криз) в рамках фазы ремонта. Возможен рецидивирующий конфликт.
Примечание	Судороги возникают всегда в состоянии покоя или после напряжения. Предшествующий им паралич, как правило, не замечается. Судорога – это «локальная эпилепсия». Всеобщая судорога = «настоящая эпилепсия» (стр. 319). Учитывать сторону («мать-дитя», партнерство или локальный конфликт).
Вопросы	Какая группа мышц? (= Указание на конфликт. Что я делал перед тем, как случился спазм? (Конфликт, как правило, имел место непосредственно перед этим или за день до этого). «Мать-дитя» или партнер? (Тест на определение ведущей руки). Почему я не мог справиться с ситуацией? Какие эмоции резонировали? Что могло оставить этот отпечаток?
Терапия	Выявить и разрешить конфликт и вызывающие его отпечатки и убеждения, чтобы ОРБП завершилась. Ночные судороги обычно с пробуждением проходят (= завершение кризиса, обусловленного ваготонией). Ножные ванны с хлористым магнием (www.salz-schwarzmann.de), каннабис. Св. Хильдегарда, судороги икр: растирания оливковым маслом с добавлением розового, мазь из шалфея. Вит. группы В в дрожжевых продуктах (напр., в пивных). Льняное масло. Вит. Д3. См. также «Растяжение мышц».

Спастический паралич

Конфликт	Моторный конфликт в соответствии с локализацией (стр. 315).
Примеры	❁ *Перед самым рождением плод переживает громкие ссоры родителей. = Моторный конфликт: неспособность убежать. > В активной фазе – паралич икроножной мускулатуры. Во время кризиса исцеления – судороги. При зависшем исцелении – длительная судорога. > Ребенок рождается с «конской стопой». Родители продолжают ссоры и после его рождения* (Хамер, «Золотая книга»). ➜ *Моторные конфликты часто возникают из-за УЗИ или исследования околоплодных вод в утробе матери или позднее – из-за прививок, когда ребенка удерживают, чтобы сделать укол.*
Фаза	**Зависший ремонт** с доминантой кризиса исцеления. Продолжительная судорога затронутой процессом мышцы. Преимущество зависшего исцеления в том, что после разрешения конфликта сразу наступает улучшение.
Вопросы	Какая группа мышц? (= Указание на конфликт. Наиболее часто поражаются мышцы-сгибатели и разгибатели руки > Конфликт, не мочь удержать). В основном затронутая сторона, левша или правша? Больше вопросов стр. 317.
Терапия	Выявить и разрешить конфликт и вызывающие его отпечатки и убеждения, чтобы ОРБП завершилась. Ножные ванны с хлористым магнием, лечебная гимнастика, эрго- и гидро- и музыкотерапия. Терапевтическая верховая езда. Каннабидиол. Вит. группы В в дрожжевых продуктах. Льняное масло. Классический массаж, акупунктура, массаж рефлексных зон, солнечные ванны или солярий. LDN в малых дозах.

ЭКТО

−+

Синдром беспокойных ног (СБН), моторная нейропатия

Конфликт	Моторный конфликт, невозможность убежать, держать темп, бегать достаточно быстро. Стр. 315.
Фаза	<u>Беспокойные ноги</u>: **кризис исцеления** (= эпилептический криз) обычно зависший ремонт. Симптомы появляются в период ваготонии. Ноги выполняют то, что они не могли во время стрессовой ситуации. <u>Моторная нейропатия</u>: диагностируется в случае судорог, паралича, мышечной атрофии, ограничении рефлексов. Ненужный диагноз. В большинстве случаев – **рецидивирующий конфликт**.
Терапия	Выявить и разрешить конфликт и вызывающие его отпечатки и убеждения, чтобы ОРБП завершилась. Вопросы см. выше и стр. 315. Ножные ванны с хлористым магнием, каннабидиол, классический массаж, лимфодренаж, акупунктура, массаж рефлексных зон. Плавание, гимнастика, йога и др.

Эпилепсия

При повторяющихся приступах судорог с потерей сознания или без нее в ТМ ставят диагноз «эпилепсия».

Конфликт
Моторный конфликт в соответствии с локализацией (стр. 315).

Примеры
❁ *30-летняя австрийка на высокой скорости спускается с горы на санках и врезается в ледник, переломив два суставных отростка позвонка. Ей кажется, что она парализована, т. к. не может двигаться = моторный конфликт: сперва неспособность затормозить, затем – двигаться. Через пару дней у пациентки случается эпилептический приступ с мочеиспусканием и краткой потерей сознания (за несколько часов до этого она «как следует выплакалась, облегчив душу»). После приступа она пришла в себя и успокоилась* (www.gnm-forum.eu).

❁ *У альпиниста при восхождении возникают сомнения в том, что он доберется до вершины, т. к. он с трудом поспевает за остальными = моторный конфликт: неспособность идти со всеми. На вершине у него случается эпилептический припадок. Припадки повторяются каждый раз в подобной ситуации: вначале пути он находится в состоянии активного конфликта (скрытый паралич ног), в конце вступает в фазу ремонта = приступ эпилепсии (кризис исцеления)* (архив автора).

❁ *Мальчик рождается недоношенным и слепым. В дальнейшем все его попытки познать мир порождают серию конфликтов, поскольку он постоянно падает и ударяется. В состоянии покоя у него периодически случаются эпилептические припадки* (архив автора).

➜ *Ребенок видит врача со шприцем, хочет убежать, но мать крепко держит его = моторный конфликт: невозможность убежать, защититься от иглы. > Эпилепсии в фазе ремонта («вред прививки»). Примечание: цвет одежды врача, вид иглы или запах в медкабинете могут стать сигналом для запуска конфликта. Иногда даже образ матери может вызывать конфликт, т. к. именно она удерживала дитя.*

Фаза
Кризис исцеления = эпилептический припадок, всеобщая мышечная судорога (всего тела). И то, и другое случается только в состоянии покоя (ваготония). Иногда во время припадка пациент снова переживает отдельные фрагменты конфликта. Часто рецидивирующий конфликт.

Примечание
Утверждение ТМ о том, что при каждом припадке отмирают клетки мозга, ошибочно. Эпилепсия с обмороками означает, что человек переживал ситуацию как такое бремя, что он предпочел бы отдалиться от реальности. Судороги рук во внутреннем направлении являются признаком того, что человек хотел бы взять кого-то или что-то, но не может. Скрючивание в позу эмбриона раскрывает такой аспект конфликта как оборона/уязвимость. Противоположное выгибание наружу - это аспект отсутствующей близости.

Вопросы
Когда начались приступы? (Первичный конфликт имел место до этого). Что произошло за день до последнего эпизода? (Указание на рецидив конфликта). Затем рассмотреть предпоследний эпизод и т.д. Пораженные мышечные группы указывают на конфликт. Если человек не знает ответа: пусть опишет себя, какие движения были выполнены. Если приступы продолжаются, следует искать «рельсы» (напр., сны, воспоминание об определенных местах). Какие отпечатки подготовили почву для конфликта? (Несчастные случаи, падения предков или матери во время беременности). Какие шаги к исцелению я предприму? Какие новые эмоции/установки я буду растить в себе?

Терапия
Выявить и разрешить конфликт и вызывающие его отпечатки и убеждения. Психологическая установка: «*Я могу делать или не делать все, что считаю нужным*». «*Я свободен*». «*С Божьей помощью я избавлюсь от того, что мне мешает*». Танцы, йога. Св. Хильдегарда: носить при себе агат и хризопраз, агат класть в питьевую воду. Ножные ванны с хлористым магнием ($MgCl_2$). Вит. В и D3. Каннабидиол. ТМ-препараты, если конфликт не разрешается (постепенно снижая дозу).

Дрожательный паралич (болезнь Паркинсона)

Согласно ТМ, болезнь Паркинсона – это медленно прогрессирующее, дегенеративное заболевание мозга. Типичные симптомы: мышечное дрожание (тремор), окоченение мышц (ригидность) и замедление движений (брадикинез).

Конфликт
•По д-ру Сабба, моторный конфликт, человек содрогается при виде кого-то или заставляет дрожать других. По опыту, человек хочет изменить кого-то, во что бы то ни стало, даже

с применением насилия. Во всяком случае, затронуты темы агрессии, власти, принуждения и страха.

Триада симптомов болезни Паркинсона:

1. Тремор: «дрожит, как осиновый лист». Дрожь означает страх.
2. Мышечная ригидность: «застыть от ужаса».
3. Медлительность движения: когда кошка хочет избежать боя, она медленно движется и выходит из опасной зоны. Выражение: «Крадись!»

Примеры

❁ *40-летний предприниматель много лет снабжает товарами крупного клиента. При очередном перезаключении контракта они не приходят к согласию, и он клиента теряет = моторный конфликт: неспособность удержать бизнес в руках. Последующие 20 лет конфликт находится в фазе зависшей активности = б. Паркинсона, дрожание рук* (архив автора).

❁ *Мухаммед Али сообщает, что он регулярно видит сны о своем поединке с Джо Фрейзером, в котором он потерпел первое и самое болезненное поражение. При этом он пережил моторные конфликты: неспособность прикрыться > дрожание рук; невозможность сбежать с ринга > неустойчивость походки. Каждый такой сон возвращает его в состояние активного конфликта. Дрожательный паралич – это фаза ремонта, точнее, ее кризис, который никак не завершится (= зависший ремонт).*

❁ *У 70-летнего пенсионера в течение нескольких месяцев развиваются симптомы болезни Паркинсона. В детстве он получал оплеухи от отца «как правило, уже перед едой». Он воспитывал своих детей с такой же жестокостью, о чем сожалеет и сегодня. = Конфликт, что другие трепещут перед ним. При медитации обнаруживается, что мужчины в семье вот уже в течение шести поколений очень жестоки (архив автора).*

Фаза

Беспрерывные кризисы исцеления в рамках его **зависшей фазы:** тремор, ригидность, замедление движений (= б. Паркинсона). Конфликт на короткое время активизируется «запускающим» его механизмом. Ремонт доминирует, но не завершается.

Примечание

Учитывать сторону («мать-дитя», партнерство или локальный конфликт). Затронутая процессом группа мышц поможет выяснить содержание конфликта. Как и при рассеянном склерозе, диагноз «болезнь Паркинсона» может спровоцировать новый моторный конфликт: мысль о том, что ты больше никогда не сможешь спокойно двигать рукой, может войти в подсознание подобно гипнозу.

Вопросы

С какой группы мышц это началось? (Указание на конфликт, стр. 315). Левша или правша? Сторона? (Тест на установление ведущей руки). Это началось постепенно? (Да> признак непрерывного конфликта, уходящего корнями в далекое прошлое). Люди вызывали у меня дрожь? Или я был виновником? (Искать ситуации страха, которые и сегодня продолжают меня занимать). Падения/несчастные случаи, с которыми я не справился? (Их последствия видны и сегодня). Отпечатки, связанные с насилием? (Побои в детстве, строгие родители, предки). Что я хочу изменить внутри, а что снаружи?

Терапия

Выявить и разрешить конфликт и вызывающие его отпечатки и убеждения, чтобы зависший ремонт завершился. Ножные ванны с хлористым магнием. Витамины группы B. Каннабидиол. Рыбий жир. Налтрексон в малых дозах (LDN). Воздействие ТМ-препаратов против б. Паркинсона (L-дигидроксифенилаланин, агонисты допамина и др). с долговременной точки зрения контрапродуктивны. > Не рекомендованы.

ОРБП обмена веществ в мышцах

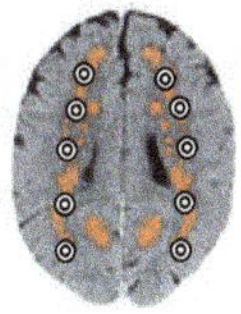

НОВАЯ МЕЗО −+

Напряжение мышцы, уплотнение мышцы (миогелоз)

Конфликт	Человек все время напряжен, думает, что ему все время нужно что-то делать. Отсутствует расслабленное отношение к жизни. Конфликт самооценки в соответствии с локализацией (детали и примеры стр. 294). Напр., растяжение мышц шеи = морально-интеллектуальный конфликт самооценки.
Фаза	Непрерывное напряжение поперечнополосатых мышц. > **Рецидивирующий конфликт.**
Примечание	Нездоровый образ жизни или длительно вынужденное положение тела (сидение в офисе) способствуют напряжению мышц. Учитывать сторону («мать-дитя», партнерство или локальный конфликт).
Терапия	Выявить и разрешить конфликт и вызывающие его отпечатки и убеждения. Психологическая установка: «*Я смотрю на мир легко и весело, как это делают итальянцы*». «*Я верю в свои способности*». Снять стресс. Чередовать фазы напряжения (спорт) и расслабления (дневной сон). Ежедневная двигательная активность. Гимнастика, йога, спортивные танцы, плавание. Лечебная гимнастика. Классический массаж, акупунктура, массаж рефлексных зон. Водные процедуры, грязи, сауна, инфракрасное облучение. Ножные ванны с хлористым магнием, витамины группы B в дрожжевых продуктах (напр., в пивных). Каннабидиол.

Растяжение мышцы (дистензия), разрыв мышечного волокна, мышечной фасции (разрыв мышцы)

Даже если речь идет о травме, в процессе может участвовать и ОРБП (см. выше).

Фаза	Фаза активного или зависшего конфликта; возможно, ремонт: ослабление структуры мышцы, снижение прочности, из-за чего мышцу легче травмировать.
Терапия	Классический массаж, лимфодренаж, ножные ванны с хлористым магнием, водные процедуры, грязи, мазь из окопника, сауна, инфракрасное облучение, лечебная гимнастика, при необходимости операция.

Мышечная атрофия (дистрофия мышц), мышечная слабость (миастения)

Возможные причины (часто одновременно несколько)

- Отсутствие физической активности (напр., постельный режим, увечье).
- Моторный конфликт (страх быть скованным): активная фаза или зависшая активность > паралич или слабость затронутой процессом мышцы > атрофия мышцы (стр. 316).
- Конфликт самооценки: активная фаза или зависшая активность. > Разрушение мышечной ткани, слабость (стр. 316).
- Слабое или неполноценное питание (голод, диета).

Терапия

В соответствии с причиной. Все стимулирующие мероприятия (см. «Изношенность сустава» стр. 296).

КОНСТЕЛЛЯЦИИ

В ходе своих исследований д-р Хамер обнаружил, что большинство психических отклонений тоже связаны с конфликтами, точнее, с констелляциями конфликтов. Чтобы глубоко понять механизмы этих «психозов», следует изучить работы д-ра Хамера в оригинале. Однако на излечение не приходится надеяться. После многих лет работы, я должен, к сожалению, признать, что инфрмация о констелляциях, безусловно, интересна, но не так полезна для исцеления пациента, как хотелось бы. По моему мнению, открытые Хеллингером порядки в семьях (стр. 48) и учение об отпечатках гораздо важнее с этой точки зрения, они действительно могут иметь целительный эффект.

Под констелляцией мы понимаем взаимодействие двух или более активных очагов Хамера (ОХ) одновременно с левой и с правой стороны мозга. Констелляции обнаруживаются у каждого из нас, даже если это не всегда очевидно. Как конфликты воздействуют на мозг, – зависит от пола, латеральности (левша, правша), гормонального фона, возраста и предшествующих конфликтов. Я не описываю в подробностях эти правила, поскольку они не столь важны на практике. В дальнейшем будут рассмотрены лишь случаи пациентов-правшей, что, конечно, не значит, что левши не имеют констелляций. У левшей восприятие конфликтов и их последовательность оказываются иными, т. к. они «работают» на другой половине мозга.

Констелляции не вызывают дополнительные недуги, поскольку при их возникновении останавливается процесс накопления конфликтной массы.

Этим объясняется, напр., факт того, что при находящемся в состоянии констелляции ОХ в бронхиальном реле зачастую не наблюдается симптомов, свойственных бронхам. Ниже приводится обзор известных на сегодняшний день констелляций.

Констелляция мозгового ствола

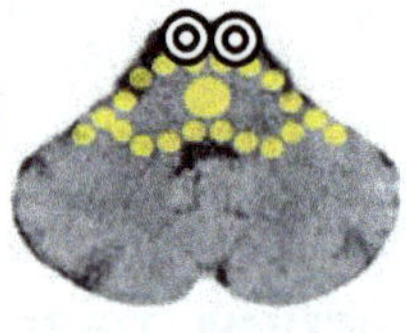

ЭНТО

Спутанность сознания, Альцхаймер, вегетативное состояние[1]

Признаки	Окаменение, дезориентация в пространстве и времени, отсутствие реакции, упрямство, зажатость, апатичность, вялость, неспособность к принятию решений, уход в себя («мессия»), альцхаймер, вегетативное состояние.
Конфликт	Конфликт куска слева и справа в мозговом стволе (отображение: почечные собирательные трубочки).
Орган	ОРБП мозгового ствола, в частности, почечных собирательных трубочек с обеих сторон.
Биосмысл	Переждать «плохие времена» в покое, сэкономить энергию.

1 Хамер. Научная таблица Германской Новой Медицины. Стр. 11.

Констелляция мозжечка

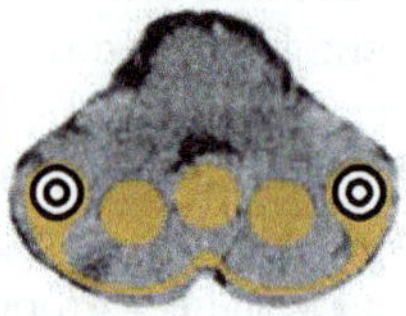

СТАРАЯ МЕЗО

Эмоциональное выгорание «до смерти», асоциальное или сверхсоциальное поведение[1]

Признаки	Безучастность, опустошенность, холодность, бесчувственность, эмоциональное выгорание. Склонность к несвойственным ненормальным действиям.
Конфликт	Нападки, беспокойства, ссоры. Мозжечок слева и справа (отображение: молочные железы).
Орган	Молочные железы, брюшина, диафрагма, околосердечная сумка или кожные покровы справа и слева.
Биосмысл	Асоциальное поведение: защита от еще большего «выгорания». Сверхсоциальное поведение: все отдать, чтобы вернуться в социум.

1 Хамер. Научная таблица Германской Новой Медицины. Стр. 43.

Констелляция белого мозгового вещества больших полушарий

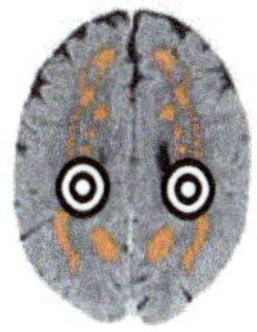

Мания величия (мегаломания)[1]

Признаки	Разновидность мании величия связана с темой конфликта: колени – супер-спортсмен; яички/яичник > «сексуальный гигант». Сердечная мышца: «я всемогущ», синдром спасателя, ШОП: «я умнейший».
Конфликт	Конфликты самооценки. Белое мозговое вещество больших полушарий и двигательный аппарат слева и справа.
Примечание	Исключение: эта констелляция (= мания величия) длится до **завершения фазы ремонта**!
Биосмысл	Попытка через «возвеличение» восстановить разрушенную веру в себя и свои силы, чтобы преодолеть проблему.

1 Хамер. Научная таблица Германской Новой Медицины. Стр. 59.

Констелляции коры больших полушарий

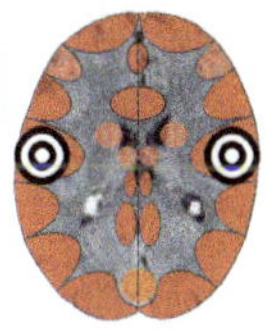

Мания и депрессия[1]

Есть ли (была ли) у пациента мания или депрессия зависит, с точки зрения Новой Медицины, от того, пострадала ли область ареала его левой или правой части коры больших полушарий от конфликтов, и какая из них пострадала сильнее.

Области ареала левой (женской) стороны: коронарные вены сердца и слизистая оболочка шейки матки, слизистая прямой кишки, слизистая и мускулатура гортани, правая часть слизистой мочевого пузыря.

Области ареала правой (мужской) стороны: коронарные артерии сердца и слизистая семенных пузырьков, плоскоэпителиальная слизистая желудка, желчных протоков и выводящих протоков поджелудочной железы, слизистая бронхов и бронхиальная мускулатура, левая часть слизистой мочевого пузыря.

Проще говоря, если левая сторона доминирует, то состояние развивается в сторону мании, если же сильнее затронута правая сторона, – в сторону депрессии. Если доминанта конфликта колеблется между правой и левой стороной, то речь идет о маниакально-депрессивном состоянии.

Существуют и другие варианты, в зависимости от того, какие области задеты и насколько сильно. Напр., депрессивные или маниакальные аутисты или маниакально-депрессивные мифоманы (см. ниже).

Беспрерывная активность (мания)[1]

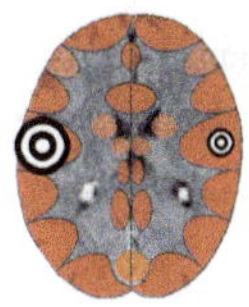

Признаки	Перевозбудимость, ускальзывание, *«невосприимчивость»*, потеря концентрации (не слышать, что говорят), некритичное поведение, необоснованно хорошее настроение. *«Наш пострел везде поспел!»*
Наименование	Маниакальная констелляция.
Конфликт	Конфликты ареала с доминантой левой (женской) стороны.

Угнетенное, подавленное состояние (депрессия)[1]

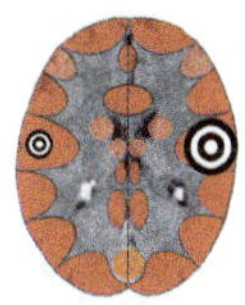

Признаки	Индифферентность, безучастность, отсутствие радости. В легкой форме: ранимость, стеснительность или интровертность.
Наименование	Депрессивная констелляция.
Конфликт	Доминанта конфликта с правой (мужской) стороны. Депрессия может проявиться уже после первого конфликта. На практике же нас защищает надежная констелляция.
Орган	Страдают, как правило, коронарные сосуды сердца. У пациентов с депрессией могут присутствовать

1 Хамер. Рак и другие так называемые болезни. Стр. 59 и стр. 320 «Синдром эмоционального выгорания».

	жалобы на сердце и страх за сердце, но не всегда, поскольку при констелляции не наращивается конфликтная масса, пациент «защищен».
Терапия	Выявить конфликты и разрешить их, проявляя осторожность к конфликтам, длительное время остававшимся «единственными».

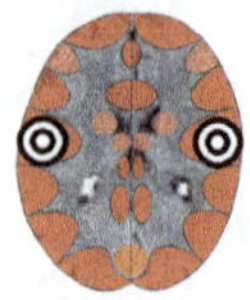

Констелляции «ухода в мир иной»[2]

Признаки	Чрезмерное увлечение темой смерти, потустороннего мира, религией и эзотерикой на эту тему. Склонность к сектантству, ритуалам, общению с умершими, ангелами, животными, ранние завещания. Постоянная озадаченность вопросом, что будет после смерти.
Конфликт	Женский сексуальный конфликт утраты личного ареала + такой же мужской конфликт.
Участок мозга	Кора головного мозга периинсулярно слева и справа. Коронарные вены и артерии сердца.
Биосмысл	Все потеряно на этом свете. > Человек чувствует, что его место в потустороннем мире.

Нимфо-констелляция или казанова-констелляция, чрезмерное половое влечение («нимфомания», «сатириазис»)

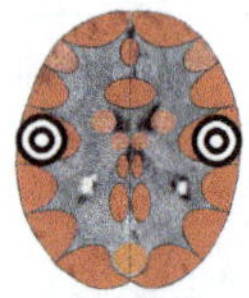

Та же констелляция, что и выше.

Признаки	В фокусе оказывается противоположный пол. Человек им интересуется, но не способен к отношениям из-за старых ран. Ограниченные способности к оргазму/фригидность. Склонность к гомо- или бисексуальности, нимфомании. Частая констелляция проституток, сутенеров, монахинь и священников. Ранняя констелляция может стать причиной педофилии из-за прекращения созревания.
Конфликт	Женский сексуальный конфликт утраты личного ареала + мужской конфликт ареала. Он, как и женский, может содержать сексуальную или связанную с партнерством составляющую.
Участок мозга	Кора головного мозга – периинсулярно слева и справа. Коронарные вены + артерии сердца.
Биосмысл	Чрезмерное половое влечение > мгновенный выбор партнера > быстрое разрешение конфликта.

Клептомания (болезненная склонность к воровству)

Та же констелляция, что и выше, но с моторным конфликтом.

Биосмысл	Потеря личного ареала (источника пропитания) > ради выживания необходимость красть «пищу» в чужом личном ареале.

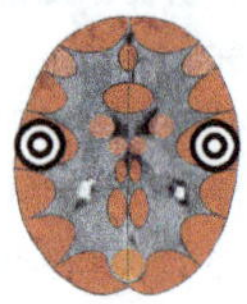

Аутизм (крайняя склонность к уединению, интровертность)[3]

Признаки	Депрессивный окрас: отрешенность от внешнего мира, задумчивость, одиночество, апатичный взгляд в пространство. Маниакальный окрас: напористость, экстремальное погружение в дела.
Конфликт	«Внезапный страх» до «потери дара речи» + конфликт досады по поводу ареала (правша).
Участок мозга	Кора головного мозга – височная доля слева + справа.
Биосмысл	Прилежный сосредоточенный исполнитель всегда нужен стае.

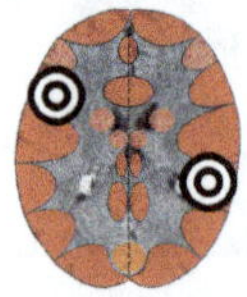

Мифо-констелляция – патологическая лживость (мифомания), экстровертность

Признаки	Говорит много и складно, с юмором, но мало достоверно. Часто это политик, журналист, писатель, священник, тренер по эффективной коммуникации, модератор, комик.
Конфликт	Конфликт самоидентификации + конфликт страха за личный ареал (правша).
Участок мозга	Кора головного мозга – височная область справа + слева. Слизистая оболочка прямой кишки + бронхиальная.
Биосмысл	По Кёрнеру: умение общаться помогает стае держаться вместе и от этого быть сильнее.

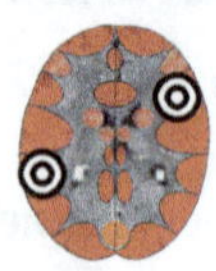

---

2 Хамер. Научная таблица Германской Новой Медицины. Стр. 104.

3 Хамер. Научная таблица Германской Новой Медицины. Стр. 103.

ЭКТО

−+

Био-агрессивная констелляция – агрессивность, бешенство, буйство[4]

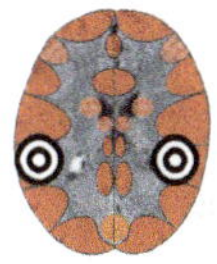

Признаки	Неутомимая активность, через край бьющая энергия (боевые виды спорта). Ярость, готовность к насилию, мстительность. Депрессивный окрас: прокалывания (пирсинги), царапины.
Конфликт	Конфликт самоидентификации + конфликт страха за личный ареал (правша).
Участок мозга	Кора головного мозга – височные доли слева + справа.
Биосмысл	Повышенная агрессивность из-за «загнанности в угол», отсутствия пространства для маневра и повышенная агрессия при новых нападениях.

Констелляция фронтального страха – тревога, боязнь будущего (тревожный невроз)[5]

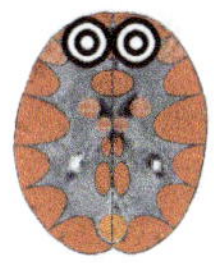

Признаки	Страх перед предстоящим (напр., встречей), видеть все в черных красках.
Конфликт	Конфликт «бессилия» + конфликт фронтального страха (правша).
Участок мозга	Лобные доли слева + справа. Щитовидная железа + подъязычные дуги.
Биосмысл	Боязнь и крайняя осторожность предохраняют от новой напасти.

Констелляция границ ареала – боязнь замкнутого пространства (клаустрофобия), недержание

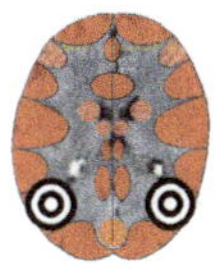

Признаки	Боязнь толпы, туннеля, лифта, общественных мест и т. п.
Конфликт	Конфликт границ личного ареала.
Участок мозга	Кора головного мозга – височная область справа + слева.
Орган	Слизистая оболочка мочевого пузыря справа + слева.
Биосмысл	Эти фобии вынуждают избегать определенные ограниченные места = защита.

Затылочная констелляция – мания преследования (паранойя), галлюцинации[6]

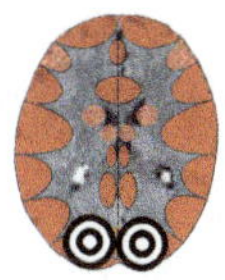

Признаки	Необоснованные страхи, везде мерещатся заговоры. Осторожность и подозрительность. Иногда прозорливость, предвидение.
Конфликт	«Страх за спиной».
Участок мозга	Кора головного мозга – зрительная кора слева + справа. Сетчатка или стекловидное тело справа + слева.
Биосмысл	Защита от новой проблемы благодаря осторожности.

Фронтально-затылочная констелляция – каталепсия (восковая гибкость), страх[7]

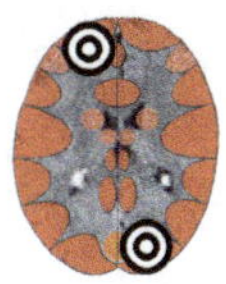

Признаки	Непредсказуемость - человек чувствует себя как в ловушке. Паника, страх.
Конфликт	Бессилие, «встреча со страхом лицом к лицу» + конфликт(ы) «страха за спиной».
Участок мозга	Кора головного мозга – лобные доли слева или справа + зрительная кора слева или справа.
Орган	Щитовидная железа или подъязычные дуги + сетчатка или стекловидное тело.
Биосмысл	Находясь *«в клещах»* (опасность спереди и сзади), лучше просто замереть и затем действовать неожиданно.

---

4 Хамер. Научная таблица Германской Новой Медицины. Стр. 102.

5 Хамер. Научная таблица Германской Новой Медицины. Стр. 96.

6 Хамер. Научная таблица Германской Новой Медицины. Стр. 106.

7 Хамер. Научная таблица Германской Новой Медицины. Стр. 106.

Констелляция «витания в облаках» – возвышенная отстраненность[8]

Признаки	Парение, легкость, величие. Спесь, высокомерие, полеты во сне, астральные путешествия (мания), падения во сне (депрессия), склонность к сектантству. Любовь к высокому, отсутствие заземленности (пилоты, парашютисты, гуру).
Конфликт	Конфликт «внезапного страха» до «потери дара речи» + страх утраты личного ареала (правша).
Участок мозга	Кора головного мозга – левая и правая височные доли.
Орган	Слизистая оболочка гортани и/или мускулатура гортани + бронхиальная слизистая оболочка и/или мускулатура.
Биосмысл	*«Отрешение» от угнетающей реальности = душевное облегчение.*

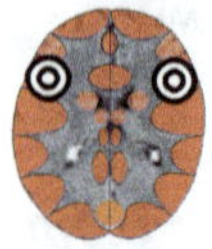

Слуховая констелляция – слышать голоса (слуховые галлюцинации)[9]

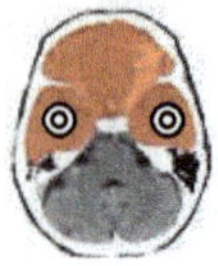

Конфликт	Слуховой конфликт. Слышать голоса
Признаки	Слышать голоса - воображаемые или реальные из других измерений - возможны оба варианта. В ТМ: параноидальная шизофрения. Констелляции людей с утонченным слухом, композиторов.
Участок мозга	Кора головного мозга – слуховая ямка справа и слева. Внутреннее ухо справа и слева.
Биосмысл	Голоса, шум, звон в ушах предупреждают об аналогичных ситуациях («сигнал опасности»).

Обсессивная констелляция – синдром навязчивости

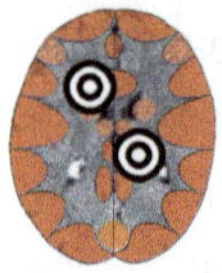

Признаки	Болезненная чистоплотность, навязчивое желание проверять, наводить порядок, отвращение к прикосновениям.
Конфликт	Конфликт «страха и отвращения» + сенсорный, моторный конфликт (правша).
Участок мозга	Промежуточный мозг слева + сенсорная, моторная область коры больших полушарий справа.
Орган	Поджелудочная железа – альфа-клетки островков + кожа или мышцы.

ЭКТО

Констелляция истощения – отсутствие аппетита, анорексия[10]

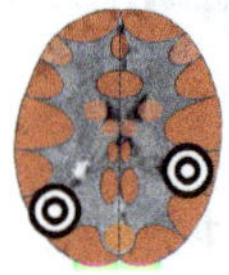

Конфликт	Любой левоцеребральный конфликт ареала + конфликт досады по поводу ареала (правша). По д-ру Сабба, тема матери, поскольку мать комит (распространяется и на булимию). Или убеждение «меня будут любить только если я буду стройной.
Участок мозга	Кора головного мозга, височная доля слева + справа.
Орган	Любая левоцеребральная ОРБП конфликта личного ареала + эктодермальная слизистая желудка.
Примечания	Чаще всего анорексия возникает после первой менструации = связь с ареалом.

Булимическая констелляция – кинорексия (волчий голод, булимия)[11]

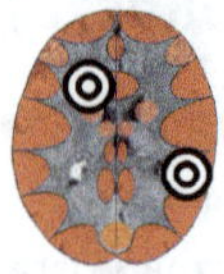

Конфликт	Конфликт «страха и отвращения» + конфликт досады из-за личного ареала в фазе зависшего исцеления (правша).
Участок мозга	Промежуточный мозг слева + правая височная доля коры больших полушарий.
Орган	Поджелудочная железа - альфа-клетки островков + эктодермальная слизистая оболочка желудка.
Примечание	Неукротимый голод из-за недостатка глюкозы в крови, рвотный рефлекс в фазе кризиса исцеления слизистой желудка.

8 Хамер. Научная таблица Германской Новой Медицины. Стр. 104.

9 Хамер. Научная таблица Германской Новой Медицины. Стр. 108, 109.

10 Хамер. Научная таблица Германской Новой Медицины. Стр. 103.

11 Хамер. Научная таблица Германской Новой Медицины. Стр. 110.

Слабоумие (деменция, болезнь Альцгеймера)

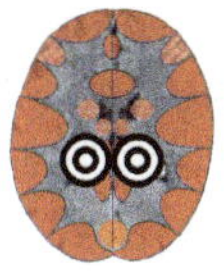

ЭКТО

Признаки	Потеря памяти, трудности в обучении (напр., у школьников).
Определение	Сенсорная констелляция
Конфликт	Хронически-активные или рецидивирующие конфликты расставания (стр. 278). Опыт показывает, что это связано с недостаточной любовью к самому себе, стремлению к любви. Потеря контакта с собственными чувствами и радостями жизни.
Примеры	➜ *После долгих лет совместной жизни умирает один из супругов = конфликт расставания.* ➜ *Кого-то помещают в дом престарелых. Все самое дорогое и любимое внезапно потеряно.*
Участок мозга	Кора головного мозга – сенсорика слева и справа.
Активная фаза	Ограничение кратковременной памяти, утрата мыслительной способности, проблемы при решении простых задач (напр., планирования покупок).
Орган	Вероятно только мозг, кожа, по всей видимости, не затронута.
Биосмысл	Ограничение мыслительных способностей и памяти, чтобы уменьшить страдания. Уединение в собственном внутреннем мире.
Терапия	Выявить и разрешить конфликт и вызывающие его отпечатки и убеждения. Кокосовое масло 1 ст.л. в день.

Другие возможные причины приобретенного слабоумия

- **Констелляция мозгового ствола:** дезориентация во времени и пространстве (потеря ориентации в собственной комнате, «неузнавание» людей и вещей, представление себя в другом месте или, напр., в прошлом (стр. 236 и 322).
- **Потеря смысла жизни:** отсутствие целей и задач (все делается другими людьми в доме престарелых), утрата любопытства и интереса к жизни.
- **Систематически нездоровое питание** промышленными продуктами или интоксикация пищевыми добавками (глутамат, аспартам, консерванты, красители, лимонная кислота, алюминий, флор).
- **Хроническая интоксикация медикаментами** – психотропными, антиагрегатными, антигипертензивными средствами, а также вакцинами.
- **Хроническое электромагнитное загрязнение** (стр. 327).

ФИНАЛЬНЫЕ РАССУЖДЕНИЯ

Пять Биологических Законов Природы и партнерство

Повседневная практика показывает, что значительная часть биологических конфликтов прямо или косвенно связана с проблемами взаимоотношений мужчины и женщины.

Если бы в отношениях и в браках было больше гармонии, многие конфликты просто исчезли бы. Разумеется, панацеи не существует. Но разобравшись в основополагающих различиях между полами, научившись учитывать эти различия, достичь можно многого. Семейный терапевт Джон Грей написал по этому поводу целую книгу, которую стоило бы вручать каждой паре в самом начале отношений (Джон Грей „Мужчины с Марса, женщины – с Венеры“, на рус. языке).

Пять Биологических Законов Природы и излучения

Радиация

Радиация отравляет организм, наносит вред молекулам и клеткам. Высокие дозы радиации «сжигают» организм. Более низкие приводят к тому, что в фазе ремонта значительное число клеток организм вынужден заменить. На разрушение клеток крови или костного мозга он отвечает повышенным производством новых. В этом случае в крови обнаруживается множество незрелых, увеличенных кровяных телец, что может привести к ТМ-диагнозу «лейкемия», но по сути это признаки фазы ремонта (стр. 136).

Электромагнитное излучение (телефон, электросеть, радио)

В последние десятилетия естественное электромагнитное инфополе Земли оказалось перегруженным бесчисленными техногенными электромагнитными полями. Серьезность негативных последствий этого «волнового хаоса» на человека, растения и животных намеренно недооценивается средствами массовой информации. Сюда относятся излучения от электрической сети, окутывающей дома внутри и снаружи, электронные будильники, телевизоры, микроволновые печи, люминесцентные и энергосберегающие лампы, телефоны, военные ретрансляторы, вроде секретных проектов HAARP на Аляске, EISCAT в Норвегии и им подобных. «Отравления» электросмогом, влияющие в той или иной степени на всех, не подчиняются действию пяти Биологических Законов, поскольку это болезни, вызванные не психическими конфликтами, а облучением! То, что без них можно обойтись, наглядно продемонстрировал немецкий исследователь Хартмут Мюллер. Подключившись к естественному полю, ему удалось добиться передачи информации и энергии без «потерь от трения» и без участия антропогенных полей.

Излучения воды и земли

Действительно ли подземные водные потоки так вредны, как считают некоторые? Разве они не часть матери-природы? Является фактом, что любое место на планете обладает определенными свойствами и воздействует на нас. Есть места, которые совсем не подходят для жизни одних, но позитивно воспринимаются другими. Например, известно, что муравьи, пчелы и кошки «ищут» земные излучения, а собаки, свиньи и лошади от таких мест «бегут». Люди тоже стараются их избегать. Кроме земного излучения, существуют и охватывающие землю геопатогенные сетки (решетка Карри и сетка Хартмана). Еще есть исторически отяжеленные с точки зрения тонкой материи места, как бывшие тюрьмы или «святыни». Там наблюдается множество различных явлений.

Но по-настоящему опасными земные лучи или водные потоки становятся тогда, когда мы убеждаем себя в их вредоносности. Если к этой теме подходить спокойно, то появится чувство, которое подскажет нам, какие места для нас благоприятны, например, как место для сна, а какие нет.

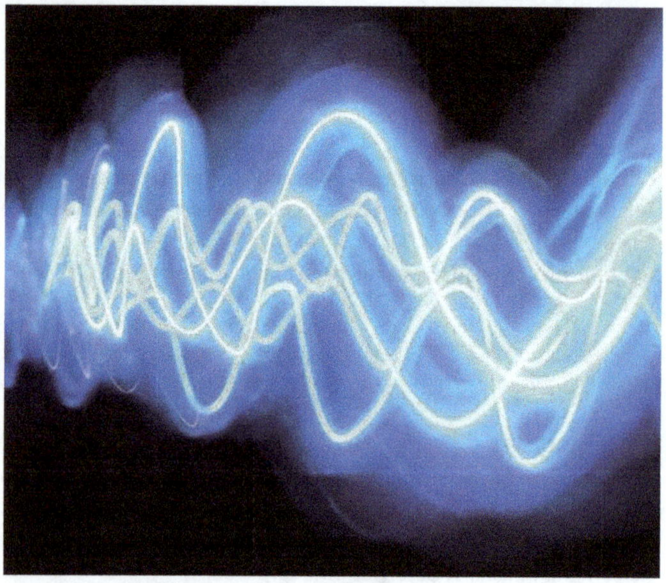

Пять Биологических Законов Природы и продолжительность жизни

Можем ли мы благодаря этой новой информации избежать болезни и сохранить здоровье?

- Да, поскольку мы осознали, что душевный комфорт и гармония являются основой здоровья. Соответственно, мы станем следить за тем, что нам на пользу, а что во вред. Мы освободимся от зависимости, необоснованных ожиданий, запретов и постараемся действовать разумно.
- Да, если мы поняли, какие конфликты и приводящие их в действие «рельсы» вызывают болезни, и проводим конкретные изменения в связи с этим. Проще говоря: да, если мы способны изменить свою жизнь и не подвергать самих себя стрессу.
- Да, поскольку теперь мы не будем впадать в шок от услышанного диагноза или медицинского прогноза, обойдемся без вредоносной химио- и радиотерапии, прививок или бесполезных операций, а высказывания типа *«У вас уже появились метастазы в печени!»* или *«Проживите остаток дней красиво!»* хоть и вызовут озабоченность, но не повергнут в панику.
- Нет, поскольку никто из нас не гарантирован от биологических конфликтов и неожиданностей. Сохранять невозмутимость – хорошая жизненная позиция, но при нажатии на «больные точки», с которыми мы себя идентифицируем, нам не удастся сохранять спокойствие, а именно в «больных точках» и случаются конфликты.

Если умирает человек, с которым нас ничто не связывает, нам легко держать себя в руках, но это вряд ли получится, если умирает наш ребенок. Помешанный на автомобилях человек, у которого украли его машину, не сумеет оставаться спокойным так же, как не сумеет сохранять невозмутимость одержимый спортсмен, потерявший чемпионский титул.

Порой ожидания от Новой Медицины слишком высоки. Обещанные д-ром Хамером 98% выживания Новой Медицины в сегодняшней системе иллюзорны и нереалистичны.

Я был свидетелем множества смертей пациентов традиционной медицины, но видел также и смерти людей, которые, заболев, с моей точки зрения, делали все правильно.

Пять Биологических Законов – не гарантия выживания. Скорее, это мы живем и умираем «в рамках» пяти Биологических Законов. Мы можем понять причины состояние здоровья и болезни большинства людей, но зачастую нам не остается ничего иного, как «понять» смерть человека. Напр., если конфликтная масса оказалась критической или рецидивы не прекращались. - Тогда это должно было так окончится.

К сожалению, сегодня оценивается предвзято: если умирает один пациент Новой медицины, разражается гроза: *«Он мог бы жить, если бы не поверил в эту бессмыслицу!»* А вот по поводу смерти 101-го ТМ-пациента говорится: *«Мы сделали все возможное. Его нельзя было спасти»*.

- Нет, потому что у каждого своя судьба и неизлечимая болезнь может быть частью судьбы.

Фактом является и то, что однажды мы все умрем и нам следует задуматься о том, что отрезок времени, составляющий нашу жизнь, по меньшей мере, с духовной точки зрения, во многом предопределен. Когда чей-то час пробьет, не поможет никакая медицина, воля судьбы будет в том, чтобы инкарнация по той или иной причине завершилась. Конечно, собственными ошибками мы можем сокращать этот отрезок времени, напр., нарушая биологические и духовные законы, легкомыслием, неумеренностью, деструктивными идеями и действиями и мн. др. Смерть - не болезнь и является частью жизни, как и рождение.

Пять Биологических Законов Природы и теория эволюции

Существуют две основные теории возникновения жизни и человека: креационизм и теория эволюции. В 80-е годы биологи-эволюционисты были совершенно уверены в том, что им вскоре удастся найти недостающее звено между человеком и обезьяной.

Спустя 30 лет, они ни на один шаг не продвинулись в этом. И, что еще хуже, не нашли ни одного промежуточного звена между родственными видами, хотя тщательно искали.

Гипотеза «от амёбы до Гёте» (= макроэволюция) явно ошибочна. Факты (ископаемые находки) однозначно отрицают межвидовую эволюцию, а говорят лишь о различных изменениях, которые претерпевает каждый вид в ходе своего приспосабливания (= микроэволюция).

Несомненно, что мы созданы из «кирпичиков» (программ и особых программ) животного мира. Это доказывают и стадии развития эмбриона.

Ивита Блемер рассказывает в книге «Сумасшедшие истины» (на нем. Iveta Blömer, Verrückte Wahrheiten), об интересных ощущениях ясновидящих Светланы и Николая Левашовых: разные животные приходят «навестить» эмбрион в установленном порядке:

Это начинается через месяц после оплодотворения, когда клетки

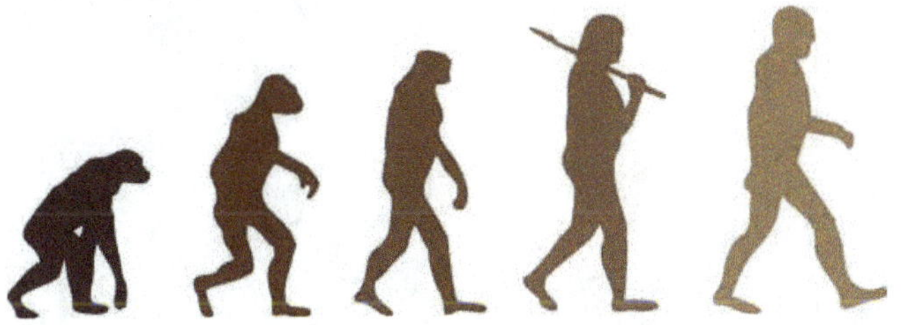

достигают размера около 5 мм. Сначала это сущность рыбы, образуются рыбоподобные структуры (например, жаберные дуги). На втором месяце поселяется земноводное - формируются признаки амфибии (например, перепонки). На третьем месяце наступает черед пресмыкающегося, а на четвертом - млекопитающего.

Только на пятом месяце развития эфирное тело человека может войти в зародыш - начинается фактическая инкарнация.

До этого момента Блемер настаивает на качественном барьере между сущностью и биомассой эмбриона. Эмбрион был бы «слишком простым» для комплексного человеческого существа. Человеческая душа должна «ждать в очереди», пока предшественники (животные) подготовят все. Биология подтверждает хронологическую последовательность: С шестого месяца развития исчезают рудименты, как например хвост. Теперь маленький человечек развивается до самого рождения согласно правилам индивидуального человеческого эфирного тела.

Ивита Блемер указывает на то, что процесс рождения наиболее прост и безболезненен в положении сидя, на корточках или на коленях (помогает сила тяжести). Привычное сегодня положение лежа является худшей из всех позиций.

Пять Биологических Законов Природы и спорт

Как бывший спортсмен я смотрю сегодня на спорт иными глазами: Спорт только тогда полезен для здоровья, когда доставляет радость движения. Стремление к успеху порочно, т. к. неизбежно приводит к возникновению конфликтов. Это в одинаковой мере касается как детей, так и взрослых. То же касается и спортивных побед, если внутреннее состояние спортсмена продиктовано тщеславием. Безусловно, умеренные занятия спортом приносят пользу, как, например, удовольствие, восполнение энергии, они компенсируют обусловленную цивилизацией гиподинамию, снимают стресс (деструкция глюкозы), дают почувствовать и восстановить связь тела с природой (заземление), помогают повысить самооценку и мн. др.

Пять Биологических Законов Природы и наследственность

Традиционная медицина верила, что дефектный ген является причиной определенных «заболеваний» и что идиоплазма остается неизменной на протяжении всей жизни человека.

Исследования нью-йоркского микробиолога Брюса Липтона позволили в этом усомниться. Он выяснил, что тип человека определяется не столько генами, сколько его реакцией на внешние раздражители. Гены подвержены влияниям извне и могут меняться. Лишь их совокупность остается неизменной. Исследования клеточной мембраны сделали Липтона пионером «эпигенетики».

Связь его открытий с медициной д-ра Хамера проста: длительные конфликты вполне способны менять идиоплазму - как и разрешение конфликтов.

Получается, что индивидуальная генетика постоянно адаптируется к условиям жизни (обновление).

Почему же мы находим в семьях множество наследственных «заболеваний»?

По закону резонанса: подобное тянется к подобному. Родители притягивают к себе родственную детскую душу (стр. 25).

> Дочь со сходной с матерью психикой и генами переживает и сходные конфликты. > Похожее восприятие ведет к таким же недугам (ОРБП).

Уже на этапе беременности ребенок ощущает переживания родителей. > Стереотипы их восприятия и мышления перенимаются им. > Формируется организм, подобный родительскому, ка подобны и их бессмертные души.

Понятно, что в дальнейшем, в силу общности платформы, возникают сходные конфликты/болезни.

Однако мы лишь отчасти предоставлены судьбе, ведь мы всегда можем отказаться от образцов поведения предков.

Нет неизлечимых недугов, есть неизлечимо упрямые люди.

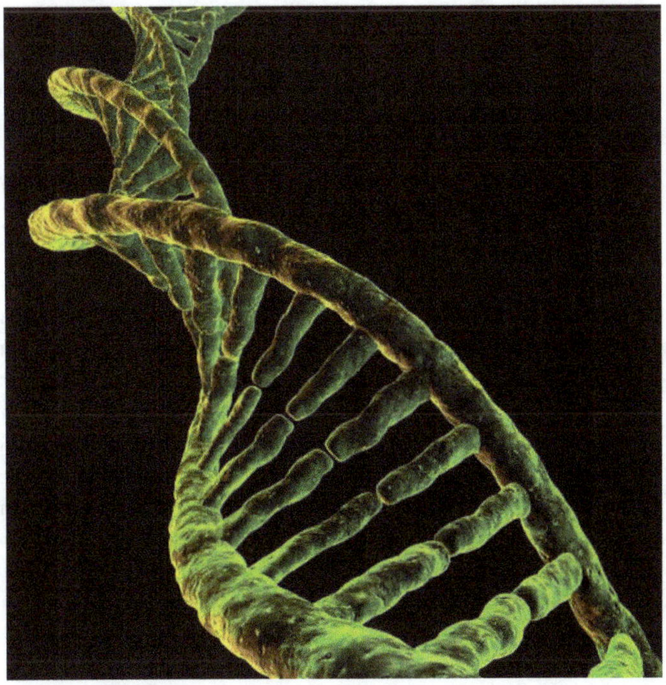

Пять Биологических Законов Природы и духовность

Представим себе человека, которого никто и ничто не может вывести из равновесия: ни потери, ни атаки, ни расставания и смерти. Человека, преисполненного любви, пребывающего в гармонии с самим собой, своим окружением, открытого, свободного от влияний, защищенного от шока и боли.

Звучит маловероятно, но мы должны признать, что есть люди, в своем духовном развитии близко подошедшие к этому идеалу. На свете все возможно и всему есть место.

Открытые д-ом Хамером ОРБП являются программами «животно-биологического» выживания. «Диктату животного мира» мы подвержены до тех пор, пока нами управляют желания обладать или избавиться, гнев, алчность, беспокойство за свой ареал. Но мы не животные, наш «животный» организм отличается от них своей уникальной бессмертной душой. Мы можем делать ошибки, а также осознавать свои действия и познавать самих себя.

Благодаря своей «примитивно-животной» составляющей мы с нашими конфликтами и болезнями находимся в сфере действия пяти Биологических Законов Природы.

Но духовное развитие, через облагораживание характера, добрые мысли и дела, освобождение от зависимостей, может сделать доминирующей нашу духовную составляющую. Не сразу, не скоро, но, возможно, за несколько инкарнаций.

Пошагово удаляясь от животного уровня инстинктов, мы будем постепенно избавляться и от влияния присущих ему биологических конфликтов. Если же мы останемся в прежней колее (конфликт), то нам придется в полном соответствии с требованиями закона природы биологически-оптимально разрешать наши конфликты. И если кого-то восхищает гармония с природой в племенах индейцев или австралийских аборигенов, то следовало бы помнить и о том, что их жизнь была не только естественна, но и наполнена глубокой духовностью.

Попытка слишком широко применять действия пяти Биологических Законов непременно приведет к риску впасть в «эволюционно-теоретически обоснованный» материализм, где правят сила, алчность, собственничество.

Такая установка препятствует духовному развитию.

И сколь велика ни была бы наша радость от найденных причин недугов, не следует упускать важнейшие вопросы бытия:

Кто я? В чем смысл моей жизни? Откуда и куда иду?

Да простят меня целители и энергетики за то, что их методам уделено слишком мало внимания в этой книге, где речь шла в основном о здоровье и недугах с психо-биологической точки зрения, связи между организмом и психикой. То, что для Создателя по силам нечто, находящееся за пределами нашего сегодняшнего понимания, для меня совершенно очевидно, как и то, что в этой области нам предстоит еще многое постичь.

Стоит хотя бы вспомнить, как аборигены в течение нескольких минут исцеляют переломы костей или практику бразильского целителя Жоао де Деуса (Джон от Бога).

Я думаю, немотря на это неплохо для начала опереться на прочный фундамент биологии, чтобы, стоя на нем, открывать новые духовные уровни.

Я убежден: основой всякого реального целительства является связь с Богом. А лучше сказать – выявление этой связи, потому что с Богом мы связаны с незапамятных времен, как дети со своими родителями.

Тонкие материи

Это очень щекотливая тема, поскольку многие считают ее выдумкой. У меня же как у практика нет сомнений в том, что за грубоматериальным миром существуют тонкие материи, способные оказывать серьезное влияние на наши жизнь и здоровье.

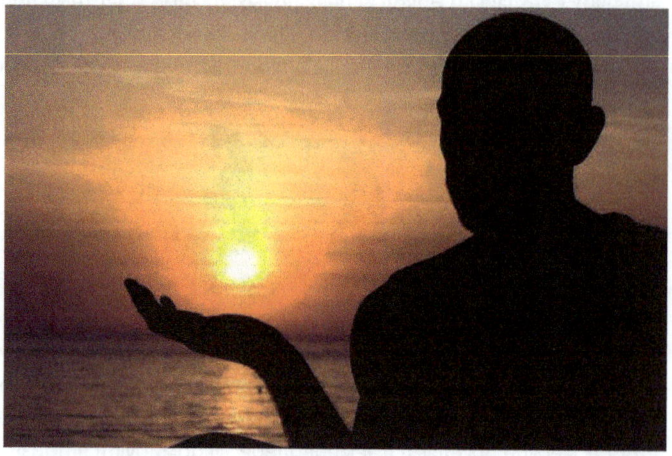

Органы чувств детей и животных, напр., кошек и собак, улавливают их, и лишь немногие «цивилизованные» взрослые способны наяву, а не во сне видеть души умерших, ангелов, духов, фей или гномов. Одним из таких людей является швейцарский архитектор Антон Штигер (см. «Опыт с промежуточными мирами», т. 1-3 на нем. Anton Styger, «Erlebnisse mit den Zwischenwelten»). В соответствии с его описаниями, в тонкоматериальном мире кипит бурная жизнь, он населен множеством невероятных существ, оказывающих влияние на растения, животных и людей.

Штигера часто приглашают осмотреть свои дома душевно или физически страдающие люди, чтобы выяснить, что не в порядке с ними или с их домом. При этом он иногда имеет дело с

- людьми, которым, например, докучают умершие родственники;
- детьми, которые не могут заснуть, испытывая страх из-за того, что по дому разгуливают умершие прежние владельцы дома,
- людьми, создавшими своим негативным мышлением демонов, с которыми сами потом не могут справиться.

Он обнаруживает

- коров, принявших пищу из рук мертвых и от этого заболевших;
- людей, несчастных на своей земле потому, что навлекли на себя недовольство ее духов...

Сложность при столкновении с этими феноменами состоит в том, чтобы, во-первых, их распознать, а во-вторых, принять адекватные меры.

Штигер молится вместе с пострадавшими, напрямую обращаясь к их обидчикам, выясняет с ними ситуацию, после чего выводит их на свет. Он обращается за помощью к ангелам и духам-защитникам. Его отчеты показывают, сколь важно полюбовное сосуществование и бережные отношения со всем сущим.

Я убежден, наши конфликты, семейные обстоятельства, влияние

на нас тонких материй и все, что нам вообще встречается в жизни, является неотъемлемой частью нашей судьбы. Закон причинно-следственной связи работает, как швейцарские часы. Все, что выпадает нам на нашем пути, дается нам с единственной целью: чтобы мы учились и духовно росли!

Заключение

Новая Медицина возникла потому, что время потребовало поставить духовность в центр внимания. Чисто материалистическое мышление «испускает последний дух». Оно не находит места в новой эре. Эпоха медицинского материализма подошла к концу.

Открытием пяти Биологических Законов Природы д-р Хамер дал нам в руки ключ к пониманию здоровья и болезни, ключ к лечению.

Никому не нужно больше ждать, пока *«сверху»* скажут:

«Да, эти Законы верны!»

Мы не должны ждать, пока все врачи перестроятся. - Для этого наше здоровье и здоровье наших близких слишком дорого.

Мы можем немедленно начать применять пять Биологических Законов на практике.

Правила просты, стоит только понять их. Все детали знать необязательно, их можно изучить и потом.

Естественно, что это знание влечет за собой и обязанности, а именно не допустить *«глупой смерти»* других.

Опыт показывает, что наибольшего успеха можно добиться, предлагая свою помощь ненавязчиво.

Кроме того, я понял, что не каждый готов к этому сразу, и научился это принимать.

С врачами теперь тоже можно разговаривать на более ясном (но любезном) языке. В конце концов, это они следят за современной наукой.

К сожалению, пока еще не существует клиник и нет хирургов и других специалистов, полностью работающих по новым методикам. Плохо также и то, что у родителей часто отнимают детей, если они хотят идти другим путем. Скорее всего, это закончится лишь тогда, когда пять Биологических Законов получат официальное признание.

Позвольте также напоследок напомнить еще об одном. За анализами конфликтов, разрушениями и восстановлениями тканей важно не забыть самое действующее, самое важное и одновременно простое средство:

Любовь исцеляет любые раны.

Давайте наполним Новую Медицину любовью, верой, радостью, сочувствием и благодарностью. Давайте объединим это биологическое знание с посланиями духовных наставников, духовными принципами – квинтэссенцией всех религий.

Давайте возводить мосты между Новой Медициной и другими направлениями целительства – им всем есть что предложить.

Да благословит Вас Бог!

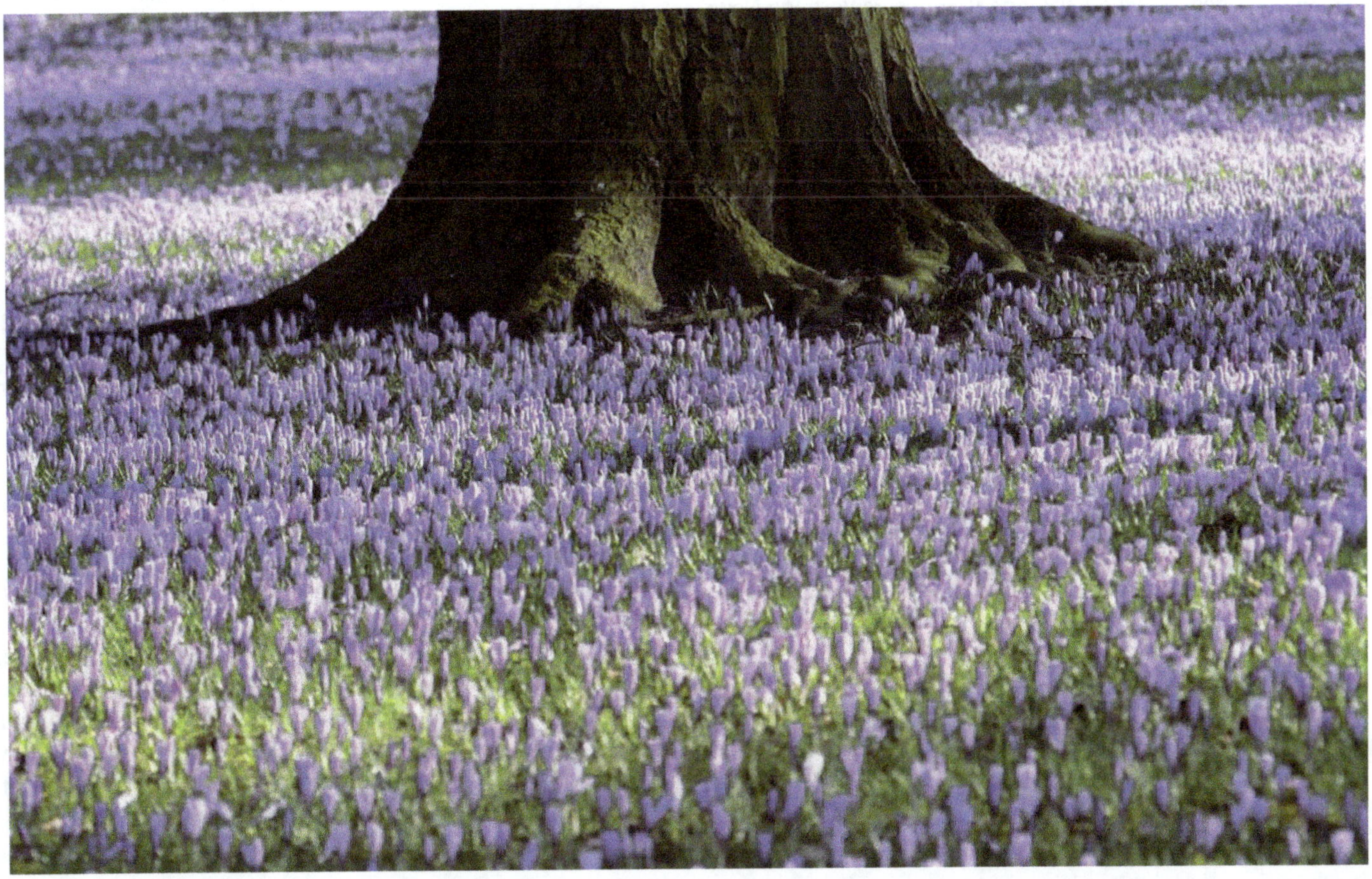

Источники и библиография

Работы Рика Герда Хамера

• Wissenschaftliche Tabelle der Germanischen Neuen Medizin®, Amici di Dirk Verlag, Stand November 2006, ISBN: 84-96127-22-2

• Vermächtnis einer Neuen Medizin, Teil 1, Amici di Dirk Verlag, 7. Auflage 1999, ISBN: 84-930091-0-5

• Vermächtnis einer Neuen Medizin, Teil 2, Amici di Dirk Verlag, 7. Auflage 1999, ISBN: 84-930091-0-5

• Kurzfassung der Neuen Medizin, Amici di Dirk Verlag, ISBN: 84-930091-8-0

• Celler Dokumentation, Amici di Dirk Verlag Köln 1994, ISBN 3-926755-07-5

• 12 + 1 Hirnnerventabelle der Neuen Medizin, 1. Auflage, Stand Juli 2004 und 2. Auflage 2009, Amici di Dirk Verlag, ISBN 84-96127-11-7

• Wissenschaftlich-embryologische Zahntabelle der Germanischen Neuen Medizin®, 2009, Amici di Dirk Verlag, ISBN: 978-84-96127-36-4

• Krebs und alle sog. Krankheiten, 2004, Amici di Dirk Verl., ISBN: 84-96127-13-3

• Präsentation der Neuen Medizin, 2005 Amici di Dirk Verlag

• Germanische Neue Medizin® Kurzinformation, 2008, Amici di Dirk Verlag, ISBN: 978-84-96127-31-9

• Brustkrebs – Der häufigste Krebs bei Frauen? Amici di Dirk Verlag, 2010, ISBN: 978-84-96127-47-0

Bezug über die AMICI DI DIRK® – Verlagsauslieferungen: Deutschland: Michaela Welte, Tel.: 07202-7756, e-Mail: michaela-welte@yahoo.de, Österreich: Ing. Helmut Pilhar, Tel./Fax: 02638-81236, www.germanische-heilkunde.at (Seminare, Vorträge, Newsletter)

Работы других авторов

• Ulrich Abel, Chemotherapie fortgeschrittener Karzinome, Eine kritische Bestandsaufnahme. 2. aktualisierte Auflage, Stuttgart: Hippokrates Verlag, 1995

• Karin Achleitner-Mairhofer, Dem Schicksal auf der Spur, Ennsthaler, 2010

• Kurt Allgeier, Die besseren Pillen, Mosaik Verlag, 2003

• Leo Angart, Vergiss deine Brille, Nymphenburger Verlag, 5. Aufl. 2007

• Brandon Bays, The Journey – Der Highway zur Seele, Ullstein, Berlin, 2008

• Monika Berger-Lenz & Christopher Ray, 100 Tage Herzinfarkt, Faktuell, 2009

• Dr. Ralph Bircher, Geheimarchiv der Ernährungslehre, Bircher-Benner Verlag Bad Homburg, 11. Aufl. 2007

• Böcker/Denk/Heitz, Pathologie, Urban & Fischer, 2004

• Walter und Lao Russel, Radioaktivität, Das Todesprinzip in der Natur, Genius Verlag Bremen 2006

• Callum Coats, Naturenergien verstehen und nutzen, Viktor Schaubergers geniale Entdeckungen, Omega Verlag Düsseldorf 1999

• Karl Dawson, und Sasha Allenby, Matrix Reimprinting, Trinity Verlag in der Scorpio Verlag GmbH & Co.KG, Berlin, München 2010

• Susanne Fischer-Rizzi, Medizin der Erde, AT Verlag, 200

• Angela Frauenkron-Hoffmann, Biologisches Dekodieren – So befreien Sie Ihr Kind, Resonaris Verlag, Köln 2013

• Angela Frauenkron-Hoffmann, 1-2-3 Migränefrei, Resonaris Verlag, Köln 2016

• Claudio Trupiano, Danke Doktor Hamer, Secondo Naura s.r.l.,Bagnone, 2010, 3. Auflage, ISBN: 978-88-95713-10-6

• John Gray, Männer sind anders. Frauen auch (alter Titel: Männer sind vom Mars, Frauen von der Venus) Goldmann Verlag München, 1992

• Bert Hellinger, Ordnungen der Liebe, Carl-Auer Verlag Heidelberg, 8. Aufl. 2007

• Dr. Gottfried Herztka und Dr. Wighard Strehlow, Große Hildegard-Apotheke, Christiana-Verlag 2007

• Marion Kohn, Die fünf geistigen Gesetze der Heilung, Verlag Silberschnur, Güllesheim, 1. Auflage 2010

• Rainer Körner, BioLogisches Heilwissen, Heilwissen Verlag 2011, www.BioLogisches-Heilwissen.de, ISBN: 978-3-9814795-0-8

• Heinrich Krämer, Die stille Revolution der Krebs- und AIDS-Medizin, Ehlers 2001

• Michael Leitner „Mythos HIV", Verlag videel, 2005

• Johannes F. Mandt, was Gesund macht, Mandt-Verlag, 1. Auflage 2009, Bergstraße 48, 53919 Weilerswist, www.mandt-verlag.de, ISBN: 978-3-00-028725-1

• Franz-Peter Mau, EM – Fantastische Erfolge mit Effektiven Mikroorganismen... Goldmann Verlag 2002.

• Ramiel Nagel, Karies heilen, Golden Child Publishing, USA

• Mirsakarim Norbekov, Eselsweisheit – Der Schlüssel zum Durchblick oder wie Sie Ihre Brille loswerden, Goldmann Verlag, 2. Auflage, 2006

• Harold J. Reilly/Ruth H. Brod, Das Große Edgar-Cayce-Gesundheits-Buch, Bauer Verlag, 9. Aufl. 1989

• Walter und Lao Russel, Radioaktivität, Das Todesprinzip in der Natur, Genius Verlag Bremen 2006

• Jürgen Schilling, Kau dich gesund, Haug Verlag, 2003

• Anne Anceline Schützenberger, Oh meine Ahnen!, Carl-Auer Verlag Heidelberg, 6. Auflage 2010

• Anton Styger, Erlebnisse mit den Zwischenwelten, Band 1 und 2, Styger-Verlag Oberägeri, Schweiz 2008 und 2010

• Richard Willfort, Gesundheit durch Heilkräuter, Rudolf Trauner Verlag, 1986

• Anthony William, Mediale Medizin, Arkana Verlag München, 2016

• Woschnagg, Exel, Mein Befund, Ueberreuter Verlag, 1991

Схемы и фотографии

Фотографии на стр. 6, 7, 13, 18, 24, 27, 30, 32, 33, 39, 40, 43, 45, 47–64, 328–331: www.fotolia.com.

Схемы и фотографии на стр. 8, 10, 12, 14, 19, 20, 21, 23, 25, 28, 29, 36, 46 выполнены автором. Фотография стр. 26 - Франц Герольдингер. Анатомические иллюстрации на обложке и в справочной части книги (стр. 73 - 315) выполнены карандашом венской художницей- иллюстратором и раскрашены автором в соответствии с порядком зародышевых листков, введенных д-ром Хамером.

Список сокращений

ТМ . . . . . Традиционная медицина
НС . . . . . Нервная система
ОП . . . . . Особая Программа
ОРБП . . . . . Особая Рациональная Биологическая Программа
ОХ . . . . . Очаг Хамера
Синдром . . . . . Активная ОРБП почечных трубочек в сочетании с другой ОРБП в фазе ремонта
ТБЗ . . . . . Туберкулез
ЦКТ . . . . . Церебральная компьютерная томография
❁ . . . . . Fallbeispiel – reale Begebenheit
➜ . . . . . Fallbeispiel – häufige, bzw. typische Konfliktsituation

Алфавитный указатель

www.ingramcontent.com/pod-product-compliance
Lightning Source LLC
LaVergne TN
LVHW061941171026
850499LV00006B/120
9781948909327